本书获湖南创新型省份建设专项项目资助（项目编号：2020SK3003）

内科系统专病
健康教育实践手册

李亚敏　黄　金◎主审

周　雯　王　暾　蒋开明◎主编

U0340406

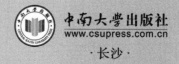
中南大学出版社
www.csupress.com.cn
·长沙·

图书在版编目(CIP)数据

内科系统专病健康教育实践手册／周雯，王暾，
蒋开明主编. —长沙：中南大学出版社，2022.12
ISBN 978-7-5487-5196-0

Ⅰ. ①内… Ⅱ. ①周… ②王… ③蒋… Ⅲ. ①内科
—疾病—诊疗—教材 Ⅳ. ①R5-62

中国版本图书馆 CIP 数据核字(2022)第 216463 号

内科系统专病健康教育实践手册

NEIKE XITONG ZHUANBING JIANKANG JIAOYU SHIJIAN SHOUCE

周雯　王暾　蒋开明　主编

□**出 版 人**	吴湘华	
□**责任编辑**	谢新元	
□**责任印制**	李月腾	
□**出版发行**	中南大学出版社	
	社址：长沙市麓山南路	邮编：410083
	发行科电话：0731-88876770	传真：0731-88710482
□**印　　装**	长沙市宏发印刷有限公司	

□**开　　本**	889 mm×1194 mm　1/16	□**印张** 23	□**字数** 691 千字
□**版　　次**	2022 年 12 月第 1 版	□**印次** 2022 年 12 月第 1 次印刷
□**书　　号**	ISBN 978-7-5487-5196-0		
□**定　　价**	88.00 元		

《内科系统专病健康教育实践手册》
编写人员

主　　审	李亚敏	黄　金			
主　　编	周　雯	王　暾	蒋开明		
副 主 编	罗　婷	曹立芳	张　华		
	夏春芳	聂　娜	何　慧		
编　　委	仇铁英	方　佳	陈华英	蒋和俊	尹丽红
	张宏青	王　丽	彭司淼	王小艳	谢彩霞
	刘　佳	戚小云	谭　丹	刘　莉	肖　滔
	王灿飞	张　艳	许素清	彭德珍	刘欢欢
	张春艳	贺毓彪	曾元丽	杨　群	晋溶辰
	姚　敏	刘晓鑫	易晨晨	谭胜玉	杨　姣
	韦宇宁	梁秀凤	曾春艳	贺理宇	
编写秘书	杨　娇	孙翠芳			

前　言

随着现代医学的发展,人们对医疗护理服务质量提出了更高的要求。健康教育是临床护理工作的重点内容,临床护士要针对患者实际需求进行切实有效的健康指导,将"以人为本"的服务理念融于护理工作的每个环节。鉴于此,我们组织有丰富临床护理经验和护理教育经验的专业人员来撰写本教材,以期为临床开展健康教育活动提供参考。

《内科系统专病健康教育实践手册》共分为十二章,内容涉及健康教育相关概念、内科诊断性检查患者健康教育、内科特殊治疗或监护患者健康教育和内科住院患者健康教育,涵盖了呼吸内科、心血管内科、消化内科、肾病内科、血液内科、代谢内分泌、风湿免疫科、神经内科、感染科、肿瘤科患者健康教育,重点归纳了内科常见疾病知识指导,包括病因、临床表现、辅助检查、治疗原则;健康教育实践指导,包括休息与活动指导、饮食与营养知识指导、疾病监测指导、并发症预防指导、用药指导、出院指导。力求将健康教育理论与临床实践融为一体,以满足目前临床护士开展健康教育临床需要。本教材既向读者简明扼要地概括了内科疾病患者的健康教育理论知识,又提供了简单易懂、操作性强且有目的、有计划、有步骤的健康教育指导,以期提高临床护士健康教育的水平,提升内科疾病患者自我管理的能力。

本教材不仅可作为医学院校师生教学活动的工具书,还可为广大临床医生、临床护士在职培训提供参考,为临床医务人员对患者开展健康教育活动提供依据。

本教材编写全程获得了中南大学湘雅二医院医疗、护理专家的大力支持,在此对参与本教材指导与编写的每一位专家致以最真挚的感谢。

由于经验和写作水平有限,难免存在不足之处,敬请读者批评指正,以便再版时修订完善。

编　者

2022 年 12 月

目 录

第一章

健康教育总论

第一节　健康教育概述

一、健康教育与医院健康教育

(一) 健康教育

健康教育是指通过有计划、有组织、有系统、有评价的健康信息传播和行为干预活动，帮助人们自觉改变不良健康行为和生活方式，减轻或消除影响健康的危险因素，并对教育效果作出评价，达到预防疾病、促进健康、提高生活质量的目的。

健康教育的核心是教育人们树立健康意识，促使个体或者群体改变不健康的行为和生活方式，促进个人的健康和社会的文明，以教育的手段达到健康的目的。健康教育按照场所及对应人群不同可分为社区健康教育、学校健康教育、家庭健康教育、医院健康教育、职业场所健康教育等；按照特定疾病或健康问题不同可分为高血压健康教育、糖尿病健康教育、肿瘤健康教育、艾滋病健康教育、心理问题健康教育等；按照业务技术或责任不同可分为健康教育计划设计、健康教育组织实施、健康教育评价、健康教育行政管理和人才培训等。

(二) 医院健康教育

广义的医院健康教育又称医院健康促进，是指以健康为中心，以医疗保健机构为基础，为改善患者及其亲属、社区成员和医院职工的健康相关行为所进行的有计划、有组织、有目的的健康教育活动。医护人员是实施健康教育的主体，同时也是健康教育的对象。

狭义的医院健康教育是以患者为中心，各级各类医疗保健机构和人员在临床与预防保健实践过程中，对患者及其亲属所实施的有计划、有组织、有目的的健康教育活动。医院健康教育以医院作为健康教育的基地，以到医院接受医疗保健服务的患者个体及其亲属为服务对象，旨在实现三级预防，促进患者身心健康，又称临床健康教育或患者健康教育。

医院健康教育是一种预防和治疗手段。医院不仅是提供治疗服务的场所，也是患者学习健康知识和技能的场所，通过医院健康教育合适的方法和渠道，患者能正确认识疾病，消除不良心理反应，形成正确的健康信念，提高医疗质量，为患者及其亲属提供以人为中心的健康服务。

二、开展医院健康教育内容、目的和意义

(一) 开展医院健康教育内容

(1)疾病相关知识宣传教育　因疾病和健康问题的种类、致病因素及患者的个体差异，每一病种及其相关的健康问题均可组成一套完整的教育内容。

（2）心理卫生教育　教育患者正确对待疾病，帮助患者树立战胜疾病、早日康复的信念，提高自我心理保健能力。

（3）社区群众健康教育　社区群众健康教育的对象是社区内的所有居民，包括患者和健康人群，以促进健康为目标。

（4）医院的医护人员与职工　通过对医护人员开展继续教育，使医护人员了解健康教育工作的重要性，学习和掌握健康教育学的基本理论、基本方法，提高实施健康教育的能力与技巧。通过对医护人员开展继续教育，还能提高医护人员自身的保健意识和能力，采纳健康行为，促进自身健康。

（5）社会性宣传教育　是医院健康教育工作者的一项重要任务，其服务对象是社会广大人群。

（二）开展医院健康教育的目的

医院健康教育的目的是在健康促进活动的过程中，改善、维护、促进患者的健康状况，使他们具有卫生科学知识，实行符合健康要求的行为，促进患者康复。

（三）开展医院健康教育的意义

（1）开展医院健康教育是医学模式转变和现代医学发展的必然趋势。医学模式的转变、医学社会化均促使医疗服务模式由"单一医疗型"向促进健康、提高生命质量的"医疗—预防—保健型"转化。"以健康为中心"医学观念的确立，推动了我国现行的医疗服务模式发生深刻的变化，医院健康教育在变革中起着促进和先导作用。

（2）医院健康教育是医疗服务的组成部分和有效易行的治疗手段，其贯穿于三级预防，通过有计划、有组织、有目的的教育活动，提高患者和社区群众健康意识、自我保健能力，是改善从医行为和提高医疗质量的重要手段。

（3）医院健康教育是密切医患关系、促进医院精神文明建设的纽带。健康教育的开展有助于医护人员强化服务意识，文明服务语言，规范服务行为。不仅能向患者和群众传播卫生知识，也能带给他们关心和温暖，同时还能密切医患关系，提高患者满意度，引起促进医院精神文明建设的良好效应。

（4）医院健康教育的社会经济效益目标是减少医疗费用，是一项投资少、产出高、效益大的有效途径。

三、医院健康教育对护士的要求

护士为了有效地向患者进行健康教育，必须达到以下要求：

（一）明确认识，更新观念

在更新护理观念的同时更新健康观念。在现代护理观及健康观的指导下履行对患者进行健康教育的职责，积极承担健康教育工作。

（二）具备扎实的理论知识

健康教育有自身的理论和方法。就理论体系而言，健康教育学是一门完整独立的应用学科，融合了预防医学、传播学、行为科学、心理学、管理学等学科基础理论的一门交叉学科，是医学与行为科学相结合的学科。在医院健康教育中，预防医学、传播学、行为科学是主要基础学科。其中，行为科学是健康教育基础理论的主课。健康教育的主要目的是培养健康行为，它所关心的是人们的认识、态度、行为的转变。实施健康教育者不仅要考虑人们获得知识、改变态度、转变行为的过程，更需要了解影响这种变化的因素。掌握行为理论，有助于健康教育者知道如何解释行为的存在，如何改变个体、群体、社会的行为。传播学是健康教育者实施的理论基础，健康教育实施的过程必须以传播理论为基础，根据患者不同文化、不同习惯、不同需求采用恰当的实施方法，了解患者的需要。

(三)具备良好的护患关系

良好的护患关系是实施健康教育的保证，护士在注意自身综合素质培养的同时，用满腔热情和精湛的技术无私为患者服务。在为患者提供优质服务的过程中，注意与患者沟通，建立相互信任、相互尊重的良好护患关系，以利于开展改善患者情绪、提高患者对医疗依从性等心理方面的健康教育，从而提高教育可信度，使健康教育达到预期目的。

(四)具备良好的语言表达能力

良好的语言表达能力是指与患者沟通交流的能力，包括用词准确，语意明白，语句简洁，能表述得清晰准确、连贯得体。

(五)具备对事物的判断能力

在进行健康教育中，护士需要对以下问题作出判断：即患者及其亲属需要知道什么？什么时候需要？他们能学会什么？怎么样才能和他们相处得最好？他们是否理解我已经解释过的内容？进一步还需要什么知识？

第二节　健康教育的发展与现状

一、国外健康教育的发展与现状

健康教育最早由医疗保险机构提出，并见于20世纪50年代美国退伍军人行政协会的刊物，其初衷是减少患者的医疗费用。20世纪60年代，美国医院协会、美国公共卫生协会相继明确提出"健康教育是高标准保健服务不可缺少的组成部分、患者教育是患者服务的组成部分"，并逐步形成了一套科学完善的管理体系。进入20世纪70年代之后，疾病谱发生了根本性的变化，许多发达国家慢性退行性疾病取代了传染性疾病及营养不良，行为和生活方式对健康的影响已经被证明。1974年被认为是健康教育新纪元开端，加拿大政府发表了里程碑式政策性宣言《加拿大人民健康的新前景》，首次把死亡与疾病的影响因素归于环境、生物学、行为与生活方式、卫生服务4类，把卫生政策的侧重点由疾病的治疗转移到疾病预防和健康促进。同年，美国国会通过了《美国健康教育规划和资源发展法案》，明确规定健康教育作为国家优先卫生项目之一。20世纪90年代，医院健康教育工作在国际上得到了实质性的发展，并以创建健康促进医院来实施推进。1991年，世界卫生组织第一次发布了健康促进医院的政策性文件《布达佩斯宣言》，明确提出健康促进医院的发展应着重于健康的观点、目标和组织结构。

放眼全球，由世界卫生组织发起的全球健康促进大会是健康促进领域最高级别的官方会议。从1986到2021年，世界卫生组织召开了10次世界健康促进大会，每次大会都标志着相应时期健康教育的发展。1993年，欧洲发起了"健康促进医院第21届欧洲试点医院项目"。此项目是具有里程碑意义的第一个国际健康促进项目，在4个领域完成了150个健康促进医院子项目。至今，美国各医院均设有健康教育委员会、健康教育网络、健康教育质量控制标准、健康教育科或专职健康教育护士，形成了完善的健康教育管理体系。

二、国内健康教育的发展与现状

1950年，第一届全国卫生会议确定了"面向工农兵、预防为主、团结中西医结合"的新中国卫生工作三大方针。其中,"预防为主"基本模式是进行卫生宣传教育,即卫生知识和技术的传播,普及卫生知识。卫生宣传是健康教育活动的一个重要组成部分,是实现特定的健康教育目的的一种手段。

健康教育是建立健康行为的一种干预措施,其最终目标是从"普及卫生知识"延伸到"建立健康行为"。自20世纪70年代末,我国的医院健康教育起步并迅速发展,卫生宣教工作逐步过渡到健康教育阶段。20世纪90年代至今,我国各级政府、卫生行政部门逐步在政策上、组织上、资源上支持医院开展健康教育工作,为医院提供优质健康教育服务提供了保证,逐步规范了医院健康教育的工作内容。

第三节　健康教育的方法与应用

医院健康教育对象面临的疾病或健康问题不同,在实施健康教育过程中存在着更多的个体差异。因此,必须多形式、有计划、分对象、分层次地进行健康教育。根据健康教育实施场所不同,患者健康教育可分为门诊教育、住院教育和随访教育三部分。

一、门诊教育

门诊教育指针对患者及其亲属在门诊诊疗过程中实施的健康教育活动。由于门诊患者人数较多、停留时间短暂、流动性大且疾病谱广,难以进行系统教育。门诊实施健康教育活动一方面要考虑患者门诊就医过程,另一方面要针对患者疾病。主要形式有候诊教育、随诊教育、门诊咨询教育、门诊讲座与培训班、健康教育处方等。

1. 候诊教育

候诊教育指患者进入门诊大厅起至诊疗开始前即候诊期间,针对候诊知识及该科的常见疾病防治开展的健康教育。患者进入门诊大厅后(除抢救患者外),即可开始开展健康教育。医院为了方便患者就医,会根据不同疾病分设科室,在患者无法根据自己的情况正确选择就诊科室时,指导患者进行准确挂号,以维持良好的就医秩序,提高挂号质量。候诊教育主要通过口头讲解、宣传栏、教育材料、广播、互联网等形式进行。

2. 随诊教育

随诊教育指医护人员在治疗过程中根据患者所患疾病的相关问题进行简短的讲解与口头宣教,方便患者获取健康教育信息指导。随诊教育是门诊健康教育最主要的、最常见的宣传教育方法。随诊教育分为就诊时的健康教育和离诊时的健康教育,能有效缓解患者心理压力,使其保持良好的心理状态,优化患者后期治疗效果,促进疾病预后及康复。

3. 门诊咨询教育

门诊咨询教育是指医护人员对门诊患者及其家属提出的有关疾病与健康的问题进行解答,包括院内单科门诊咨询和面向社会人群的综合性咨询,通常采用门诊咨询或电话咨询形式。

4. 门诊讲座与培训班

门诊讲座与培训班指以预约门诊形式定期将患有同种疾病的患者或需要接受相同保健服务的人群集合起来,进行相关疾病的知识讲座行为指导或技能培训。这种形式适用于慢性病患者、妇幼保健、老年人的门诊教育。

5. 健康教育处方

健康教育处方指在诊疗过程中,医护人员以医嘱、护嘱的形式对患者行为和生活方式给予指导,主要是针对疾病的特点进行相关疾病防治知识、用药知识及生活方式等方面的指导。健康教育处方是近年来产生的一种新型的门诊健康教育方式，有效解决了门诊患者多、诊疗工作量大与不宜开展详尽的随诊教育之间的矛盾。

二、住院教育

住院教育是针对住院患者及其亲属在患者住院期间进行的健康教育，是健康教育的重点。住院患者在院时间较长，与医护人员接触较多，利于开展有计划、有组织、有目的的健康教育活动。住院教育分为入院教育、病房教育和出院教育三部分。

1. 入院教育

入院教育指在患者入院时医护人员对患者及其家属进行的教育，主要内容包括病房环境、作息时间、探视制度、卫生制度、有关检查和治疗注意事项等。其意义在于让患者及其亲属尽快熟悉住院环境，建立信任感，遵守住院制度，积极配合治疗等。

2. 病房教育

病房教育指在患者住院期间进行的教育，是住院教育的重点。病房教育的常用方法有口头交谈、同类疾病患者定期或不定期医患座谈会、卫生科普读物入病房、健康教育专题讲座、健康教育宣传栏等。病房教育有利于减轻患者心理负担，丰富患者健康知识，提高患者住院适应能力和配合治疗能力。

3. 出院教育

出院教育指患者病情稳定或康复出院时所进行的教育。医护人员应针对患者的恢复情况，重点介绍医治效果、病情现状、巩固疗效、防止复发等注意事项，帮助患者建立健康的生活习惯。出院教育有助于提高患者自我保健或自我护理能力，建立有利于健康的行为和生活方式，促进机体康复。

三、随访教育

随访教育又称出院后教育，是指对已出院患者进行的追踪性健康教育，是住院教育的延伸和拓展，也是开展社区卫生服务的一项内容。随访教育的意义在于追踪观察临床治疗效果，了解患者病情变化及防止病情恶化，给予患者科学合理的康复指导和建议。

第二章

内科诊断性检查患者健康教育

第一节　超声检查患者健康指导

医学超声检查是一种基于超声波的医学影像学诊断技术，使肌肉和内脏器官（包括器官大小、结构和病理学病灶）可视化。相比 X 线和 CT 等放射性检查，医学超声检查无辐射，安全性高，费用实惠，成像质量好，可动态、实时观察受检部位情况，同时对病变部位进行血流动力学评估。

超声检查在医学中应用广泛，通常用于心内科、内分泌科、消化内科、妇科、产科、眼科、泌尿外科、血管外科等。

一、适应证

1. 肝脏超声

肝硬化、门静脉高压侧支循环形成、膈下积液或脓肿，肝内液性病变如肝囊肿、多囊肝、肝包虫病、肝脓肿形成期、脂肪肝、肝原发性或转移性肿瘤、肝内明显的血管异常如淤血肝、门静脉异常病变、动脉瘤、肝先天性异常、血吸虫肝病、肝外伤出血。

2. 胆囊与胆管超声

胆管系统结石、胆管系统炎症、胆囊腺肌症、胆管系统肿瘤、胆囊息肉样病变、胆管蛔虫、先天性胆管异常、黄疸的鉴别诊断。

3. 胰腺超声

急性和慢性胰腺炎、胰腺囊性病变、胰腺实性肿瘤、胰腺外伤、胰腺和周围病变鉴别诊断。

4. 脾脏超声

脾肿大、脾含液性占位病变如脾囊肿、多囊脾、脾脓肿等，脾实性占位性病变、脾实质钙化灶、脾外伤、脾实质弥散性回声异常。

5. 胃肠道超声

胃肠道肿瘤，如中晚期胃癌、恶性淋巴瘤、黏膜下实性肿瘤、胃囊肿、肿瘤周围淋巴结转移，先天性肥厚性幽门狭窄、胃潴留、肠梗阻、肠套叠、先天性巨乙状结肠症、急性坏疽性阑尾炎、阑尾周围脓肿、胃肠旁肿瘤胃肠周围脏器挤压。

6. 腹腔和腹膜后间隙及大血管超声

(1) 腹腔和腹膜后间隙液性占位病变超声：物理定性诊断腹部肿块，确定为液性、实性或囊实性等；探寻腹部隐匿性液性占位病变如脓肿、血肿、积液等；判断液性占位病变的大小或累及范围，了解病变与相邻脏器或腹部大血管（如腹主动脉、下腔静脉）之间的关系；实时引导穿刺部分液性占位病变；液性占位病变治疗后的疗效观察。

(2) 腹腔和腹膜后间隙实性占位病变超声：物理定性诊断腹部肿块，确定为实性、非均质性、囊实性等；探寻腹部隐匿性实性占位病变，如转移瘤、肿大淋巴结等；判断实性占位病变的大小或累及范围，了解病变与相邻脏器或腹部大血管(如腹主动脉、下腔静脉)之间的关系；实时引导穿刺部分实性病变，实性占位病变治疗后的疗效观察。

（3）腹主动脉疾病超声：诊断与鉴别诊断腹主动脉瘤(真性、假性)、腹主动脉夹层、检测腹主动脉粥样斑块与血栓、多发性大动脉炎、诊断与鉴别诊断腹主动脉旁肿物。

（4）下腔静脉疾病超声：检测下腔静脉血栓或瘤栓；诊断与鉴别诊断布-加综合征，了解腹部肿块、腹膜后淋巴结等是否对下腔静脉形成压迫，评价右心功能不全。

7. 泌尿、男性生殖系统与肾上腺超声

（1）肾脏超声：先天性异常，如肾缺如、异位肾、融合肾；肾囊性病变，如单纯性皮质囊肿、肾盂旁囊肿、多囊肾；肾肿瘤，如肾实质肿瘤、肾盂肿瘤；肾创伤、肾结石、肾积水、肾动脉狭窄、移植肾与并发症。

（2）输尿管超声：输尿管囊肿、先天性巨输尿管，输尿管结石、输尿管积水；输尿管肿瘤。

（3）膀胱超声：膀胱憩室、膀胱结石、膀胱肿瘤、膀胱异物。

（4）前列腺与精囊超声：良性前列腺增生、前列腺癌、前列腺炎和脓肿、前列腺结石、精囊病变。

（5）阴囊与睾丸超声：鞘膜积液、疝、睾丸肿瘤、附睾肿瘤、睾丸炎、附睾炎、睾丸扭转、阴囊或睾丸外伤、精索静脉曲张、隐睾。

（6）肾上腺超声：肾上腺皮质增生、肾上腺皮质肿瘤、肾上腺髓质肿瘤。

8. 妇科超声

先天性子宫发育异常；子宫良性疾病如子宫肌瘤、子宫腺肌症、子宫内膜增生症、子宫内膜息肉、子宫内膜癌、盆腔肿块、盆腔积液、多囊卵巢、输卵管积水、判断宫内节育器位置是否正常。

9. 产科超声

正常早期妊娠，如停经 6~12 周、月经不规律、HCG 阳性者、有不良早孕史者；异常早期妊娠，如早期流产、葡萄胎、恶性滋养细胞肿瘤、输卵管妊娠；正常中晚期妊娠，如妊娠 13 周至分娩前孕妇；异常中晚期妊娠，如先天性胎儿畸形、死胎、胎儿宫内生长迟缓、前置胎盘、胎盘早期剥离、脐带绕颈、妊娠合并盆腔肿块。

10. 周围血管疾病超声

（1）颈部血管：颈动脉粥样硬化、颈动脉瘤、椎动脉闭塞性疾病。

（2）四肢血管：四肢动脉硬化性闭塞症、四肢动脉瘤、多发性大动脉炎、深静脉血栓形成、动静脉瓣功能不全、动静脉瘘。

11. 肌肉骨骼系统超声

骨肿瘤、关节腔积液，肌肉、肌腱及软组织病变，如脓肿、囊肿、肿瘤等。

12. 甲状腺超声

甲状腺肿大或萎缩、鉴别甲状腺囊性或实性结节、鉴别甲状腺单发或多发结节、协助临床鉴别结节良性及恶性。

13. 乳腺超声

乳腺脓肿、超声引导下乳腺肿块抽吸、活检，孕妇、哺乳期及年轻妇女乳腺检查、评价临床可触及但 X 线检查提示阴性的肿块、评价 X 线检查不能明确诊断的病例、鉴别乳腺肿块的囊性与实性性质、鉴别诊断乳腺肿块良恶性、乳腺肿块男性患者。

14. 胸膜、肺与纵隔超声

患者经临床、X 线检查、CT 检查、MRI 检查发现胸壁、胸膜及肺外周型病灶或可疑病灶、胸腔积液、肺实变者，均可进一步行超声检查。

15. 心脏与大血管超声

判定心脏位置以及心脏与内脏位置关系、检出心脏结构异常、检出心脏结构关系异常，评价心脏血流动力学变化，多普勒超声常规测量各瓣口流速和压差，判定心血管内异常血流部位和起源，检出心包疾患、定位和半定量评价心包积液、指导心包积液穿刺，评价药物疗效；判定缩窄性心包炎、心包填塞和心包肿瘤等；评价心脏手术及介入治疗后心脏结构恢复情况和血流动力学转归，评价心脏功能。

16. 介入超声

(1) 诊断性介入超声：穿刺抽液行化验检查、穿刺抽吸行细胞学检查、穿刺切割组织行病理检查、穿刺或置管后注药行 X 线检查、术中介入超声诊断。

(2) 治疗性介入超声：抽液(注药或不注药)、引流(单纯清洗或加注药)、药剂注入(乙醇、抗生素、血凝药、溶血药、抗肿瘤药及免疫制剂等)、物理能量导入(射频、微波、激光等)。

以下人群谨慎行介入超声检查：灰阶超声显示病灶不明确、不清楚或不稳定者；严重出血倾向者；伴大量腹水者；穿刺途径无法避开大血管及重要器官者(粗针及治疗性穿刺列为禁忌)；化脓性感染病灶，如脓肿可能因穿刺途径而污染胸膜腔或腹膜腔者。

17. 腔内超声

(1) 经食管超声：二尖瓣、三尖瓣与主动脉瓣疾病；人工瓣膜功能障碍；感染性心内膜炎；主动脉扩张及主动脉夹层；冠状动静脉瘘与主动脉膨出；先天性心脏病如房间隔缺损、室间隔缺损、法洛四联症；肺静脉畸形引流；心腔内肿物及血栓形成；心脏手术监护。

以下人群禁忌行经食管超声检查：重症心律失常者；重症心力衰竭者；体质极度虚弱者；持续高热不退者；有食管静脉曲张、食管狭窄、食管炎症、食管憩室或食管癌者；剧烈胸痛、胸闷症状不能缓解者；血压过高、过低者；心肌梗死急性期者；活动性上消化道出血者；有食管手术或纵隔放射治疗史者。

(2) 经阴道超声：观察正常子宫及双侧卵巢大小、形态、包膜，观察卵泡数目及其周期变化等；检测卵泡、诊断早孕、观察早期妊娠胚胎发育、早期排除胎儿发育不良及胎儿畸形、结合临床及实验室检查诊断早期异位妊娠，必要时行介入治疗，结合临床及实验室检查诊断子宫及卵巢肿瘤，行彩色多普勒和频谱多普勒血流观察；早期发现子宫内膜病变，为宫腔镜手术提供依据；诊断盆腔脓肿、盆腔炎性渗出、盆腔炎性肿块等病变；对各种疑难病变及细小病变行超声引导下穿刺诊断和介入治疗。

二、检查前指导

(1) 上腹部检查，如肝、胆、胰等部位，检查前 3 日勿食牛奶、豆制品、糖类等易于发酵产气食物，检查前 1 日晚餐清淡饮食；检查前禁食 12 小时，保证胆囊和胆管内被胆汁浸润，减少食物以及气体对胃肠道的干扰。

(2) 子宫及其附件、膀胱、前列腺、隐睾等部位检查，需要在检查前 1~2 小时饮温开水 500~1000 mL，勿排小便，待膀胱充盈。

(3) 阴道 B 超适用于非月经期有性生活的女性，阴道 B 超检查前需排空膀胱。

(4) 怀孕初期孕妇行腹部超声检查，不必饮水，以免膀胱过度充盈压迫子宫。

(5) 经直肠检查前列腺者，检查当日用开塞露分次排空大便(或清洁灌肠)，多饮水，勿排小便，待膀胱充盈。

(6) 3 岁以下小儿行超声检查前 1~2 小时建议适当药物镇静。

(7) 食管超声心动图检查者，检查前禁食 12 小时。

(8) 做过胃镜和结肠镜检查患者次日方可行腹部超声检查。

(9) 检查前 24 小时洗澡，检查时带 B 超申请单、病历、往年 B 超及其他检查结果。

三、检查中指导

（1）大多数超声检查采取仰卧位，暴露检查部位即可。

（2）颈部超声检查中需采取仰卧位、项部垫睡枕、头后伸、充分暴露颈前区。

（3）甲状腺超声检查，头向对侧偏转，做吞咽动作以更好观察腺体与周围组织的关系。

（4）肝、胆、脾、胰等部位超声检查时，暴露腹部，根据医护人员要求行左侧卧位、右侧卧位、俯卧位或者立位。

（5）胰、脾部位超声检查需要深吸气再屏气。

四、检查后指导

检查完毕后，将报告单交给医护人员行进一步诊治。

第二节　医学影像检查患者健康指导

医学影像是指为了医疗或医学研究，对身体某部分以非侵入方式取得内部组织影像的技术与处理。广义医学影像学检查包括放射科所有检查、超声检查、核素检查、正电子发射计算机断层扫描（PET-CT）检查、胃镜检查、肠镜检查、病理切片等。狭义医学影像学检查仅指放射科所有检查，包括X线检查、消化系统造影、电子计算机断层扫描（CT）、磁共振成像检查（MRI）、数字减影血管造影术（DSA）等。

X线检查患者健康指导

X线检查包括X线透视检查和X线摄片检查。

用X线穿过人体被检查部位，在荧光屏上显示影像而进行诊断的方法，称为X线透视检查。X线透视检查多用于心血管疾病、呼吸系统疾病、消化道疾病、计划生育透环检查、健康普查。检查时通过转动患者的身体，从不同位置和角度观察病变状况，观察器官运动功能，且操作者能在透视监视下行介入性操作，方便简单，费用低廉。但透视检查中，细微病变和厚实部位不易观察，不能留下客观记录。

用X线穿过人体被检查部位，感光在胶片上形成影像而进行诊断的方法，称为X线摄片检查。X线摄片检查多用于胸部、头部、脊柱、四肢骨与关节系统等部位，比透视清晰，能留下客观记录，有利于复查对比。但X线摄片检查不能观察器官运动功能，费用相对X线透视检查较贵。临床上，有时X线透视后需要再X线摄片，或X线摄片后再X线透视，这往往是集两种方法的优点，对疑难病例作出诊断。

一、适应证

1. X线透视检查

（1）胸部X线透视：观察肺部是否有炎症、结核、肿瘤等占位性病变，观察横膈的运动状态，观察纵隔大小、形态是否正常。

（2）腹部X线透视：用于急腹症，观察是否有胃肠道胀气、穿孔及梗阻等。

（3）妇科X线透视：观察有无节育环、节育环位置。

（4）胃肠道X线透视：观察食管以及胃肠道黏膜是否有占位性病变，是胃肠道疾病初筛手段。

2.X 线摄片检查

(1)胸部 X 线摄片：诊断肺部肿块、肺不张、肺间质病变、肺气肿、支气管炎症、支气管扩张、胸腔积液、气胸、胸膜肥厚粘连、纵隔肿瘤、乳房肿块。

(2)腹部 X 线摄片：诊断食管静脉曲张、食管裂孔疝、消化道炎症、消化道溃疡、消化道肿瘤、消化道息肉、消化道结核、肠梗阻、胆囊炎症、胆囊结石、胆道蛔虫病。

(3)骨与关节 X 线摄片：诊断骨折、炎症性与退行性骨关节病、化脓性骨髓炎、骨关节肿瘤、骨结核、脊椎形态改变。

(4)泌尿系统 X 线摄片：检查泌尿系统结石、肾癌、肾盂扩张、肾积水。

(5)鼻窦 X 线摄片：诊断慢性鼻窦炎、鼻窦肿瘤。

二、检查前指导

(1)了解 X 线检查目的及注意事项。

(2)去除透视部位的厚层衣物、去除影响 X 线穿透的物品，如发夹、金属饰品。

(3)X 线机处于工作状态时，检查室门上有警示灯。除检查者外，其他人员不宜在检查室停留。

三、检查中指导

(1)胸部 X 线摄片检查一般为正位摄片，有时需加照侧位、斜位摄片。

(2)在医护人员指导下正确吸气和屏气。

(3)如有不适，及时与医护人员沟通。

四、检查后指导

(1)X 线透视检查当时出报告，急诊 X 线摄片半小时内出报告，普通 X 线摄片 2 小时出报告。

(2)小儿和孕妇避免不必要的 X 线检查。

消化道造影患者健康指导

消化道包括食管、胃、小肠、大肠。由于食管和胃肠道属于中空器官，含有不同程度的气体和内容物，且与其他器官组织密度相差不大，缺乏自然对比，普通 X 线检查效果不佳，因此需要利用造影剂(常用医用硫酸钡)引入体内。由于钡原子序数高，不易被 X 线穿透，能够使要检查的器官内腔显影，改变其与周围组织器官的密度差别。检查过程中，也可以通过适时拍摄点片留下记录。造影检查能显示消化道病变的形态和功能改变，观察胃肠道黏膜、轮廓、蠕动、管腔扩张度及通畅性等，反映消化道外某些病变的范围与性质，常用于诊断各种消化道疾病如先天畸形、炎症、肿瘤等。

一、适应证

1.胃肠钡餐造影

胃肠钡餐检查部位包括食管、胃、十二指肠、小肠及右半结肠。适用于食管病变、胃肠病变、胃肠道附近组织病变如食管癌、食管静脉曲张、胃十二指肠溃疡及肿瘤等。

以下人群禁忌行胃肠钡餐造影检查：胃肠道大出血 1 周内、胃肠道穿孔、严重肠梗阻者。

2.钡剂灌肠

适用于结肠及回肠病变尤其有梗阻症状不宜口服造影剂者，如结肠炎症、结肠肿瘤、巨结肠等。

以下人群禁忌行钡剂灌肠检查：结肠坏死性病变、结肠大出血者。

二、检查前指导

(1)在检查前 3 日内停止服用不透 X 线或影响胃肠功能的药物，如葡萄糖酸钙、次碳酸铋等。

（2）检查前 1 日食少渣易消化食物，前 1 日晚餐后禁食。

（3）胃潴留患者检查前 1 日晚洗胃。

（4）婴幼儿不能配合吞咽造影剂，置胃管。

（5）钡剂灌肠检查需提前行肠道准备。成人检查前 1 日服用药物清洁肠道，检查前 2 小时彻底清洁灌肠。儿童检查当日晨用开塞露促排便。

（6）含碘造影剂检查者需做碘过敏试验。

三、检查中指导

（1）取正确体位。常规食管钡餐一般取直立正位，检查过程中可能会根据病变情况要求左、右斜位或其他体位。胃肠钡餐造影取卧位。

（2）检查过程中，根据病史和造影目的，听从医护人员安排服用不同剂量和浓度造影剂。

四、检查后指导

（1）观察大便情况。因医用硫酸钡不溶于水和脂质，不会被胃肠道黏膜吸收，钡餐检查后 1～2 天会解白色粪便，无需特殊处理。若有便血和其他异常情况，及时就诊。

（2）钡剂灌肠结束之后，多喝热水，可口服缓泻剂或再次灌肠促进钡剂排出。

CT 检查患者健康指导

CT 检查又称电子计算机 X 射线横断层扫描。指在计算机控制下，进行人体层的扫描和检查。CT 检查类似于用 X 线一层一层穿过人体，给身体拍很多张照片，通过射线形成不同密度的组织进行对比，达到诊断的目的，且具有扫描速度快、图像清晰的特点。相比 X 线检查，CT 检查更容易发现细小病灶。对于肺部细节如肺部结节、淋巴结增大、气管狭窄、肺癌的筛查，CT 检查优于 X 线检查和 MRI 检查。

CT 检查可分为平扫 CT、增强 CT、CT 血管造影（CTA）。

一、适应证

1. 平扫 CT

筛查外伤、脑出血、脑栓塞、肺炎、腹痛、体内占位性病变。

（1）头部平扫 CT：脑外伤、脑出血、脑梗塞、血管畸形、脑肿瘤、脑发育异常。CT 平扫是急性脑梗塞、脑出血、颅脑外伤首选检查方法。

（2）颌面部、颈部平扫 CT：颌面部肿瘤、骨折、炎症如眼眶内病变、鼻窦癌、鼻咽癌、中耳乳突病变、甲状腺疾病、颈部肿块。

（3）胸部平扫 CT：肺、胸膜及纵隔肿瘤、结核、炎症；支气管扩张；肺脓肿、肺不张、气胸；骨折；食管异物。

（4）腹、盆腔平扫 CT：诊断肝、胆、胰、脾、腹膜腔、腹膜后间隙、泌尿和生殖系统疾病，显示肠梗阻部位；显示胃癌、结肠癌及其对腔外结构的侵犯程度和远处转移灶。

（5）骨骼系统平扫 CT：颅骨及脊柱细微骨折、椎间盘病变、椎管狭窄、骨肿瘤、骨结核及炎症等病变部位行三维成像及多片面成像。

（6）脉管系统平扫 CT：显示动脉病变如血管闭塞、动脉瘤、血管畸形、血管损伤、心脏冠状动脉病变等。

以下人群谨慎行平扫 CT 检查：青少年生殖器等部位检查、危重患者（如休克、大出血）、不配合者、孕妇。

2. 增强 CT

增强 CT 为判断占位性病变的良性、恶性情况提供诊断依据。

(1)区分正常或异常血管结构、明确病理性血管,更好判断病变性质。

(2)显示肿块及相关血管。

(3)提高病灶检出率。

(4)显示解剖细节,确定病灶范围和临床分期,提高肿瘤分期的准确性。

(5)发现平扫未发现的病变。

以下人群禁忌行增强 CT 检查:造影剂过敏、严重肝肾功能损害、甲亢患者。

以下人群谨慎行增强 CT 检查:肾功能不全者、糖尿病、多发性骨髓瘤、失水状态、重度脑动脉硬化及脑血管痉挛、急性胰腺炎、急性血栓性静脉炎、严重恶病质者;哮喘、枯草热、荨麻疹、湿疹等过敏性病变者,充血性心力衰竭、冠心病、心律失常等心脏病变者,既往有碘过敏及其他药物过敏者。

3. CT 血管造影(CTA)

CT 血管造影即非创伤性血管成像技术,主要用于血管成像。从静脉注射含碘造影剂后,经计算机对图像处理,三维显示全身各血管系统,可取代部分数字减影血管造影(DSA)检查。CTA 可清楚显示大动脉环、细小动脉及主要分支,为闭塞性血管病变提供重要诊断依据。

(1)头颈部 CTA 检查:脑梗塞、脑出血、颈椎病、短暂性脑缺血发作;出现头痛、头晕、手麻、肢体无力等症状;筛选高血压、糖尿病、冠心病、高脂血症、肥胖、吸烟等高危人群;颈动脉手术中判断狭窄率及术前定位;颈动脉支架置入术后判断血流通畅程度。

(2)冠状动脉 CTA 检查:临床检查疑有冠状动脉狭窄及血流动力学异常、怀疑冠心病、可疑冠状动脉发育异常、长期不明原因胸痛但其他检查无异常。

(3)肺动脉 CTA 检查:对肺动脉瘤及肺动静脉瘘者检查以了解动脉瘤、瘘口大小及开口位置;对先天性肺动静脉畸形者检查以显示血管畸形大小及部位;对肺栓塞者检查以了解肺栓塞程度、栓塞部位。

(4)肾动脉 CTA 检查:高血压、肾动脉先天变异、肾动脉狭窄、肾脏肿瘤术前评价肾动脉的供血情况。

(5)主动脉 CTA 检查:不明原因剧烈胸腹部撕裂样疼痛,考虑主动脉疾病;彩超、CT 平扫提示主动脉病变;四肢血压差别较大,怀疑大动脉炎或主动脉缩窄需进一步明确诊断;周围血管病变如腹腔干、肾动脉肠系膜动脉狭窄或闭塞。

(6)下肢动脉 CTA 检查:四肢不明原因冰冷;彩超、CT 平扫提示下肢动脉病变可能;四肢血压差别较大,怀疑大动脉炎需进一步明确诊断;手术、长期卧床怀疑下肢血管病变患者。

二、检查前指导

(1)主动告知有无过敏史,做好碘过敏试验,使用相应造影剂。

(2)增强 CT 检查前禁食 4 小时。

(3)肺部与纵隔扫描者,按照医护人员提示正确吸气和屏气,防止呼吸移动造成图像模糊。

(4)检查部位存在金属异物会影响诊断结果。头颈部 CT 检查前去除活动假牙、发夹、耳环与项链;胸腹部 CT 检查前去除项链、皮带、钥匙、银行卡、手表,不穿有拉链、金属纽扣等饰品的衣物。盆腔、输尿管 CT 检查前听从医护人员安排,有尿意告知检查室医护人员。四肢 CT 检查去除手链和脚链。

(5)检查当日,持 CT 预约单、相关 X 线检查结果、B 超结果,便于扫描时定位。

三、检查中指导

(1)一般采取仰卧位,特殊情况取俯卧位,检查过程中不可随意改变体位。

（2）用造影剂者，医护人员会在 CT 检查过程中使用高压注射器向静脉内推注含碘非离子型造影剂。

（3）检查中如注射部位胀痛难忍，立刻告知医护人员。

（4）平扫 CT 检查中无任何异常感受。CT 增强、CTA 检查因为注射对比剂，患者产生的"有股热流从身体走过""凉凉的"的感觉属正常现象。注射药物的手臂会有轻微的麻或胀痛。

（5）头颈部 CT 检查时，保持头不动。颈部 CT 检查时不吞口水。

四、检查后指导

（1）CT 扫描后，急诊患者 2 小时出报告，普通患者 24 小时出报告。

（2）平扫 CT 完成后，可自行离开。

（3）增强 CT 完成后休息 30 分钟，无不适可予拔针后自行离开。检查后多喝水（疾病原因禁喝水的除外），促进造影剂排泄。

MRI 检查患者健康指导

MRI 检查又称磁共振成像技术，为无辐射检查。MRI 检查中，人体置于静场内，通过施加射频脉冲，激发并记录组织器官内氢原子的原子核运动后，获得检查部位图像。MRI 检查可应用全身系统和器官，对颅脑、脊柱和脊髓等解剖部位的显示及病变组织的敏感度优于 CT 检查。MRI 检查时间较长，不同检查部位从 10 分钟到 1 个小时不等。

一、适应证

（1）颅脑疾病 MRI 检查：先天颅脑发育畸形、各类颅脑外伤、颅脑肿瘤、炎症、寄生虫，各种脑血管病变，如脑出血、脑梗塞、脑血管畸形、血管瘤；遗传性疾病、脑代谢性疾病、癫痫查因。

（2）脊柱脊髓 MRI 检查：脊柱退行性疾病、颈胸腰椎间盘变形、膨出、脱出等，椎管狭窄、脊柱滑脱、脊椎炎性病变、脊柱结核、脊柱骨髓炎、硬膜外脓肿、蛛网膜炎、脊柱脊髓先天发育畸形、脊髓手术后复查。

（3）纵隔和心肺 MRI 检查：纵隔病变、各种先天心脏病、心肌病、主动脉和肺血管病变、胸膜疾病、肺部肿瘤、心肺血管变异。

（4）肝、胆、胰、脾 MRI 检查：诊断和鉴别诊断肝、胆肿瘤和肿瘤样病变、胆道疾病如结石、炎症、胆管扩张等，胰腺炎症、胰腺肿瘤。

（5）肾及肾上腺 MRI 检查：肾脏囊肿、肿瘤、外伤、肾脏先天畸形、肾上腺肿瘤、肾上腺增生。

（6）骨盆及生殖系统 MRI 检查：膀胱肿瘤、前列腺病变、子宫及附件肿瘤、炎症。

（7）骨骼肌肉 MRI 检查：诊断及鉴别诊断骨骼肌肉良性恶性肿瘤及肿瘤样病变，血管病变、外伤。

（8）关节 MRI 检查：膝关节及半月板损伤、关节炎、滑膜积液观察。

以下人群禁忌行 MRI 检查：装有心脏起搏器和神经刺激器、体内存有动脉瘤夹、眼球内存有金属异物者。

二、检查前指导

（1）小儿等不能完全配合检查者酌情使用镇静药。

（2）不可携带的金属物品包括电子产品、磁性卡片、助听器、钥匙、手表、耳环、戒指、项链、金属假牙、眼睛、手机等。

（3）肝、胆、胰、上腹部 MRI 检查前禁食禁饮 6 小时。

(4)盆腔检查保留尿液,充盈膀胱。

(5)检查当日携带 X 线摄片结果、CT 检查结果、B 超结果及相关资料赴检。

三、检查中指导

(1)检查中采用正确体位,不可随便改变。全身放松、平静呼吸。

(2)胸腹部检查时根据机器语音通知做好屏住呼吸–正常呼吸的配合。

(3)检查中出现荨麻疹、红斑、恶心呕吐、胸闷、呼吸困难等情况,考虑造影剂过敏的可能,立刻告知医护人员。

四、检查后指导

磁共振 24 小时出结果。

DSA 检查患者健康指导

DSA 检查又称数字减影血管造影,是检查血管有无畸形和闭塞的一种方法。检查中,往血管内注射造影剂的同时进行摄片,通过计算机处理,清晰显示血管造影。

一、适应证

(1)颅内血管性疾病 DSA 检查:动脉粥样硬化、动脉栓塞、动脉狭窄、动脉闭塞性疾病、动脉瘤、动静脉畸形、动静脉瘘等。

(2)颅内占位性病变 DSA 检查:颅内肿瘤、颅内脓肿、颅内囊肿、颅内血肿。

(3)颅脑外伤所致各种脑外血肿 DSA 检查。

(4)手术后观察脑血管循环状态 DSA 检查。

以下人群禁忌行 DSA 检查:对造影剂过敏者、严重高血压、舒张压大于 110 mmHg 者、严重肝肾功能损害者、近期有心肌梗死和严重心肌疾患、心力衰竭及心律不齐者、甲状腺功能亢进及糖尿病未控制者、怀孕 3 个月内孕妇。

二、检查前指导

(1)做好造影剂过敏试验。

(2)术前禁食 4~6 小时。

(3)穿刺区备皮:双侧腹股沟、会阴部、大腿上 1/3,消毒皮肤。

三、检查中指导

取正确体位,配合医护人员。

四、检查后指导

(1)穿刺部位加压包扎,穿刺侧肢体限制活动 6~12 小时,注意观察足背动脉搏动及远端皮肤颜色及温度,穿刺处有无渗血。

(2)多饮水,促进造影剂排泄。

第三节　实验室检查患者健康指导

实验室检查是通过在实验室进行物理或化学检查，确定送检物质的内容、性质、浓度、数量。医学上主要检查血常规、尿常规、粪便常规、血气分析、血电解质、肝功能、肾功能、血脂、心肌酶、甲状腺功能、血糖等。

血液检查患者健康指导

正确采集血标本，可以协助临床诊断疾病，为临床治疗提供依据。血液检查标本分为全血标本、血清标本、血培养标本。静脉采血常见部位有贵要静脉、正中静脉。动脉采血常见部位有股动脉、肱动脉、足背动脉、桡动脉。毛细血管采血适用于仅需微量血液的检验或婴幼儿，常见的采血部位有耳垂、指端。

一、适应证

正常体检、肝脏疾病、胆道疾病、有机磷中毒、肾脏疾病、糖尿病、高血压、痛风、肥胖人群、心脑血管疾病等。

二、操作前指导

(1)了解留取血液标本的目的及留取注意事项。

(2)抽血前3天勿吃过于油腻、高蛋白食物，避免大量饮酒，保持日常生活规律。

(3)要求空腹留取标本者，需禁食8小时以上。常规标本采血2~3 mL。

(4)血培养标本，尽可能在抗菌药物使用之前、寒战和发热初起前30~60分钟采集，以提高细菌培养阳性率。血培养采血5~10 mL。

(5)采血时尽量穿宽松的衣服。

(6)动脉采血常用于血气分析，采集动脉血1 mL。

三、操作中指导

(1)放松心情，以免紧张引起血管收缩而增加采血难度。

(2)严禁在输液、输血侧肢体采血。

四、操作后指导

(1)静脉采血后，用棉签或止血工具压迫穿刺处3~5分钟。勿按揉针孔部位，以免造成皮下血肿。如抽血处有小片青瘀，会于3~5天内被机体逐步吸收。

(2)动脉采血后，用棉签或止血工具压迫穿刺处5~10分钟。

痰液标本采集患者健康指导

痰液是气管、支气管、肺泡产生的分泌物。痰液标本采集的目的是检查痰内细胞、细菌、寄生虫等，观察其性质、颜色、气味、量，协助诊断呼吸系统疾病。

一、适应证

(1)辅助诊断呼吸系统疾病如支气管哮喘、支气管扩张、慢性支气管炎等。

(2)确诊呼吸系统疾病如肺结核、肺癌等。

(3)根据痰液和性状变化观察疗效、判断预后。

二、操作前指导

了解留取痰液标本的目的及留取注意事项。

三、操作中指导

(1)常规痰液标本:以早晨第一口痰为宜。经过一夜的蓄积,清晨痰量较多,痰液中细菌、脱落细胞含量较高,能提高检查的阳性率。采集标本前先用清水漱口,深吸气后用力咳出气管深处的痰液至标本盒内送检。

(2)痰培养标本:清晨采集,用无菌容器留取后迅速送检。采集标本前先用生理盐水漱口,再用清水漱口,深吸气后用力咳出气管深处的痰液至标本盒内送检。连续3天,同法留痰标本送检。

(3)对已经建立人工气道如气管切开或气管插管者,医护人员戴无菌手套取一次性无菌吸痰管,一头缓慢插入气管隆突水平,一头接负压吸引器,螺旋式抽吸,吸引痰液。

四、操作后指导

痰液标本根据不同检查内容1周或1个月出结果。

尿液标本采集患者健康指导

尿液是血液流经肾脏时,经肾小球滤过、肾小管和肾集合管重吸收与分泌作用而生成的代谢废物。尿液变化不仅反映泌尿系统疾病,而且对其他系统疾病诊断、治疗、预后也有重要意义。

一、适应证

(1)泌尿系统疾病的诊断和疗效观察:泌尿系统炎症、结石、肿瘤等。

(2)其他系统疾病的诊断和疗效观察:糖尿病、急性胰腺炎、黄疸、淋巴系统疾病等。

(3)用药的监护:如应用卡那霉素等。

二、操作前指导

了解留取尿液标本的目的及留取注意事项。

1. 尿常规标本

检查尿液的颜色、透明度,测定比重,检查有无细胞和管型,定性检测尿蛋白和尿糖。可下床患者给予标本容器,留取晨起第一次尿液中段尿3~5 mL于容器内;行动不便患者在床上使用便器或尿壶,收集尿液于标本容器内;留置导尿患者通过集尿袋下方引流口处收集尿液。

2. 尿培养标本

在使用抗生素之前或停药1周后采集。

(1)中段尿留取法:清洁消毒外阴和尿道口,留取中段尿3~5 mL于无菌标本容器内。

(2)导尿术留取法:按照导尿术插入导尿管将尿液引出留取尿标本3~5 mL于无菌标本容器内。

3. 12小时或24小时尿液标本

用于尿生化检查和尿浓缩查结核分枝杆菌等。留取12小时尿液标本,需前1日晚7点排空膀胱后开始留取尿液,至次晨 7 点留取最后一次尿液;留取 24 小时尿标本,需前 1 日晨 7 点排空膀胱后开始留取尿液,至次晨 7 点留取最后一次尿液。先将尿液排在便器或尿壶,收集于集尿容器内,于收集时间结束前留取最后一次尿液后,将 12 小时或 24 小时的全部尿液盛于集尿容器内,测总量。

三、操作中指导

(1)清洁采集部位。
(2)避免月经、阴道分泌物、粪便、清洁剂等污染。
(3)行细菌培养的标本,使用无菌、有盖的容器。
(4)保护隐私。

四、操作后指导

时间过长,葡萄糖会被细菌分解造成管型破坏、细胞溶解,尿液采集后 30~60 分钟内应完成送检。

粪标本采集患者健康指导

正常粪便是由已消化的食物残渣、消化道分泌物、大量细菌和水分组成。临床上常通过检查粪便判断消化道有无炎症、出血和寄生虫感染,并根据粪便的性状和组成了解消化功能。

一、适应证

(1)消化道及肝胆等器官炎症、梗阻、出血、寄生虫感染。
(2)胰腺疾病。
(3)消化道恶性肿瘤。
(4)肠道传染病。

二、操作前指导

了解留取粪标本的目的及留取注意事项。
(1)常规粪标本:检查粪便的颜色、形状及有无脓血。
(2)培养粪标本:检查粪便中的致病菌,注意无菌操作。
(3)寄生虫及虫卵粪标本:检查寄生虫成虫、幼虫及虫卵并计数,进行浓缩集卵、日本血吸虫毛蚴孵化等。
(4)隐血粪标本:检查粪便内肉眼不能看见的微量血液。

三、操作中指导

(1)常规粪标本:采集时,用棉签取少许较中央的粪便或脓血黏液部分于标本容器内。
(2)培养粪标本:解大便之前清洁肛门,用无菌棉签取少许较中央的粪便或脓血黏液部分于标本容器内。如无便意时可用无菌棉签蘸取等渗盐水,由肛门插入 6~7 cm,轻轻转动棉签取出粪便少许,放入标本容器内送检。
(3)寄生虫及虫卵粪标本:查阿米巴原虫,采集前需先加温便盆,便后连同便盆立即送检,因阿米巴原虫在低温下失去活力难以找到;查绦虫,需多次收集粪便,查找绦虫头;查蛲虫虫卵,需在清晨起床前用肛门拭子轻擦肛周皱褶处,放入置有温盐水试管中立即送检。
(4)隐血粪标本:按照粪常规标本留取。检查前 3 日禁食肉类、肝类、各种动物血、含大量叶绿素食物及含铁丰富的药物、食物,防止出现假阳性。

四、操作后指导

(1)标本久置,因 pH 值改变及消化酶等因素,粪便中细胞成分会分解破坏,采集后应 2 小时内完成送检。

(2)粪便标本直接装入标本盒中,不用卫生纸包裹,防水分丢失、细胞被破坏。

第四节　内镜检查患者健康指导

纤维支气管镜检查患者健康指导

纤维支气管镜又称可弯曲支气管镜,经口或鼻置入患者下呼吸道,用于观察肺叶、肺段及亚段支气管病变、活检采样、细菌学和细胞学检查,配合 TV 系统可行摄影、示教,协助发现早期病变。纤维支气管镜检查过程中,还可开展息肉摘除等手术。

一、适应证

1.诊断上的适应症

(1)肺内恶性病变:临床有征象怀疑、需要除外肺癌、影像检查提示可能有支气管肺癌时,支气管镜是常用的诊断手段之一。

(2)气管支气管内病变:气管内异物、肉芽增生、气道狭窄、支气管内膜结核、各种良恶性肿瘤、复发性多软骨炎及支气管淀粉样变。

(3)弥漫性肺实质病变:鉴别诊断肺内弥漫性疾病包括各类间质性肺炎、结节病、播散性肺结核、弥漫结节型肺泡癌、肺泡蛋白沉积症、肺淋巴管肌瘤病。

(4)肺部感染性疾病:诊断下呼吸道感染性疾病,通过纤维支气管镜检查获得下呼吸道病原学标本和病理标本。获取下呼吸道病原学方法包括气道内分泌物直接吸引、病变部位用少量生理盐水溶液灌洗后吸引、刷检和组织活检等方法。

(5)咯血:了解咯血的部位和性质,但大咯血时慎用。

(6)原因不明的慢性咳嗽:在通常诊断和治疗无明显效果时,选用纤维支气管镜检查了解气道粘膜和可能原因。

(7)肺不张或阻塞性肺炎:了解是否存在占位、异物、瘢痕形成和外压性狭窄等病变。

(8)气管支气管瘘或外伤破裂:确定诊断,在内镜下给予相应治疗。

(9)选择性支气管镜造影:通过纤维支气管镜引导进行。

(10)纵隔淋巴结肿大:通过经纤维支气管镜针吸活检术帮助诊断。

(11)诊断明确的肺癌患者:术前检查了解病变范围,为确定手术方案提供依据。术后如出现咯血或气胸等症状,可通过支气管镜了解吻合口情况。

(12)一些新的诊断手段:自荧光支气管纤维镜检查有助于发现早期肺癌以及肺癌病灶周围癌浸润范围。支气管内镜下超声有助于了解支气管外病灶的性质并引导活检。

2.治疗上的适应证

(1)气道内异物:了解有无异物并取出。

(2)气道内分泌物:对于主动排痰困难者,通过纤维支气管镜检查清除气道内分泌物。

(3)咯血或气管内粘膜出血:纤维支气管镜直视下局部使用凝血酶或稀释的肾上腺素,有助于局部止血。

(4)肺泡蛋白沉积症灌洗治疗：灌洗治疗是肺泡蛋白沉积症的有效治疗方法，可通过纤维支气管镜下分段灌洗对受累肺叶依次灌洗治疗。

(5)气管支气管内良恶性病变：通过各种介入治疗方法如高频电刀、激光、微波进行治疗。

(6)气管支气管狭窄：严重病变者通过球囊扩张和气管支气管支架等手段治疗。

(7)支气管肺癌的近距离放疗。

(8)气管插管困难者：通过纤维支气管镜引导气管插管。

以下人群禁忌行纤维支气管镜检查：不配合治疗、有出血倾向、低氧血症、急性呼吸性酸中毒、严重心律不齐、高血压控制不佳、未曾治疗的开放性肺结核者。

以下人群谨慎行纤维支气管镜检查：心肺功能不良、肺动脉高压、哮喘发作、大量咳血者。

二、检查前指导

(1)积极配合，解除恐惧心理。

(2)测量血压，行心、肺功能检查。

(3)检查前拍摄 X 线正侧位胸片，必要时行胸部 CT 检查，确定病变部位。

(4)拟行支气管活检患者，检查前检测血小板计数、凝血酶原时间和部分凝血活酶时间。

(5)检查前禁食、禁水 6 小时，避免操作时误呛导致肺炎。

(6)口服抗凝药物、既往有心内膜炎史、人工心脏瓣膜或脾切除后等特殊患者预防性使用抗菌药物。

三、检查中指导

(1)通常采用仰卧位，必要时根据情况采用其他体位。

(2)纤维支气管镜检查过程中鼻导管给氧，保持术中血氧饱和度在 90% 以上。

(3)纤维支气管镜检查中，不可说话，如有不舒服或胸痛举手示意。

(4)纤维支气管镜检查中，严密观察一般情况、心率、血氧饱和度等指标，血氧饱和度突然下降时可由气管镜通道直接予以氧气吸入。有低氧血症或既往有严重心脏疾病者需监测动态心电图。建立和保留静脉通路。出现麻醉药过敏、大出血、喉痉挛、支气管痉挛、严重呼吸困难、严重心律失常、惊厥、晕厥、心跳呼吸停止等情况，立刻停止纤维支气管镜检查行抢救。

(5)术中出血的处理：纤维支气管镜检查过程中黏膜损伤或粘膜活检后出血量较少，通过肾上腺素、凝血酶和冷盐水等局部处理止血；局部出血不容易控制者，通过纤维支气管镜下电凝或热凝等介入治疗方法；出血量较大时，鼓励患者咳出积血防止窒息，必要时考虑气管插管、静脉使用止血药物、介入治疗等积极抢救手段。

四、检查后指导

(1)纤维支气管镜检查后 2 小时内，因为局部麻醉药效果，避免饮水、进食，防止误吸；2 小时后谨慎饮水、进食；24 小时内避免驾驶和其他机械操作。

(2)纤维支气管镜检查后，观察有无咯血、呼吸困难和发热等症状。

(3)一般情况下，活检后咳血量较少。如术后咯血量增加、呼吸困难加重，考虑支气管镜检查相关活动出血、气胸、肺部感染等并发症，需立即给予相应处理。

胃镜检查患者健康指导

胃镜检查是借助一条纤细、柔软的纤维管伸入胃中，直接观察食管、胃和十二指肠的病变。胃镜检查能直接观察检查部位情况，通过对可疑病变部位行病理活检及细胞学检查以明确诊断，是上消化道病变的首选检查方法。

一、适应证与禁忌证

(1)具有上消化道症状者，如上腹胀痛不适、吞咽不适、胃部灼热感、反酸、嗳气、呃逆、嗳气等症状，不明原因的体重下降、食欲不振、贫血。

(2)做过上消化道钡餐造影之后仍无法确诊、实际症状和钡餐检查结果不相符。

(3)不明原因的急慢性上消化道出血。

(4)长期随访者：萎缩性胃炎、消化道溃疡、胃部手术之后出现不良症状、癌前病变。

(5)胃癌、食管癌等高危人群的普查。

(6)胃息肉、胃内异物、食管贲门狭窄等需胃镜下治疗。

以下人群禁忌行胃镜检查：严重的心肺疾病(心律失常、心梗、心衰)、休克、昏迷、上消化道急性穿孔期、反复发作的癫痫、吞食腐蚀剂急性期者。

二、检查前指导

(1)积极配合，解除恐惧心理。

(2)胃镜检查是一种痛苦较小的检查方法，比X线钡餐检查效果好，能直观地发现病变且初步判断病变的性质，必要时可在病变部位取小块标本做病理检查。

(3)已做钡餐检查者，3日后方可行胃镜检查。由于钡餐钡剂可能附于胃肠黏膜上，尤其是溃疡病变部位，使胃镜诊断困难。

(4)检查前1日20：00开始禁食、禁水。

(5)做好相关检查，如病毒性肝炎指标等，避免交叉感染。

(6)带心电图检查结果(60岁以上者必须有)及往年相关检查。

(7)排空膀胱后进入检查室，取下可活动的假牙及眼镜等，其余贵重物品交亲属保存。

三、检查中指导

(1)取正确体位。一般取左侧卧位，头稍轻度后仰，解开衣领，放松裤带，右下肢膝、髋关节屈曲，左下肢自然轻伸。

(2)普通胃镜检查时用鼻吸气，口呼气，令口水流出，切勿吞咽以免造成呛咳。

(3)入镜后，不可用牙咬镜，身体及头部不能随意转动。

(4)在入镜过程中，胃镜抵达咽下部时(距门齿约12 cm)，做吞咽动作以利于顺利进入食管。当强烈恶心感时，做腹式深呼吸以减轻胃部痉挛，便于医护人员视野观察。

(5)胃镜检查过程中不能忍受，用手势向医护人员示意。

四、检查后指导

(1)检查后1小时内禁食、禁水；2小时后咽喉部麻木感消退时，可适当喝水，如无异常呛咳情况，逐步进食温凉半流质、软烂食物，勿食粗糙食物避免胃黏膜创面摩擦出血；避免辛辣刺激食物。

(2)胃镜检查后，如唾液中带有血液，属于胃镜检查后正常现象，为胃镜擦伤咽部黏膜组织所致。

（3）检查时会因注入少许空气导致腹胀、嗳气等症状，属于胃镜检查后正常现象。

（4）在进行胃镜检查过程中，胃镜会通过口腔部、咽喉部、食管进入到胃部，再到十二指肠降段，可能导致食管和胃黏膜受到摩擦，产生咽部异物感。检查后1~2天内，含服润喉片缓解。一般情况下，症状会慢慢自行消失，如长时间未缓解及时就诊。

（5）胃镜检查过程中取活体组织患者，检查后3日内禁止食用刺激性、坚硬食物，禁烟酒。观察大便颜色，如呈柏油状，需警惕胃内出血，及时就诊。

（6）检查结束后适当休息，观察15~30分钟方可在亲属陪同下离开。

（7）无痛胃镜检查者，当日不能驾驶机动车辆，不能乘坐两轮或三轮等无安全保障的机动车辆，不能从事高空、精细作业，防止发生意外。

肠镜检查患者健康指导

肠镜检查是利用电子结肠镜由肛门进入直肠，沿肠道逆行，经过全程结肠，可至回肠末端，从黏膜观察结肠病变的检查方法，是目前检查肠道及结肠内部病变的一种诊断方式。

一、适应证与禁忌证

（1）各种不明原因的便血及黑便、大便习惯的改变，腹痛腹泻、排便困难、大便潜血阳性。

（2）诊断某些肠道疾病，如溃疡性肠炎、克罗恩病、肠道肿瘤、大肠息肉、转移性肠腺癌等。

（3）钡剂灌肠检查时发现肠腔狭窄、肠道出血、肠道溃疡、肠道息肉、肠道肿瘤，为明确诊断需做活检。

（4）各种肠癌及息肉术后的复查及随访。

（5）某些地区肠道、癌症高危人群的普查。

以下人群谨慎行肠镜检查：

（1）急慢性腹膜炎、肠穿孔及肠腔内黏连等各种原因导致肠管狭窄者。

（2）肛周脓肿、肛裂、肛门严重化脓性炎症、肛周疼痛性病灶者。

（3）急性肠炎、痢疾活动期者，严重缺血性疾病如肠坏死及放射性结肠炎、溃疡性结肠炎急性期发作期者。

（4）腹腔内广泛黏连、急性弥漫性腹膜炎、癌症晚期伴有腹腔内广泛转移、肝硬化腹水、腹腔大动脉瘤者。

（5）盆腔手术、盆腔炎、严重腹水者。

（6）妊娠妇女、月经期妇女。

（6）年老体弱、严重的心肺功能衰竭、心脑血管疾病、严重高血压、精神分裂者。

二、检查前指导

（1）检查前3日进食无渣或半流质少渣饮食，如米粥、饺子、面条、牛奶等，勿食纤维素高的食物，水果去皮后食用。

（2）检查前1日晚20：00后开始禁食。年老体弱尤其是糖尿病患者易出现低血糖、全身乏力、电解质紊乱等症状，可给予输液支持。

（3）清洁肠道时间不超过24小时，且最好在肠道准备完成后4小时内行肠镜检查，常用的肠道清洁剂包括聚乙二醇电解质散、硫酸镁、甘露醇等。

（4）不能耐受口服药物导泻或病灶位于结肠下端患者首选清洁灌肠。

三、检查中指导

（1）取左侧屈膝卧位，腹部放松。肠镜检查过程中，将肠镜慢慢由肛门置入，观察肠腔有无病变。

（2）肠镜检查过程平均15分钟。结肠、直肠有异常问题者，相应的检查时间会延长。

（3）为便于入镜、便于观察肠黏膜的形态，必要时向肠腔注入少量的空气，以扩张或者暴露肠腔。患者有腹胀及排便感时，深呼吸放松自己即可。

四、检查后指导

（1）肠镜检查是侵入性操作，会造成肠内积气、腹痛腹胀，排出积气后腹胀腹痛自行消失。若腹痛腹胀持续性加重不缓解，及时告知医护人员。在症状缓解前，不得擅自离开，若检查后突发腹胀、排鲜血便，及时就诊。

（2）检查结束后适当休息，观察15~30分钟方可在亲属的陪同下离开。

（3）无痛肠镜检查者，当日不能驾驶机动车辆，不能乘坐两轮或三轮等无安全保障的机动车辆；不能从事高空、精细作业，不能饮酒，防止发生意外。

（4）检查完毕后如无任何不适，1小时后可正常进食易消化食物，如粥、面条、稀饭。肠镜检查中行活检者，3日内忌生冷硬等刺激性食物，禁烟酒、禁浓茶、禁咖啡，防止诱发创面出血穿孔。保持大便通畅，观察大便的颜色。

第五节　穿刺术检查或治疗患者健康指导

胸腔穿刺术检查患者健康指导

胸腔穿刺术检查是指对有胸腔积液或气胸患者，通过胸腔穿刺抽取积液或气体，以明确诊断和治疗疾病的一种技术。

一、适应证与禁忌证

（1）诊断性穿刺，确定积液的性质。

（2）穿刺抽液或抽气，减轻对肺脏的压迫，抽吸脓液治疗脓胸。

（3）胸腔内注射药物或人工气胸治疗。

以下人群谨慎行胸腔穿刺术检查：出血性疾病、体质衰弱、病情危重者。

二、检查前指导

（1）积极配合，解除恐惧心理。

（2）胸腔穿刺术检查前常规拍胸片，B超探查并定位。

（3）做深呼吸放松。

（4）取舒适坐位或高枕侧卧位，避免看到手术器械和胸液，转移注意力。

三、检查中指导

（1）胸腔穿刺术检查过程中，勿变动体位，避免用力咳嗽、说话、深呼吸，防止损伤肺脏。

（2）胸腔穿刺术检查过程中，出现咳嗽应停止抽液，在医护人员指导下行深呼吸，待咳嗽改善后继续缓慢抽液。

（3）胸腔穿刺术检查过程中，如出现头晕、大汗、心慌等不适，及时告知医护人员。

四、检查后指导

（1）胸腔穿刺术检查用于抽液时，抽液结束后患者宜安静平卧休息、吸氧，予以测血压，观察病情变化。

（2）抽液后因肺组织复张，患者会出现不同程度的咳嗽，应注意是否因肺复张而出现咳粉红色泡沫痰或血丝痰等肺水肿的临床改变。

（3）如放置胸腔置管，固定好置管后应保持引流管通畅，引流袋需低于穿刺部位；还应定期更换引流瓶内的液体，保持切口和引流管内处于无菌状态，定期局部换药。

（4）如胸腔穿刺的同时予以胸部注药，胸腔穿刺术检查结束后卧床休息 1~2 小时并转动体位，使药液在胸腔内分布均匀。

腹腔穿刺术检查患者健康指导

腹腔穿刺术检查是通过穿刺针或导管直接从腹前壁刺入腹膜腔抽取腹腔积液并协助诊断和治疗疾病的一项技术。该技术是确定有无腹水及鉴别腹水性质的简易方法，分为诊断性腹腔穿刺和治疗性腹腔穿刺。

一、适应证与禁忌证

（1）抽液作化验和病理检查，协助诊断。
（2）大量腹水引起严重胸闷、气短者，需行腹腔穿刺术检查适量放液缓解症状。
（3）行人工气腹作为诊断和治疗手段。
（4）腹腔内注射药物。
（5）行诊断性穿刺，明确腹腔内有无积脓、积血。
以下人群谨慎行腹腔穿刺术检查：严重肠胀气、妊娠、腹腔内广泛粘连者。

二、检查前指导

（1）解除思想顾虑，积极配合。
（2）穿刺前排空尿液，防止穿刺时损伤膀胱。

三、检查中指导

穿刺过程中若感头晕、恶心、心悸、呼吸困难、气短等，及时告知医护人员。

四、检查后指导

（1）术后平卧 8~12 小时，观察有无不良反应，穿刺点有无溢液。
（2）术后 24 小时内保持穿刺点敷料干燥。

腰椎穿刺术检查患者健康指导

腰椎穿刺术是通过腰椎间隙穿刺测定颅内压，取出脑脊液进行检查的一种方法。

一、适应证

（1）脑和脊髓炎症性病变的诊断。
（2）脑和脊髓血管性病变的诊断。

（3）区别阻塞性和非阻塞性脊髓病变。

（4）气脑造影和脊髓腔碘油造影。

（5）早期颅高压的诊断性穿刺。

（6）鞘内给药。

（7）蛛网膜下隙出血放出少量血性脑脊液以缓解症状。

以下人群谨慎行腰椎穿刺术检查：颅内占位性病尤其是后颅窝占位性病变、脑疝或疑有脑疝、腰椎穿刺处局部感染或脊柱病变者。

二、检查前指导

（1）积极配合，解除恐惧心理。

（2）腰椎穿刺术检查前排空大小便。

三、检查中指导

（1）放松心情，如出现脉搏增快、呼吸困难或其他不适时，停止穿刺。待消除紧张情绪和不适症状后，可继续完成检查。

（2）穿刺过程中，勿随意变动体位。

四、检查后指导

（1）穿刺后去枕平卧4~6小时。卧床期间不可抬高头部，可适当转动身体，观察有无头痛、恶心、腰痛等反应。

（2）术后如发生低颅压头痛即站立时头痛加重、平卧后缓解情况，需延长平卧时间，多饮淡盐水，必要时静脉滴注生理盐水。

（3）术后注意穿刺点有无出血情况。

（4）24小时内保持穿刺点敷料干燥。

肾穿刺术检查患者健康指导

肾穿刺术检查是在超声定位引导下，通过使用一次性穿刺针获取部分肾组织进行病理检查以明确诊断的一项检查技术。肾穿刺术检查具有定位准确、操作简便、成功率高、并发症少等优点，目前已被广泛采用。

一、适应证与禁忌证

（1）原发性肾脏疾病：急性肾炎综合征、原发性肾病综合征、无症状性血尿、无症状性蛋白尿等。

（2）继发性肾脏病或遗传性肾脏病：怀疑继发性肾脏病或遗传性肾脏病而无法确诊时或者临床已确诊但病理结果对指导治疗、判断预后有重要意义。

（3）急性肾衰竭：临床及实验室检查无法确定急性肾衰竭病因，且无明显肾穿刺术检查禁忌证。

（4）移植肾：不明原因肾功能明显减退、严重排异反应决定是否切除移植肾、怀疑原有肾脏病在移植肾中复发。

（5）对于激素敏感性肾病综合征、重症肾小球疾病、狼疮性肾炎可做重复穿刺。

以下人群禁忌行肾穿刺术检查：明显出血倾向、重度高血压、不配合操作者；孤立肾、海绵肾、肾动脉狭窄者；慢性肾脏疾病双肾明显缩小或双肾皮质明显变薄者。

以下人群谨慎行肾穿刺术检查：活动性肾盂肾炎、肾结核、肾盂积水、肾盂积脓、肾脓肿、肾周围脓肿者；多囊肾、肾脏大囊肿者；肾脏恶性肿瘤、肾脏大动脉瘤者；过度肥胖、重度腹水者；游走肾者；严重心力衰竭、贫血、低血容量、妊娠者。

二、检查前指导

(1)积极配合，解除恐惧心理。

(2)训练吸气后屏气动作。肾脏会随着呼吸上下移动，屏气是让肾脏固定以便更好穿刺到肾组织。

(3)训练床上使用坐便器。

(4)避免食用导致腹泻的食物。

(5)肾穿刺检查前排空大小便。

三、检查中指导

(1)全身放松。

(2)肾穿刺术检查过程中行俯卧位。

(3)肾穿刺术检查过程中给予局麻，在医护人员指导下行吸气后屏气动作。

四、检查后指导

(1)术后卧床24小时，平卧6小时后可在床上翻身，24小时后逐步下床行走。

(2)多饮水，尽快排出凝血块。

(3)观察血压、脉搏及尿色变化情况。

(4)肾穿刺检查术后镜下血尿发生率几乎为100%，常于术后1~2天消失，无需特殊处理。

(5)肾穿刺检查术后肉眼血尿发生率为2%~12%，多与穿刺过深有关，常在1~6日转为镜下血尿。如血尿持续不止，应绝对卧床休息，大量饮水，予以止血处理，必要时输血。如内科处理仍不能止血，需选择行肾血管造影，明确出血部位，行血管栓塞术。

(6)肾穿刺检查术后肾周血肿发生率48%~85%，多是小血肿，无临床症状，1~2周内自行吸收。如穿刺后当天发生腰痛、腰胀、血红蛋白下降等临床症状和体征，CT检查显示大血肿，需及时应用抗生素治疗避免继发感染。如出血量大，内科处理无效需考虑外科手术治疗。

骨髓穿刺术检查患者健康指导

骨髓穿刺术检查指用穿刺针刺入人体扁骨(通常是髂骨或胸骨)骨髓腔中，吸取少量骨髓液来进行相关检查。检查内容包括骨髓细胞形态学、细胞遗传学、造血干细胞培养、病原微生物学等，主要用于诊断造血系统疾病以及骨髓转移癌，同时可为骨髓移植患者提供自体或异体骨髓等。

一、适应证与禁忌证

(1)各种白血病诊断。

(2)缺铁性贫血、溶血性贫血、再生障碍性贫血、恶性组织细胞病等血液病的诊断。

(3)诊断部分恶性肿瘤如多发性骨髓瘤、淋巴瘤、骨髓转移肿瘤等。

(4)寄生虫病检查如寻找疟原虫、黑热病病原体等。

(5)骨髓液的细菌培养。

血友病者禁忌行骨髓穿刺术检查。

二、检查前指导

(1)骨髓穿刺术检查所需骨髓液极少量，约0.2 mL。人体正常骨髓液总量约2600 mL，骨髓穿刺检查时所抽取的骨髓液与人体总量相比是极其微量的。同时骨髓再生能力很强，少量抽取后会很快生成，对健康没有任何损伤。

（2）积极配合，解除恐惧心理。

（3）术前排空大小便。

（4）摆好体位，儿童或不能合作者由亲属帮助固定体位。

三、检查中指导

（1）保持心情平静，不要紧张。如感觉呼吸困难、心慌、胸闷或其他不适，立即告知医护人员，及时停止穿刺、消除紧张情绪和不适症状后，继续完成骨髓穿刺术检查。

（2）骨髓穿刺术检查过程中，不要随意变动体位。

四、检查后指导

（1）保持穿刺部位皮肤清洁、干燥。

（2）穿刺局部会有轻微疼痛，属于正常现象。

第三章

内科特殊治疗或监护患者健康教育

第一节　完全胃肠外营养支持患者健康指导

完全胃肠外营养也被称为静脉营养，多是因为患者有胃肠道疾病，没有办法经口进食食物，利用中心静脉或周围静脉等胃肠道以外的途径将营养液以浓缩的形式输入患者血液循环，从而为患者提供全面营养物质和充分的能量支持。这不仅能保证患者得到营养支持，同时还能增强患者机体免疫力和改善其整体治疗效果，并减少发生不良并发症的概率，有助于预后恢复。

一、适应证与禁忌证

（1）肠梗阻。

（2）不能或不宜经口摄食超过 5~7 天者。

（3）营养不良者的术前应用，复杂手术后，特别是腹部大手术后。

（4）消化道瘘，短肠综合征，严重感染，大面积烧伤，坏死性胰腺炎，急性肝、肾衰竭。

（5）肠道炎性病变，如溃疡性结肠炎、克罗恩病。

（6）恶性肿瘤患者，完全胃肠外营养可以帮助癌症患者完成放疗和化疗，国外学者提出"营养控制法"这一新概念，用以治疗癌症，自由的调节机体的营养状况，调节癌细胞的周期，可提高抗肿瘤药物杀伤肿瘤细胞的效果。

以下人群禁忌行完全胃肠外营养支持：胃肠道功能正常、适应肠内营养或 5 天内可以恢复胃肠功能者；不可治愈、无存活希望、临终或不可逆昏迷患者；需急诊手术不可能实施营养支持者；心血管功能或严重代谢紊乱需要控制者。

二、操作前指导

（1）配置营养液的过程中，严格按照患者情况配比好必需和非必需的脂肪酸、氨基酸、微量元素、维生素、水、电解质等，保证其营养支持治疗效果和改善其机体营养状况。

（2）严格无菌技术，将完全胃肠外营养液的高渗葡萄糖、氨基酸与脂肪乳、维生素等混合装入营养大袋内经静脉滴入。

三、操作中指导

（1）完全胃肠外营养液的输入速度一般不宜过快，观察有无过敏反应。

（2）注意观察有无高渗性非酮症昏迷。

（3）如发现高热应积极寻找病因。若怀疑静脉导管引起的应拔除导管并将末端送去做细菌培养。

（4）配制好的营养液应当日一次输完，原则上一般不超过 24 小时，不能取用后再储存作隔日使用。在输注中应观察患者的反应，及时调整输液速度。

四、操作后指导

定期监测电解质、肝功能、肾功能。

第二节　胸腔闭式引流术患者健康指导

胸腔闭式引流术是将引流管一端放入胸腔内，另一端接入比其位置更低的水封瓶，以便排出气体或收集胸腔内的液体，使得肺组织重新张开而恢复功能的操作。胸腔闭式引流术的目的是引流胸膜腔内的气体和液体，恢复胸膜腔内正常的负压，维持肺脏正常的呼吸功能。还可以经胸腔闭式引流管注入抗炎、抗肿瘤药物及胸膜腔粘连剂对脓胸、恶性胸腔积液、气胸及乳糜胸进行治疗。

一、适应证与禁忌证

（1）张力性气胸。
（2）血气胸。
（3）恶性胸腔积液。
（4）脓胸和支气管胸膜瘘。
（5）剖胸术后。
（6）中量、大量气胸、开放性气胸。
（7）胸腔穿刺术治疗下气胸增加。

以下人群禁忌行胸腔闭式引流术：应用抗凝剂、出血时间延长或凝血机制障碍者；血小板计数小于 $50×10^9$/L 者；体质衰弱、病情危重，难以耐受操作者；皮肤感染如脓皮病或带状疱疹未控制者。

二、操作前指导

（1）充分交流，实时心理疏导。
（2）了解胸腔置管的必要性和重要性：知晓操作的目的、操作方式、麻醉方式、安全措施及术后可能出现的不良反应，掌握如何配合操作、应对不适及疼痛的具体方法。
（3）进行有效的呼吸功能锻炼。
（4）掌握胸腔闭式引流装置的组成、作用及注意事项：妥善固定装置的各个接口，引流瓶中长管必须浸入水中 2 cm 以上，勿自行将引流管与引流瓶分开，勿自行更换引流瓶中的液体，引流瓶位置不可高于胸部，应低于胸部水平 60~100 cm，以免液体逆流入胸腔等。

三、操作中指导

操作中可采用局部麻醉或全身麻醉，以减轻术中操作时的疼痛。操作者根据引流管的粗细不同在胸壁打孔的大小不同，通过孔将引流管置入胸腔，连接水封瓶。操作中需防止引流管从胸腔脱出，观察引流管的水柱波动，防止引流管堵塞；观察水封瓶是否有气泡溢出，是否有积液引出；观察积液的颜色、量。

四、操作后指导

（1）行斜坡卧位，抬高床头 45°~60°，抬高床尾 10°，以利于胸腔内积液引流。
（2）行有效咳嗽咳痰，以排出气管深部的痰液和胸腔内积气、积液，使肺复张。

（3）关注引流液的量，可在胸腔引流瓶上贴上胶布条，标上刻度。正常情况下引流量为每小时低于 100 mL，24 小时低于 500 mL。

（4）观察水柱波动情况以判断引流管是否通畅，每 2 小时挤压胸腔引流管 1 次以保证引流通畅。

（5）在活动过程中始终保持引流瓶直立位，避免引流瓶倾斜甚至倒立，避免引流瓶中长管露出液面。

（6）引流管一旦脱出，立即通知医护人员，可用凡士林纱布覆盖，纱布棉垫封闭引流管口。

（7）选择合适的拔管时机十分重要，拔管过早会影响疗效，过晚易造成感染。如引流液明显减少，玻璃管末端无气体排出，经 X 线胸透证实，肺膨胀良好，无气现象，可先夹管 24 小时，观察全身情况，若无异常，即可拔管。拔管后 24 小时内，密切观察呼吸情况。对血胸、脓胸的引流，应待胸腔内出血停止、脓液充分引流干净、脓腔容量<10 mL 时，方可拔管。拔管后，取健侧卧位，注意观察局部有无渗血、漏气和皮下气肿等。

第三节　机械通气患者健康指导

机械通气是借助呼吸机建立气道口与肺泡间的压力差，给呼吸功能不全的患者以呼吸支持，即利用机械装置来代替、控制或改变自主呼吸运动的一种通气方式。机械通气治疗的主要目的是为通气不足者提供部分或全部肺泡通气，以满足其机体需要；同时纠正 V/Q 比例失调，改善气体交换功能维持有效气体交换；以及减少呼吸肌做功，减少氧耗及二氧化碳产生。本节主要阐述无创机械通气。

一、适应证与禁忌证

（1）自主呼吸频率大于正常 3 倍或小于 1/3 者。

（2）自主呼吸潮气量小于正常 1/3 者。

（3）生理无效腔/潮气量>60%。

（4）肺活量<10~15 mL/kg。

（5）PaO_2<正常 1/3。

（6）$PaCO_2$ 持续升高并出现精神神经症状。

（7）PaO_2>6.6Kpa(50 mmHg)(FIO_2=0.2 吸空气)。

（8）PaO_2>300 mmHg(FIO_2=1.0 吸纯氧者)。

（9）最大吸气压力<25 cmH_2O 者(闭合气路努力吸气时通气压力)。

（10）肺内分流(QS/QT)>15%。

以下人群谨慎考虑机械通气：伴有肺大疱的呼吸衰竭者；张力性气胸及纵隔气肿未行引流者；大咯血或严重误吸引起窒息者；急性心肌梗死者；左心衰竭者；低血压休克者；活动性肺结核者。

二、操作前指导

（1）放松紧张情绪，消除恐惧感，树立信心配合治疗。

（2）予合适的面罩，用头带固定调整好位置，松紧适宜。

（3）需咳痰、饮水或进食时，可以取下面罩、间歇休息。

（4）先闭嘴，鼻子吸气，嘴巴呼气，随后缩唇呼气的腹式呼吸，避免张口呼吸引起腹胀。

三、操作中指导

（1）采取坐位或半卧位，床头抬高大于30°，使头、颈、肩在同一平面上，以保证气道通畅。

(2)若需进食，可取下面罩，改为鼻导管吸氧。进食完 30 分钟后再戴上。

(3)保持呼吸道通畅，及时清除口腔、呼吸道中的分泌物及痰液。多饮水，以稀释痰液有利于分泌物的排出。

四、操作后指导

(1)勿随意调节机器上的按钮，挪动或者触摸机器。

(2)呼吸机报警界限已经设置好，出现异常情况时机器会报警，

(3)如感到不适时，及时通知医护人员。

第四节　体位引流患者健康指导

体位引流是指对分泌物的重力引流，可配合使用一些胸部手法治疗如叩背、振颤等，多能获得明显的临床效果。治疗者可参照 X 线胸片跟踪肺内分泌物的方法，通过血气分析监测肺内分泌物清除效果，提供氧合的客观数据。其目的主要促进脓痰排出，使病肺处于高位，其引流支气管的开口向下，促使痰液借重力作用，顺体位引流气管咳出，有助于痰液引流。

一、适应证与禁忌证

(1)分泌物或细胞滞留引起的大块性肺不张，结构异常而引起分泌物聚集，长期无法排除如支气管扩张，囊性肺纤维化或肺脓肿。

(2)COPD、肺纤维化等引起的用力呼气受限而无力排出分泌物的患者急性感染时。

(3)咳嗽无力者如老年或恶病质者、神经肌肉疾病者、术后或创伤性疼痛者、气管切开术者。

(4)支气管碘油造影检查前后。

以下人群禁忌行体位引流：年迈、极度虚弱、无法耐受所需的体位、无力排除分泌物者；抗凝治疗者；胸廓或脊柱骨折、近期大咯血和严重骨质疏松者。

二、操作前指导

(1)知晓引流的目的，监测生命体征，听诊肺部情况，明确病变部位。

(2)因为餐后做体位引流可能会增加患者呕吐的概率。因此，体位引流的时间一般是在餐前。

(3)引流的时候鼓励适当咳嗽。

三、操作中指导

关注是否出现咯血、发绀、出汗或者头晕、疲劳的情况，一旦发生，立刻停止做体位引流的操作。

四、操作后指导

引流结束后及时漱口，采取舒适体位，卧床休息。

第五节　人工心脏起搏患者健康指导

心脏起搏器植入术是指人工植入心脏起搏器，用特定频率的脉冲电流，经过导线和电极刺激心脏，代替心脏的起搏点带动心脏搏动的治疗方法。是治疗不可逆的心脏起搏传导功能障碍的安全有效方法，特别是治疗重症慢性心律失常。

一、适应证

（1）高度或完全性房室传导阻滞伴有阿-斯综合征或晕厥发作者：无症状、心率<50 次/分或磁共振血管造影（QRS）显示宽大畸形且心室停搏>2 秒为相对适应证。

（2）完全性或不完全性三束支和双束支阻滞伴有间歇或阵发性完全性房室传导阻滞，或心室率<40 次/分者；双束支阻滞伴有阿-斯综合征或晕厥发作者；交替出现的完全性左右束支阻滞，希氏束图证实 H-V 延长者。

（3）二度Ⅱ型房室传导阻滞伴阿-斯综合征或晕厥发作者：持续二度Ⅱ型房室传导阻滞、心室率<50 次/分而无症状为相对适应证。

（4）病态窦房结综合征有如下表现者：严重窦性心动过缓，心室率<45 次/分，严重影响器官供血，出现心衰、心绞痛、头晕、黑矇；心动过缓、窦性静止或窦房阻滞，R-R 间期>2 秒伴有晕厥或阿-斯综合征发作；心动过缓-心动过速综合征伴有晕厥或阿-斯综合征发作。

（5）用抗心动过速起搏器或自动复律除颤器、异位快速心律失常药物治疗无效者。

（6）反复发作的颈动脉窦性昏厥者。

二、操作前指导

（1）维持病室环境整洁、安静、温湿度适宜。

（2）知晓疾病的发生、发展及起搏器置植入过程，了解手术的可靠性、科学性，使其积极配合手术。

（3）术前训练床上排便，注意保护隐私。

（4）掌握如何缓解疼痛，可采用放松疗法、目标转移法，必要时应用止痛药物。

（5）术前通过视频学会做"手指爬墙操"。

三、操作中指导

（1）脱去上衣，暴露整个上半身，平卧于手术台上，肩关节放松，勿耸肩。

（2）起搏器手术多为局麻手术，术中可有效沟通。在进行起搏电极植入穿刺时会有局部痛胀感，此时勿深呼气，防止空气通过穿刺针进入静脉系统造成栓塞。制作起搏器囊袋时，往往会有局部胀痛感；起搏器参数分析时，会有心慌或膈肌跳等不适。

四、操作后指导

（1）术后根据植入起搏电极类型确定卧床时间，被动电极使用者卧床 3 小时，主动电极使用者卧床 24 小时。平卧位或向左侧卧位，抬高床头 30°，手术 3 天内减少左侧肩关节大幅度运动。术后 4 小时可逐渐抬高床头至舒适卧位，24 小时后逐渐坐起，缓慢下床活动。

（2）术后行 24 小时连续心电监测，观察心率、心律、起搏信号情况，观察起搏和感知功能是否正常；观察呼吸、血压、血氧饱和度情况，观察体温变化，是否存在感染；关注有无胸痛、胸闷等不适主诉。若发生气胸、心脏穿孔等并发症，予以积极抢救。

（3）术后健肢及双下肢即可活动，术侧上肢可床上平移，活动范围不超过肩部。坐位可前后左右小幅度活动，防止肩部僵硬疼痛。

（4）切口应予以 0.5~1 kg 沙袋间断压迫 6~8 小时（压 45 分钟，放松 15 分钟）。保持切口处皮肤清洁，换药 1 次/天，观察局部有无红肿热痛、渗血、血肿及感染。

（5）予以易消化、产气少、富含维生素的食物，防止腹胀及便秘。

（6）出院后 1 年内，前 1、3、6 个月随诊一次，如无特殊，以后每 1 年来医院复诊 1 次即可；当起搏器接近使用年限时，每半年或 3 个月随访 1 次。

第六节　心脏电复律患者健康指导

心脏电复律是在短时间内向心脏通以高压强电流，使全部或大部分心肌瞬间同时除极，然后心脏自律性最高的起搏点重新主导心脏节律，通常是窦房结。因最早用于消除心室颤动，故亦称为心脏电除颤，用于电复律的仪器称作除颤器。

一、适应证与禁忌证

（1）心室颤动和扑动是心脏电除颤的绝对指征。

（2）心房颤动和心房扑动伴血流动力学障碍者可选择电复律。

（3）药物及其他方法治疗无效或有严重血流动力学障碍的阵发性室上性心动过速、室性心动过速、预激综合征伴心房颤动可选择电复律。

以下人群禁忌行心脏电复律：病史多年，心脏（尤其是右心房）明显增大及心房内有新鲜血栓或近 3 个月有栓塞史者；伴高度或完全性房室传导阻滞的心房颤动或扑动者；伴病态窦房结综合征的异位性快速心律失常者；有洋地黄中毒、低钾血症者。

二、操作前指导

（一）电复律种类与能量选择

1. 直流电非同步电除颤

临床上用于心室颤动与扑动，此时已无心动周期，也无 QRS 波，患者神志多已丧失，应立即实施电除颤。除颤开始时间越早，除颤成功率越高。通常成人使用单向波除颤能量为 360J，双向波能量为 200J。有时快速的室性心动过速或预激综合征合并快速心房颤动均有宽大的 QRS 波和 T 波，除颤器在同步工作方式下无法识别 QRS 波而不放电，此时也可用低电能非同步电除颤，以免延误病情。

2. 直流同步电除颤

适用于心室颤动与扑动以外的快速型心律失常。除颤器一般设有同步装置，选择同步键，则可使放电时电流正好与心电图上的 R 波同步，即电流刺激落在心室肌的绝对不应期，从而避免在心室的易损期放电导致室速或室颤。通常经胸壁体外电复律能量选择为：心房颤动和室上性心动过速在 100~150J 左右；室性心动过速为 100~200J 左右；心房扑动所需能量一般较小，在 50~100J 左右。

（二）以同步电复律为例

（1）向择期复律的患者介绍电复律的目的和必要性、大致过程、可能出现的不适和并发症，取得其合作。

（2）遵医嘱做术前检查，如血电解质等。

（3）遵医嘱停用洋地黄类药物24~48小时，给予改善心功能、纠正低钾血症和酸中毒的药物。有心房颤动的患者复律前应进行抗凝治疗。

（4）复律前1~2天口服奎尼丁，预防转复后复发，服药前做心电图，观察QRS波时限及QT间期变化。

（5）复律术前禁食6小时，排空膀胱。

（6）准备好所需物品，如除颤器、生理盐水、导电糊、纱布垫、地西泮、心电和血压监护仪及心肺复苏所需的抢救设备和药品。

三、操作中指导

（1）平卧于绝缘的硬板床上，松开衣服，有义齿者取下，开放静脉通路，给予氧气吸入。术前做全导联心电图。

（2）清洁电击处的皮肤，连接好心电导联线，贴放心电监测电极片时注意避开除颤部位。

（3）连接电源，打开除颤器开关，选择一个R波高耸的导联进行示波观察。选择"同步"键。

（4）遵医嘱用地西泮0.3~0.5 mg/kg缓慢推注至患者睫毛反射开始消失的深度。麻醉过程中严密观察患者的呼吸。

（5）充分暴露患者前胸，将两电极板上均匀涂满导电糊或包以生理盐水浸湿的纱布，分别置于胸骨右缘第2~3肋间和心尖部，两电极板之间距离不应小于10 cm，与皮肤紧密接触，并有一定压力。按充电钮充电到所需功率，嘱任何人避免接触患者及病床，两电极板同时放电，此时患者身体和四肢会抽动一下，通过心电示波器观察患者的心电图变化，了解复律成功与否。主要是密切观察放电后10余秒的心电图情况，此时即使出现1~2次窦性心动，亦应认为该次电复律是有效的。此后心律失常的再现，正是说明窦性心律不稳定或异位兴奋灶兴奋性极高。如未转复，可增加复律能量，于间隔2~3分钟再次进行电击。

（6）根据情况决定是否需要再次电复律。

四、操作后指导

（1）卧床休息24小时，清醒后2小时内避免进食，以免恶心、呕吐。

（2）电复律后密切观察生命体征，尤其是心率和心律变化，密切观察是否发生房室传导阻滞等心律失常现象，持续心电监护24小时。

（3）密切观察病情变化，如神志、瞳孔、呼吸、血压、皮肤及肢体活动情况。及时关注有无栓塞征象，有无因电击而致的各种心律失常及局部皮肤灼伤、肺水肿等并发症。

（4）继续服用奎尼丁、洋地黄或其他抗心律失常药物以维持窦性心律，按时按量服药。

（5）予以低盐、低脂、高蛋白、丰富维生素饮食，戒烟限酒，保持良好心情。避免劳累、感染、情绪激动等诱发因素，以免加重心脏负担。

第七节　心导管检查患者健康指导

心导管检查法是在X线透视下将特殊的导管送入心脏或大血管内，在指定的部位测压力、血氧含量、注射指示剂等，以达到检查目的的方法。最早由Forssmann在1929年开展应用，现已广泛用于临床医学。根据检查目的的不同，心导管检查可分为左心导管和右心导管两种。

一、适应证

(1)原因不明的肺动脉高压(超声心动图估测的收缩压>50 mmHg)。

(2)超声诊断不能明确的先天性心脏病,需要协助诊断或鉴别诊断。

(3)分流性先天性心脏病合并重度肺动脉高压,术前需判断肺动脉高压的程度及性质。

(4)心力衰竭需要测定肺毛细血管嵌顿压来判断心功能的情况。

(5)心脏移植前后判断心功能及全肺阻力的情况。

(6)可行介入治疗前的左向右分流的先天性心脏病(主要包括房间隔缺损,室间隔缺损以及动脉导管未闭等)介入治疗的前后。

二、操作前指导

(1)知晓心导管检查的必要性和意义、手术的过程及可能的风险,理解和配合操作过程。

(2)术前行心电图、X线检查、超声心动图、常规血液检查,必要时预先用药。婴幼儿抽血时应避免穿刺股动脉及股静脉,以免形成血肿,影响手术操作。

(3)会阴部及两侧腹股沟备皮;尽量选择左下肢静脉置入留置针;行碘过敏试验;穿刺动脉者,测两侧足背动脉搏动情况并做好标记,以便术后对照;术前禁食、禁水4~6小时;需全麻者术前半小时肌内注射麻醉前用药。

三、操作中指导

(1)患者平卧于X射线机手术床上,双臂上举于头部,但应注意防止损伤臂丛神经。对于全麻患儿,注意穿刺部位的充分暴露,可以在患儿腹股沟下方垫支撑垫。

(2)建立静脉通道,连接心电监护仪、脉搏-血氧饱和度仪及压力测量系统。

(3)对局麻患者及时进行心理疏导,消除紧张恐惧心理。

四、操作后指导

(1)全麻未清醒者去枕平卧,吸氧;禁食、禁水4小时,完全清醒后可进少量饮食;持续心电监护12~24小时,关注心率、心律、血压、血氧饱和度。

(2)穿刺侧肢体制动8~12小时;血管穿刺局部加压包扎6~8小时,观察穿刺处有无出血,对烦躁的婴幼儿可适当镇静。

(3)检查、记录足背动脉搏动情况,观察肢体皮肤温度、颜色、感觉、运动有无异常,及早发现有无血栓形成,为及时溶栓获取时机。

(4)观察排尿情况及尿量,适当增加饮水量,以促进造影剂的排出。

第八节　冠心病介入治疗健康指导

冠心病即冠状动脉粥样硬化性心脏病,是最常见的心血管疾病,冠状动脉造影术是诊断冠心病最主要的方法,经皮冠状动脉介入治疗可有效解除冠状动脉狭窄,从而缓解冠心病患者的临床症状,提高患者的生活质量。

一、适应证

(1)不明原因的胸痛,无创检查不能确诊,临床症状怀疑有冠心病。

（2）不明原因的心律失常，如顽固性的室性心律失常、新发的传导阻滞，需要行冠状动脉造影检查除外冠心病。

（3）不明原因的左心功能不全，主要见于扩张型心肌病、缺血性心肌病，两者鉴别往往需要行冠状动脉造影。

（4）经皮冠状动脉介入治疗、冠状动脉旁路移植术后复发的心绞痛。

（5）先天性心脏病和瓣膜病等重大手术前，年龄大于 50 岁，其合并有冠状动脉畸形、动脉粥样硬化，可以在手术同时进行干预。

（6）无症状，但疑有心肌病。

（7）高危职业如飞行员、司机、警察、运动员、消防员等或医疗保险的需要。

二、操作前指导

（1）术前核对患者姓名、性别、住院号、术前诊断，查看各项检查结果，如血常规、血型、肝功能、肾功能、电解质、凝血指标、传染病筛查心电图报告、超声心动图和胸部 X 线片等。关注体温是否正常。

（2）患者知晓手术过程，治疗目的、预期效果及风险、术中可能出现的并发症等事项。核对患者手术知情同意书。

（3）皮肤清洁备皮。

（4）建立静脉通道首选左上肢静脉置入静脉留置针。

（5）查询是否有口服抗血小板药物。

三、操作中指导

（1）药物准备如利多卡因、肝素、阿托品、间羟胺、硝酸甘油、硝普钠、多巴胺、地塞米松、盐酸替罗非班氯化钠注射液、非离子型对比剂等。

（2）对术中所需的各种仪器进行调试，使之处于良好状态。抢救设备处于应急备用状态。

（3）核对手术患者的基本资料、检查结果、手术部位等。备齐手术中所需的常规器械、材料、特殊手术用品。

（4）导管材料的准备。

四、操作后指导

（1）穿刺股动脉者，术后保持平卧 8 个小时，穿刺侧下肢平直，禁止屈髋、屈膝；穿刺桡动脉者，术后取舒适自由体位。

（2）穿刺部位的观察注意观察桡动脉、足背动脉搏动情况、皮肤颜色、温度及血管穿刺部位有无渗血和血肿。

（3）术后继续关注心律、心率、血压及尿量，尤其是心电图波形的改变、有无 ST 段抬高和压低；有无急性再闭塞的症状。一旦心绞痛突然发作、面色苍白、大汗、血压下降等，及时处理。

（4）多饮水，每日 1500 mL 以上，予以低盐低脂易消化饮食，少食多餐。桡动脉穿刺患者注意避免腕关节做过度伸屈活动。

第九节　ECMO 患者健康指导

ECMO 即体外膜肺氧合，主要用于对重症心肺功能衰竭患者提供持续的体外呼吸与循环，以维持患者生命。体外膜肺氧合的核心部分是膜肺(人工肺)和血泵(人工心脏),可以对重症心肺功能衰竭患者进行长时间心肺支持,为危重症的抢救赢得宝贵的时间。

一、适应证

(1)心跳骤停者。

(2)急性严重心功能衰竭者。

(3)急性严重呼吸功能衰竭者。

(4)其他严重威胁呼吸循环功能的疾病者。

(5)待器官移植、等待供体者。

二、操作前指导

(1)ECMO 物品准备:ECMO 机器及紧急驱动装置、变温水箱、ECMO 急救车、便携式氧气瓶、全血活化凝血时间仪器及试剂片、耦合剂、气源接头、管道钳、电插板、ECMO 记录单等。

(2)ECMO 耗材:无菌手套、口罩、帽子、无菌手术衣、尖刀片、大角针、消毒液、ECMO 套包、穿刺套包、一次性手术包、动脉插管、静脉插管、导丝、乳酸林格液、肝素、无菌纱条、棉垫、无菌薄膜、延长管、三通接头、肝素帽等。

(3)药物准备:肝素钠、去甲肾上腺素、多巴胺、阿托品、利多卡因、肾上腺素等。

(4)心理护理:缓解焦虑,配合操作。

二、操作中指导

(1)密切监测体温的变化。将体温监测导线放置于腋下持续行体温监测,维持患者体温 35℃~36℃,ECMO 运转期间通过变温水箱调节患者的体温,温度过高增加氧耗,温度过低易发生凝血功能障碍及血流动力学的改变。因此,ECMO 循环复温装置温度设置在 36℃~37℃,以保证血回流到体内的温度是生理温度。

(2)持续心电监护,密切观察心律的变化,识别恶性心律失常心电图,必要时行电除颤。

(3)观察血氧饱和度变化。经股动脉建立 ECMO 时,右手的血氧饱和度反映患者的心肺功能,左手血氧饱和度反映 ECMO 的血氧饱和度。因此应监测双手血氧饱和度的变化,血氧饱和度需维持在 95%~100%,当血氧饱和度降低时,可提高氧流量。

(4)使用 ECMO 患者通常病情危重,采用机械辅助呼吸,需要加强呼吸道管理,观察痰液的颜色、性质,定时翻身、叩背。

三、操作后指导

(一)管道护理

(1)每日检查导管的位置、测量导管外露长度和固定情况,防止脱管。

(2)更换体位前,先检查导管固定情况,如出现躁动,使用约束带对患者双上肢及置管侧下肢进行保护性约束,必要时使用镇静药。

(3)每日 2 次更换伤口敷料,使用碘伏消毒液以穿刺点为中心进行螺旋式消毒,消毒范围大于 20 cm×20 cm,待干后以无菌透明敷料覆。保持局部无菌干燥,如有出血及时更换敷料,避免感染。

(4)每小时检查氧合器是否有血凝块,必要时更换氧合器。

(二)监测动脉压及平均动脉压的变化

因为两者反映机体有效循环及灌注状况,尤其平均动脉压是反映机体主要脏器和组织供氧的重要指标之一。平均动脉压需维持 50~70 mmHg。

(三)并发症护理

(1)缺血：下肢缺血是 ECMO 的常见并发症，与插管、内膜损伤、血栓形成、栓子脱落有关。由于放置的导管直接阻塞血流或血栓栓塞易影响下肢血运，严重时可出现骨筋膜室综合征甚至坏死。术后每小时监测置管侧肢体末端血运，足背动脉搏动及肤色、皮温情况，行双下肢对照。必要时可采用多普勒超声监测动脉搏动、皮温改变。

(2)出血：ECMO 期间需要肝素化以防止形成血栓，且血液在 ECMO 系统管内循环时，血小板易受到破坏，应严密监测是否有全身及局部出血倾向。每小时监测全血活化凝血时间，合理应用肝素；根据全血活化凝血时间结果调节肝素用量，维持其在 180~220 秒，以防出血或血栓。

(3)感染：感染是导致患者死亡的重要原因。应严格无菌操作，限制人员探视，避免交叉感染。每小时监测体温的变化，定期血常规检查，必要时使用抗生素、加强营养支持。

第十节　直线加速器治疗患者的健康指导

直线加速器属于临床较为常用的放射治疗(以下简称"放疗")设备，是由三根绝缘材料制成的高柱与中间的加速管组成。加速方式分行波与驻波两种，大部分加速器加速方式使用的是行波，在微波电场的作用下，沿直线加速电子以获得较高能量，并照射病变部位，通过电离辐射损伤癌细胞脱氧核糖核酸(DNA)，使细胞结构发生变化。当肿瘤细胞受到 X 线照射后，细胞 DNA 单链发生断裂，阻止肿瘤细胞进一步有丝分裂，使肿瘤细胞丧失增殖能力，起到消除或减少肿瘤效果。

直线加速器的工作原理是将电子源和微波输入装置安装在真空加速管的一段，并且在另一端设置可以移动的靶。由交变正负电位峰构成的微波束会沿真空加速管光速移动，注入真空加速管中的电子在被正电位峰吸引的同时，会被负电位峰排斥，从而实现加速，经过加速后电子能够被直接引出，用于病变的治疗，也可以在打靶后，发射 X 线进行治疗。

直线加速器放疗主要通过直线加速器产生 X 射线及电子线，对患者体内肿瘤进行治疗性照射，从而达到消除或缩小肿瘤病灶的目的。

一、适应证与禁忌证

(1)头颈、胸腔、腹腔、盆腔、四肢等部位的原发或继发肿瘤。

(2)鼻咽癌、早期喉癌、早期口腔癌、副鼻窦癌、早期恶性淋巴瘤、髓母细胞瘤、基底细胞癌、肺癌、精原细胞瘤、食道癌等单纯根治的肿瘤。

(3)小细胞肺癌、中晚期恶性淋巴瘤等需要与化疗合并治疗的肿瘤。

(4)上颌窦、耳鼻喉癌、胶质神经细胞瘤、肺癌、胸腺瘤、胃肠道癌、软组织肉瘤等需要与手术综合治疗的肿瘤。

(5)有计划性的术前放疗、术中放疗、术后放疗。

(6)骨转移灶的止痛放疗、脑转移放疗、晚期肿瘤的姑息减症治疗。

以下人群禁忌行直线加速器治疗：有重度感染、穿孔或者有严重基础疾病，身体不能耐受(如肝、肺、心脏功能不全，全身状况非常差，有可能引起感染性休克症状等情况)者。

(一)常规指导

(1)知晓疾病及治疗相关知识、不良反应应对，了解治疗计划与积极配合治疗的远期效果，消除紧张恐怖心理。

（2）戒烟限酒，保持良好的生活习惯。

（3）放疗前应着穿柔软宽松、低领的衣服。

（4）保持照射野皮肤清洁干燥。

（5）保持照射野画线完整、清晰，因洗澡、衣物摩擦、出汗等使放射定位线模糊不清时，不能自己随意图画，要及时请医生重新标记。

（6）放疗时不可以带入金属物品，如手表、首饰。

（7）术后患者应在伤口完全愈合后才能行术区放疗。

(二)特殊部位放疗前的指导

（1）头颈部放疗的患者，放疗前需清洁口腔、拔除照射野内残牙。因为放射线对唾液腺造成损伤，使唾液分泌减少而黏稠，酸度增加，细菌便于繁殖，易形成放射性龋齿、牙龈红肿，齿槽溢脓等。

（2）头部放疗者需在放疗前剃去头发。

（3）胸部肿瘤照射时需保持呼吸平稳，胃部放疗前需禁食，腹腔放疗前应排空小便，盆腔放疗前应憋尿，保持膀胱充盈。

（4）宫颈癌患者放疗当日先阴道冲洗，阴道内填塞无菌纱布，剃净阴毛，保持会阴部的清洁。

三、操作中指导

(一)常规指导

（1）治疗前所确定的照射部位，不可自行描划或更改，以免漏照肿瘤组织，伤及健康组织。

（2）放疗时，在医护人员指导下摆好姿势，不可自行移动所照部位。

（3）加强营养、清淡饮食、少食多餐、多喝水，每日2500～3000 mL，使毒素尽快排出体外，预防感冒，充分休息，适当运动增强机体抵抗力。

（4）放疗期间，保持室内空气新鲜，少去人多的公共场所，防止呼吸道感染。

（5）每周检查血常规，白细胞过低者予以升白细胞治疗；做好口腔护理、预防感染，必要时予以抗生素；血小板过低者予以升血小板治疗，注意查看皮肤有无瘀点、瘀斑，防止摔跤、磕碰，保持大便通畅，严重者暂停放疗。

（6）放疗期不能拔牙，以防止放射治疗后因牙床血管萎缩、牙齿坏疽而引发骨髓炎。

（7）保持愉悦心情，看书、看报、看电视，多与人交谈，培养积极乐观的生活态度，积极配合治疗。

(二)特殊指导

（1）头颈部放疗患者如出现头痛、呕吐、颅内压增高时，予以甘露醇等降颅内压，卧位抬高头部，保持情绪稳定，保持大便通畅；每天行2次鼻咽冲洗，以将鼻咽里因放疗造成的脱落组织冲洗干净。

（2）妇科肿瘤患者放疗期间，保持外阴部清洁，勤换内裤，保证每日冲洗阴道1次。

（3）胸部肿瘤患者放疗期间，预防感冒，观察有无放射性肺炎、食管黏膜反应等。

四、操作后指导

(一)常规指导

（1）照射后静卧休息30分钟，保证充足睡眠，适当锻炼。

（2）予以清淡、易消化、易吸收饮食，避免食用冷硬、辛辣、油腻、高脂肪、高热量的食物，避免增加胃肠道的负担，加重恶心、呕吐、食欲不振、腹部不适等症状。

（3）放疗会造成脱发、皮肤破溃。患者应知晓头发可以再生，皮肤也会慢慢恢复，建立自信心。

（4）定期复查、随访，放疗后 1~2 个月应进行第一次复查，2 年内每 3 个月复查一次，2 年后 3~6 个月复查一次。

（二）特殊指导

（1）着宽大、柔软无领的纯棉内衣，保持照射野干燥，避免日光曝晒，避免过冷、过热的刺激，外出打伞；保持放射野皮肤清洁，照射野皮肤瘙痒时，禁抓挠，禁用肥皂水擦洗，不可涂乙醇等刺激性强的药物，避免粘贴胶布；避免照射野皮肤受到硬物摩擦和损伤，勤洗手，勤剪指甲，皮肤脱屑期禁用手撕剥。用电动剃须刀刮胡须，皮肤出现感染者使用抗生素治疗。

（2）对于头颈部放疗的患者，要保持张口锻炼、颈部运动（"十六字方针"：茶漱、叩齿、咽津、鼓腮、弹舌、张口运动、转颈运动）等功能锻炼；为避免颌骨骨髓炎的发生，放疗后 3 年内禁止拔牙；鼻咽癌放疗后仍需长期继续鼻咽冲洗，每天 1~2 次，至少坚持 2 年。

（3）乳腺癌放疗患者，坚持患侧肢体康复功能锻炼；胸部放疗患者，坚持呼吸功能锻炼。

（4）妇科肿瘤患者放疗结束后，继续阴道冲洗达半年以上，保证阴道上皮的修复。

第十一节　氩氦刀治疗患者健康指导

氩氦刀并非真正意义上的手术刀，而是一种超低温治疗肿瘤的设备，它的"刀"是一支非常细的针，针内可循环高压氩气和氦气，其中氩气在针尖突然释放会致冷结冰，氦气在针尖突然释放会快速致热，从而使肿瘤细胞破坏。氩氦刀治疗是在 B 超、CT 或 MRI 的定位下将探针经皮刺入肿瘤内部，然后开通氩气，几十秒内肿瘤的温度就会降到零下 140℃，使肿瘤结成一个冰球，冷冻 10~15 分钟后再开通氦气使气温升至 30~35℃，如此一冷一热的治疗，可促进细胞微血管断裂以及细胞崩裂，引起靶向区域组织细胞产生损伤。氩氦刀冷冻消融治疗抗肿瘤机制主要有溶效应、细胞凋亡效应、微血管形成以及抗肿瘤免疫反应等。

该治疗是纯物理的局部治疗方法，没有放化疗的副作用、创伤小，因此被国内外专家誉为治疗肿瘤的"绿色疗法"。

一、适应证

氩氦刀治疗是一种适应较广的治疗技术，主要应用于各种早、中、晚期的实体肿瘤。其中最常用于肝癌和肺癌。

（1）肝脏良恶性肿瘤：如原发性和转移性肝癌、肝血管瘤等。

（2）呼吸系统：原发性或转移性肺癌、肺部良性肿瘤。

（3）泌尿系统：肾癌、前列腺癌。

（4）骨骼系统：骨骼的良恶性肿瘤。

（5）乳腺：乳腺癌、乳腺纤维瘤。

（6）皮肤：皮肤癌、黑色素瘤、血管瘤。

（7）妇科：子宫癌、卵巢癌、子宫肌瘤。

（8）其他：用于癌症止痛，脂肪肉瘤、神经纤维瘤、口腔癌、肾上腺癌等。

二、操作前指导

(1)知晓手术的原理、方法、手术的可靠性及各种安全措施,了解手术的过程、目的、意义、方法及优点。

(2)完成术前必要的检查,如血常规、凝血时间、肝肾功能、心电图、B超、CT、MRI等影像学检查。

(3)根据病变部位和穿刺需要进行皮肤准备,更换病服,充分排便、排尿。

(4)术前肌内注射鲁米那,常规静脉滴注止血药物,以减少和防止术中出血。

三、操作中指导

(1)保持平静呼吸,肌肉放松,避免咳嗽和过度紧张。

(2)根据病情和病灶的位置,摆放合适的体位。

(3)保持静脉通路通畅,关注是否液体外渗。

(4)密切监测生命体征,关注有无不良反应。

(5)术中密切监测生命体征变化。

四、操作后指导

(1)术后平卧4~6小时,观察穿刺点有无渗血、渗液或肿胀等情况。

(2)观察有无术后不良反应,予以吸氧及心电监测。

(3)术后伤口均为1.47 mm的针眼,手术完成后用无菌敷料黏贴住即可,伤24小时后针眼及周围无红肿便可取下伤口敷料,随后可淋浴或洗澡。

(4)环境安静舒适,注意保暖。

(5)禁食2小时后,予以高营养清淡的饮食,多食蔬菜水果,保持大便通畅。

第十二节　肿瘤放射性粒子植入术患者健康指导

放射性粒子植入术是指在CT、MRI、B超等成像技术的引导下,将放射性粒子植入肿瘤靶区,粒子所发射的低能X射线和γ射线致使肿瘤细胞的DNA被破坏,诱导细胞凋亡,进而起到治疗作用。临床上常用的粒子为^{125}I,属于低危放射源。

放射性粒子的作用机制主要为:^{125}I粒子可通过电子捕获衰减,粒子在组织间衰败后可释放X射线及γ射线,其中γ射线可利用电离作用,诱导DNA单链或双链断裂;X射线则可借助间接的电离作用,产生氧自由基,如此达到杀灭肿瘤的目的,此外还能抑制肿瘤细胞增殖,持续照射对延长恶性肿瘤患者的生存时间有重要帮助,可最大限度杀灭肿瘤细胞,最小限度损伤正常组织及其功能。

一、适应证与禁忌证

(1)手术和外照射治疗后复发,拒绝手术和外照射,肿瘤大小≤7 cm。

(2)病理诊断为恶性肿瘤。

(3)适用的穿刺路径。

(4)无出血倾向或高凝血倾向。

(5)身体状况总体良好(KPS>70分)。

（6）放射性粒子植入耐受性。

（7）预期寿命≥3个月。

以下人群禁忌行放射性粒子植入术：有严重出血倾向，血小板<50×10⁹/L，凝血功能严重障碍（凝血酶原时间>18秒，凝血酶原活动度<40%）者；抗凝或者抗血小板药物应在放射性粒子植入术前的1周停止使用者；肿瘤溃疡者；严重的糖尿病者；不适用穿刺路径者；靶体积的处方剂量未达到预定计划者。

二、操作前指导

(一) 常规指导

（1）术前完善血常规、生化、凝血功能、肿瘤标记物、相关部位平扫+增强CT等检查，采用TPS系统进行术前¹²⁵I粒子植入计划，计算确定治疗病变内需要粒子的数目、活度、处方剂量以及植入部位。

（2）术前1天做碘过敏试验、备皮、生命体征监测，做好自身的个人卫生。

（3）手术当日可进食早餐，勿太饱，术前4小时开始禁食、禁水，换上干净的衣服，带CT片及病历入手术室。

（4）胰腺、腹部肿瘤者术前1天禁食水，膀胱恶性肿瘤术前行导尿。

（5）术前建立静脉通路，保持静脉通路通畅。

(二) 心理指导

（1）放射性粒子植入治疗恶性肿瘤是一项新技术，患者对此治疗不了解，易产生紧张、恐惧、焦虑心理。责任护士应主动向患者及其亲属介绍粒子植入治疗的优点、手术方法、安全性、术中感受、术后可能出现的并发症及术后防护相关知识等，让患者对¹²⁵I粒子植入治疗肿瘤的目的、意义、并发症有初步了解，减轻患者对手术的顾虑，积极配合手术治疗。

（2）实施针对性的心理疏导，向患者介绍疗效好的病例，以鼓励患者树立战胜疾病的信心，同时让患者及其亲属充分了解放射性粒子植入的原理、方法、预期效果和潜在的并发症，可有效缓解焦躁、恐惧的情绪，放松心情。

三、操作中指导

（1）术中听从医护人员安排配合制动。

（2）常规给予心电监护，肺功能差的患者予以吸氧。

（3）严密关注面色、意识、生命体征变化。

四、操作后指导

（1）术后平卧4~6小时，予心电监护，观察尿量。注意观察穿刺点是否有水疱、皮肤损伤、出现粒子浮出等现象。

（2）卧床休息：必要时予以氧气吸入，如出现气胸、血胸者应给予患侧卧位。

（3）术后当天予以流质饮食，第2天逐步过渡到半流食、普食。予以进易消化、易吸收、有营养食物如豆浆、牛奶、鱼、新鲜蔬菜及水果，禁食生、冷、硬，刺激性食物，多饮水，防止便秘。

（4）术后有轻微的伤口疼痛，关注疼痛的部位、性质、程度。患者取舒适的体位，分散注意力，学会放松如听音乐、看书、聊天、穴位按摩等，必要时使用止痛药。

（5）并发症预防与指导：

①出血：术后关注有无穿刺点渗血、内出血及皮下血肿的情况，详细记录出血量、颜色及皮下

血肿大小，监测血压。关注穿刺部位是否持续渗血、皮下血肿是否扩大、血压是否持续下降，必要时可应用止血药物。

②气胸：术后一旦出现呼吸困难、发绀、大量咳血、皮肤、睑结膜及口唇发白或心率、血压变化等情况时，考虑气胸。患者应避免大哭、大笑、用力咳嗽、用力解大便等增加腹压及胸腔压力的动作，予以低流量吸氧、心电监护、取半坐卧位，待症状缓解后局麻下行胸腔闭式引流术。

③发热：术后局部出血吸收热、感染、肿瘤组织坏死吸收热等通常为术后发热原因。若体温低于38.0℃，可给予冰袋物理降温、补液等处理；若体温持续高于38.0℃，在对症降温基础上完善血常规、降钙素原等检查，评估有无感染，必要时给予抗生素抗感染治疗，对于胃肠道、膀胱恶性肿瘤^{125}I粒子植入术后患者，常规给予预防性抗生素抗感染治疗。

(六) 放射防护

(1)屏蔽防护：手术后及住院期间给予防辐射铅布覆盖手术部位或穿防辐射衣服。

(2)距离防护：接受放射性粒子植入者尽量安排居住同一间病房，有条件的将患者安置在单人病房；禁止串门，保证病室通风，空气新鲜；患者与亲属保持1米距离，亲属尽量不要站在粒子植入旁边，防止长期接受照射，影响身体健康，禁止患者抱婴幼儿，孕妇及儿童不宜与患者接触。

(3)时间防护：粒子治疗术后的临时控制和临床观察一般为1~3天，术后2周内减少探视，禁止孕妇、儿童探视，6个月后无需特殊防护。

(七) 出院后定期复查

出院后定期复查血常规、肝功能，以了解治疗效果。做好自身防护，适当锻炼，保持良好的心理状态。养成良好的个人卫生习惯，不做重体力劳动。

第十三节　高压氧治疗患者健康指导

高压氧治疗是让患者在密闭好的加压装置中吸入高压(大于1个大气压)、高浓度的氧，达到增加血氧浓度，增加侧支循环、减轻脑水肿，改善脑缺氧，促进觉醒和神经功能恢复。

一、适应证与禁忌证

(1)一氧化碳中毒。
(2)缺血性脑血管病。
(3)脑炎、中毒性脑病。
(4)神经性耳聋。
(5)多发性硬化、脊髓及周围神经外伤、老年期痴呆等。

以下人群禁忌行高压氧治疗：恶性肿瘤、活动性出血、颅内病变不明确者；严重高血压者；心功能不全者、耳道疾病者、妊娠期妇女、氧中毒者。

二、操作前指导

(1)做好入舱前各项检查和准备工作。
(2)知晓高压氧的基本知识、舱内设施及全过程注意事项，消除恐惧和紧张情绪。
(3)儿童、危重、躁动患者应有陪人陪同；陪人穿纯棉衣物入舱，舱内严禁携带易燃、易爆等物品。

三、操作中指导

(1)加压过程：舱内人员做好温度、湿度、密闭式水封瓶等准备。控制加压速度，随时调整；若加压过程中出现耳痛等不适，做鼓气调压动作并向患者鼻内滴1%麻黄碱，调压不成功者减压出舱。关注生命体征变化，血压升高、心率呼吸减慢为正常加压反应。若有烦躁、颜面部抽搐、出冷汗或自诉头晕、眼花、乏力等为氧中毒表现，应停止吸氧，改吸舱内空气；有抽搐者应预防抽搐并发症的发生。

(2)稳压过程：压力一般为+0.4 MPa，氧流量：10~15 L/min，舱内氧浓度25%以下，二氧化碳浓度在1.5%以下。戴好面罩，面罩与面颊部紧贴，以防吸入舱内空气影响疗效，勿做深呼吸动作。若出现氧中毒症状，应立即停止吸氧改吸舱内空气，必要时减压出舱。

(3)减压过程：自主呼吸，不可屏气或剧烈咳嗽，以防肺气压伤。各引流管应开放，以防软组织损伤；气管插管的气囊应于减压前打开，以防气囊膨大压迫气管黏膜。减压过程中适当通风，控制减压速度，以防雾气产生。减压过程中温度会降低，注意保暖。

四、操作后指导

(1)出舱后应关注生命体征、意识情况、引流管情况。
(2)若出现皮肤瘙痒，可通过洗热水澡缓解。

第十四节　腹膜透析患者健康指导

腹膜透析是利用人体自身的腹膜作为透析膜的一种透析方式。通过灌入腹腔的透析液与腹膜另一侧的毛细血管内的血浆成分进行溶质和水分的交换，清除体内潴留的代谢产物和过多的水分，同时通过透析液补充机体所必需的物质。通过不断的更新腹透液，达到肾脏替代或支持治疗的目的。

一、适应证与禁忌证

腹膜透析适用于急、慢性肾衰竭，高容量负荷，电解质或酸碱平衡紊乱，药物和毒物中毒等疾病，以及肝衰竭的辅助治疗，并可进行经腹腔给药、补充营养等。

1. 急性肾损伤

对急性肾损伤应提倡早期透析，主要适用于非高分解代谢型，如存在下列临床表现或各项生化指标达下述水平时，应行腹膜透析治疗：少尿3天或无尿2天；存在弥散性血管内凝血；明显水钠潴留；严重水肿、脑水肿、急性肺水肿；尿毒症症状明显；严重电解质紊乱、酸碱失衡如高血钾、代谢性酸中毒等；血清肌酐>354 μmol/L、血清尿素氮>23.8 mmo/L。

2. 慢性肾衰竭

当内生肌酐清除率(Ccr)<10 mL/min，或血肌酐(Scr)≥707.2 μmol/L(8 mgl/dL)，并伴有下列情况之一者：明显的尿毒症症状(如恶心、呕吐)；明显的水钠潴留表现(高度水肿、高血容量性心力衰竭或高血压)；严重的电解质紊乱(如血钾≥6.5 mmol/L)；严重的代谢性酸中毒(CO_2-CP≤15 mmol/L)；肾移植前后等。

以下人群禁忌行腹膜透析：各种腹部病变导致的腹膜清除率降低者；腹壁广泛感染或严重烧伤无法插管者。

以下人群谨慎行腹膜透析：腹部手术3天内，腹透时切口漏液者；腹膜内有局限性炎症病灶者；晚期妊娠或腹腔内巨大肿瘤者。腹腔内血管性疾病者如多发性血管炎、严重动脉硬化、硬皮病等；

严重呼吸功能不全者;长期蛋白质和热量摄入不足者。

二、操作前指导

(1)用稀释后的 84 消毒液清洁桌面地面、操作箱,做好环境准备。

(2)女患者将头发固定好、剪指甲、洗手、戴口罩。

(3)准备好用物:腹膜透析液(检查腹膜透析液的浓度、温度、有效期、包装有无破损、有无漏气、液体有无浑浊);碘液微型盖(检查包装有无破损、有无漏气及有效期);腹膜透析液称重电子秤;快速手消毒液;塑料盆(放置废弃袋)。

(4)腹透液不可使用湿加热的方法进行加热。紧急情况下,不可用微波炉常规加热腹透液。

(5)碘伏帽,腹透液袋均为一次性用品,不可重复使用。

(6)操作前使用紫外线灯消毒,消毒时人离开操作间。

三、操作中指导

(1)按照连接、引流、冲洗、灌注、分离的方法进行腹膜透析操作。

(2)透出液测量:每袋未拆包装的腹膜透析液均为 2.2 千克,将引流出来的透出液减去 2.2 千克则为超滤量。需秤重透出液并记录,查看透出液颜色是否清亮。

(3)严格无菌操作。

(4)操作结束时,按要求处理废液。剪开引流袋,废液倒进厕所或马桶里。如果是肝炎患者,冲厕所之前应用漂白粉浸泡一下。软袋扔进垃圾桶。

四、操作后指导

(1)腹膜透析需每天进行操作,不可随意间断或停止。

(2)关注是否发生腹膜炎、出口感染、隧道炎、斧头管引流不畅、腹膜功能衰竭等并发症。一旦发生,切忌自行处理,及时就诊。

(3)平时应穿柔软宽松的衣服,勿将裤腰带及皮带按压于出口导管处,腹带应经常更换清洗。禁止盆浴,游泳。避免激烈运动。

第十五节　血液透析患者健康指导

血液透析是终末期肾脏病患者最常用的肾脏替代治疗方法之一。它通过透析机将患者体内血液输送至体外,经由无数根空心纤维组成的透析器,通过弥散、超滤和对流原理进行物质交换,有效清除血液中的代谢废物、有害物质和过多水分,同时维持体内电解质和酸碱平衡,并将净化后的血液回输给患者的过程。

一、适应证与禁忌证

(1)终末期肾病,且具有以下临床表现之一者:

①不能缓解的恶心、呕吐、皮肤瘙痒、乏力、营养不良等。

②难以纠正的高钾血症。

③药物难以控制的高血压。

④难以纠正的水钠潴留,合并急性肺水肿或充血性心力衰竭。

⑤难以纠正的进行性发展的代谢性酸中毒。

⑥尿毒症性心包炎。

⑦尿毒症性脑病和神经病变。

（2）急性肾损伤。

（3）药物或毒物中毒。

（4）严重水、电解质和酸碱平衡紊乱。

（5）其他适应证如严重高热、体温低，或内科治疗无效的肝衰竭等。

以下人群谨慎行血液透析：颅内压升高或颅内出血者；用药物难以纠正的严重休克者；严重的心肌病变并伴有难治性心力衰竭者；活动性出血者；精神障碍不能配合治疗者。

二、操作前指导

（1）建立良好的护患沟通关系。

（2）首次透析者应知晓血液净化中心的环境及相关医护人员的情况，增强归属感。

（3）了解血液透析原理、方法、透析中可能出现的并发症和处理方式，消除其恐惧紧张心理。

（4）知晓透析前的注意事项，包括进入室内必须先称体重，测血压、脉搏、呼吸，以便医护人员根据体重增长及生命体征情况制定个体化透析方案。

（5）亲属或陪人不允许进入透析室。

三、操作中指导

（1）初次透析者，放松心情，避免过度紧张导致血管痉挛而影响血流量。

（2）每30~60分钟测量一次血压，密切观察病情变化；关注是否出现不良反应如恶心、呕吐、头晕、乏力、心悸胸闷、冒冷汗、发热寒战、胸部不适、腹痛、肌肉痉挛等。

四、操作后指导

（1）躺数分钟、坐数分钟后，再缓慢起床，防止直立性低血压。

（2）着同样的衣服再次称重，记录透析后体重变化。

（3）知晓内瘘绷带的松解时间，如有渗血，需立即按压穿刺点，并适当延长松解时间，以不出血且可触及血管震颤为宜。

（4）透析后当天不能洗澡，24小时方可撕去创可贴。

（5）适量运动，规律作息，保持充足睡眠。

第十六节　心电监护患者健康指导

心电监护仪为医院应用广泛的仪器，由信号处理系统、传感电路、信号采集、控制系统、记录装置、显示输出电路和报警装置等元件组成，可监测的生命参数指标包括呼吸、心电活动、脉搏和血压等。心电监护仪在监护患者各种生理参数实时数据的同时，还能提供动态监测数据，具有操控简单、监测精准等特点，为危重症患者救治和临床诊疗效果评估等提供了可靠数据支持。心电监护仪按功能可以分为床旁心电监护仪、中央心电监护仪、遥测心电监护仪及离院心电监护仪，临床常用的是床旁心电监护仪和遥测心电监护仪。

一、适应证

（1）生命体征不稳定患者。

（2）有心率、心律或 ST 段等变化的心脏疾病患者。

（3）各种危重症患者。

（4）心脏手术后和各种大手术后的患者。

二、操作前指导

（1）心电监护是无创操作，是将电极片贴于皮肤表面，无任何疼痛不适，缓解紧张焦等情绪。

（2）知晓心电监护仪上显示的生命体征数据以及其正常范围，如果监测数值超过警报界限，机器即发出警报和闪烁信号并将及时记录，值班医护人员收到警报会及时赶到床旁进行处理。

三、操作中指导

（1）了解电极片粘贴的位置。电极片可能会导致皮肤敏感者产生红肿和瘙痒等不适，如果发现此类症状应及时告知医护人员。

（2）使用床旁心电监护仪时应尽量平卧，避免随意更换体位而导致电极片安放位置移动，影响病情观察。佩戴遥测心电监护仪者可下床活动。

四、操作后指导

（1）如果出现需要拆除心电监护仪情况，如上厕所、下床活动、外出检查等应立即告知值班医护人员，避免自行拆除仪器导联，耽误病情观察。

（2）避免近距离使用移动电话及其他可产生强电磁干扰的设备，以免监测数值受到干扰，影响病情观察。

（3）勿随意调节心电监护仪上的参数设置按键，以免监测数值不准确，不要自行调节数据而耽误病情观察。

（4）放置电极片的皮肤部位要保持清洁干燥，保护好局部皮肤。医护人员会定期观察电极片局部皮肤情况，每隔 2 天会更换电极片粘贴部位的皮肤并略移动电极粘附的位置，避免长期的粘贴刺激引起皮肤不透气。

（5）如果有电极片脱离、松动、探头脱落、袖带过松等情况应立即告知医护人员及时处理，避免心电监护仪因连接异常而耽误病情观察。

（6）在心电监护仪使用过程中，侧翻、起床、运动等都会影响心电监护监测数值、波行等变化，此时应避免过分关注心电监护监测数值而产生紧张焦虑等情绪，保持情绪平稳，利于疾病的康复。

（7）心电监护仪使用过程中不可用力拉扯电源线、导线等，更换体位时注意保护导联线，床旁心电监护仪上不可放置私人物品，遥测心电监护仪应轻拿轻放，以免损坏仪器。

第十七节　血浆置换治疗患者健康指导

血浆置换是一种清除血液中大分子物质的血液净化疗法，即将血液引出至体外循环，通过膜式或离心式血浆分离方法，从全血中分离并弃除血浆，再补充等量新鲜冷冻血浆或白蛋白置换液，从而非选择性或选择性地清除血液中的致病因子（如自身抗体、免疫复合物、冷球蛋白、轻链蛋白、毒素等），并调节免疫系统、恢复细胞免疫及网状内皮细胞吞噬功能，从而达到治疗疾病的目的。

膜式血浆分离置换技术根据治疗模式的不同，分为单重血浆置换和双重血浆置换。单重血浆置换是将分离出来的血浆全部弃除，同时补充等量的新鲜冰冻血浆或白蛋白溶液；双重血浆置换则是将分离出来的血浆再通过更小孔径的膜型血浆成分分离器，弃除含有较大分子致病因子的血浆，同时补充等量的白蛋白溶液。

血浆置换对于绝大多数疾病并非病因性治疗，只是更迅速、有效地降低体内致病因子的浓度，减轻或终止由此导致的组织损害。因此，在血浆置换同时，应积极进行病因治疗，使疾病得到有效的控制。

一、适应证与禁忌证

（1）肾脏疾病：抗中性粒细胞胞浆抗体相关的急进性肾小球肾炎（包括显微镜下多血管炎、肉芽肿性血管炎）抗肾小球基底膜肾病、肾移植术后复发局灶节段性肾小球硬化症、骨髓瘤性肾病、新月体性 IgA 肾病、新月体性紫癜性肾炎、重症狼疮性肾炎等。

（2）免疫性神经系统疾病：急性炎症性脱髓鞘性多发性神经病、慢性炎症性脱髓鞘性多发性神经病、重症肌无力、Lambert-Eaton 肌无力综合征、抗 N-甲基-D-天冬氨酸受体脑炎、多发性硬化、视神经脊髓炎谱系疾病、神经系统副肿瘤综合征、激素抵抗的急性播散性脑脊髓炎、桥本脑病、儿童链球菌感染相关性自身免疫性神经精神障碍、植烷酸储积病、电压门控钾通道复合物相关抗体自身免疫性脑炎、复杂性区域疼痛综合征、僵人综合征等。

（3）风湿免疫性疾病：重症系统性红斑狼疮、乙型肝炎病毒相关性结节性多动脉炎、嗜酸性粒细胞肉芽肿性血管炎、重症过敏性紫癜、抗磷脂抗体综合征、白塞综合征等。

（4）消化系统疾病：急性肝衰竭、重症肝炎、肝性脑病、胆汁淤积性肝病、高胆红素血症等。

（5）血液系统疾病：血栓性微血管病、冷球蛋白血症、高黏度单克隆丙球蛋白病、多发性骨髓瘤（伴高黏血症）、自身免疫性溶血性贫血、新生儿溶血性疾病、输血后紫癜、肝素诱导性血小板减少症、难治性免疫性血小板减少症、血友病、纯红细胞再生障碍性贫血、噬血细胞综合征、巨噬细胞活化综合征等。

（6）器官移植：器官移植前去除抗体（ABO 血型不相容移植、免疫高致敏受者移植等）、器官移植后排斥反应等。

（7）自身免疫性皮肤疾病：大疱性皮肤病、天疱疮、中毒性表皮坏死松解症、硬皮病、特异性皮炎、特异性湿疹等。

（8）代谢性疾病：家族性高胆固醇血症和高脂蛋白血症等。

（9）药物/毒物中毒：药物中毒（与蛋白结合率高的抗抑郁药物、洋地黄药物中毒等）、毒蕈中毒、动物毒液（蛇毒、蜘蛛毒、蝎子毒等）中毒等。

（10）其他：威尔逊病（肝豆状核变性）、干性年龄相关性黄斑变性、特发性与扩张型心肌病、突发性感音神经性聋、新生儿狼疮性心脏病、甲状腺危象、脓毒血症致多脏器功能衰竭等。

以下人群谨慎行血浆置换治疗：对血浆、人血白蛋白、肝素、血浆分离器、透析管路等有严重过敏史者；药物难以纠正的全身循环衰竭者；非稳定期的心肌、脑梗死者；颅内出血或重度脑水肿伴有脑疝者；存在精神障碍而不能很好配合治疗者。

二、操作前指导

（1）知晓血浆置换的目的和必要性、先进性、安全性，术前的配合，缓解心理压力，建立信心和希望。

（2）充分评估全身状况，选择合适的静脉通路进行血浆置换，必要时留置中心静脉导管，做好静脉通路相关宣教，确保静脉通路通畅。

（3）了解血浆置换的操作程序，对谵妄、躁动者必要时予以镇静或肢体约束，以保证操作顺利进行。

（4）术前 20~30 分钟需预防性使用药物如地塞米松、10%葡萄糖酸钙等，预防术中过敏反应和低钙血症。

（5）血浆置换需大量输注血制品，严格执行输血查对制度。

三、操作中指导

（1）术中需使用心电监护严密监测生命体征。

（2）关注是否出现过敏反应、低血容量休克等并发症。

（3）密切观察病情变化。

（4）准确、客观记录生命体征和出入水量等数据。

四、操作后指导

（1）因术中需使用抗凝剂，关注有无出血症状，必要时予止血治疗。

（2）留置有中、长期导管者，注意导管的维护，防止导管脱出、受压、扭曲、堵塞。

（3）临时静脉穿刺者，需延长穿刺部位压迫时间，避免穿刺部位出现渗血、淤斑甚至血肿。

（4）术后需留置血标本以评估治疗效果，为后续治疗提供参考依据。

（5）血浆置换过程中造成的免疫球蛋白及粒细胞的丧失，易造成抵抗力下降并发感染，做好个人卫生，戴口罩，正确洗手，加强口腔、肛周护理，减少探视，避免感染。

第十八节　成分输血患者健康指导

血液由不同血细胞和血浆组成。将供者血液的不同成分应用科学方法分开，依据患者病情的实际需要，分别输入有关血液成分，称为成分输血。成分输血具有疗效好、不良反应小、节约血液资源以及便于保存和运输等优点，临床应用广泛。

一、适应证

成分输血适应证详见表3-18-1、表3-18-2、表3-18-3、表3-18-4。

表3-18-1　红细胞的临床应用

品名	特点	作用及适应证	备注
浓缩红细胞（CRC）	每单位含200 mL全血中全部RBC，总量110~120 mL，运氧能力和体内存活率等同一袋全血 规格：110~120 mL/U	作用：增强运氧能力 适用： ①各种急性失血的输血 ②各种慢性贫血 ③高钾血症、肝、肾、心功能障碍者输血；小儿、老年人输血	交叉配合试验
少白细胞红细胞（LPRC）	过滤法：白细胞去除率96.3%~99.6%，红细胞回收率>90% 手工洗涤法：白细胞去除率79%±1.2%，红细胞回收率>74%±3.3% 机器洗涤法：白细胞去除率>93%，红细胞回收率>87%	作用：（同CRC） 适用： ①由于输血产生白细胞抗体、引起发热等输血不良反应的患者 ②防止产生白细胞抗体的输血（如器官移植的患者）	与受血者ABO血型相同

续表3-18-1

品名	特点	作用及适应证	备注
红细胞悬液（CRCs）	400 mL 或 200 mL 全血离心后除去血浆，加入适量红细胞添加剂后制成，所有操作在三联袋内进行 规格：由 400 mL 或 200 mL 全血制备	（同 CRC）	交叉配合试验
洗涤红细胞（WRC）	400 mL 或 200 mL 全血经离心去除血浆和白细胞，用无菌生理盐水洗涤 3~4 次，最后加 150 mL 生理盐水悬浮。 白细胞去除率>80%，血浆去除率>90%，RBC 回率>70% 规格：由 400 mL 或 200 mL 全血制备	作用：增强运氧能力 适用： ①对血浆蛋白有过敏反应的贫血患者 ②自身免疫性溶血性贫血患者 ③阵发性睡眠性血红蛋白尿患者 ④高钾血症及肝肾功能障碍需要输血者	主侧配血试验
冰冻红细胞（FT RC）冰冻红细胞（FT RC）	去除血浆的红细胞加甘油保护剂，在-80℃保存，保存期 10 年，解冻后洗涤去甘油，加入 100 mL 无菌生理盐水或红细胞添加剂或原血浆。白细胞去率>98%；血浆去除>99%；RBC 回收>80%；残余甘油量<1%。洗除了枸橼酸盐或磷酸盐、K+、NH3 等 规格：200 mL 袋	作用：增强运氧能力 适用： ①同 WRC ②稀有血型患者输血 ③新生儿溶血病换血 ④自身输血	加原血浆悬浮红细胞要做交叉配血试验加生理盐水悬浮只做主侧配血试验

表 3-18-2　血小板的临床应用

品名	特点	作用及适应证	备注
手工分离浓缩血小板（PC-1）	由 200 mL 或 400 mL 全血制备。 血小板含量为： ≥$2.0×10^{10}$/袋，20~25 mL ≥$4.0×10^{10}$/袋，40~50 mL 规格：20~25 mL/袋； 40~50 mL/袋	作用：止血 适用： ①血小板减少所致的出血； ②血小板功能障碍所致的出血	需做交叉配合试验，要求 ABO 相合，一次足量输注
机器单采浓缩血小板（PC-2）	用细胞分离机单采技术，从单个供血者循环血液中采集，每袋内含血小板≥$2.5×10^{11}$，红细胞含量<0.4 mL 规格：150~250 mL/袋	（同 PC-1）	ABO 血型相同

表 3-18-3　白细胞的临床应用

品名	特点	作用及适应证	备注
机器单采浓缩白细胞悬液（GRANs）	用细胞分离机单采技术由单个供血者循环血液中采集。 每袋内含粒细胞≥$1×10^{10}$	作用：提高机体抗感染能力 适用：中性粒细胞低于 $0.5×10^9$L，并发细菌感染，抗生素治疗 48 小时无效者（从严掌握适用证）	必须做交叉配合试验 ABO 血型相同

表 3-18-4   血浆的临床应用

品名	特点	作用及适应证	备注
新鲜液体血浆（FLP）	含有新鲜血液中全部凝血因子；其中血浆蛋白为 6~8 g%；纤维蛋白原 0.2~0.4 g%；其他凝血因子 0.7~1 单位/mL 规格：根据医院需要而定	作用：补充凝血因子，扩充血容量 适用： ①补充全部凝血因子（包括不稳定的凝血因子 V、Ⅷ） ②大面积烧伤、创伤	要求与受血者 ABO 血型相同或相容
新鲜冰冻血浆（FFP）	含有全部凝血因子 血浆蛋白为 6~8 g%；纤维蛋白原 0.2~0.4 g%；其他凝血因子 0.7~1 单位/mL 规格：自采血后 6~8 小时内（ACD 抗凝剂：6 小时内；CPD 抗凝剂：8 小时内）速冻成块 规格：200 mL，100 mL，50 mL，25 mL	作用：扩充血容量，补充凝血因子 适用： ①补充凝血因子； ②大面积创伤、烧伤	要求与受血者 ABO 血型相同或相容 37℃摆动水浴融化
普通冰冻血浆（FP）	FFP 保存 1 年后即为普通冰冻血 规格：200 mL，100 mL，50 mL，25 mL	作用：补充稳定的凝血因子和血浆蛋白 适用： ①主要用于补充稳定的凝血因子缺乏，如Ⅱ、Ⅶ、Ⅸ、Ⅹ 因子缺乏； ②手术、外伤、烧伤、肠梗阻等大出血或血浆大量丢失	要求与受血者 ABO 血型相同
冷沉淀（Cryo）	每袋由 200 mL 血浆制成； 含有：Ⅷ因子 80~100 单位；纤维蛋白原约 250 mg；血浆 20 mL 规格：20 mL	适用： ①甲型血友病； ②血管性血友病（vWD）； ③纤维蛋白原缺乏症	要求与受血者 ABO 血型相同或相容

二、操作前指导

（1）签署《输血同意书》。

（2）输血前，将采集输血前检查和交叉配合试验标本，确定血型和配合试验结果。

（3）在血型确定后，患者及亲属需牢记血型，便于后续用血杜绝血型错误。

（4）输血前行生命体征测量，若有发热，视病情需要酌情考虑是否暂缓输注。

（5）关注是否有既往输血史及输血不良反应史。若有严重输血过敏反应史者，可预防性使用抗过敏药物。

三、操作中指导

（1）输血开始的最初 15 分钟内，以约 2 mL/分钟的速度缓慢开始输注，切勿随意调节输注速度、挤压输血管道。15 分钟后无不适再根据病情、年龄及输注血液制品的成分调节滴速。

（2）不同血制品输注速度要求有所不同，冷沉淀、血浆要求快速输注，1 个单位的全血或成分血要求 4 小时内输完，而白细胞则速度不宜过快，以免影响其功能。

（3）血液制品的输注需单独使用专用输血器，不得和药物同一装置输注。

（4）关注是否出现可能出现的输血反应的临床表现，及时处理。

①过敏反应是最常见输血反应，发生概率随输血次数增加而升高。主要发生在输血过程中或输血结束后 4 小时内，出现面部潮红、皮肤瘙痒、斑丘疹、荨麻疹、口唇眶周水肿、低血压、呼吸困难、

支气管痉挛等，暂停输血或对症处理一般可缓解，严重过敏反应需立即停止输注进行抢救。

②非溶血性发热反应常见于输注红细胞、血浆及白细胞时，在输血过程中或输血结束后 4 小时内，基础体温升高 1℃ 以上或伴有畏寒、寒战，无原发病、过敏、溶血与细菌污染等其他发热相关因素影响。暂停输血或对症处理一般可缓解。

③输血相关循环超负荷常发生在快速大量输注血液后，表现为输血结束后 6 小时内出现发绀、气急、心悸、急性呼吸窘迫、吐泡沫痰等，严重者可有生命危险。

④溶血反应常见于输入 ABO 异型血和 Rh 血型不符所致，多因反复输血或多次妊娠，使受血者已被不相容的血型抗原所致敏引起，或因临床操作失误引起，临床较少见，但危害大。

急性溶血反应发生的时间比较快，如果输入 5 mL 左右 ABO 不相容血液便可出现症状，如果输血量超过 200 mL，则会引发严重的后果。在发生急性溶血反应之后，早期的症状是出现头部胀痛、面部潮红、恶心呕吐、心前区压迫感、四肢麻木、腰背部剧烈痛、胸闷等不良现象，严重患者会出现呼吸不畅、休克等现象。在输血前配合医务人员进行严格查对可有效避免，输血开始 15 分钟内缓慢输注，可有效减轻伤害。

迟发性溶血反应通常发生于输血后 2~21 天，多半在输血后 3~7 天发生，多发生于镰状细胞病患者中。由于迟发性溶血反应不如急性溶血反应明显而经常被忽视。表现为原因不明的发热、贫血、黄疸和血红蛋白尿。

四、操作后指导

(1)患者勿自行调节滴速。

(2)关注有无迟发性过敏、发热、溶血反应相关症状、体征。

(3)予以高蛋白饮食，促进血细胞生长。

(4)预防与血细胞低下相关的并发症。

第十九节　造血干细胞移植术患者健康指导

造血干细胞是血液系统中的具有长期自我更新能力和分化成各类成熟血细胞潜能的成体干细胞，主要存在于骨髓、外周血和脐带血中。

造血干细胞移植是指对患者进行放疗、化疗和免疫抑制预处理，彻底清除患者体内的病变细胞、降低免疫功能后，将自体或异体的造血干细胞移植到体内重建正常造血和免疫功能，从而达到治疗目的的一种方法。

因移植预处理相关并发症、供受体之间人白细胞抗原差异、患者本身疾病状况及外界环境等因素的影响，可导致各种并发症影响移植疗效。因此，造血干细胞移植术后的健康指导极为关键。患者预处理及造血功能重建一般需在层流无菌病室内进行全环境保护，当患者中性粒细胞大于 1.0×10^9/L 且持续稳定，表示造血功能开始恢复，如无其他明显并发症，则可转出层流病室，但此时患者免疫力仍较低下，除此之外，仍可能会面临造血干细胞移植后相关并发症的发生，需要长时间的后续观察与治疗。

一、适应证

(1)恶性疾病如急性白血病、慢性白血病、骨髓增生异常综合征、多发性骨髓瘤、淋巴瘤及其他某些恶性肿瘤等。

(2)非恶性疾病如再生障碍性贫血、重症放射病、重型珠蛋白生成障碍性贫血等。

(3)部分遗传病、先天性疾病及代谢性疾病，如多发性硬化症、系统性红斑狼疮等。

二、操作前指导

造血干细胞移植前，患者需要接受引起骨髓致死的超大剂量化疗和/或全身放疗，此过程称为预处理。其目的主要有：抑制受者机体的免疫功能，防止对植入造血干细胞的排斥反应；清除受者骨髓中的细胞，为供者造血干细胞"归巢"腾出空间；最大限度地杀灭受者体内的恶性肿瘤细胞或异常细胞，减少复发。

由于大剂量的放疗/化疗预处理使患者的骨髓造血及免疫功能受到严重破坏而极度低下，在此期间患者需生活在层流无菌病房，并采取一系列的措施，避免由此而发生细菌、病毒及其他病原体感染的危险。

(一)入住层流病室的健康指导

1.入住前

(1)入住前 1 周开始，进餐前后氯己定溶液漱口，早晚认真刷牙。

(2)入住前 3 日，口服盐酸小檗碱、诺氟沙星、氟康唑、复方磺胺甲恶唑等肠道消毒药物。

(3)3 餐饮食经微波炉消毒后食用。

(4)便后温水清洗会阴，肛周涂聚维酮碘消毒，每日高锰酸钾坐浴。

(5)入住前 1 日，修剪指甲及脚指甲，剔除身上毛发，洗澡，更换干净病服。

2.入住后

(1)入住层流病室后，一切起居均应在室内进行，不得自行离开层流室，并自觉遵守制度。

(2)准备好室内必须生活用品。未经消毒灭菌的食品、物品一律不能带入层流室内。

(二)预处理的健康指导

1.了解预处理的方法、目的、意义。

2.放疗的注意事项

(1)放疗前 4 小时禁食，穿棉质衣服，戴一次性口罩、帽子、手套、脚套，排空大小便。

(2)放疗可产生一系列不适症状如恶心、呕吐、头痛、乏力、膈肌痉挛、腮腺重大等，此为常见不良反应，不必紧张，经处理后可缓解。

(3)放疗后，儿童生长发育会受影响；成人会失去生育能力，如有必要，可事先冷冻保存精子或卵子。

3.化疗的注意事项

(1)预处理中大剂量化疗药物使骨髓严重抑制的同时，还具有较强的心脏、肾脏、肝脏毒性及消化道反应。

(2)化疗药物环磷酰胺可致出血性膀胱炎，注意观察小便颜色。化疗期间每日饮水量 2000～3000 mL，予以清淡饮食，减少呕吐发生。

(3)化疗药物对血管有强烈刺激性，外渗可引起局部组织坏死，移植前应留置中心静脉导管。

二、操作中指导

造血干细胞移植期间，患者可能面临一系列严重的并发症，为了使患者减少并发症的发生，尽快恢复造血功能，医护人员将采取相对复杂的治疗护理手段。

(1)冷冻保存的造血干细胞输注时，因保存液的作用，患者呼出的气体中，有强烈的大蒜样气味，不必紧张，可采取张口呼吸来缓解。

(2)造血干细胞植入后，需要使用高能抗生素、免疫抑制药、能量合剂、血液制品及其他对症治疗药物，必要时行吸氧及心电监护。

（3）需保持无菌环境，无菌环境是保护患者的一道重要屏障，在层流室内产生的所有垃圾如食物残渣、呕吐物、大小便、污水等，均应按要求处理后及时交由医务人员，保持层流室环境整洁有序。

（4）需做好会阴护理，肛门是造血干细胞移植患者最容易感染的部位之一。每次大便后，用氯已定溶液清洗会阴部，腹泻者涂以抗生素软膏或赛肤润保护肛周皮肤，按要求坐浴，便后消毒毛巾擦手。

（5）需预防口腔感染，早晚软毛刷彻底清洁刷牙，勿留食物残渣。血小板极低时，改为口腔护理。进餐前后氯已定和碳酸氢钠溶液交替含漱。

（6）需保持皮肤清洁，出汗后及时更换病服，每日温开水及氯已定溶液全身擦浴，不可挠抓，配合医护人员进行眼、耳、鼻的滴药及雾化吸入。

（7）所有食物须微波炉或高压锅消毒后方可食用。进餐前消毒双手，进餐时避免黏膜损伤，进餐后多余食物不可留用。

（8）因患者在层流室内居住时间长，可能会产生孤独感及焦虑情绪，注意调节心理状态，适当进行文娱活动如电视、阅读、听音乐等，也可向医护人员倾诉，寻找心理支持，积极应对。

三、操作后指导

（一）生活护理指导

（1）保证病室通风，每天至少两次，每次至少30分钟，有条件者可每日进行空气负离子消毒或住层流床。

（2）做好口腔、肛周及皮肤护理。每天早晚两次软毛刷刷牙，使用牙线清理牙缝，进食后及时漱口。便后或睡前 1：5000 高锰酸钾坐浴，每天 2 次，每次 20~30 分钟，每天沐浴 1 次，饭前、便后洗手或使用免洗型皮肤消毒液手消毒。

（3）保持健康作息和生活习惯。早睡早起，忌熬夜，视身体状态适当运动，以不感疲劳为准。

（4）戴口罩，不串病房，避免交叉感染，不带生食、鲜花进病房。

（5）保持开朗、乐观、积极心态，可培养阅读、唱歌、手工等健康兴趣爱好，调节情绪。

（二）饮食指导

（1）因预处理期及造血重建期恶心、呕吐、味觉改变、腹泻、口腔粘膜炎等消化道不适，患者食欲较差，恢复期血细胞数量开始上升，机体对营养的需求大大增加，患者食欲大增，可进食高蛋白、高热量、高维生素饮食，勿进油炸及难消化的食物。

（2）注意饮食卫生，勿进生食、凉菜及不洁、过夜食物，保持每日饮用温开水 2000~3000 mL。

（三）用药指导

临床上阻碍移植成功和患者长期生存的主要因素包括植入失败、免疫重建障碍、移植物抗宿主病和疾病复发 4 个方面，而移植物抗宿主病，尤其是急性移植物抗宿主病在以上 4 方面因素中最为常见，因此，接受移植的患者都会接受预防急性移植物抗宿主病的免疫抑制治疗。指导患者按时、规律服药对于降低急性移植物抗宿主病的发生至关重要。

（1）环孢素 A：免疫抑制药，需长期（一般 3 个月~2 年）服用，血药浓度过高将引起胃肠道反应、肝肾毒性及过敏反应等，过低则可导致急性排斥反应的发生，因此，使用环孢素患者需定期监测血药浓度。其他不良反应还包括血压升高、多毛症、震颤、疲劳、齿龈增生、手足灼热感等。

（2）甲泼尼龙：肾上腺皮质激素类免疫抑制药，具有抗炎、抗过敏作用，通常 1~2 种免疫抑制药同服。

（3）他克莫司/西罗莫司：大环内酯类免疫抑制药，是一种新型免疫抑制药，空腹服用，不良反应与环孢素 A 类似，常见有高血压心绞痛、心悸、渗液。

（四）主要并发症

1. 感染

感染是造血干细胞移植后的常见并发症，各种病原体感染均有可能，其中最常见的为细菌和真菌感染，可发生于移植早、中、晚期。指导感染预防、避免交叉感染相关措施。

2. 移植物抗宿主病

移植物抗宿主病是异基因造血干细胞移植后最常见的致命性并发症，可分为急性和慢性移植物抗宿主病。急性移植物抗宿主病常发病于移植后 100 天内，急性重度移植物抗宿主病发生后，患者机会性感染的概率大为增加，死亡率增加，预后较差。因此对移植物抗宿主病的预防和早期发现极为重要。其主要临床表现为：

（1）皮肤：最早出现和最常见的是皮疹样改变，伴有瘙痒，皮疹首先在颜面部、颈部及手足掌部出现，严重者可发生皮肤显著充血、疼痛、表皮坏死、剥脱和水泡形成。

（2）肠道：腹泻为主要症状，一般在皮肤移植物抗宿主病发生后一至数周内出现。

（3）肝脏：表现为肝功能异常，一般在皮肤和肠道移植物抗宿主病缓解后出现。

（4）造血免疫系统：表现为已恢复的全血细胞再次急剧下降，伴随出血、感染等系列并发症。

3. 间质性肺炎

间质性肺炎为非感染性肺炎，临床治疗困难，是造血干细胞移植患者最严重的并发症和最主要的死因之一。

4. 肝静脉闭塞病

肝静脉闭塞病是由于移植后肝微静脉或静脉窦内皮损伤导致微血管血栓广泛发生而形成闭塞，临床表现为肝区痛、黄疸、肝脏肿大、腹水和体重增加。临床治疗手段有限，重在预防，指导患者观察有无上述症状。

（五）自我监测

由于造血干细胞移植后常见并发症大多可发生在移植后任何阶段，即使早期安全度过，仍需继续加强观察，出现不适早发现、早治疗。

（1）随时注意手足掌部、面部及全身皮肤有无干痒、发红、巩膜有无黄染，是否腹泻，警惕移植物抗宿主病的发生。

（2）造血干细胞移植术后，易发生病毒或其他感染，注意监测体温，如果躯体及腰部皮肤出现疱疹，局部有灼痛感，应及时就诊。

（3）观察有皮肤有无出血点，刷牙时有无牙龈出血，大小便颜色是否正常，身体其他脏器有无活动性出血。

第二十节　血细胞分离治疗患者健康指导

血细胞分离治疗又名血细胞单采去除术，是指通过设置血细胞分离机相关程序，采集患者血液后，对血液进行病理成分分离、去除或减少病理性成分对患者的影响，达到治疗或辅助治疗疾病目的的临床治疗技术。

一、适应证

（1）红细胞单采技术：真性红细胞增多症、镰状细胞贫血等。

（2）血细胞单采技术：原发性血小板增多症等。

（3）白血病单采技术：各种类型的急、慢性白血病。通常外周血白血病细胞计数 $>100\times10^9/L$ 时，即可考虑进行白细胞去除。

二、操作前指导

（1）了解血细胞单采的基本过程、常见并发症和术中配合要求。

（2）操作前日，予以清淡饮食，切勿过量摄入高蛋白、高脂肪食物，适量补充水分，以免血液过度黏稠。

（3）关注有无过敏史，备好急需药品、用物。

（4）建立有效的血流通路，血细胞分离术依赖通畅稳定的血液通路，否则会使机器转速降低或停止，严重时可引起外周血路血块凝集，影响治疗效果。通常选择 12~16G 针进行穿刺，对不宜穿刺外周血管者，术前常规深静脉穿刺并留置双通道大口径管路。

三、操作中指导

（1）取舒适卧位，采集全程约需 2~4 小时固定体位，易感到肢体麻木、酸痛等。

（2）密切观察有无不良反应。

四、操作后指导

（1）术后需行血标本采集，用于评估治疗效果，为后续治疗提供参考依据。

（2）预防局部出血及感染，为了保证细胞分离术的顺利进行，通常在静脉穿刺时穿刺针头较粗，加之连续运用抗凝剂，穿刺点容易出血，形成血肿。治疗结束拔针后，应压迫穿刺部位 15~20 分钟，必要时加压固定，深静脉穿刺者更应注意。24 小时内禁止沐浴，保持局部清洁干燥。

（3）术后 5 小时内卧床休息，起床时动作缓慢、轻柔，以免发生晕厥等症状，预防体位性低血压。

（4）合理膳食。血细胞分离术的治疗过程是一个失血过程，术后注意补充蛋白质、维生素、钙剂等，加快恢复。

第二十一节　造血干细胞采集供者健康指导

依据造血干细胞取自患者本身还是健康他人，可分为自体造血干细胞移植和异体造血干细胞移植。异体造血干细胞移植的造血干细胞提供者通常称为供者。

按人白细胞抗原配型相合的程度，分为 HLA 相合、部分相合和单倍型相合移植。根据人类遗传学规律，同卵双胞胎因基因 100% 相同，供受体间不存在免疫排斥问题，为最佳移植供者，其次是兄弟姐妹，再次是父母。除此以外，患者叔、伯、姑及其子女都有可能是半相合，所以在亲缘关系近的人群中，找到 HLA 相合者的概率相对较高。

供者按与接受移植的患者是否有亲缘关系可分为血缘关系供者和非血缘关系供者。我国从八十年代开始至 2015 年实施独生子女政策，可利用的血缘造血干细胞有限，非血缘关系造血干细胞移植的临床应用在我国快速发展。

按造血干细胞取自骨髓、外周血或脐带血，造血干细胞移植可分为骨髓移植、外周血干细胞移植和脐血移植，外周血干细胞移植临床应用最为广泛。国家卫生健康委员会规定，供移植用非血缘造血干细胞应当由中华骨髓库提供。供移植用脐带血造血干细胞应当由国家卫生健康委员会批准设置的脐带血造血干细胞库提供。

为保证捐献的公益性，非血缘关系造血干细胞移植供者与受者全程不了解对方具体身份。因此，供者，尤其是非血缘供者，因对相关知识的不了解，对未知的担忧，或来自家庭、社会的压力，会产生较大的心理负担，做好供者的健康指导，是保证移植能顺利进行的重要工作。

一、适应证

自愿捐献造血干细胞的健康合适供者。

二、操作前指导

(一)供者了解造血干细胞捐献的安全性，消除疑虑，保证移植顺利进行。

(1)对供者无害：造血干细胞具有高度的自我更新、自我复制的能力，可分化生成各种血细胞。造血干细胞有很强的再生能力，失血或捐献造血干细胞后，可刺激骨髓加速造血，1~2周内，血液中各种成分可恢复到原来水平。

(2)安全：截至2021年05月31日，我国大陆地区已经完成11400例非血缘外周血造血干细胞捐献，血缘关系间造血干细胞捐献则更多。据多年的临床观察和国际上的报道，至今还没有因采集外周血造血干细胞损害捐献者健康的案例。

(3)采集量少：成年人(18~45岁)的骨髓量一般在3000克左右，大部分存在于骨髓腔。捐献者所捐造血干细胞只占人体内造血干细胞总量的0.3%~0.5%，采集后2周内将完全恢复，不会对捐献者的健康产生危害。

(4)动员剂可靠：目前国内使用的动员剂是"重组人粒细胞刺激因子"，据多年临床观察和国际报道，至今还没有发现其对造血干细胞捐献者的健康产生危害。

(5)采集资质审查严格：只有具有造血干细胞采集资质的医疗单位方可采集造血干细胞，采集资质的取得需经过国家卫生健康委员会和中华骨髓库的严格审核。

(二)供者知晓骨髓捐献流程，配合操作。

(1)供者被安排至指定造血干细胞采集单位后，按要求办理入院手续，制定采集和移植计划，供者和受者及相关部门按计划同步开始移植准备。

(2)采集前4~5天，供者需接受皮下注射造血干细胞动员剂，将大量的造血干细胞从红骨髓诱导到外周循环血液中，并接受监护和监测。

(3)采集外周血造血干细胞：当外周血液中造血干细胞的浓度，达到了采集要求时即开始(一般在注射造血干细胞动员剂的第五天)采集。采集时在供者的手臂肘部静脉血管穿刺，引出血液进行分离，从中提取外周血造血干细胞，余血回输，全过程约3~5小时。采集的数量根据患者和供者的体重及移植所需造血干细胞的量而定。若一次采集量不能满足患者需要时，将在次日再采集一次，每次采集造血干细胞混悬液大约200 mL左右，内含5~10克造血干细胞。

(4)同血型、血缘关系造血干细胞捐献在取得供者的同意后，可能会采集骨髓造血干细胞作为外周造血干细胞的补充。

(5)采集结束拔针后，继续观察和休息，1个小时后无异常症状即可在采血室周围进行舒缓性活动。

(6)跟踪随访：配合医护人员要求和规定项目进行复查性体格检查和跟踪随访。

(三)采集前注意事项

(1)采集前为了保障供者的安全,保证受者移植顺利进行,供者应尽量减少外出活动,防止意外的发生。

(2)在捐献前2~4周避免劳累,少到人群密集的公共场所走动,保证充足的睡眠。

(3)注意饮食健康卫生,予以高蛋白、高热量、高维生素、铁和钙丰富饮食如鸡蛋、瘦肉、牛奶、鱼、豆腐、蔬菜、水果;避免食用虾、蟹等易过敏的食物。采集前一周避免吃辛辣刺激的食品,捐献2~3天前不要食用高脂肪的饮食,不必服用补品。

(4)未提前建立静脉采集通路的供者,需保留大血管以供采集穿刺用,需采血监测外周造血干细胞数量时,请保护肘部血管,避免此处穿刺。

(5)保持健康状态及心态,以保证采集顺利进行。

(四)用药指导

(1)动员剂一般需连续4~5天皮下注射。

(2)注射期间部分供者会出现全身轻微酸痛、发热、骨骼疼痛等"感冒"样症状,这与白细胞升高后血液出现高粘滞状态有关,通常在停止注射后便会自行消失。

(3)出现上述症状多饮水、休息即可缓解。关注体温是否超过37.5℃,及时处理。

(五)费用问题

(1)由中华骨髓库匹配成功的志愿者捐献造血干细胞时,无需捐献者支付任何费用。这些费用是由政府彩票公益金资助的、团体单位及个人捐赠的、受者按国家标准规定缴纳的采集成本费等几部分组成。捐献造血干细胞是无私奉献的救人善举,提倡志愿无偿,中华骨髓库也不向捐献者提供任何经济补贴。

(2)有亲缘关系的供者,其造血干细胞采集的所有相关费用,由供者和受者自行协商承担。

三、操作中指导

(1)少数人会感到口唇发麻、肌肉痉挛、心动过速、手足抽搐,可在采集过程中预防性静滴含钙的药物。如出现上述情况,及时静脉注射10%葡萄糖酸钙10 mL一般即可缓解症状。

(2)头晕、恶心症状产生原因为过度紧张、饥饿、体质虚弱或采集过快。减慢采集速度,去枕平卧,症状就会减轻,供者无需太过紧张。

(3)血肿则是因为穿刺不成功或拔针后按压时间太短造成,正确的做法应该是针眼局部大面积按压10分钟以上,出现血肿可局部冷敷。穿刺时取仰卧位,采集过程中尽量不变换体位,如感觉疲劳,可向医生说明,由医生协助调整肢体位置。以防穿刺针头移位或脱出。

(4)采集过程中,如因血管压力过小导致采集速度过慢时,穿刺侧手臂可缓慢而有节奏的用力做握拳和松拳动作。

四、操作后指导

(1)采集结束后,供者至少要留医院观察4~6小时,监测生命体征、观察有无枸橼酸盐中毒等,起床动作宜缓慢,避免体位性低血压。

(2)采集结束后,如供者仍有低血钙反应,如手足、嘴唇麻木、抽搐等,则应及时补钙,口服葡萄糖酸钙或静脉注射10%葡萄糖酸钙后症状即可缓解。

(3)拔针后,消毒方纱布稍微加压包扎30分钟,待止血后局部消毒,贴止血贴,避免穿刺点渗血、感染。

（4）采集结束当天避免淋浴，穿刺侧手臂不做过度伸展运动，不提重物。

（5）由于采集过程对全血细胞机械离心，对血小板及其他血细胞有一定的损耗，一般需1~2周恢复，故于采集后1周内不宜做剧烈活动，注意休息。

（6）宜进食高蛋白、高维生素、富含铁、钙的食物。

（7）采集后次日抽血做血常规检查。分别于采集后15天、60天、1年、2年、3年来院复查，以确保健康。

（8）捐献后半年勿献血。

捐献造血干细胞建立在当事人自愿的基础上。与患者HLA配型相合后，医务人员会多次确认准捐献者的捐献意愿，理解并尊重准捐献者的决定。

必须强调的是，每一名准捐献者都可能是患者生存的唯一希望，虽然在捐献准备过程中可以改变捐献决定，但当患者已进入"待移植"状态时，弃捐会对患者生命造成不可挽回的伤害。

捐献造血干细胞是对生命的承诺，更是庄严的使命，请一定要深思熟虑决定是否捐献，一旦决定捐献务必义无反顾！

第二十二节　CAR-T治疗患者健康指导

肿瘤免疫疗法是当前肿瘤治疗领域最具前景研究方向之一，是继外科手术、放疗、化疗之后，成为第4类已被证明具有显著临床疗效及优势的抗肿瘤治疗方法。CAR-T的全称为嵌合抗原受体T细胞免疫疗法，是近年来迅速发展的肿瘤免疫治疗新手段之一。CAR-T细胞疗法的作用原理是利用基因工程技术，将CAR基因通过病毒等载体转染人类T细胞，使T细胞能够特异性识别肿瘤细胞，在与目的抗原结合后直接介导细胞毒性，通过释放一些细胞因子如穿孔素、颗粒酶、干扰素和肿瘤坏死因子等杀伤肿瘤细胞。

一、适应证

CAR-T细胞治疗临床主要应用于复发难治型血液肿瘤，包括慢性淋巴细胞白血病、非霍奇金淋巴瘤、急性淋巴细胞白血病、多发性骨髓瘤等。

二、操作前指导

所有进行CAR-T患者治疗前均需进行T细胞采集工作。

（一）T细胞采集方法

（1）血细胞分离机采集。通过血细胞分离机收集T细胞，可保证单个核细胞的质和量，适用于白细胞计数$<1 \times 10^9/L$或外周血中存在幼稚细胞的患者。

（2）外周血细胞采集。此方法适用于白细胞计数$>1 \times 10^9/L$且外周血涂片中没有幼稚细胞的患者。采集量视CAR-T细胞制备单位要求有所差异，以临床要求为准。

（二）T细胞采集后指导

采集完毕，多饮水或流质饮食，补充血容量，预防体位性低血压。血小板低下患者延长穿刺部位按压时间以预防局部血肿等。采集好的血细胞应及时交予CAR-T制备单位冷链转运进行体外分离、纯化及修饰处理。

(三)建立中心静脉通路

CAR-T 细胞治疗后不良反应发生概率大，建议提前建立中心静脉通路，为患者发生严重不良反应时保留"生命通路"。

三、操作中指导

CAR-T 细胞回输

(1)T 细胞采集后，需经过专业的基因改造，制备成具有治疗作用的 CAR-T 细胞回输到患者体内，此过程大概需要 15 天左右。

(2)回输 CAR-T 细胞需使用输血器，回输前后应给予生理盐水冲管。细胞原液回输结束后应至少冲洗储存袋 2 次以上以保证足够数量的 CAR-T 细胞回输进患者体内；也可将细胞液加入生理盐水中静脉滴注，滴注完毕后予以生理盐水冲管。

四、操作后指导

常见不良反应包括寒战、发热、白细胞减少、溶瘤综合征、细胞因子释放综合征、中枢神经系统病变及 B 细胞缺乏症，其中以细胞因子释放综合征和神经毒性最常见。

(一)细胞因子释放综合症

细胞因子释放综合征是输注 CAR-T 细胞后，免疫细胞释放大量的炎性介质(如细胞因子和趋化因子)所导致的一组临床综合征。有研究显示，70%经 CAR-T 细胞治疗后的患者均会出现细胞因子释放综合征。主要表现为恶心、头痛、肌肉疼痛、高热、低血压和皮疹等，严重时大量细胞因子释放会引起全身强烈的炎性反应，造成全身器官功能紊乱，甚至危及生命，称为"细胞因子风暴"。

(1)关注可能出现的不适症状，行对症处理，必要时予心电监护。

(2)疼痛患者可通过听音乐或聊天等方法分散注意力，减轻疼痛。

(3)低血压患者卧床休息，动作缓慢，必要时予以血管活性药物，外周静脉输注时，严防药物外渗。正确记录出入水量。

(4)低氧血症患者注意用氧安全。

(二)神经毒性

神经毒性即 CAR-T 相关的脑病综合征。CAR-T 细胞治疗可引起表现多样的神经系统症状，如头痛、失语、谵妄、认知缺陷、运动障碍和癫痫发作等，一般情况下可逆转，但严重时可引起脑水肿甚至死亡。如出现神经系统毒性的症状，应：

(1)床头抬高至少 30°，以减少误吸风险，改善脑静脉血流。

(2)正确评估吞咽功能，如吞咽能力受损，停止口服药及口服营养摄入，改为静脉注射。

(3)严密观察预防癫痫发作，一旦发作，协助患者采取平卧位，头偏向一侧，松解衣领和裤带，将毛巾折叠成条状或压舌板塞入上下白齿之间，防舌咬伤，拉起两侧床栏防止坠床，予以吸氧。

(4)必要时转重症监护室行密切监测。

(三)肿瘤溶解综合征

肿瘤溶解综合征也是 CAR-T 细胞治疗过程中的严重并发症之一，由于 CAR-T 细胞强大的杀伤作用，肿瘤细胞的大量溶解，胞内物质快速释放进入血液，超过了肝脏代谢和肾脏排泄的能力，使代谢产物蓄积而引起高尿酸血症和代谢性酸中毒等一系列代谢紊乱，进而导致严重的心律失常或急性肾功能衰竭而危及生命。主要症状为高钾血症、高磷血症、高尿酸血症和低钙血症。主要处理原则为水化、碱化和利尿。

(1)肾功能正常时,多饮水,稀释代谢产物,促进代谢产物排出。

(2)使用利尿药后排尿次数增加,须预防跌倒/坠床。

(3)必要时行透析治疗,做好解释说明和管道护理。

CAR-T细胞免疫疗法仍属于较新的临床治疗方法,随着其技术不断成熟,护理健康指导要点也会随之发生变化,唯有随时更新,才能为患者提供最实用的健康指导。

第二十三节　自体动静脉内瘘吻合术患者健康指导

自体动静脉内瘘吻合术是将患者动脉血管和静脉血管在皮下吻合形成供血液净化使用的血管通路的操作技术。吻合后的静脉受到含氧量丰富的动脉血液的刺激,逐渐动脉化,管壁增厚,管腔增大,血流量丰富,从而能够保证在血液净化过程中易于穿刺、满足治疗所需血流量的目的。自体动静脉内瘘吻合术选择血管的原则是先上肢后下肢、先非惯用侧后惯用侧、先远心端后近心端。常用的吻合血管有前臂血管(如桡动脉–头静脉、桡动脉–贵要静脉、尺动脉–贵要静脉、尺动脉–头静脉)、上臂血管(如肱动脉–头静脉、肱动脉–贵要静脉、肱动脉–肘正中静脉、肱动脉–穿静脉)。自体动静脉内瘘是血液净化患者首选血管通路,号称血液净化患者的"生命线"。

一、适应证

(1)慢性肾功能衰竭需要长期行血液净化者。

(2)需长期单纯超滤治疗的少尿或无尿糖尿病肾病者。

(3)需长期单纯超滤治疗的顽固性心力衰竭者。

(4)腹膜透析失败需改成血液净化者。

(5)肾移植失败需行血液净化者。

以下人群禁忌行自体动静脉内瘘吻合术:四肢近端大静脉或中心静脉存在严重狭窄、明显血栓或因邻近病变影响静脉回流者;Allen试验阳性者;有明显凝血功能障碍者;有心力衰竭等基础心脏病、预计对内瘘手术导致的心输出量增加难以耐受者;意识障碍不配合手术者。

二、操作前指导

(1)保护血管,避免手术侧肢体静脉穿刺和插管。

(2)术前避免使用抗凝剂,以防术中或术后出血。

(3)保护皮肤,剪短指甲,避免抓伤内瘘侧肢体。

(4)清洁手术侧肢体。

三、操作中指导

(1)保持轻松心态,减缓紧张情绪。

(2)根据手术部位,摆放合适体位。

(3)保持静脉通路通畅。

(4)密切监测生命体征,关注有无左心衰或者低血压的发生。

四、操作后指导

（1）内瘘侧肢体避免佩戴手表和饰物、避免着袖口太紧的衣服、避免提重物。

（2）术后每 3 天换药，10~14 天拆线。

（3）术侧肢体如有不同程度的肿胀，抬高术肢即可减轻。

（4）为促进内瘘成熟，术后次日避开手术切口，沿着血管走向外涂喜辽妥，一日 2~3 次。同时根据医嘱口服贝前列素钠片，每次 40 μg，每日 3 次。

（5）定期功能锻炼。

1）术后 3 天做"握拳空抓"，每次 10~20 分钟，每日 3~5 次。

2）术后 7 天做"健瘘操"，每次 10~20 分钟，每日 3~5 次。

①内瘘侧肢体手握橡皮球或健身圈→缓慢捏→数 4 秒→缓慢放开→数 4 秒→重复上述动作。

②在医护人员指导下，用家属的手或者压脉带在吻合口上方 20~30 厘米处轻轻压至内瘘血管中度扩张充盈→数 5 至 10 秒→缓慢放开→重复上述动作。

（6）术后 4~6 周后由肾内科医生和护士评估是否可以使用穿刺。

（7）避免在内瘘侧肢体测血压、输液、采集血标本。

（8）每日自我监测

1）肉眼观察血管是否充盈明显，有无红肿，瘘口有无肿胀。

2）监测内瘘血管有无震颤。

3）观察内瘘吻合处有无血肿、局部有无渗血、内瘘侧肢体是否疼痛难忍。

4）保持内瘘侧手臂以及伤口敷料清洁、干燥，预防伤口感染。一旦发现伤口处红肿、疼痛伴发热等感染迹象，及时就诊。

第四章

呼吸内科患者健康教育

第一节　急性慢性支气管炎患者健康指导

一、疾病知识指导

急性支气管炎是临床上的一种常见病、多发病，该病主要是由于特异性免疫功能下降而感染相关致病菌，从而导致的支气管黏膜炎症，临床特征主要为咳嗽伴或不伴支气管分泌物增多。慢性支气管炎是一种较为常见的呼吸道疾病，中青年患病比例较高，老年群体少发，疾病本身具有病程长、易复发的特点。

(一)病因

急性支气管炎的病因包括微生物感染、理化因素以及过敏反应。多散发，无流行倾向，年老体弱者易感。

慢性支气管炎是临床高发病症，致病因素包括有害颗粒、有害气体、感染等，患者主要表现为咳嗽、喘息、咳痰等症状，具有发病率高、病程长、病情迁延反复的特点，严重影响患者的日常工作和生活。

(二)临床表现

1. 症状

急性支气管炎通常起病急，全身症状轻，初为干咳或少量黏液痰，随后痰量增加，咳嗽加剧，偶伴痰中带血。咳嗽、咳痰可延续2~3周，如迁延不愈，可演变成慢性支气管炎。慢性支气管炎缓慢起病，病程长，反复急性发作而病情加重。主要症状为咳嗽、咳痰或伴有喘息。

2. 体征

急性慢性支气管炎早起多无异常体征。急性发作期可在背部或双肺底听到干性啰音、湿啰音，咳嗽后可减少或消失。

(三)辅助检查

(1)X线检查：肺纹理、斑点状阴影。

(2)呼吸功能检查：最大呼气流速-容积曲线、1秒钟用力呼吸容积与用力肺活量比值（FEV_1/FVC）。

(3)血液检查：白细胞总数、中性粒细胞数。

(4)痰液检查：致病菌。

(四)治疗原则

1.急性支气管炎的治疗原则

(1)对症治疗:止咳祛痰、解痉解热镇痛。

(2)抗生素治疗:仅在有细菌感染证据时使用。

(3)一般治疗:多休息饮水,避免劳累。

2.慢性支气管炎的治疗原则

(1)急性加重期的治疗:控制感染(按药敏试验选用抗生素)、镇咳祛痰、平喘。

(2)缓解期的治疗:戒烟、增强体质、服用免疫调节剂或中医中药。

二、健康教育实践指导

1.休息与活动指导

(1)急性发作期患者进行卧床休息,而慢性迁延期患者建议在休息之余进行少量的运动,临床缓解期时可加强身体锻炼、增强营养,防止病情复发,但是要避免进行剧烈运动。

(2)确保睡眠质量,可在睡前泡脚或选择舒适体位有助于入眠;叮嘱患者亲属睡前应尽量避开刺激话题导致患者过于兴奋无法入睡;针对入睡困难患者可予以止咳药或祛痰药缓解炎症反应,减少咳嗽等临床症状对睡眠质量的影响。

(3)进行户外运动,呼吸新鲜空气,应结合自身情况进行适当的运动锻炼,有益于增强机体的抵抗力。建议每周坚持轻中度有氧运动至少150分钟,如慢跑、散步、太极拳等,不宜参与太激烈的运动。支气管炎患者抵抗力较弱,户外运动时应注意保暖,避免感冒及其他病菌侵入体内。

2.饮食与营养知识指导

(1)由于慢性支气管炎病程较长,导致患者胃肠功能减弱、进食减少,从而易导致营养缺乏,建议多吃高蛋白、高热量、低脂肪、粗纤维、富含维生素(如胡萝卜、韭菜、南瓜、番茄、青菜等)、易消化的食物,以增强机体的抵抗力,保持大便通畅;另外可以多吃橙子、梨子、莲子等食物帮助止咳润肺。

(2)节制乙醇和刺激性、辛辣食品的摄入,并注意食物的消化和水分的补充,可食清淡饮食,忌直接食用冰冻或冷藏食物,禁食高脂高油食物。

(3)选择少食多餐的进食方式,进食不宜过饱。

(4)鼓励多饮水,每日饮水量控制在1000~2000 mL左右,有助于痰液排出。

3.疾病监测指导

(1)根据患者的身体情况和病情状态为患者制定病情护理方案,首先应当加强对患者病情的监护,了解患者咳嗽、气喘等症状的进展情况,并对患者心率、呼吸、血压等指数进行监控。

(2)注意疾病的发作时间及诱发因素,对其咳嗽、咳痰、喘息等症状进行观察,尤其注意痰液性质,包括量、颜色、气味等,做好记录,必要的时候留取痰标本并送检。

4.并发症预防指导

(1)积极指导患者加强肺功能锻炼,有效改善不适状况。诸多锻炼方法中,缩唇呼气配合腹式呼吸训练简便易行,可增强胸、膈呼吸肌的强度和耐力,掌握方法后患者随时可自己进行训练。

(2)进行家庭氧疗,一般给予低流量、低浓度、持续吸氧。每天吸入时间>15小时,开始吸入氧流量1~2 L/min,氧浓度29%~33%,吸氧时应采取坐姿或平卧,有利于肺部扩张和呼吸,有条件的话建议每日更换鼻塞及湿化瓶等,确保吸氧装置的清洁干燥。

(3)咳痰是支气管炎患者常见的病症,气道的管理、痰液的有效排出对患者的恢复至关重要,可以进行咳嗽排痰训练,对卧床患者应定时翻身及拍背。

5.用药指导

(1)坚持用药是保证疾病治疗效果的核心,护理人员应遵照医嘱向患者介绍抗生素和激素类药物的剂量和注意事项。

（2）为保证治疗效果告知患者及家属不得根据主观意愿随意调整药物剂量，且在未得到专业医师的指导下勿轻易使用市面上的药物、保健品及偏方。

6. 出院指导

（1）出院后随访，每月1次，若有不适需及时来医院复诊。

（2）患者具有良好的居住环境，避免受到不良刺激。

1）保持室内温度为18~22℃，切记避免室温时高时低。

2）保持室内湿度在60%左右，若空气干燥，易使患者咽喉疼痛，痰液不易排出，必要时可地面洒水，以达到室内空气新鲜、洁净、温度、湿度适宜的标准。

3）每日进行2次通风，每次通风保持15~20分钟，良好的通风，可以降低空气中病原微生物的密度。禁止任何人在室内吸烟。

（3）粉尘及有害气体是支气管炎的致病因素，居家时注意防尘，避免接触尘埃、烟雾等有害气体，以免受到刺激。对于空气有污染的公共场所最好少去或者不去，如化工厂、污水处理厂、新装修的地方。

（4）患者及亲属保持积极的心态面对疾病，避免出现悲观、抑郁等不良情绪及心理问题。

第二节　支气管哮喘患者健康指导

一、疾病知识指导

支气管哮喘简称哮喘，是由多种细胞（如嗜酸性粒细胞、肥大细胞和T淋巴细胞等）介导的气道慢性变应性炎症性疾病。易感者对各种激发因子具有气道高反应性，可发生不同程度的广泛多变的可逆性气流受限。多数患者可自行缓解或经治疗后缓解。

（一）病因

哮喘的病因还不十分清楚，个体过敏体质及外界环境的影响是发病的危险因素。哮喘与多基因遗传有关，同时受遗传和环境的双重影响。

1. 遗传

哮喘患者亲属患病率高于群体患病率，并且亲缘关系越近，患病率越高；患者病情越严重，其亲属患病率也越高。

2. 环境

主要包括某些激发因素，如：

（1）感染因素如细菌、病毒、原虫、寄生虫等，呼吸道感染是哮喘急性发作常见诱因。

（2）各种特异和非特异性吸入物如花粉、尘螨、动物的毛发等。

（3）药物如阿司匹林、普萘洛尔等。

（4）某些食物，如鱼、虾蟹、蛋类、牛奶等。

（5）其他如气候变化、精神因素、剧烈运动和妊娠等。

（二）临床表现

为反复发作的喘息、气急，伴或不伴胸闷或咳嗽等症状，同时伴有气道高反应性和可变的气流受限，随着病程延长可导致气道结构改变，即气道重塑。

1. 典型哮喘的临床症状和体征

（1）反复发作性喘息、气促，伴或不伴胸闷或咳嗽，夜间及晨间多发，常与接触变应原、冷空气、物理、化学性刺激以及上呼吸道感染、运动等有关。

（2）发作时及部分未控制的慢性持续性哮喘，双肺可闻及散在或弥漫性哮鸣音，呼气相延长。

（3）上述症状和体征可经治疗缓解或自行缓解。

2. 不典型哮喘

不典型哮喘包括咳嗽作为唯一或主要症状的咳嗽变异性哮喘；胸闷作为唯一或主要症状的胸闷变异性哮喘；无反复发作喘息、气促、胸闷或咳嗽的表现，但长期存在气道反应性增高者的隐匿性哮喘三种类型。

（三）辅助检查

（1）血液检查：血常规、血气分析。

（2）痰液检查：诱导痰查嗜酸性粒细胞计数。

（3）过敏原检测。

（4）肺功能检查：通气功能检查、支气管激发试验、支气管舒张试验、呼气峰值流速及其变异率测定。

（5）呼出气一氧化氮。

（6）哮喘控制测试问卷。

（7）胸部 X 线检查。

（四）治疗原则

（1）脱离过敏原。

（2）药物治疗：①控制哮喘发作；②缓解哮喘发作。

（3）急性发作期治疗。

（4）五级阶梯式治疗方案。

（5）免疫疗法：①特异性免疫疗法；②非特异性免疫疗法。

二、健康教育实践指导

1. 休息与活动指导

（1）急性发作期卧床休息，调整舒适的坐位或半坐位，以减少疲劳。

（2）缓解期在医生的指导下选择运动，体力较差时做慢跑、散步、太极拳等低强度运动练习；体力较好时练习较快的步行、慢跑、缓慢地登楼、游泳等运动。

2. 饮食与营养知识指导

（1）哮喘大发作时应禁食禁饮。

（2）避免进食诱发哮喘发作的食物，如鱼、虾、蟹、鸡蛋、牛奶等。

（3）鼓励患者进食高热量、高蛋白、富含维生素、易消化饮食；多吃新鲜蔬菜水果；晚餐不宜过饱，过晚。

3. 疾病监测指导

支气管哮喘是一种慢性气道炎症性疾病，哮喘患者的自我管理在慢性病的治疗过程中具有十分重要的意义。

（1）动态监测肺功能及呼出气一氧化氮可对早期哮喘急性发作风险进行预测，对吸入性糖皮质激素的反应性、预估患者对吸入性糖皮质激素治疗的依从性等均有重要意义。

（2）正确进行哮喘控制测试与最大呼气峰流速（PEF）监测：测定时间是每天 3 次，为早中晚，每次测定 3 次，取最大值记录于哮喘日记，如实填写哮喘控制测试。PEF 占个人预计值得百分比

（PEFpred%）≥个人预计值 80% 为哮喘控制，PEFpred%<个人预计个值 80% 为哮喘未控制；哮喘控制测试<20 分为哮喘未控制；20~25 分为哮喘控制。每 4 周随访 1 次，了解其最大呼气峰流速及哮喘控制测试监测情况，之后根据疾病控制情况遵医嘱随访。

4. 并发症预防指导

（1）急性期密切监测生命体征变化，观察有无气胸、呼吸衰竭等并发症先兆症状，如呼吸频率加快，呼吸>30 次/分，是呼吸衰竭早期表现；如有精神恍惚、嗜睡或性格改变，应警惕电解质紊乱。

（2）高危时段加强巡视：后半夜到清晨是本病急性发作、病情加重期的高峰期，应加强床旁巡视。

5. 用药指导

（1）β_2 受体激动药：不宜长期、规律、单一、过量使用，否则可出现耐药性和引起骨骼肌震颤、低血钾、心律紊乱等不良反应。

（2）茶碱类：

1）主要不良反应为胃肠道症状，心血管系统及中枢神经系统症状，用药中要监测血浆氨茶碱浓度。

2）发热、妊娠、小儿或老年患者，患有肝、心、肾功能障碍及甲亢者需慎用。

3）静脉用药时浓度不宜过高，速度不宜过快，时间应大于等于 10 分钟。

（3）糖皮质激素：

1）吸入糖皮质激素全身性不良反应少，少数引起口腔假丝酵母菌感染、声音嘶哑，所以吸药后要用清水充分漱口并喝温水，可减轻局部反应和胃肠吸收。

2）口服用药宜饭后服用，减少对胃肠黏膜的刺激。

3）遵医嘱用药，嘱患者勿自行停药。

6. 出院指导

（1）积极预防诱发因素，避免接触致敏原：

1）外源性因素：保持室内空气清新，勤打扫，勤通风，减少尘埃，保持适宜的温湿度；被褥枕头经常暴晒，防止尘螨滋生；不养花，不养宠物，不在室内吸烟，不使用蚊香、灭蚊剂等有强烈刺激性气味的刺激物；职业性哮喘者应脱离该职业环境。

2）内源性因素：避免使用可诱发哮喘发作的药物、食物。

（2）冬季注意保暖，预防上呼吸道感染：

1）避免去人多的场所，冬季外出可佩戴围巾、口罩，护住口鼻，避免呼吸道直接暴露在冷空气中。

2）应用免疫增强剂：对流感疫苗不过敏者，注射流感疫苗。

（3）避免精神紧张、过度劳累及剧烈运动；保持乐观心态，学会自我调节，保持心情愉悦；作息规律，合理饮食，戒烟限酒。

（4）坚持长期规律用药：

1）遵医嘱正确使用药物，牢记药物所用名称、使用方法、注意事项、定期按时用药。

2）外出活动时，随身携带速效 β_2 受体激动剂，如沙丁胺醇气雾剂，一旦出现哮喘发作先兆，应立即吸入药物，迅速控制症状。

第三节　支气管扩张症患者健康指导

一、疾病知识指导

支气管扩张症（简称支扩）是由各种病因引起的反复发生的化脓性感染，导致中小支气管反复损伤和(或)阻塞,致使支气管壁结构破坏,引起支气管异常和持久性扩张。

(一)病因

(1)呼吸道感染:尤其是婴幼儿和儿童时期下呼吸道感染是支扩最常见的病因,如麻疹、百日咳、肺结核、肺炎(包括细菌、病毒和支原体),部分患者会在感染后出现支扩症状。

(2)免疫功能缺陷:在欧美等地区,免疫功能缺陷是支扩较常见的病因。免疫缺陷分为原发性和继发性,常见的原发性免疫缺陷有低免疫球蛋白血症。常见的继发性免疫缺陷有长期服用免疫抑制药物、人类免疫缺陷病毒感染等。发生严重、持续或反复感染的患者,尤其是反复肺炎、多部位感染或机会性感染者,应注意免疫功能缺陷的可能。

(3)遗传因素:一些先天性疾病,如α1-抗胰蛋白酶缺乏、纤毛功能缺陷(如原发性纤毛运动障碍)、巨大气管-支气管症、软骨缺陷等也会导致支扩。

(4)气道阻塞和反复误吸:儿童最常见的气道阻塞的原因是气道异物吸入。成人也可因吸入异物或气道内肿瘤阻塞导致支气管扩张,但相对少见。

(5)其他肺部疾病:相当一部分的变应性支气管肺曲霉病是支扩较常见的病因之一。弥漫性泛细支气管炎后期多合并有支扩的影像学表现。

(6)其他系统疾病:如部分类风湿性关节炎等。

(二)临床表现

1. 症状

(1)慢性咳嗽、大量脓痰与体位改变有关:引起感染的常见病原体为铜绿假单胞菌、金黄色葡萄球菌、流感嗜血杆菌、肺炎链球菌和卡他莫拉菌。急性感染发作时,黄绿色脓痰量每日可达数百毫升。静置后出现分层的特征:上层为泡沫,下悬脓性成分,中层为混浊黏液,下层为坏死组织沉淀物。

(2)反复咯血:50%~70%的患者有程度不等的咯血,从痰中带血至大量咯血,咯血量与病情严重程度、病变范围有时不一致。部分患者以反复咯血为唯一症状,临床上称为"干性支气管扩张"。

(3)反复肺部感染:其特点是同一肺段反复发生肺炎并迁延不愈。

(4)慢性感染中毒症状:患者可出现发热、乏力、食欲减退、消瘦、贫血等症状,儿童可影响发育。

2. 体征

早期或干性支气管扩张可无异常肺部体征,病变重或继发感染时常可闻及下胸部、背部固定而持久的局限性粗湿啰音,有时可闻及哮鸣音,部分慢性患者伴有杵状指(趾)。出现肺气肿、肺心病等并发症时有相应体征。

(三)辅助检查

(1)影像学检查:胸部X线检查、胸部高分辨CT扫描、支气管碘油造影。

(2)实验室检查:血常规及炎症标志物、微生物学检查(痰涂片与痰培养)、血清免疫球蛋白、血气分析、自身抗体检查。

(3)其他检查:纤维支气管镜检查、肺功能测定。

(四)治疗原则

支扩的治疗目的包括治疗潜在病因以延缓疾病进展和减少急性加重,改善症状,维持或改善肺功能,改善患者的生活质量。

1. 稳定期治疗

(1)气道廓清治疗。

(2)祛痰治疗。

(3)长期抗菌药物治疗。

(4)病原体清除治疗。

(5)手术治疗。

(6)其他治疗：如支气管舒张药、疫苗接种、抗炎治疗等。

2. 急性加重期治疗

支扩急性加重的治疗需要综合处理，抗菌药物治疗是关键。

二、健康教育实践指导

1. 休息与活动指导

(1)急性感染或病情严重者应卧床休息。

(2)小咯血者以静卧休息为主，保持安静，取患侧卧位；大咯血者应绝对卧床。

(3)缓解期患者可适当进行户外活动，但要避免过度劳累。

(4)坚持参加适当的体育锻炼，如跑步、散步、打太极等，有利于预防本病的发作。

2. 饮食与营养知识指导

(1)病情允许时可给予高热量、高蛋白、富含维生素且营养丰富饮食，如蛋、鱼、肉、新鲜蔬菜和瓜果等；咯血者应给予温凉、易消化半流质，大咯血时应禁食；忌饮浓茶，咖啡等刺激性饮料。

(2)避免生冷食物，少食多餐。

(3)多饮水，每天 1500 mL 以上。

(4)咳痰后及进食前后漱口，保持口腔清洁，促进食欲。

3. 疾病监测指导

支气管扩张症常因感染导致急性加重。如果出现以下至少一种症状加重，如痰量增加或脓性痰、呼吸困难加重、咳嗽增加、肺功能下降、疲劳乏力加重等，或出现新症状，如发热、胸膜炎、咯血等，往往提示出现急性加重，需要及时去医院治疗。

4. 并发症预防指导

(1)咯血：常见的支气管扩张并发症。咯血时休息与活动指导、饮食护理同前。

(2)慢性呼吸衰竭：无创通气和长期家庭氧疗可改善患者的肺功能和生活质量。

(3)肺动脉高压：对于肺动脉高压伴长期低氧血症的患者，建议长期氧疗。

5. 用药指导

(1)遵医嘱应用抗生素、祛痰药物、支气管扩张剂等。

(2)对于年老体弱、肺功能不全者应用镇静剂和镇咳药后，注意观察呼吸中枢和咳嗽反射受抑制情况。

(3)使用垂体后叶素静滴时用微电脑输液泵泵入，控制滴速。关注有无恶心、心悸、面色苍白等不良反应。

6. 出院指导

(1)积极避免诱发因素：积极防治百日咳、麻疹、支气管肺炎、肺结核等呼吸道感染；及时治疗上呼吸道慢性病灶；避免受凉，预防感冒；减少刺激性气体吸入；戒烟，避免烟雾和灰尘刺激。

(2)保持良好的心态：亲属给予患者积极的心理支持，帮助树立战胜疾病的信心，保持情绪稳定。

(3)注意口腔清洁：勤漱口、多刷牙、定期更换牙刷。

(4)加强营养，锻炼身体，增强抗病能力，积极治疗鼻窦炎和扁桃体炎等，预防支气管扩张。

(5)学会有效咳嗽、胸部叩击、雾化吸入及体位引流等有效排痰措施。

第四节　肺炎患者健康指导

一、疾病知识指导

肺炎是肺泡、远端气道和肺间质的感染性炎症，可由多种病因引起，如感染、理化因素、免疫损伤等。细菌性肺炎是最常见的肺炎，也是最常见的感染性疾病之一。细菌性肺炎对儿童及老年人危害性极大。抗生素的出现曾一度使肺炎的病死率下降，但近年来尽管应用强力抗生素和有效疫苗，肺炎的病死率没有降低，甚至略有升高。发病率和病死率高的原因与社会人口老龄化、吸烟，及伴有基础疾病和机体免疫力下降等有关等。

(一)病因

以感染为最常见病因，还有理化因素、免疫损伤、过敏及药物等因素。

(1)微生物感染如细菌、病毒、衣原体、支原体、真菌等。

(2)理化因素如放射线、吸入性异物(胃食管反流、毒气吸入)等。

(3)免疫功能受损如过度劳累、酗酒、昏迷、人工气道等。

(4)其他因素如过敏因素、药物因素(如呋喃妥因、胺碘酮)等。

(二)临床表现

(1)发热：可伴有头痛、肌肉酸痛、乏力、纳差。

(2)咳嗽：咳痰早期为刺激性干咳，而后出现咳白黏痰或黄痰或砖红色痰。

(3)胸痛：当感染部位靠近胸膜时，常伴有胸痛，呈针刺样，随咳嗽或深呼吸加重，可向肩或腹部放射。下肺叶可刺激膈胸膜引起腹痛。

(4)呼吸困难：多见于病灶比较大或者重症肺炎，存在肺实质病变致通气不足、动脉血氧饱和度下降而出现发绀、胸痛、呼吸困难等症状。

(5)胸闷：如肺炎侵犯胸膜，可致胸腔积液，量大时可有胸闷症状。

(6)肺实变时有典型的体征：患侧肺浊音、语颤增强，出现支气管管性呼吸音、湿啰音；当并发胸腔积液时，患侧肺浊音、语音震颤及呼吸音均减弱。

我国诊断重症肺炎标准：①意识障碍；②呼吸(R)>30次/分；③氧分压(PaO_2)<60 mmHg，氧分压与吸入氧浓度(PaO_2/FiO_2)<300，需行机械通气治疗；④血压(Bp)<90/60 mmHg；⑤胸片显示双肺或多肺叶受累，或入院48小时病变扩大>50%；⑥少尿：尿量<20 mL/h，或<80 mL/4h，或急性肾衰竭需要透析治疗。

(三)辅助检查

(1)血常规。

(2)胸部X线或CT。

(3)痰液检查：痰涂片、痰培养等。

(四)治疗原则

(1)抗感染治疗。

(2)对症和支持治疗：祛痰、降温、吸氧，维持水、电解质平衡、改善营养及加强机体抵抗力等治疗。

（3）预防并发症及处理并发症：出现严重的败血症及毒血症可并发感染性休克，应及时给予抗休克治疗。

（五）健康教育实践指导

1. 休息与活动指导

（1）保持室内空气清新、洁净，注意通风，提供安静、舒适的环境。维持室温在22～26℃，湿度为50%～60%。

（2）保持舒适体位，采取坐位或者半卧位，有助于改善呼吸和排痰。

（3）高热患者以卧床休息为主，减少氧耗，缓解肌肉酸痛；疾病恢复期可适当下床活动，循序渐进，制定合理活动计划，促进康复。

2. 饮食与营养支持指导

（1）提供足够热量、蛋白质及维生素的流质或半流质饮食，蛋白质以进食优质蛋白为主，如鱼、蛋、瘦肉、奶制品等。

（2）多饮水，每日饮水量可达1.5～2 L，但心、肾功能障碍患者应监测出入水量。

3. 疾病监测指导

（1）发热患者监测体温变化：体温小于38.5℃采用物理降温，如温水擦浴、乙醇擦浴、冰敷等；体温大于38.5℃，遵医嘱予以药物降温，如口服布洛芬等，同时应适当补液，保持水电解质平衡。心脏病或老年人应注意补液速度，避免输液过快导致急性肺水肿。

（2）密切观察咳嗽、咳痰情况：详细记录痰液的颜色、量及性质。指导有效咳嗽，适当气道湿化，同时给予胸部物理治疗，如胸部叩击、机械辅助排痰等，以促进有效排痰，保持呼吸道通畅。当实施胸部物理治疗时，应严密观察生命体征。

4. 并发症预防指导

做好病情监测，关注神志变化。当出现心率加快、体温不升或高热、呼吸困难、咳嗽、咳痰等症状，应及时就诊。

5. 用药指导

（1）遵医嘱使用抗生素，观察药物不良反应及疗效。使用头孢类可出现皮疹、胃肠道不适等不良反应；使用喹诺酮类（左氧氟沙星、环丙沙星）偶有皮肤瘙痒、恶心等不良反应；使用氨基糖苷类抗生素有肾毒性及耳毒性，老年人及肾功能不全患者应注意有无耳鸣、头晕及肾损害等不良反应。

（2）一旦出现严重不良反应，应及时就医。

6. 出院指导

（1）戒烟、戒酒。

（2）根据天气变化及时增减衣物，避免淋雨受寒、过度疲劳、上呼吸道感染、等诱因。

（3）保持生活规律，心情愉快，加强体育锻炼，增强机体抵抗力，多进食营养丰富食物，增加营养。

（4）年老体弱、慢性病患者长期卧床时，应注意经常改变体位，多翻身、拍背，以利于咳出气道内痰液。针对易感染人群，可接种流感疫苗、肺炎疫苗等，预防疾病。

第五节　肺脓肿患者健康指导

一、疾病知识指导

肺脓肿是由多种病原菌引起的肺组织坏死性病变，早期为化脓性炎症，继而坏死形成脓肿。

(一)病因

急性肺脓肿的主要病原体是细菌,常为上呼吸道和口腔内的定植菌,包括厌氧、需氧和兼性厌氧菌。其中,厌氧菌感染占主要地位,致病菌有核粒梭形杆菌、消化球菌等。常见需氧和兼性厌氧菌有金黄色葡萄球菌、化脓性链球菌、肺炎克雷伯杆菌、大肠埃希菌和铜绿假单胞菌等。接受化学治疗、白血病或艾滋病患者等免疫力低下者,其病原菌可为真菌。急性肺脓肿经充分引流,脓液由气道排出,可使病变逐渐吸收,脓腔缩小甚至消失或仅剩少量纤维瘢痕。炎症迁延 3 个月以上不能愈合,则成为慢性肺脓肿。

根据不同病因和感染途径,肺脓肿可分为以下三种类型:

1.吸入性肺脓肿

吸入性肺脓肿是临床上最多见的类型,多单发。多由厌氧菌经口、鼻、咽吸入而致病,误吸是致病的主要原因。当患者存在意识障碍、全身麻醉或气管插管等情况则易发生误吸,使得牙槽脓肿、扁桃体炎、鼻窦炎等脓性分泌物经口腔、鼻、咽部手术后的血块或分泌物等经气管吸入肺内致病;或存在食管、神经系统疾病所致的吞咽困难,以及受寒、醉酒和极度疲劳所致的机体免疫力低下与气道防御清除功能减弱时,亦可使病原菌随口腔分泌物、或呕吐物吸入肺内而致病。

2.继发性肺脓肿

(1)可继发于某些肺部疾病如细菌性肺炎、支气管扩张症、空洞型肺结核、支气管囊肿、支气管肺癌等。由于病原菌毒力强、繁殖快,导致肺组织广泛化脓、坏死而形成肺脓肿。

(2)支气管异物堵塞是导致小儿肺脓肿的重要因素。

(3)肺部邻近器官的化脓性病变,如食管穿孔感染、膈下脓肿、肾周围脓肿及脊柱脓肿等波及肺组织引起肺脓肿。

3.血源性肺脓肿

因皮肤外伤感染、疖、痈、骨髓炎所致的菌血症,病原菌或脓栓经血行播散到肺,引起小血管栓塞、肺组织化脓性炎症、坏死而形成肺脓肿。

(二)临床表现

1.急性肺脓肿

症状发病急骤,畏寒高热,体温达 39℃～40℃,伴有咳嗽、咳少量黏液痰或黏液脓性痰。如感染不能及时控制,可于发病的 10～14 天后突然咳出大量脓臭痰及坏死组织,每天量可达 300～500 mL,典型痰液呈腥黄绿色脓性,有时带血,大量脓液静置后可分为 3 层,多系厌氧菌感染所致。约 1/3 患者有不同程度的咯血,多为脓血痰,偶有中、大量咯血,可引起窒息。若炎症累及胸膜,可出现患侧胸痛。病变范围大时,可有气促伴乏力、精神不振和食欲减退等全身中毒症状。若肺脓肿破溃到胸膜腔可致脓气胸,表现为突发性胸痛、气急。

2.慢性肺脓肿

患者除咳嗽、咳脓痰、反复发热和咯血外,还有贫血、消瘦等慢性消耗症状。

3.肺部体征与肺脓肿

肺脓肿早期,体格检查发现与肺炎相似,当脓肿形成时,所累及的肺野可闻及空瓮音或空洞性呼吸音,病变累及胸膜时有胸膜摩擦音或胸腔积液体征。慢性肺脓肿常有杵状指、贫血和消瘦。血源性肺脓肿体征多为阴性。

(三)辅助检查

(1)影像学检查:胸部 X 线检查、胸部高分辨 CT 扫描
(2)实验室检查:血常规及炎症标志物、微生物学检查(痰涂片与痰培养)

（3）其他检查：纤维支气管镜检查

（四）治疗原则

（1）抗生素治疗。

（2）脓液引流。

（3）手术治疗。

二、健康教育实践指导

1.休息与活动指导

（1）保持室内空气流通，定时开窗通风，温度维持在18~22℃，湿度维持在50%~70%。

（2）进行有效的咳嗽，经常活动和变换体位，以利痰液排出，保持呼吸道通畅。高热及全身症状重者应卧床休息。

（3）处于高热、伴有明显呼吸困难或咯血期间不宜行体位引流。必要时经口吸痰或经纤维支气管镜行脓液吸引及冲洗。

2.饮食与营养知识指导

（1）给予清淡、易消化饮食，保证食物中富含蛋白质及足够热量，以补充机体消耗。

（2）多饮水，每天1500 mL以上，以稀释痰液。

（3）咯血者应给予温凉、易消化半流质食物，大咯血时应禁食。忌饮浓茶，咖啡等刺激性饮料。

（4）避免生冷食物诱发咳嗽，少食多餐。

（5）咳痰后及进食前后漱口，保持口腔清洁，促进食欲。

3.疾病监测指导

（1）密切监测生命体征变化。高热时，可采用温水擦浴、冰袋等物理降温措施，以逐渐降温为宜，防止虚脱；大汗时，应及时更换衣物，避免受凉，必要时遵医嘱使用退烧药及静脉补液。

（2）观察并记录痰量、颜色、性质、气味。如痰液骤增，并出现相应症状提示患者可能出现胸膜炎、脓胸等。

（3）如发生咯血，且咯血量较大时，嘱患者患侧卧位，保持呼吸道通畅，床边备好抢救用物，警惕大咯血或窒息的发生。

4.并发症预防指导

（1）若少量咯血或痰中带血，通常可口服止血药物治疗，进清淡温凉软食，以静卧休息为主；若出现大咯血，应禁食，绝对卧床休息，取患侧卧位，保持气道通畅。

（2）彻底治疗口腔、上呼吸道慢性感染病灶，如龋齿、化脓性扁桃体炎、鼻窦炎、牙周溢脓等，以防止病灶分泌物吸入肺内诱发感染；还应重视口腔清洁，经常漱口，多饮水，预防口腔炎的发生；积极治疗皮肤外伤感染、痈、疖等化脓性病灶，不挤压痈、疖，防止血源性肺脓肿的发生。

5.用药指导

（1）肺脓肿者应用抗生素治疗时间较长，应向患者强调坚持治疗的重要性及可能出现的不良反应。用药期间要密切观察药物疗效及不良反应。

（2）治疗期间遵医嘱应用化痰与支气管扩张药物，促进排痰，保持呼吸道通畅。

6.出院指导

（1）明确抗生素治疗的重要性。抗生素治疗需用药8~12周，为防止病情反复，应遵从治疗计划。

（2）避免受寒、酗酒和极度疲劳导致的机体免疫力低下而诱发吸入性感染。

（3）注意口腔清洁，勤漱口，多刷牙，定期更换牙刷。

（4）亲属掌握有效排痰措施，掌握有效咳嗽、胸部叩击及体位引流的排痰方法。

（5）加强营养，锻炼身体，提高免疫力。

（6）保持心情愉悦，避免焦虑。

第六节　慢性阻塞性肺疾病患者健康指导

一、疾病知识指导

慢性阻塞性肺疾病（简称慢阻肺）是一种常见的以持续性呼吸道症状和气流受限为特征的可以预防和治疗的疾病，呼吸道症状和气流受限是由有毒颗粒或气体导致的气道和（或）肺泡异常引起的。

（一）病因

慢阻肺的病因不完全清楚，可能与多种环境因素和个体易感因素相互影响有关。

（1）吸烟：吸烟是慢阻肺发病的最重要因素。吸烟者慢性支气管炎患病率比不吸烟者高 2 ~ 8 倍。被动吸烟也可能导致呼吸道症状及慢阻肺的发生。

（2）职业粉尘和化学物质：长期、大量接触职业粉尘及化学物质，如烟雾、工业废气、过敏原、室内空气污染等，可导致与吸烟无关的慢阻肺发生。

（3）空气污染：大量有害气体，如二氧化碳、二氧化硫、氯气等可损伤气道黏膜，使气道清除能力下降，为细菌感染创造条件。空气中粉尘或二氧化硫明显增多时，导致慢阻肺急性发作增加。

（4）感染：呼吸道感染是慢阻肺发病和加剧的重要因素之一。病毒感染和细菌感染均可造成气管，支气管黏膜的损伤和慢性炎症。

（5）其他因素：免疫功能紊乱、气道高反应性、自主神经功能失调、年龄增大等机体因素和气候等环境因素均与慢阻肺的发生和发展有关。

（二）临床表现

1. 症状

（1）慢性咳嗽：初期咳嗽，晨起加重，随病情进展，早晚或整日均有咳嗽。

（2）咳痰：咳少量黏液痰，晨起明显，偶带血丝。合并感染时，痰量增多，常咳脓性痰液。

（3）气短或呼吸困难：是慢阻肺的标志性症状。早期只在劳力时出现，之后逐渐加重，以致日常活动甚至休息时也气短。

（4）喘息和胸闷：部分重度患者会有喘息症状。

（5）全身症状：重度和极重度患者常有体重减轻、疲劳、厌食和肌肉萎缩等症状。

2. 体征

视诊有桶状胸；触诊双侧语颤减弱；叩诊过清音，心浊音界缩小，肺下界和肝浊音界下降；听诊两肺呼吸音减弱，呼气期延长，部分患者可听到干啰音和（或）湿啰音。

（三）辅助检查

（1）肺功能检查：是诊断慢阻肺的金标准。吸入支气管舒张剂后 FEV_1（第一秒用力呼气末容积）/FVC%（用力肺活量）小于 70% 者，可确定存在持续性气流受限。

（2）胸部 X 线检查：对鉴别其他肺疾病和慢阻肺合并自发性气胸，肺炎等并发症时有意义。

（3）胸部 CT 检查：主要用于鉴别诊断，排除其他有相似症状的疾病。

(4)血气分析：对判断缺氧程度、二氧化碳潴留情况、酸碱失衡和呼吸衰竭类型有帮助。

(5)其他：合并感染时，血常规提示白细胞增高。痰培养可检出病原菌。

(四)治疗原则

1.急性发作期治疗

(1)低流量吸氧

(2)支气管扩张剂治疗和糖皮质激素

(3)茶碱类

(4)抗生素类

(5)其他药物：如磷酸二酯酶-4、黏液溶解药和镇咳药等

(6)机械通气支持

2.稳定期治疗

(1)戒烟和教育

(2)根据病情分级治疗

(3)吸入支气管扩张药物和糖皮质激素

(4)接种疫苗

(5)家庭氧疗

(6)运动训练

3.外科手术治疗

必要时行肺大疱切除术和肺减容手术

二、健康教育实践指导

1.休息与活动指导

(1)取舒适体位，半卧位或端坐位。

(2)根据病情适当活动，以不感到疲劳和不加重症状为度。

2.饮食与营养知识指导

由于慢阻肺患者消耗的呼吸功增加，加上食欲减退、进食少和消化吸收降低，导致营养缺乏。

(1)进富含热量、优质蛋白和富含维生素饮食。一般来说，葡萄糖占 50%～60%，蛋白质占 15%～20%，脂肪占 20%～30%。

(2)食欲不振时，少食多餐。

(3)如无特殊，药物应饭后服用，减少药物对胃部刺激的不适。

(4)进食含钙量高的食物，避免进食油炸和生冷类食物，以免刺激咳嗽加重。

(5)当合并有腹胀，高碳酸血症时，避免进食产气类，高碳水化合物食物，以免加重症状。

3.疾病监测指导

(1)病情急性加重，当出现痰量增多，呼吸困难加重和咳脓性痰时，应及时就医。

(2)当疾病急性发作时，应迅速使用短效 β_2 受体激动药，如万托林气雾剂。

(3)积极的生活方式和坚持运动训练。

(4)肺功能检查至少每年一次。

4.并发症预防指导

(1)持续低流量吸氧(1～2 L/min)。防止氧浓度过高导致二氧化碳潴留。

(2)慢阻肺患者伴有肺大疱形成时，勿用力屏气、不宜剧烈运动、勿用力解大便等，防止胸、腹内压过高，导致肺大疱破裂引起气胸。

5.用药指导

(1)使用吸入药物时,指导患者掌握正确的药物吸入技术,通过教育改善患者的药物依从性。

(2)禁止使用镇静药物,服用该类药物可抑制呼吸中枢引起呼吸骤停。

6.出院指导

(1)家庭氧疗需每天>15小时,流量1~2 L/min。应定期更换吸氧装置,注意用氧安全。

(2)运动训练时,运动量宜小、量力而行、逐渐增加,适合自身条件。

1)可做耐力锻炼如散步、呼吸操、太极拳和家务劳动等。

2)行呼吸训练时,取坐位或仰卧位,一手放在前胸部,一手放腹部,吸气时,最大限度地向外扩张腹部,胸部保持不动;呼气时,最大限度地向内收缩腹部,胸部保持不动。用鼻吸气用口呼气,深吸缓呼。呼气时缩唇(口形如吹口哨状)缓慢用口呼气(尽量延长呼气时间),吸气与呼气的时间比为1∶2~1∶3,发出"呼"的字音。每天2次,每次10~20分钟。

(3)气候变化时,注意防寒保暖,做好个人防护。

(4)保持室内空气新鲜,减少空气污染对呼吸道的刺激。

第七节　肺源性心脏病患者健康指导

一、疾病知识指导

肺源性心脏病简称肺心病,是由于呼吸系统结构或功能障碍如肺组织、肺动脉血管或胸廓的慢性病变引起肺组织结构和(或)功能异常,产生肺血管阻力增加,肺动脉压力增高,导致右心室肥厚或扩张,进而引起心功能障碍的临床综合征。此病需要排除左心疾病或先天性心脏病引起的右心功能障碍,属于常见病与多发病,平均患病率为0.48%,病死率约为15%。我国肺心病患病率北方高于南方,冬春季节和气候骤然变化时,更易出现急性加重。根据起病缓急和病程长短,可分为急性肺心病和慢性肺心病。

(一)病因

(1)支气管、肺疾病:以慢性阻塞性肺疾病最为多见。我国慢性肺心病中继发于慢性阻塞性肺疾病患者占80%~90%,其次为支气管哮喘、支气管扩张、重症肺结核、间质性肺炎、尘肺等。

(2)胸廓运动障碍性疾病:较少见,严重胸廓或脊椎畸形以及神经肌肉疾患均可引起胸廓活动受限,如严重的脊椎后侧凸、脊椎结核、类风湿性脊柱炎、神经肌肉疾患例如脊髓灰质炎、以及广泛胸膜增厚粘连和胸廓成形术后造成的严重的胸廓或脊柱畸形等,可导致肺受压、支气管扭曲或变形,从而导致肺功能及肺血管受损,激发肺动脉压力升高,最终引起肺心病。

(3)肺血管疾病:较罕见,累及肺动脉的过敏性肉芽肿病,广泛或反复发生的多发性肺小动脉栓塞及肺动脉炎、肺动脉压升高和右心室负荷加重均可引起肺血管阻力增加,最终发展成慢性肺心病。

(4)其他:原发性肺泡通气不足及先天性口咽畸形、睡眠呼吸暂停低通气综合征等均可产生低氧血症,引起肺血管收缩,导致肺动脉高压,发展成慢性肺心病。

(二)临床表现

1.肺、心功能代偿期

肺、心功能代偿期主要是慢性阻塞性肺疾病的表现。患者可有咳嗽、咳痰、气促,活动后可有心悸、呼吸困难、乏力和劳动耐力下降。

2.肺、心功能失代偿期

肺、心功能失代偿期临床主要表现以呼吸衰竭为主，有或无心力衰竭。

(1)呼吸衰竭者可有呼吸困难加重，夜间为甚，常有头痛、失眠、食欲下降，白天嗜睡等表现。

(2)呼吸系统感染者可有发热、咳嗽、咳痰、呼吸困难等表现。

(3)右心衰竭者有气促、心悸、食欲下降、腹胀、恶心，颈静脉怒张、心率失常。

3.体征

可有不同程度的发绀和肺气肿体征，有右心肥大的体征，部分患者有颈静脉充盈。

(三)辅助检查

(1)X线检查。

(2)心电图检查。

(3)超声心动图检查。

(4)动脉血气分析。

(5)血液检查：血常规、凝血功能、电解质、生化检查。

(6)肺功能和痰细菌学检查。

(7)磁共振成像检查。

(四)治疗原则

1.缓解期的治疗

(1)积极治疗和改善基础支气管、肺疾病

(2)增强患者的免疫功能

(3)加强康复锻炼

(4)对于血氧分压<60 mmHg者，使用家庭氧疗或家庭无创呼吸机治疗

(5)对于吸烟的患者，积极劝导戒烟

2.急性加重期的治疗

(1)积极控制感染

(2)通畅呼吸道，改善呼吸功能

(3)纠正缺氧和二氧化碳潴留

(4)控制呼吸和心力衰竭

二、健康教育实践指导

1.休息与活动指导

(1)心肺失代偿期：绝对卧床休息，取舒适卧位。呼吸困难严重者，取半卧位或坐位，以保证患者充分睡眠。对于卧床患者，协助定时翻身，保持皮肤清洁，保持便器清洁，保持床单清洁干燥、平整等。

(2)代偿期：以量力而行、循序渐进为原则，进行适量活动，活动以不引起疲劳、不加重症状为度。可根据患者的耐受力指导其在床上进行缓慢的肌肉松弛活动，如上肢交替前伸握拳、下肢直腿抬高练习、踝泵运动等，以预防血栓。

(3)进行呼吸功能锻炼，如腹式呼吸、缩唇呼吸，提高活动耐力。指导患者采取既有利于气体交换又能节省能量的姿势，以减少体力消耗。

2.饮食与营养知识指导

(1)进高纤维、高蛋白、富含维生素、易消化清淡饮食，防止便秘、腹胀而加重呼吸困难。

(2)避免含糖高的食物，以免痰液粘稠。

（3）忌食咖啡，辛辣等刺激性食物。

（4）水肿、腹水、尿少者，限制钠盐与水分的摄入。每天钠盐<3 g/d、水分<1500 mL/d。

（5）进食宜少量多餐，避免进食时的疲劳，限制糖类（碳水化合物）的摄入。进餐前后漱口，保持口腔清洁，减少感染。

3. 疾病监测指导

（1）监测生命体征及意识状态的变化，尤其是呼吸频率、节律、幅度的变化，同时还应关注有无发绀和呼吸困难及其严重程度。

（2）观察有无心悸、胸闷、水肿及少尿等。

（3）必要时监测动脉血气分析，观察有无右心衰竭表现，密切观察有无头痛、烦躁不安、神志改变等。

（4）密切观察有无头痛、烦躁、昼睡夜醒、意识状态改变等肺性脑病的表现。

（5）观察咳嗽咳痰的情况，痰液的性质、颜色、量等。

4. 并发症预防指导

（1）肺性脑病：

1）绝对卧床休息，呼吸困难者呈半卧位，意识障碍者，予以床栏及约束带进行保护，防止坠床。

2）持续低流量、低浓度给氧，保持呼吸通畅，氧流量为 1~2 L/min，浓度为 25%~29%，防止高浓度吸氧抑制呼吸，加重二氧化碳潴留，导致病情加重。

3）定期监测动脉血气分析，密切观察病情变化，出现头痛、烦躁不安、表情淡漠、神志恍惚、精神错乱、嗜睡和昏迷等症状时需及时处理。

（2）心律失常：

1）遵医嘱正确应用抗生素，监测电解质有无紊乱。

2）实时监测心率。

（3）消化道出血：

1）积极治疗原发病。

2）禁用对胃肠道有刺激的药物和食物。

（4）心力衰竭：

1）绝对卧床休息。

2）控制钠盐的摄入及输液速度，记录 24 小时出入量。

3）观察使用强心利尿药后是否出现酸碱失衡及电解质紊乱，洋地黄中毒现象。

5. 用药指导

（1）慎用镇静药、麻醉药、催眠药等，如必须用药，使用后观察是否有呼吸抑制和咳嗽反射减弱的情况。

（2）警惕应用利尿药后易出现低钾、低氯性碱中毒而加重缺氧，及过度脱水引发的不良反应。使用排钾利尿药时，遵医嘱补钾。

（3）使用洋地黄类药物时，应询问有无洋地黄用药史，遵医嘱正确用药，注意观察药物毒性反应，如头痛、嗜睡、黄绿视、恶心呕吐等。

（4）应用血管扩张药时注意观察患者心率和血压情况。

（5）使用抗生素时注意观察感染控制的效果、有无继发感染等。

6. 出院指导

（1）戒烟、戒酒、作息规律、注意保暖、避免受凉、减少去人多场所的次数、预防感冒、防止呼吸道感染等。

（2）提倡长期家庭氧疗，予持续低流量吸氧 1~2 L/min，氧浓度 25%~29%，每天持续 15 小时左右。

（3）出院后应进行必要的体育锻炼，提高机体抵抗力。根据心肺功能及体力情况进行适当的体育锻炼和呼吸功能锻炼，如散步、太极拳、八段锦等。教会患者做缩唇呼吸、腹式呼吸、膈肌呼吸锻炼，以提高呼吸系统抵抗力。避免吸入有害气体、戒烟、戒酒、做好防寒、抗寒措施。

（4）如出现体温升高、呼吸困难加重、咳嗽加剧且咳痰不畅、尿量减少、水肿明显应及时就医。

（5）定期随访，随访时间可采取灵活的方法，即在换季时节、寒冷季节等该病易发期可每半月1次，当气温稳定、处于温暖季节时可每1~2月随访1次。此外，若出现病情变化时应及时就诊，如体温升高、呼吸困难加重、咳嗽剧烈、水肿明显、神志淡漠、嗜睡、口唇发绀加重等症状。

第八节　肺血栓栓塞症患者健康指导

一、疾病知识指导

肺血栓栓塞是由于内源性或外源性的栓子堵塞肺动脉主干或分支，引起肺循环障碍的临床和病理生理综合征。如在此基础上进一步发生肺出血或坏死者即称为肺梗死，临床上两者有时难以区别。

(一)病因

（1）年龄因素：多发在50~65岁，儿童患病率约为3%，90%致死性肺血栓栓塞发生在50岁以上。

（2）活动减少：因下肢骨折、瘫痪、重症心肺疾病、手术等原因，致使长期不适当的卧床，或肢体活动减少，降低了静脉血流的驱动力，导致血流淤滞，深静脉血栓形成。

（3）静脉曲张和血栓性静脉炎：有51%~71%的下肢深静脉血栓形成可能合并肺血栓栓塞。因静脉曲张和深静脉血栓性静脉炎患者，由于各种原因，一旦静脉内压急剧升高或静脉血流突然增多，导致栓子脱落而引发肺血栓栓塞。

（4）心肺疾病：25%~50%的肺血栓栓塞患者有心肺疾病，特别是心房颤动伴心衰的患者最易发生。

（5）创伤：15%的创伤患者可并发肺血栓栓塞，其中胫骨、骨盆、脊柱骨折常易发生肺血栓栓塞。

（6）肿瘤：如胰腺癌、肺癌、结肠癌、胃癌、骨肉瘤等均可合并肺血栓栓塞，可能是肿瘤细胞本身可以作为栓子，另外肿瘤患者的凝血机制常异常。

（7）妊娠和避孕药：研究发现孕妇血栓栓塞病较同龄未孕妇女约高7倍，服用避孕药妇女静脉血栓形成的发生率比不服药者高4~7倍。

（8）其他原因：如肥胖、某些血液病(如红细胞增多症，镰状细胞病)、糖尿病和肺包囊虫病等。

(二)临床表现

肺血栓栓塞的临床表现多种多样，但缺乏特异性，在许多影响呼吸循环系统的疾病中均可出现。

（1）呼吸困难及气促：呼吸频率>20次/分，伴或不伴紫绀，是肺血栓栓塞最重要也是最常见的临床症状，发生率为80%~90%。

（2）胸痛：可分为胸膜炎性胸痛和心绞痛样胸痛。胸膜炎性胸痛的发生率为40%~70%，是肺血栓栓塞最常见的胸痛类型。

（3）晕厥：晕厥可以是肺血栓栓塞的唯一首发症状，发生率为11%~20%。主要表现为突然发作的一过性意识丧失，多合并有呼吸困难和气促表现。可伴有晕厥前症状，如头晕、黑朦、视物旋转等。出现晕厥往往提示预后不良。

（4）烦躁不安、惊恐和濒死感：发生率约为55%，是肺血栓栓塞的常见症状。主要由严重的呼吸困难和(或)剧烈胸痛引起。

（5）咯血：发生率仅占11%~30%，量一般不多，多于栓塞后24小时左右出现，早期为鲜红色，数日后可变为暗红色。大咯血较少见。

（6）咳嗽：发生率为20%~37%，可于栓塞后很快出现，多为干咳或伴少量白痰。

（7）心悸：发生率为10%~18%，多于栓塞后立即出现，主要由快速性心律失常引起。

（三）辅助检查

（1）血气分析。

（2）心电图检查。

（3）胸部 X 线平片。

（4）血浆 D-二聚体检测。

（5）核素肺通气/灌注扫描。

（6）螺旋 CT 和电子束 CT。

（7）磁共振成像。

（8）肺动脉造影。

肺血栓栓塞的确诊手段主要有依赖核素肺通气/灌注扫描、螺旋 CT 和电子束 CT、磁共振成像和肺动脉造影。

（四）治疗原则

（1）一般治疗

（2）药物治疗

（3）手术治疗

（4）循环支持治疗

二、健康教育实践指导

1. 休息与活动指导

（1）禁随意按摩，禁下肢过度用力。

（2）保持大便通畅，避免用力排便。

（3）长期卧床者应在指导下进行床上肢体活动或被动关节活动，病情允许时鼓励早期下床活动。

2. 饮食与营养知识指导

（1）注意低盐、低脂、清淡易消化饮食，少食多餐。还应少吃一些速溶性的发酵食物，避免引起腹胀。

（2）多吃蔬菜水果。其富含丰富的维生素和纤维素，不仅给人体的新陈代谢及营养补充提供动力，还对于肠胃消化有很好的促进效果。

（3）进低脂肪低胆固醇饮食。日常饮食不可过于偏重油腻。

3. 疾病监测指导

（1）定期随诊，按时遵医嘱服药。

（2）服用抗凝药者需警惕出血这一不良反应，并按照医嘱定期复查抗凝指标。

（3）病情变化时及时就医。

4.并发症预防指导

(1)基本预防：戒烟少酒、多运动少久坐、保持健康体重等。

(2)机械预防：该方法需要在医生指导下选用，可采用梯度加压弹力袜、间歇充气压缩泵和静脉足泵等方法以预防下肢深静脉血栓形成。

(3)药物预防：对于手术前后及部分有血栓形成风险的人，应遵医嘱使用抗凝药预防血栓形成。

5.用药指导

(1)抗凝治疗：目前临床常用的抗凝药物包括胃肠外抗凝药如普通肝素、低分子肝素、磺达肝葵钠；传统口服抗凝药如维生素 k 拮抗药；新型直接口服抗凝药如利伐沙班、达比加群、阿哌沙班、依度沙班。值得注意的是，普通肝素易导致肝素诱导的血小板减少症，使用时应密切关注血小板的改变，若血小板计数下降超出基础值的 50% 和/或出现动静脉血栓，应立即停用，并改为非肝素类抗凝药。

(2)溶栓治疗：最常用的药物有链激酶、尿激酶和重组组织纤溶酶原激活剂。其他溶栓药物包括来替普酶、替奈普酶和瑞替普酶。目前对血栓最快溶解效用药物是重组组织纤溶酶原激活剂。溶栓时间窗一般是 14 天以内。溶栓治疗的并发症见于出血、过敏反应、栓塞、中风和再灌注性心律失常，其最主要的并发症为出血，尤其是颅内出血。使用前应充分评估出血风险，做好配血及输血准备。同时加强患者病情观察和护理，避免诊断性操作，如动脉导管和大静脉穿刺。如有严重出血，应首先停用溶栓药物，评估血流动力学变化。大量连续出血可通过输注冷沉淀控制。

6.出院指导

(1)饮食宜清淡、质软、易消化，保证蛋白质、维生素、粗纤维食物的摄入。避免辛辣、高脂和富含维生素 K_1 的食物。

(2)避免强体力活动，保持大便通畅。

(3)避免长时间久坐，多喝水，每天至少 1500 mL 以上。

(4)坚持佩戴弹力袜，适当运动，减少血流瘀滞。

(5)按时服药，定期复查，注意皮肤，牙龈，大便等出血情况。

第九节　特发性肺动脉高压患者健康指导

一、疾病知识指导

特发性肺动脉高压是指原因不明的肺血管阻力增加，引起持续性肺动脉高压力升高，导致肺动脉压力在静息状态下 ≥25 mmHg，排除所有引起肺动脉高压的继发性因素。原发性肺动脉高压原指病因未明的肺动脉高压，目前已发现骨形成蛋白 II 受体基因突变等原发性肺动脉高压的病因。将以往的原发性肺动脉高压患者中，具有肺动脉高压家族史的患者归入家族性肺动脉高压，其余的即为特发性肺动脉高压。本病多见于中青年，男女发病率之比为 1∶2~1∶3。

(一)病因本病病因不明，可能与下列因素有关

(1)免疫与炎症反应：已经发现人类免疫缺陷病毒感染可引发特发性肺动脉高压。此类归为 HIV 相关性肺动脉高压。

(2)药物因素：包括食欲抑制药，如芬氟拉明、氨苯唑林、芬特明等；中枢兴奋药苯丙胺、甲基苯丙胺等。应用时间越长，发生肺动脉高压的危险性越大。如明确肺动脉高压因服药引起，根据最新的肺动脉高压分类，应将此类归为药物相关性肺动脉高压。

(3)肺血管内皮功能障碍。

(4)遗传因素：骨形成蛋白Ⅱ型受体。

(5)血管壁平滑肌细胞钾通道缺陷。

(二)临床表现

特发性肺动脉高压早期症状不明显，主要是肺动脉高压和右心功能衰竭的表现，具体表现取决于病情的严重程度。常见的初始症状有：

(1)呼吸困难、疲乏、胸痛、眩晕、水肿、晕厥、心悸等。其中，呼吸困难是早期、常见的症状，其特征表现为劳力性呼吸困难。

(2)胸痛：可呈典型心绞痛发作，常在劳力或情绪变化时发生。

(3)晕厥：包括晕厥前(眩晕)和晕厥，多在活动后发生或休息时也可发生，由脑组织供氧突然减少所致。

(4)疲乏：因心排血量下降，氧交换和运输减少引起组织缺氧。

(5)咯血：与肺静脉高压咯血不同，肺动脉高压咯血来自肺毛细血管微血管瘤破裂。

(三)辅助检查

(1)实验室检查。

(2)胸部 X 线检查。

(3)心电图。

(4)超声心动图和多普勒超声检查。

(5)肺功能测定。

(6)放射性核素肺通气灌注扫描。

(7)右心导管术。

(四)治疗原则

(1)一般治疗。

(2)药物治疗。

(3)肺或心肺移植。

二、健康教育实践指导

1.休息与活动指导

(1)活动量以不引起心悸、气促等症状为原则，注意避免劳累，保证充足的睡眠。

(2)伴心衰者根据心功能分级合理安排休息与活动，应避免紧张性运动，有条件须在医生指导下进行家庭氧疗。

(3)有晕厥者注意预防跌倒，避免单独外出。

2.饮食与营养知识指导

(1)进清淡易消化，富含维生素的饮食，保持大便通畅，戒烟酒。

(2)右心衰时限制水和钠盐摄入，每日食盐小于 5 g，服利尿药者可适当放宽；限制含钠高的食品如发酵面食、腌制品、海产品、罐头、味精、啤酒等摄入；有水肿者液体控制在每日 1500 mL 以内，多食豆制品与鱼类，少食油煎炸或辛辣食物。

3.疾病监测指导

(1)注意观察是否出现劳力性呼吸困难。

(2)疲劳时如出现胸闷、气喘等症状请及时就医。

4. 并发症预防指导

(1)右心功能衰竭：保持液体出入平衡。已发生右心衰竭者每日总液体摄入量应在 2000 mL 左右，并要注意量出为入。

(2)低氧血症：坚持氧疗。

5. 用药指导

(1)血管舒张药需要长期服用，不可随意增减剂量或擅自停药，观察用药后血压变化，避免体位性低血压。

(2)使用抗凝药时需注意观察黏膜、牙龈、皮肤及伤口有无出血及渗血情况，根据医嘱定期监测出凝血时间、凝血酶原时间、血小板计数等。

(3)使用利尿药时需注意有无低钾血症或低钠血症。若出现乏力、腹胀、心慌、食欲下降、精神差等症状及时告诉医护人员。

(4)使用血管紧张素转换酶抑制药时需注意是否出现咳嗽等不良反应。

(5)使用洋地黄类药物时需学会自数脉搏，低于 60 次/分应及时告诉医护人员。

6. 出院指导

(1)饮食与活动同前。

(2)用药指导：需告知有关药物的名称、剂量、用法、作用与不良反应，告诫患者坚持遵医嘱服药，忌随意增减或撤换药物。

(3)自觉避免诱因：如受凉感冒、接触高原环境等。尽量避免坐飞机，育龄妇女采取避孕措施。避免过度劳累和体力活动、情绪激动、精神紧张、感染、饮食不当等。

第十节　特发性肺纤维化患者健康指导

一、疾病知识指导

特发性肺纤维化是一种慢性、进行性、纤维化性间质性肺疾病，病变局限在肺脏，好发于中老年男性人群，其肺组织学和/或胸部高分辨率 CT 特征性表现为普通型间质性肺炎。按病程分为急性、亚急性和慢性，本病多为散发，患病率约(2~29)/10 万，且呈逐渐增长趋势。

(一)病因

特发性肺纤维化的病因尚不清楚。可能的高危因素有：

(1)吸烟：吸烟危险性与家族性和散发的特发性肺纤维化发病明显相关。

(2)环境暴露：特发性肺纤维化与多种环境暴露有关，如暴露于金属粉尘(铜锌合金、铅及钢)、木尘(松树)、石工、抛光、护发剂环境或长期接触家畜、植物及动物粉尘等。

(3)微生物因素：虽然目前不能确定微生物感染与特发性肺纤维化发病的关系，但有研究提示感染，尤其是慢性病毒感染，包括 EB 病毒、肝炎病毒、巨细胞病毒，人类疱疹病毒等可能在特发性肺纤维化发病中起了一定的作用。

(4)胃-食管反流：多数特发性肺纤维化者有异常的胃食管反流，异常的胃食管反流导致反复微吸入是特发性肺纤维化高危因素之一，但多数患者缺乏胃食管反流的临床症状，因此容易被忽略。

(5)遗传因素：家族性特发性肺纤维化为染色体显性遗传，可能存在易感基因，占所有特发性肺纤维化患者比例<5%。

环境污染中的粉尘颗粒、环境化学物、自身免疫异常、病毒感染等可能致病因子,与肺内固有的免疫细胞相互作用,引起炎症及免疫反应,损伤肺泡上皮细胞,释放多种细胞因子,成纤维细胞的增殖失调,细胞外基质聚集,导致肺组织结构重建,形成肺纤维化。

(二)临床表现

特发性肺纤维化多发生于中老年人群,发病年龄为40~70岁,约2/3现症患者年龄大于60岁,男性多于女性。该病起病隐匿,临床表现为干咳、渐进性呼吸困难或活动后气喘、手指或脚趾出现棒槌状(杵状指/趾)、体重渐渐不自觉地下降、疲倦和浑身不适、肌肉及关节疼痛、听诊可闻及吸气性爆裂音。此外,在疾病晚期可出现发绀、肺心病、右心室肥大和下肢水肿等。

(三)辅助检查

(1)肺功能检查。

(2)实验室检查:红细胞沉降率、血清乳酸脱氢酶、血管紧张素转换酶、抗核抗体、类风湿因子检测。

(3)胸部影像学检查:X线胸片、胸部HRCT。

(4)肺组织活检。

(四)治疗原则

(1)药物治疗。

(2)氧疗。

(3)肺康复治疗。

(4)肺移植。

二、健康教育实践指导

1. 日常护理指导

(1)主动戒烟,避免被动吸烟,不建议使用电子烟。

(2)适当锻炼以增强体质,提高抵抗力,减少感染机会。

(3)保持大便通畅,避免排便时用力加重呼吸困难。

2. 饮食与营养知识指导

(1)多饮水,给予低盐、易消化、高蛋白、富含维生素饮食。

(2)避免辛辣、刺激、油炸的食物及蛋、鱼、虾等易诱发哮喘的食物。

(3)严密监测三餐前后的血糖,防止低血糖的发生。

3. 疾病监测指导

(1)密切观察有无胸闷、气短、呼吸困难等症状。

(2)及时监测电解质、血气分析的变化。

(3)出现咳嗽、咳痰、发热等症状时及时到医院就诊。

4. 并发症预防指导

(1)预防呼吸道感染:注射流感病毒和肺炎疫苗是有效预防呼吸道感染的措施。

(2)避免胃食管反流:可采用药物和非药物的治疗方法。

(3)避免空气传播的刺激物和空气污染。

5. 用药指导

(1)早期可使用激素减少肺炎的发生,防止向纤维化演变。

(2)服药期间,应定期规律复诊。

（3）注意观察药物的不良反应，如恶心、呕吐、皮疹、肝酶升高等，定期复查肺功能、肝功能。

（4）外出时注意防晒。

6. 出院指导

（1）保持环境安静及适宜的温湿度。

（2）根据气候的变化增减衣服，避免受寒，预防上呼吸道感染。

（3）戒烟并减少被动吸烟。

（4）多食高维生素食物，如绿叶蔬菜、水果；高蛋白如瘦肉、豆制品、蛋类；多食粗纤维食物，如芹菜、韭菜食物；少食动物脂肪以及胆固醇含量高的食物，如动物的内脏。

（5）避免剧烈运动，可选择适合自己的运动，如散步、打太极拳等。

（6）出院后按医生要求及时复诊。

第十一节　胸腔积液患者健康指导

一、疾病知识指导

胸腔积液是以胸膜腔内病理性液体积聚为特征的一种常见临床疾病。胸膜腔为脏层和壁层胸膜之间的一个潜在间隙，正常人胸膜腔内有 5~15 mL 液体，在呼吸运动时起润滑作用，胸膜腔内每天有 500~1000 mL 的液体形成与吸收，任何原因导致胸膜腔内液体产生增多或吸收减少，即可产生胸腔积液。按其发生机制可分为漏出性胸腔积液和渗出性胸腔积液两类。

(一)病因

（1）胸膜毛细血管内静水压增高：如充血性心力衰竭、缩窄性心包炎、血容量增加、上腔静脉或奇静脉受阻等，产生胸腔漏出液。

（2）胸膜通透性增加：如胸膜炎症(肺结核，肺炎)、结缔组织病(系统性红斑狼疮，类风湿关节炎)、胸膜肿瘤(恶性肿瘤转移，间皮瘤)、肺梗死、膈下炎症、膈下脓肿、肝脓肿、急性胰腺炎)等，产生胸腔渗出液。

（2）胸膜毛细血管内胶体渗透压降低：如低蛋白血症、肝硬化、肾病综合征、急性肾小球肾炎、黏液性水肿等，产生胸腔漏出液。

（3）壁层胸膜淋巴引流障碍：如癌性淋巴管阻塞、发育性淋巴管引流异常等产生胸腔渗出液。

（4）其他：如主动脉瘤损伤破裂胸导管破裂等产生血胸、脓胸和乳糜胸；医源性药物(如甲氨蝶呤、胺碘酮、苯妥英、α 受体拮抗药)、放射治疗、消化内镜检查和治疗、支气管动脉栓塞术、卵巢过度刺激综合征、液体负荷过大、冠脉状动脉血管旁路移植手术或冠状动脉内支架置入、骨髓移植、中心静脉置管穿破和腹膜透析等，都可以引起渗出性或漏出性积液。

(二)临床表现

（1）呼吸困难是最常见的症状，多伴有胸痛和咳嗽。呼吸困难与胸廓顺应性下降、患侧膈肌受压、纵隔移位、肺容量下降刺激神经反射有关，病因不同其症状有所差别。

（2）结核性胸膜炎多见于青年人，常有发热、干咳、胸痛，随着胸水量的增加胸痛可缓解，但可出现胸闷气促。恶性胸腔积液多见于中年以上患者，一般无发热，胸部隐痛，伴有消瘦和呼吸道或原发部位肿瘤的症状。炎症性积液为渗出性，常伴有咳嗽、咳痰、胸痛及发热；心力衰竭所致胸腔积液为漏出液，有心功能不全的其他表现；肝脓肿所伴右侧胸腔积液可为反应性胸膜炎，亦可为脓胸,多有发热和肝区疼痛,症状也和积液量有关。积液量少于300~500 mL时症状多不明显,大量积液时心悸及呼吸困难更加明显。

(三)辅助检查:

(1)诊断性胸腔穿刺和胸水检查。

(2)X线和核素检查。

(3)超声检查。

(4)胸膜活检。

(5)胸腔镜或剖胸活检。

(6)支气管镜。

(四)治疗原则

胸腔积液为胸部或全身的一部分,病因治疗尤为重要。

1.结核性胸腔积液

(1)一般治疗:包括休息、营养支持和对症治疗。

(2)抗结核药物和糖皮质激素治疗。

(3)胸腔穿刺抽液。

2.类肺炎性胸腔积液及脓胸

(1)合理选用抗生素,控制感染。

(2)胸膜腔引流。

(3)链激酶应用。

(4)胸腔镜。

(5)外科治疗。

3.恶性胸腔积液

(1)原发病的治疗。

(2)放化疗、药物治疗。

(3)手术治疗。

二、健康教育实践指导

1.休息与活动指导

(1)急性期和高热期卧床休息,胸痛时取患侧卧位,呼吸困难时取半坐卧位。

(2)症状缓解后可适当活动,避免劳累或受凉。

2.饮食与营养知识指导

(1)反复胸腔抽液,机体消耗过大,大量蛋白质丢失,应加强营养,进食高蛋白质、富含纤维素、高热量的食物,以增强机体抵抗力。

(2)宜进宜清淡易消化饮食。

3.疾病监测指导

(1)一次抽液不应过多、过快,诊断性抽液以50~100 mL为宜;减压抽液,首次不超过600 mL,以后每次不超过1000 mL;如为脓胸每次尽量抽尽。检查瘤细胞时,以100 mL为宜,并应立即送检。

(2)胸膜反应多见于精神紧张者。若穿刺过程中突然出现头晕、心慌、胸闷、面色苍白、脉搏细数、四肢湿冷、虚脱甚至休克,提示可能出现胸膜反应。此时,应立即停止抽吸,取平卧位或仰卧头低位,予对症处理。如症状仍不缓解可给予0.1%肾上腺素0.3~0.5 mL皮下注射。如患者出现心率减慢、心排血量减少及血压下降等血管迷走神经兴奋表现,可予阿托品0.5~1.0 mg肌内注射。

（3）易发生复张性肺水肿。严重胸腔积液者经大量抽液后，肺组织迅速复张导致单侧肺水肿，多发生于肺复张后 1 小时内，最迟不超过 24 小时。表现为抽液后立即出现剧烈咳嗽、呼吸急促、胸痛、烦躁不安、眩晕及心悸等，继而咳出大量白色或粉红色泡沫痰，偶尔伴发热、恶心或呕吐，严重者可出现休克及昏迷。应立即给氧纠正低氧血症，湿化瓶内加入 35%～50% 乙醇。必要时予机械通气、补充液体和应用正性肌力的药物。

4. 并发症预防指导

（1）急性胸腔积液转变为慢性脓胸：及时明确诊断及治疗。

（2）胸闷、气短、呼吸困难：明确诊断及氧疗。

（3）阻塞性肺炎：密切观察病情，确诊后及时治疗。

5. 用药指导

（1）抗结核治疗：对结核性胸腔积液者，多数患者经抗结核药物治疗效果满意。

①异烟肼：服药期间不宜吸烟、饮酒，否则易诱发肝脏毒性；不宜食用酪氨类食物，如红葡萄酒、奶酪，易发生类似组胺中毒的症状如皮肤潮红、头痛、呼吸困难、恶心、呕吐和心动过速等；忌饮茶或咖啡，因可能会发生失眠或高血压；若出现胃肠道刺激症状，可与食物同服；若感觉四肢麻木，或视力有变化，请及时与医生联系。

②利福平：服用利福平可出现尿液、汗液、痰、泪液呈桔红色或红棕色，该现象为正常现象；不宜饮酒抽烟；定期复肝功能；牛奶、豆浆、米酒、麦乳粗茶等均可降低利福平的肠道吸收，尽量与药物相隔一小时后服用；宜空腹（餐前 1 小时或 2 小时）用水送服，最好早上晨服，以利吸收。若有胃肠道刺激可在睡前或进食时服用，避免服药过量，若感不适，请咨询医生。

（2）激素治疗：糖皮质激素可减少机体的变态反应及炎症反应，改善毒性症状，加速胸液吸收，减少胸膜粘连或胸膜增厚等后遗症。但亦有一定不良反应或导致结核播散，故应慎重掌握适应证。

（3）抗肿瘤药物：恶性胸腔积液在抽吸胸液后，胸腔内注入阿霉素、顺铂、氟尿嘧啶、丝裂霉素、硝卡芒芥、博来霉素等抗肿瘤药物，有助于杀伤肿瘤细胞、减缓胸液的产生。

（4）抗生素治疗：对肺炎相关胸腔积液和脓胸治疗效果好。

6. 出院指导

（1）积极防治原发病：胸腔积液为胸部或全身疾患的一部分，因此积极防治原发病是预防本病的关键。

（2）增强体质，提高抗病能力：积极参加各种适宜的体育锻炼，如太极拳、太极剑、气功等，以增强体质，提高抗病能力。

（3）注意生活习惯：居住地要保持干燥，避免湿邪侵袭；不食生冷，不暴饮暴食，保持脾胃功能的正常；患病后，及时治疗，避风寒，慎起居，怡情志，以臻早日康复。

第十二节　自发性气胸患者健康指导

一、疾病知识指导

自发性气胸是指肺组织和脏层胸膜破裂或靠近肺表面的肺大疱、细微气泡自行破裂，肺和支气管内空气进入胸膜腔引起胸膜腔内压力升高，使肺脏压缩，静脉回心血流受阻，产生不同程度的肺、心功能障碍的一种疾病。可分为原发性自发性气胸和继发性自发性气胸。

（一）病因

（1）继发性自发性气胸的病因多见于肺结核、慢性阻塞性肺疾病、肺癌、肺脓肿、卡氏肺孢子菌感染等基础疾病引起细支气管的不完全阻塞,形成肺大疱破裂。还有肺淋巴管肌瘤病常表现为反复发作的自发性气胸。

(2)原发性自发性气胸多见于瘦高体型的男性青壮年。航空、潜水作业时防护措施不当或从高压环境突然进入低压环境也可发生气胸。

(二)临床表现

(1)胸痛:患者突然出现一侧针刺样或刀割样胸痛,部分患者可有抬举重物、用力过猛、剧烈咳嗽、屏气或大笑等诱因存在。

(2)呼吸困难:继短暂胸痛之后,患者可出现呼吸困难症状,其严重程度与有无肺部基础疾病、肺功能状态、胸膜腔内积气的量与压力有关。气胸发生前肺功能良好的年轻人即使肺压缩80%也可能无明显呼吸困难症状,如原有严重肺功能减退,肺压缩20%~30%时即可出现明显的呼吸困难。大量气胸尤其是张力性气胸时,患者可迅速出现呼吸循环衰竭的症状,表现为烦躁不安、表情紧张、胸闷、发绀、心律失常、休克、意识丧失等。

(3)咳嗽:因为气体刺激胸膜可出现干咳症状。

(三)辅助检查

(1)X线胸片检查:是诊断气胸的重要方法。
(2)胸部CT检查。

(四)治疗原则

(1)保守治疗:严格卧床休息,高流量给氧,积极治疗肺部基础疾病。
(2)排气疗法:
1)紧急排气:用于张力性气胸。
2)胸腔穿刺排气:适用于少量气胸、呼吸困难较轻的患者。
3)胸腔闭式引流:适用于呼吸困难明显、肺压缩程度较大的不稳定型气胸患者。
(3)化学性胸膜固定术:如滑石粉胸膜粘连、自体血胸膜粘连术。
(4)支气管内封堵术:硅酮栓子、纤维蛋白胶、自体血。
(5)手术治疗。

二、健康教育实践指导

1. 休息与活动指导
(1)绝对卧床休息,避免剧烈咳嗽,过度屏气,用力排便等,以免诱发肺大疱破裂而致气胸。便秘时可用缓泻药,必要时可用导尿管从肛门注入石蜡油20~30 mL。剧烈咳嗽时可用镇咳祛痰药。
(2)保持舒适体位,一般给予坐位或半坐卧位。
(3)可做轻翻身活动及深呼吸运动,适当咳嗽,行吹气球练习以加速胸腔气体排出,有利于肺尽早复张。
(4)老年人肺泡壁变薄、弹性减退,不能承受较大的运动负荷,可进行步行、太极拳等活动。
2. 饮食与营养知识指导
(1)自发性气胸者饮食应摄取含蛋白质丰富、富含维生素、高热量,低脂肪易消化食物促进疾病恢复,如鸡、鱼、瘦肉、水果、蔬菜等。
(2)避免进刺激性食物。多吃富含纤维的食物,如蔬菜、水果以保持大便通畅。
3. 疾病监测指导
(1)持续心电监护。

（2）密切观察有无胸痛，呼吸困难等症状。

（3）行胸腔闭式引流者注意胸腔引流瓶应放置在胸腔出口平面以下 60 cm 直立放置，瓶内水面有气泡溢出表示胸腔内正在排气；翻身、下床时要注意防止引流管折叠、脱出。

4.并发症预防指导

（1）气胸的并发症有纵隔气肿、皮下气肿。行胸腔闭式引流者胸腔内引流管脱出至胸壁皮下组织处，可出现胸壁伤口处皮下气肿，如未及时发现，皮下气肿可蔓延至整个前胸壁甚至颈部。翻身、活动时需保护好引流管，减少引流管的牵拉避免移位。如果在前胸部皮肤处摸到有捻发感，凹陷感时应及时报告医生。

（2）留置胸腔闭式引流管者可并发血气胸、脓气胸。行胸腔闭式引流术时可损伤局部血管导致短暂血性胸水。在操作过程中因无菌操作不严格或胸腔引流装置未密闭等可造成胸腔内感染形成脓气胸。注意观察引流瓶内液体的颜色和量，如出现血性液体或脓性液体及时报告医生。

5.用药指导

单纯自发性气胸患者一般不需要药物治疗。药物治疗一般用于治疗肺部基础疾病或者合并感染时使用抗炎的药物，或胸腔闭式引流患者伤口疼痛时可适当给予镇静镇痛药物。

6.出院指导

（1）识别气胸复发的症状：一旦出现突发性胸痛，随即感到胸闷、气促时可能为气胸复发，应及时就诊。

（2）避免气胸诱发因素：避免抬举重物、剧烈咳嗽、屏气、用力排便；注意劳逸结合，痊愈后1 个月内不要进行剧烈运动如打球、跑步等；保持心情愉快，避免情绪波动；吸烟者应指导戒烟。

（3）1 年内禁止乘坐飞机。高空环境可导致气胸复发。英国胸科协会建议，未接受外科手术治疗的气胸患者，气胸发生后 1 年内尽量避免乘坐飞机。

第十三节　睡眠呼吸暂停低通气综合征患者健康指导

一、疾病知识指导

睡眠呼吸暂停低通气综合征是由于多种原因导致睡眠状态下反复出现低通气和（或）呼吸中断，引起间歇性低氧血症伴高碳酸血症及睡眠结构紊乱，进而使机体发生一系列病理生理改变的临床综合征。

（一）病因

1.中枢型睡眠呼吸暂停综合征

一般不超过呼吸暂停患者的 10%，原发性中枢型睡眠呼吸暂停综合征更为少见，继发性中枢型睡眠呼吸暂停综合征的常见病因包括各种中枢神经系统疾病、脑外伤、充血性心力衰竭、麻醉和药物中毒等。

2.阻塞型睡眠呼吸暂停低通气综合征

阻塞型睡眠呼吸暂停低通气综合征是常见的睡眠呼吸疾病。

（1）解剖学因素：如气道狭窄、鼻、咽喉部结构异常、鼻息肉、咽壁肥厚、软腭松弛、悬雍垂过长、扁桃体肥大、肢端肥大症、巨舌、先天性小颌畸形等。

（2）功能性因素：如饮酒、服用安眠药、妇女绝经后、甲状腺功能减退、年老等。

(二)临床表现

白天的临床表现：①嗜睡：最常见的症状；②头晕乏力；③精神行为异常；④头痛；⑤个性变化；⑥性功能减退。

夜间的临床表现：①打鼾；②呼吸暂停；③憋醒；④多动不安；⑤多汗；⑥夜尿；⑦睡眠行为异常。

(三)辅助检查

(1)血液检查：红细胞计数和血红蛋白可有不同程度增加。

(2)动脉血气分析：不同程度的低氧血症和二氧化碳分压增高。

(3)肺功能检查：部分患者表现为限制性通气功能障碍。

(4)多导睡眠图：是确诊本病的方法。

(四)治疗原则

(1)一般治疗。

(2)减肥治疗。

(3)药物治疗。

(4)气道正压通气。

(5)外科手术治疗。

(6)口腔内矫治器。

二、健康教育实践指导

1. 休息与活动指导

(1)由于仰卧位的姿势易引起舌根后坠，加上两侧及上腭软组织塌陷，导致上呼吸道变狭，容易出现阻塞性睡眠呼吸暂停综合征，可侧卧位睡眠以减轻睡眠障碍症状。另外，睡眠时枕头偏高，会引起颈部及软腭屈曲，导致呼吸道狭窄。

(2)进行有效的体育锻炼，减轻体重，避免肥胖，以增加有效通气。

2. 饮食与营养知识指导

(1)避免进辛辣食品、油炸食品等较刺激性较强的食物，多吃果蔬。

(2)调整肥胖人群饮食，减少高脂肪食物摄入量，禁暴饮暴食，多进食谷物、鱼、蔬菜和水果等，控制晚餐摄入量，避免进食夜宵。

(3)戒烟、戒酒。吸烟和喝酒可引起或加重夜间睡眠呼吸紊乱。乙醇对呼吸系统具有抑制作用，极高浓度乙醇抑制延髓引起呼吸、循环功能衰竭。

3. 疾病监测指导

(1)注意观察是否因通气障碍出现憋醒、精神行为异常、惊恐等症状。

(2)注意观察气道正压通气治疗过程的适应与配合情况。

4. 并发症预防指导

阻塞型睡眠呼吸暂停低通气综合征患者正常的睡眠结构和节律被破坏，夜间睡眠效率也受到影响，白天出现困倦、疲劳、记忆力减退等症状，病情严重者还会出现认知功能减退。随着病情逐渐恶化，还会引起患者多器官系统功能紊乱或障碍，甚至累及内分泌系统、神经系统及心血管系统等疾病。未经治疗的阻塞型睡眠呼吸暂停低通气综合征患者可能会出现肺心病、高血压、冠心病、心律失常、肾损害和车祸的风险增加，严重影响患者的身心健康。因此，需要积极治疗原发病，避免阻塞型睡眠呼吸暂停低通气综合征的危险因素，出现异常情况因及时就医。

5. 用药指导

目前尚无疗效确切的药物用于治疗阻塞型睡眠呼吸暂停低通气综合征，临床上使用的药物多用于辅助解决此类疾病所导致的日间过度嗜睡、困倦等症状。但这些药物均存在不同程度的恶心、头痛、过度兴奋、失眠、震颤、紧张等不良反应，甚至有致瘾的风险，在临床上的应用受到一定限制。

6. 出院指导

（1）手术患者：

1）注意口腔卫生，进食后漱口或者刷牙，预防切口感染。

2）术后2周内可能出现饮食误呛、鼻腔反流现象，如果2周后仍然存在误呛、鼻腔反流，必须来院复诊。

3）饮食指导方面，术后2~4周切勿进坚硬、粗糙、酸辣等刺激性食物；还应戒烟、戒酒。

4）明确术后疗效相关知识。一般术后1~2个月症状改善才比较显著，6~12个月疗效才稳定。

5）掌握相关安全知识，术后6个月内不宜从事驾驶、高空作业等有潜在危险的工作，以免发生安全意外。

6）坚持运动与减肥，每天坚持1小时左右的健身运动，进行快步走、慢跑等有氧运动，制定并实施减肥计划，控制体重。肥胖可导致和加重睡眠呼吸暂停。

7）应于术后第2周来院复诊，检查有无切口出血、切口感染、鼻咽返流等术后并发症；于术后第6个月来院进行睡眠呼吸监测复诊，判断患者手术效果。

（2）非手术患者：

1）掌握相关知识，识别加重病情的因素。

2）戒烟、戒酒。

3）患者及家属掌握气道正压通气呼吸机的使用方法，并定期复查。

第十四节　急性呼吸窘迫综合征患者健康指导

一、疾病知识指导

疾病知识指导是指由各种肺内和肺外致病因素所导致的急性弥漫性肺损伤和渐进发展的急性呼吸衰竭。

（一）病因

病因尚不清楚，与其发病的相关危险因素包括肺内（直接）因素和肺外（间接）因素两类。

（1）肺内因素：指对肺的直接损伤。包括化学因素，如吸入胃内容物、毒气、烟尘及长时间吸入纯氧等；物理因素，如肺挫伤、淹溺等；生物性因素，如重症肺炎等。

（2）肺外因素：包括各种类型的休克、败血症、严重的非胸部创伤、大量输血、急性重症胰腺炎、药物或麻醉品中毒。

（二）临床表现

急性呼吸窘迫综合征大多数于原发病起病后72小时内发生，几乎不超过7天。除原发病的相应症状和体征外，最早出现的症状是呼吸增快，并呈进行性加重的呼吸困难、发绀，常伴有烦躁、焦虑、出汗等。早期体征可无异常，或仅在双肺闻及少量细湿啰音；后期多可闻及水泡音，可有管状呼吸音。

(三)辅助检查

(1)X线胸片:早期无异常或出现肺纹理增多,边缘模糊。继之出现斑片状并逐渐融合成大片状浸润阴影,大片阴影中可见支气管充气征。后期可出现肺间质纤维化改变。

(2)动脉血气分析:以低 PaO_2、低 $PaCO_2$ 和高 pH 为典型表现,后期也可出现 $PaCO_2$ 升高和 pH 降低。

(3)床边肺功能监测:急性呼吸窘迫综合征时血管外肺水增加、肺顺应性降低、出现明显的肺内右向左分流,但无呼吸气流受限。

(4)血流动力学监测:通常仅用于与左心衰竭鉴别有困难时。

(四)治疗原则

(1)治疗原发病。

(2)氧疗。

(3)机械通气。

(4)液体管理。

(5)营养支持与监护。

(6)其他治疗:如糖皮质激素、表面活性物质替代治疗、吸入一氧化二氮等可能有一定价值。

二、健康教育实践指导

1.休息与活动指导

取半卧位或坐位,趴伏在床桌上以增加辅助呼吸肌的效能,促进肺复张。急性期需绝对卧床休息;缓解期活动以不出现呼吸困难为宜,可在床上活动四肢,勤翻身。必要时可采取俯卧位辅助通气,以改善氧合。

2.饮食与营养知识指导

(1)给予鼻饲和静脉高营养,以维持足够能量供应,避免代谢功能和电解质紊乱。

(2)平时注意适当的加强营养,多吃高蛋白、富含维生素类食物。

(3)避免烟酒刺激、及油脂食物、高脂肪食物、辛辣刺激食物等摄入。

3.疾病监测指导

急性呼吸窘迫综合征患者需收住 ICU 进行严密监护,监测内容包括:

(1)呼吸状况:包括呼吸频率、节律和深度、使用辅助呼吸机呼吸的情况、呼吸困难的程度。

(2)缺氧及 CO_2 潴留情况:观察有无发绀、球结膜水肿、肺部有无异常呼吸音及啰音。

(3)循环状况:监测心率、心律及血压,必要时进行血流动力学监测。

(4)意识状况及神经精神症状:观察有无肺性脑病的表现。

(5)液体平衡状态:观察和记录每小时尿量和液体出入量,有肺水肿的患者需适当保持负平衡。

(6)实验室检查结果:监测动脉血气分析和生化检查结果,了解电解质和酸碱平衡情况。

4.并发症预防指导

(1)压疮:俯卧位通气会增加压疮的发生率,较容易发生在前额、下颌、膝部、肩部,还有一些其他部位,如乳房、耳及髂嵴等,甚至嘴唇也会发生压疮。所以俯卧位通气治疗时要积极预防压疮,制订翻身计划,帮助患者进行最大程度的身体移动。注意保护骨隆突及支撑区,可以选择合适的压力缓冲器具,使用棉垫等将易发生压疮的部位和支撑区隔开,尽量加大支撑面,减少对身体局部的压强。注意处理潮湿、营养、摩擦力等方面存在的问题:如保持床单整洁、干燥,以减少对局部摩擦,加强皮肤护理,密切监测皮肤变化,保持皮肤清洁,避免皮肤过度干燥。

(2)呼吸机相关性肺炎:应用呼吸机治疗时由于建立人工气道,破坏了呼吸道正常防御功能,同时下呼吸道与外界直接相通,上呼吸道对吸入气体的净化作用不能发挥,因此呼吸机相关性肺炎发生率高。

1)给予半卧位,以减少胃液反流,避免口咽部分泌物吸入。定期检查胃管是否正确放置,观察肠道动力,调整给食量及速度,避免胃内容物返流发生。

2)改善全身状态,加强营养支持,积极维持内环境的平衡。胃肠功能完整或具有部分肠道功能者,病情许可,肠内营养支持是最佳途径;必要时预防性使用免疫球蛋白等药物增强免疫力。

3)严格执行抗菌药物的使用原则,合理应用抗菌药物,避免滥用抗菌药物,最好要在药敏试验指导下使用抗菌药物。注意对呼吸机管道进行病原菌监测,避免污染,尤其是对长期不使用或长期连续使用的呼吸机更应注意防止管道污染,注意抗菌药物剂量、浓度和给药方法,避免产生耐药菌株。

4)应积极治疗原发病,尽早使用鼻面罩机械通气治疗,当患者病情稳定符合拔管标准时,应尽早停机拔管。

5. 用药指导

按医嘱及时准确给药,并观察疗效及不良反应。患者使用呼吸兴奋药时应保持呼吸道通畅,静脉滴注时速度不宜过快,注意观察呼吸频率、节律、神志变化及动脉血气的变化。

6. 出院指导

(1)掌握有效咳嗽、咳痰,并进行缩唇呼吸及腹式呼吸锻炼的方法,以改善通气。低氧血症的患者及其亲属了解合理的家庭氧疗方法和注意事项。

(2)学会自我监测病情。若出现咳嗽、咳痰加剧、发热、呼吸困难加重等,应及时就诊。

(3)积极预防、治疗上呼吸道感染,注意保暖,戒烟;坚持适当的室外活动;避免去人群拥挤的地方,从而减少感染的机会;避免劳累、情绪激动等不良因素影响。

(4)少量多餐,加强营养,进食营养丰富,易消化的食物,戒烟酒。

第十五节　急慢性呼吸衰竭患者健康指导

一、疾病知识指导

呼吸衰竭是指各种原因引起的肺通气和(或)换气功能严重障碍,以致在静息状态下不能维持足够的气体交换,导致低氧血症伴(或不伴)高碳酸血症,进而引起一系列病理生理改变和相应临床症状的综合征。在海平面、静息状态下、呼吸空气条件下,动脉血气分析示动脉血氧分压(PaO_2)<60 mmHg,伴或不伴二氧化碳分压($PaCO_2$)>50 mmHg,并排除心内解剖分流和原发于心排血量降低等因素所致的低氧,即可诊断为呼吸衰竭。

呼吸衰竭按照发病缓急可分为急性呼吸衰竭和慢性呼吸衰竭。急性呼吸衰竭是由于多种突发致病因素使肺通气或换气功能迅速出现严重障碍,在短时间内发展为呼吸衰竭,如不及时抢救,将危及生命。慢性呼吸衰竭是由于呼吸和神经系统的慢性疾病,导致呼吸功能损害逐渐加重,经过较长时间发展为呼吸衰竭。

(一)病因

1. 急性呼吸衰竭:

(1)呼吸系统疾病:如严重呼吸系统感染、急性呼吸道阻塞性病变、重症哮喘、各种原因引起的急性肺水肿、肺血管疾病、胸廓外伤或手术损伤、自发性气胸、及急剧增加的胸腔积液等导致肺通气或(和)肺换气障碍。

（2）呼吸中枢受抑制：如急性颅内感染、颅脑外伤、脑血管病变等。

（3）神经肌肉传导系统障碍：如重症肌无力、有机磷中毒、颈椎外伤等可损伤神经肌肉传导系统，引起肺通气不足。

2. 慢性呼吸衰竭：

多由呼吸系统慢性疾病引起，如慢阻肺、严重肺结核、肺间质纤维化等。

(二)临床表现

（1）呼吸困难：表现为呼吸频率增加，辅助呼吸肌活动增加，可出现三凹征。

（2）发绀：缺氧的典型表现。

（3）精神-神经症状：急性呼吸衰竭可迅速出现精神错乱、狂躁、昏迷、抽搐等症状。慢性呼吸衰竭随着 $PaCO_2$ 升高，出现先兴奋后抑制症状。兴奋症状包括烦躁不安、昼夜颠倒甚至谵妄。CO_2 潴留加重时可出现抑制症状如表情淡漠、嗜睡、昏迷。

（4）循环系统症状：多数患者出现心动过速，严重缺氧和酸中毒时，可引起周围循环衰竭、血压下降、心肌损害、心律失常甚至心跳骤停。

（5）消化和泌尿系统症状：严重呼吸衰竭时可损害肝功能、肾功能，部分患者可因应激性溃疡而发生消化道出血。

(三)辅助检查

（1）动脉血气分析。

（2）肺功能检查。

（3）胸部影像学检查。

（4）纤维支气管镜检查。

（5）血液检查：血常规、肝肾功能、血电解质检测。

(四)治疗原则

（1）保持呼吸道通畅。

（2）氧疗。

（3）正压机械通气与体外膜肺氧合。

（4）抗感染。

（5）纠正酸碱平衡失调。

（6）病因治疗。

（7）一般支持疗法。

二、健康教育实践指导

1. 休息与活动指导

急性呼吸衰竭者需要卧床休息，避免增加耗氧量大的活动，情况允许时可适当进行床上肢体锻炼与呼吸功能锻炼。慢性呼吸衰竭者可结合自己的具体情况进行适当的耐力锻炼，如慢跑、呼吸操、太极拳、散步等，在活动过程中结合腹式呼吸与缩唇呼吸训练，并注意监测氧饱和度（维持氧饱和度在90%以上）。

2. 饮食与营养知识指导

呼吸衰竭的患者因为呼吸困难，呼吸做功增加，消耗增大，营养状况较差，需要进食高蛋白、富含维生素的饮食。

3. 疾病监测指导

动态监测动脉血气分析，以了解氧分压、二氧化碳分压情况。慢性呼吸衰竭者指导其除了注意呼吸频率、发绀的情况外，还需要注意精神状态、神志情况、是否有头痛等症状，如有应尽早就医。

4. 并发症预防指导

慢性呼吸衰竭者二氧化碳潴留加重时可导致肺性脑病，出现抑制症状如表情淡漠、间歇性抽搐、嗜睡甚至昏迷。严重呼吸衰竭时可出现应激性溃疡而发生消化道出血。

5. 用药指导

常用药物有化痰、抗炎、补钾、缓解支气管痉挛一类药物，静脉用药需要告诉患者药名及药物作用，口服补钾药物需要看服到口，以免患者没有及时服药。吸入剂的使用遵循示范-回授法以确保患者规范正确使用吸入剂。

6. 出院指导

(1) 了解出院使用的药物、剂量、用法和注意事项。

(2) 掌握合理的家庭氧疗方法，了解长期低流量家庭氧疗的时间与氧流量要求、家用无创呼吸机的使用及维护方法等。

(3) 掌握呼吸康复指导方法，有效进行腹式呼吸与缩唇呼吸的锻炼及耐力锻炼以改善呼吸型态，增强呼吸肌力。

(4) 合理安排饮食，加强营养，改善体质；避免吸入刺激性气体，劝告吸烟的患者戒烟；避免劳累、情绪激动等因素刺激；尽量少去人群拥挤空气不流通的地方，避免与呼吸道感染者接触，减少感染的机会。

第五章

心血管内科患者健康教育

第一节　高血压患者健康指导

一、疾病知识指导

高血压是指在未使用降压药物的情况下，非同日 3 次测量诊室血压，收缩压≥140 mmHg 和（或）舒张压≥90 mmHg。收缩压≥140 mmHg 和舒张压<90 mmHg 为单纯收缩期高血压。患者既往有高血压史，目前正在使用降压药物，血压虽然低于 140/90 mmHg，仍应诊断为高血压。

(一) 病因

我国高血压发病率呈年轻化持续上升趋势，90%以上的高血压发病机制尚不明确，通常认为是由多个因素综合造成，称为原发性高血压。5%～10%高血压患者由疾病导致血压升高，如肾脏疾病、原发性醛固酮增多症、嗜铬细胞瘤、睡眠呼吸暂停低通气综合征、大动脉炎等引起血压升高，称为"继发性高血压"。

(1) 遗传因素：大约 60%高血压患者均有家族史，目前认为是多基因遗传所导致。

(2) 精神和环境因素：长期精神紧张、压力、焦虑、受噪声或不良视觉刺激等。

(3) 年龄因素：40 岁以上高血压者发病率高，发病率随着年龄增长而增高。

(4) 生活习惯因素：不合理的膳食结构如摄入过多钠盐及饱和脂肪酸、低钾饮食、大量饮酒均可使血压升高；吸烟、体力活动不足为高血压的危险因素。

(5) 药物因素：避孕药、激素、消炎止痛药可使血压升高。

(6) 其他疾病的影响：肥胖、糖尿病、睡眠呼吸暂停低通气综合征、甲状腺功能亢进、动脉炎、肾脏实质损害、肾上腺占位性病变、嗜铬细胞瘤等疾病均可引起血压升高。

(二) 临床表现

早期高血压患者常无症状或症状不明显，多数患者在常规体检中发现血压升高。

高血压的常见症状包括头晕、头痛、疲劳、注意力不集中、记忆力减退、肢体麻木、夜尿增多、胸闷、耳鸣等。

血压持续升高可导致心、脑、肾、血管、眼等靶器官损害，血压突然升高到一定程度时可能出现严重头痛、呕吐、心悸、眩晕等症状，严重者发生神志不清、抽搐。

(三) 辅助检查

(1) 血液检查：血常规、血钾、血钠、血氯、血肌酐、尿酸、血脂、血糖、血浆肾素活性、醛固酮、皮质醇、血游离甲氧基肾上腺素。

（2）尿液检查：尿常规、尿蛋白定量、尿微量白蛋白。

（3）彩超检查：颈动脉超声、下肢动脉超声、心脏彩超、肾脏超声。

（4）心电图。

（5）X线检查。

（6）动态血压监测。

（7）眼底检查。

（8）踝臂血压指数。

（9）头颅磁共振血管成像（MRA）或 CT 血管造影（CTA）。

（四）治疗原则

1. 非药物治疗

（1）减少钠盐摄入，增加含钾、钙丰富食物摄入。

（2）减少脂肪摄入。

（3）控制体重。

（4）戒烟，避免被动吸烟。

（5）不饮或限制饮酒。

（6）增加体力活动。

（7）减轻精神压力。

（8）保证充足的睡眠。

2. 药物治疗

（1）剂量原则：一般患者初始采用常规剂量，之后根据血压情况，可考虑逐渐增加至足剂量。

（2）优先原则：优先选择长效降压药物，达到 24 小时平稳降压的目的，以预防心脑血管并发症发生。

（3）联合原则：对血压≥160/100 mmHg、高于目标血压 20/10 mmHg 的高危患者、单药治疗未达标的高血压患者选择联合用药。

（4）个体化原则：根据患者疾病情况选择降压药物，不可照搬他人降压治疗方案。

（5）药物经济学原则：根据患者个人意愿及能承受的经济能力，选择适合的降压药物。

二、健康教育实践指导

1. 休息与活动指导

（1）减少久坐等静态行为。

（2）循序渐进增加运动强度，进行有氧运动；无氧运动作为补充，如快走、跑步、游泳、骑自行车、广场舞、太极拳（剑）、广播操、乒乓球等球类运动。

（3）中等强度的运动量，避免竞技性和力量型运动，避免肌肉骨骼损伤，每周运动 5~7 天，每次 30 分钟。

（4）运动过程中如出现明显呼吸困难、心慌、胸闷，停止运动。

（5）劳逸结合，保证充足睡眠。

（6）避免早晨锻炼，宜傍晚进行锻炼。

2. 饮食与营养知识指导

（1）平衡膳食，坚持食物多样化。

（2）减少食盐摄入量，增加钾摄入，减少"隐形盐"如酱油、味精、腐乳等调味品以及各类炒货和腌制品的摄入。

（3）控制体重，使体重指数<24 kg/㎡、男性腰围<90 cm、女性腰围<85 cm。减少高脂肪食物摄入，不食用煎炸食物；适量补充蛋白质如蛋类、鱼类。

（4）减少糖的摄入，减少食用添加大量精制糖的甜点，少喝、不喝含糖饮料。

（5）戒烟限酒。

（6）增加蔬菜、水果、全谷物、豆类食物的摄入。

（7）科学饮水，鼓励多次少量饮用。

（8）每餐进食不可过饱，以七八分饱为宜。

3.疾病监测指导

（1）学会家庭规范化测量血压。

（2）做好血压记录，方便复查时医生对降压效果进行评价。

4.并发症预防指导

（1）早发现、早诊断、早治疗。

（2）控制体重，合理饮食。减少食用高脂肪和高胆固醇类食物，多吃蔬菜水果，定期复查心电图、血脂、心脏彩超。

（3）加强运动。

（4）保持良好的心态，避免情绪激动。出现头痛、呕吐、肢体活动障碍或感觉障碍时行脑部CT检查，防止出现脑血管意外。

（5）遵医嘱服用药物，减少高血压对靶器官的损害。

（6）除了观察血压达标情况，还要密切关注肾功能，以防发生慢性肾衰竭。

（6）注意劳逸结合，保证充足睡眠，防止出现高血压危象。

5.用药指导

（1）因为早晨血压偏高，所以宜晨起即服药。

（2）从小剂量开始，按时按量长期用药，平稳降压。

（3）了解药物的用法、剂量、不良反应。

（4）降压药物种类多，不同疾病选择的降压药物不一样，不可照搬他人降压药物的的方案，不可凭感觉吃药或随意加减降压药物。

（5）不可急于求成，每次调整降压药物或者剂量后需要2~4周才能使血压稳定。

（6）在血压不达标时，避免频繁更换药物，除非出现不良反应等不耐受或需紧急处理的情况。

（7）服用药物后动作宜缓慢，预防发生直立性低血压。

6.出院指导

（1）监测血压，测量血压评估药物效果。

（2）坚持长期服药，勿随意增减药物，服用完药物后发现血压过低或者过高，出现头晕、眼花、意识障碍等情况立即就诊。

（3）更换体位不宜过快，洗澡时间不宜过长。

（4）纠正不良生活方式。

（5）劳逸结合，保持心态平和，建立良好的饮食习惯，保持大便通畅。

（6）患者出院时，亲属共同参与患者的高血压管理。

（7）根据患者心血管总体风险及血压水平决定复查时间，血压达标患者至少每3个月随访1次；血压未达标患者，2~4周随访1次；特殊或紧急情况立即就诊。

第二节　高血脂患者健康指导

一、疾病知识指导

血脂是血液中脂肪类物质的总称,包括胆固醇、甘油三酯、类固醇、磷脂、载脂蛋白 A、载脂蛋白 B 等。高脂血症指人体血液中的血脂含量超过正常范围,主要指血液中的胆固醇和(或)甘油三酯增高。

(一)病因

(1)原发性高脂血症:①基因缺陷等遗传因素;②高糖高脂饮食;③肥胖;④吸烟。

(2)继发性高脂血症:①糖尿病,肝肾疾病,甲状腺功能减退症等疾病影响;②激素类药物影响。

(二)临床表现

(1)黄色瘤:脂质在真皮内沉积,常见于眼睑周围。除眼睑外,出现在其他部位的黄色瘤多考虑家族性血脂异常,且伴随严重高脂血症。

(2)动脉粥样硬化:是高脂血症对人体最主要的危害。脂质在血管内皮沉积,致使血管腔变窄或闭塞,导致相应器官缺血缺氧,诱发冠状动脉粥样硬化性心脏病、心肌梗死、脑梗死等心脑血管疾病。

(3)游走性多关节炎:多为自限性,常见于严重的高胆固醇血症。

(4)急性胰腺炎:可反复发作,常见于严重高甘油三酯血症。

(三)辅助检查

(1)血液检查:血脂检查包括总胆固醇、甘油三酯、低密度脂蛋白和高密度脂蛋白胆固醇。

(2)基因检查。

(四)治疗原则

(1)药物治疗。

1)高胆固醇血症:首选他汀类,其次可选依折麦布、PCSK9 抑制药联合用药。

2)高甘油三酯血症:贝特类或高纯度鱼油制剂。

3)混合型高脂血症:他汀类+降甘油三酯为主的药物。

(2)改善生活方式。

(3)血液净化。

(4)基因治疗。

二、健康教育实践指导

1.休息与活动指导

(1)吃动平衡,健康体重。

(2)坚持日常身体活动,避免久坐。

(3)保证充足的睡眠。

2.饮食与营养知识指导

(1)食物多样,谷类为主,多食蔬菜水果;每日膳食应包括谷薯类、蔬菜水果类、畜、禽、鱼、蛋、奶类、大豆坚果类等食物。

（2）少盐少油，控糖限酒，戒烟；少食油炸食物，成人每天食盐不超过 6 g，每天摄入糖类不超过 50 g，最好控制在 25 g 以下。

（3）胆固醇过高者应少食蛋黄、肥肉、动物内脏等；甘油三酯过高者应忌糖、忌甜食，并控制总食量。

3. 疾病监测指导

（1）定期检测血脂。

（2）血脂检查前注意事项：①空腹 10~12 小时；②严禁饮酒；③抽血前 3 天内正常饮食，避免吃高脂食品，防止出现血脂升高的假象；④女性处于妊娠期或经期会影响血脂水平；⑤注意休息，检查前应避免剧烈运动，保证良好睡眠。

4. 并发症预防指导

（1）早发现，早治疗。

（2）坚持低盐低脂饮食。

（3）动脉粥样硬化性心血管疾病患者及高危人群每 3~6 个月检测血脂。

5. 用药指导

（1）长期坚持规律服药。

（2）观察药物不良反应。

（3）关注用药时间及药物之间相互作用。

（4）勿擅自减量、停药或更换药物。

6. 出院指导

（1）用药 6~8 周复查血脂、转氨酶和肌酸激酶。

（2）如血脂已达目标值，可 6~12 个月复查一次。

（3）治疗 3~6 个月后，血脂仍未达到目标值，应在医生指导下调整药物剂量和种类或联合用药。

（4）若在治疗过程中出现肌肉酸痛，乏力，尿液酱油色，食欲下降，恶心，呕吐等症状，及时就诊。

（5）每当调整药物或剂量时，均应在治疗 6 周后复查。

第三节　心肌病患者健康指导

一、疾病知识指导

心肌病是一组异质性心肌疾病，由不同病因引起的心肌病变导致心肌机械和（或）心电功能障碍，常表现为心室肥厚或扩张。该病可局限于心脏本身，也可为系统性疾病的心脏表现，最终可导致进行性心力衰竭。心肌病分为扩张型、肥厚型、限制型，病程长，易复发，严重影响了患者心理健康与生活质量。

（一）病因

（1）扩张型心肌病：多数扩张型心肌病原因不明，少部分患者有家族遗传史。可能的病因包括感染、非感染性炎症、酒精中毒等、内分泌和代谢紊乱、遗传、精神创伤。

（2）肥厚型心肌病：肥厚型心肌病为常染色体显性遗传，具有遗传异质性。其表型呈多样性，与致病的突变基因、基因修饰及不同的环境因子有关。

（3）限制型心肌病：属于混合性心肌病，一半患者为特发性，一半患者为病因明确的特殊类型，后者中多为淀粉样变。

（二）临床表现

1. 扩张型心肌病

（1）症状：临床主要表现为活动时呼吸困难和活动耐力下降。随着病情进展，逐渐出现夜间阵发性呼吸困难和端坐呼吸等左心功能不全症状，后期可有食欲下降、腹胀、下肢水肿等症状。

（2）体征：心界扩大、听诊心音减弱。

2. 肥厚型心肌病

（1）症状：最常见症状是劳力性呼吸困难和乏力，其中劳力性呼吸困难可见于90%以上患者，夜间阵发性呼吸困难较少见。

（2）体征：体格检查可见心脏轻度增大，并闻及第四心音。

3. 限制型心肌病

（1）症状：主要表现为活动耐力下降、乏力、呼吸困难。随着病情进展，逐渐出现肝大、腹腔积液、全身水肿。本病临床特点为右心衰表现较重。

（2）体征：体格检查可见颈静脉怒张，并有肝大、下肢凹陷性水肿。

（三）辅助检查

（1）胸部 X 线检查。

（2）心电图。

（3）超声心电图。

（4）心脏磁共振检查。

（5）心导管检查。

（四）治疗原则

1. 扩张型心肌病

（1）治疗原发疾病，消除加重因素

（2）针对心力衰竭的药物治疗

1）血管紧张素转换酶抑制药（ACEI）或血管紧张素Ⅱ受体拮抗药（ARB）

2）β 受体拮抗药

3）盐皮质激素受体拮抗药

4）肼屈嗪和二硝酸异山梨醇酯

5）伊伐布雷定

6）血管紧张素受体脑咖肽酶抑制药

7）利尿药

8）洋地黄

（3）手术治疗

2. 肥厚型心肌病

（1）药物治疗

1）减轻左室流出道梗阻

2）针对心力衰竭

3）针对房颤

（2）非药物治疗

1）手术治疗

2）乙醇室间隔消融术

3）起搏治疗

4）猝死风险评估和猝死预防性疗法

3.限制型心肌病

无特异性治疗手段，主要为避免劳累，预防呼吸道感染等。

二、健康教育实践指导

1.休息与活动指导

（1）心肌病失代偿性心力衰竭阶段，注意卧床休息，在床上应进行适当肢体运动，防止血栓形成。

（2）病情稳定后，根据心功能耐受情况，进行适当的有氧运动如散步等；积极参加适度的体育锻炼和呼吸功能锻炼，做到劳逸结合，保证充足的休息与睡眠。

（3）心肌病心力衰竭稳定期阶段，行低强度的运动锻炼，可提高运动耐力和生活质量，但要防止过度疲劳；适时添加衣服，避免去公共场所，居住场所保持空气流通，防止呼吸道感染。

2.饮食与营养知识指导

（1）少量多餐，清淡易消化饮食，增加富含纤维素、高蛋白、富含维生素等食物的摄入为宜。适当增加富含维生素C的食物摄入，多食新鲜蔬菜和水果，从而改善心肌营养不良情况，更好地对心肌损害进行有效控制。

（2）明确低盐饮食的重要性，饮食中盐的过多摄入会增加血容量，增大心脏的负担而诱发心衰。

（3）戒烟、限酒、限浓茶。

3.疾病监测指导

（1）服用利尿药者，每天测量体重和尿量，关注是否出现精神不振、四肢无力、食欲差、腹胀等低钾症状。

（2）服用β受体阻滞药者，因药物降压和减慢心率的作用，在改变体位时动作稍慢，防止体位性低血压引起头昏甚至跌倒。服药前自测脉搏，关注脉搏是否低于60次/分。

（3）扩张型心肌病者因心肌广泛受累，对洋地黄药物耐受性低，常用量易在体内蓄积产生不良反应。关注是否出现自觉烦躁、气短、乏力、倦怠、嗜睡、夜间憋醒、咳嗽加重、泡沫状痰等心力衰竭的临床表现。

4.并发症预防指导

（1）保持环境舒适，定时通风。

（2）扩张型心肌病合并心力衰竭者需长时间卧床休息，定时翻身叩背，预防压疮。

（3）适当运动，合理控制运动的频率、时间，劳逸结合。

（4）关注是否出现发热、上呼吸道感染等并发症。

5.用药指导

（1）扩张型心肌病合并心力衰竭者需要接受强心药、利尿药治疗，关注相关不良反应，定期复查。

（2）按时服药。

（3）对年龄大记忆差的患者可每次饭前配药，饭后及时服用；对文化程度较低者，可在药瓶标签上用彩笔做记号，分清服用方法，以避免漏吃或重复吃。

6.出院指导

（1）知晓心肌病的相关知识、注意事项，了解疾病及治疗方案。

(2)明确出院后用药、休息、饮食、活动等注意事项。

(3)患者家属需密切关注患者的心理变化,给予患者更多关怀和照顾,使其保持良好的心情,正视病情,建立战胜疾病的信心。

第四节　心律失常患者健康指导

一、疾病知识指导

心律失常是指心脏激动起源异常和(或)传导异常引起的心脏节律失常,按照心律失常发生时心率的快慢,可分为快速型心率失常和缓慢型心律失常两大类。快速型心律失常主要包括:窦性心动过速、房性心动过速、心房扑动/颤动、室性心动过速、心室扑动、心室颤动等;缓慢型心律失常包括:窦性心动过缓、窦性停搏、心脏传导阻滞、房室交界性心律等。

(一)病因

1.遗传性因素

遗传性因素多为基因突变导致离子通道功能异常。

2.后天获得性因素

后天获得性因素包括生理性因素和病理性因素。

(1)生理性因素:如运动、情绪变化等引起交感神经兴奋而产生快速型心律失常或因睡眠等引起迷走神经兴奋而发生缓慢型心律失常。

(2)病理性因素:

1)心脏本身:各种器质性心脏病。

2)全身性:药物毒性作用、各种原因的酸碱失衡及电解质紊乱、神经与体液调节功能失调等。

3)其他器官功能障碍:如甲状腺功能亢进、贫血、重度感染等。

4)其他因素:胸部手术、麻醉过程、心导管检查等。

(二)临床表现

心律失常的血流动力学改变的临床表现主要取决于心律失常的性质、类型、心功能及对血流动力学影响的程度。

(1)快速型心律失常:部分患者可仅表现为心悸,严重者可有胸闷、头晕、晕厥,可诱发心绞痛和心力衰竭。

(2)缓慢型心律失常:部分患者无明显症状,严重者可出现乏力、头晕、黑矇、晕厥等临床表现。

(三)辅助检查

(1)体格检查:心率、心律、心音强度、心率与脉搏的关系、血压等。

(2)心电图。

(3)动态心电图。

(4)事件记录器。

(5)食管心电图。

(6)心腔内电生理检查。

(四)治疗原则

有血流动力学异常的患者，尽快电复律或者安装起搏器治疗。否则，考虑药物或者介入手术治疗。

1. 快速型心律失常治疗原则

心律转复、控制心室率、治疗原发病、预防复发。

(1)药物治疗：抗心律失常药物、抗凝药物等

(2)介入手术：导管消融治疗、左心耳封堵治疗、植入式心律转复除颤器

(3)电复律

(4)物理治疗：颈动脉窦按摩、眼球按压、Valsalva 动作、冷水刺激

(5)外科手术

2. 缓慢型心律失常治疗原则

去除病因，提高心率，必要时起搏器治疗。

(1)药物治疗：抗胆碱能药、异丙肾上腺素、氨茶碱等

(2)介入手术：安装心脏起搏器

二、健康教育实践指导

1. 休息与活动指导

(1)无器质性心脏病者应积极参加体育锻炼，以调节自主神经功能；器质性心脏病者应根据心功能情况适当活动，在医护人员指导下共同制定运动处方，选择正确的运动方式，如散步、慢跑、太极拳等，活动量以不引起胸闷、心悸等不适为以宜。

(2)日常生活中应注意劳逸结合，合理作息，保证充足睡眠，保持情绪稳定。

2. 饮食与营养知识指导

(1)饮食要求与基础疾病有关。除应避免食用刺激性饮料，如咖啡、浓茶、可乐，限制饮酒外，心律失常患者的饮食参考其原发病的种类，如无基础疾病者可予普通饮食；合并冠心病者可予低盐、低脂饮食；合并心衰者应限制钠盐和水分的摄入，防止水、钠潴留加重心衰。

(2)电解质紊乱引起的心律失常，应针对具体情况予不同饮食。低血钾者给予含钾高的食物如柑橘类、香蕉等；高血钾所致者限制含钾的食物。

(3)行房颤消融手术者，其术后 4 周内避免进食过热、过硬、刺激性食物。

3. 疾病监测指导

(1)定期自我监测　在无明显诱因的情况下，关注脉搏是否较原来突然增加或减少 20 次/分，或伴有心悸、气促、出汗或黑朦、乏力等不适症状。

(2)定期复查心电图。

4. 并发症预防指导

(1)预防猝死：

1)行介入治疗。

2)避免诱发因素。

3)识别恶性心律失常发作早期的症状与体征。

4)有潜在或反复发作严重心律失常者，照顾者需掌握心肺复苏术。

(2)预防血栓栓塞：房颤患者应正确使用抗凝药物，关注是否出现肢体无力、麻木、口角歪斜、语言不清等症状。

(3)预防心衰：积极治疗原发病，减轻心脏负担，控制心室率。

5.用药指导

(1)使用抗心律失常药物期间，严密监测心率、心律、血压及意识状态，观察药效及药物的毒性作用及不良反应，如原有症状缓解与否及是否新出现恶心、呕吐等胃肠道反应。静脉使用抗心律失常药物时，除严格控制给药速度、注意药物对血管的刺激外，必要时行心电监测。

(2)使用抗凝药物的房颤患者，避免碰撞，定期复查，关注是否出现牙龈出血、鼻衄、黑便等出血现象。

6.出院指导

(1)了解心律失常的常见诱因、早期症状、并发症、药物的作用及副作用等相关知识，便于早期识别病情变化；保持充足的休息与睡眠，合理饮食；服用利尿药物者定期复查电解质，保持电解质平衡；心动过缓者避免产生屏气等动作避免诱发迷走反射导致心率进一步减慢，室上性心动过速者可采用屏气、按摩颈静脉窦等动作而诱发迷走反射以减慢心率等。

(2)学会自测脉搏，掌握正常值，当发现心律出现明显异常并伴有不适症状时及时就诊。

(3)当心律失常频繁发作，并伴有头晕、黑矇或晕厥时应在家属陪同下及时就诊，注意避免单独外出以防意外；有晕厥、黑矇史者，避免驾驶、高空操作等危险性的工作。

(4)服用抗心律失常药物或抗凝药物患者、行介入术后患者定期复查，不适随诊。

第五节　病毒性心肌炎患者健康指导

一、疾病知识指导

病毒性心肌炎是指嗜心肌性病毒感染引起、以心肌非特异性间质性炎症为主要病变的心肌炎。本病为自限性，但也有部分可进展为扩张型心肌病。病毒性心肌炎可见于任何年龄，以青少年多见，且年龄越小者病情越重，男性多于女性。

(一)病因

多种病毒均可能引起心肌炎，最常见的病毒是柯萨奇 B 组病毒、埃可病毒、流感病毒、脊髓灰质炎病毒和人类免疫缺陷病毒，约占病毒性心肌炎的 50%，其次可见于肝炎病毒、麻疹病毒、腮腺炎病毒、狂犬病毒、水痘病毒、传染性单核细胞增多症病毒等。

(二)临床表现

(1)前驱症状：半数患者发病前 1~3 周出现上呼吸道感染症状，如发热、全身倦怠感以及肌肉酸痛和(或)急性肠炎症状如恶心、呕吐、腹泻等。

(2)心脏受累的表现：患者常出现明显的心悸、胸闷、胸痛、乏力等症状。其中临床大部分患者以心律失常为主诉或首见症状，少数可因此发生晕厥或阿-斯综合征。部分病毒性心肌炎患者在"痊愈"后 3~4 年进展为扩张型心肌病，出现该疾病的症状和体征。

(3)体征：可表现为与发热程度不平行的心动过速。第一心音减弱，重症病例可闻及舒张期以及出现颈静脉怒张、下肢水肿等心衰体征。

(三)辅助检查

(1)血液检查：心肌肌酸激酶、肌钙蛋白 T、血清病毒特异性 IgM 抗体、外周病毒核糖核酸、血沉、C 反应蛋白。

（2）心脏磁共振检查引导下心内膜心肌活检。

（3）X 线检查。

（4）超声心动图。

（5）心电图。

（四）治疗原则

（1）一般治疗：①卧床休息，减轻心脏负担；②加强营养。

（2）抗病毒治疗。

（3）营养心肌治疗。

（4）并发症的治疗。

二、健康教育实践指导

1. 休息与活动指导

（1）急性期一般卧床 2~4 周，急性期后仍需休息 2~3 个月，严重心肌炎伴心界扩大者应休息 6~12 月，待症状消失、心界恢复正常为止，随后逐渐恢复正常活动。

（2）活动注意循序渐进，随时调整活动量，当活动后出现胸闷、呼吸困难、心悸等异常情况应停止活动，并以此作为限制最大活动量的指征。

2. 饮食与营养知识指导

（1）宜高蛋白、富含维生素、清淡易消化饮食，少量多餐。可进食富含维生素 C 的食物如新鲜蔬菜和水果，以促进心肌的代谢与修复。

（2）戒烟限酒。烟草中的尼古丁可促进冠状动脉痉挛收缩，影响心肌供血。饮酒可造成血管功能失调。

3. 疾病监测指导

自测脉率与节律，关注是否出现异常或者有胸闷、心悸等情况。

4. 并发症预防指导

（1）病毒性心肌炎常见潜在的并发症为心律失常及心力衰竭。

（2）根据病情安排好休息及活动，按时服药，避免过劳。关注是否出现心悸、胸闷、头晕甚至黑矇等心律失常症状和咳嗽、咳痰、腹胀、纳差、疲乏无力、呼吸困难、水肿等心力衰竭的症状及体征。

5. 用药指导

（1）观察药物的疗效和不良反应。

（2）静脉使用各种抗心律失常药物时，除密切关注血压、心率和心电图的变化外，还应注意避免药物外渗，使用对血管刺激性较强的药物时，可两路通道轮流交替输液。

（3）心肌炎患者对洋地黄敏感性增高，耐受性差，易发生中毒。对使用洋地黄药物的患者，应指导其识别洋地黄中毒表现。

6. 出院指导

（1）注意劳逸结合，避免过度劳累，保证充足的睡眠。注意防寒保暖，避免出入公共场所等人员密集的地方。

（2）出院后保持情绪稳定，情绪波动、哭闹会对疾病的预后造成的不良影响。

（3）限制钠盐摄入，禁暴饮暴食、进食过饱；戒烟限酒、限咖啡等刺激性食物；多食蔬菜、水果等。

（4）保证充足的休息时间，无并发症者可考虑恢复学习和轻体力工作，6 个月至 1 年内避免剧烈运动或重体力劳动、妊娠等。

（5）坚持药物治疗，定期复查，不适随诊。

第六节　慢性心力衰竭患者健康指导

一、疾病知识指导

心力衰竭，是指任何心脏结构或功能性疾病致心脏收缩和(或)舒张功能受损，心排出量无法满足机体组织代谢所需，而出现以肺循环和(或)体循环淤血，器官、组织灌注不足为临床表现的一组临床综合征。主要表现为呼吸困难、疲乏和液体潴留等。根据心力衰竭发生的时间、速度可分为急性心力衰竭和慢性心力衰竭。慢性心力衰竭可因各种诱因导致急性心力衰竭发作，而急性心力衰竭经住院治疗后症状缓解，转为慢性心力衰竭。心力衰竭是各种心脏疾病的严重表现或晚期阶段，病死率和住院率居高不下。本节主要阐述慢性心力衰竭的健康指导。

(一)病因

原发性心肌损害和异常是导致心力衰竭主要的病因，包括缺血性心脏病如心肌梗死、心脏毒性损伤、心肌浸润性病变等，心脏负荷过重，如高血压、瓣膜病等，心律失常如心动过缓或心动过速等。

(二)临床表现

1. 左心衰竭的临床表现

左心衰竭的临床表现以肺淤血和心排血量降低为主。

(1)症状：

1)呼吸困难，为左心衰竭最主要的症状。

2)咳嗽、咳痰和咯血。

3)疲倦、乏力、头晕、心悸。

4)少尿及肾功能损害。

(2)体征：

1)肺部湿罗音。

2)心脏扩大。

2. 右心衰竭的临床表现

右心衰竭的临床表现以体循环淤血为主。

(1)症状：

1)消化道症状如腹胀、纳差、恶心、呕吐等，为右心衰竭最常见的症状。

2)呼吸困难。

(2)体征：

1)水肿。

2)肝颈静脉返流征阳性。

3)肝脏肿大。

4)心脏扩大。

3. 全心衰竭的临床表现

全心衰竭的临床表现见于心脏病的晚期，病情危重，可同时具有左、右心衰竭的临床表现，主要表现为组织器官灌注不足，如四肢发凉、头晕、少尿等。

（三）辅助检查

（1）血液检查：血浆钠尿肽、心肌损伤标志物、血常规、肝功能、肾功能、电解质。

（2）X线检查。

（3）超声心动图。

（4）心脏磁共振。

（5）放射性核素。

（6）心电图。

（7）心-肺运动试验。

（8）有创性血流动力学检查。

（四）治疗原则

1. 一般治疗

（1）治疗基础疾病。

（2）消除诱因。

（3）调整生活方式。

2. 药物治疗

（1）改善症状药物：利尿药、正性肌力药物。

（2）改善预后药物：肾素-血管紧张素系统抑制药、血管紧张素受体拮抗药、β受体阻滞药、醛固酮受体拮抗药、伊伐布雷定等。

（3）中医中药治疗。

3. 非药物治疗

（1）心脏再同步化治疗。

（2）左心室辅助装置。

（3）心脏移植。

二、健康教育实践指导

1. 休息与活动指导

（1）根据心功能分级决定活动量，目前主要采用美国纽约心脏病学会提出的分级方案将心功能分为4级。

Ⅰ级：避免重体力活动，一般体力活动不受限制。

Ⅱ级：适当限制一般体力活动，增加休息时间，轻体力工作可不受影响。

Ⅲ级：需严格限制一般的体力活动，每天保证有充分的休息时间，但日常活动可以自理或协助自理。

Ⅳ级：需绝对卧床休息，在床上做被动运动、肢体伸曲运动和翻身、踝泵运动，逐步过渡到坐或下床活动。

（2）心功能Ⅰ-Ⅲ级稳定期心力衰竭患者可进行运动康复，由康复师提供个体化的运动处方或建议，内容包括运动强度、何时停止运动等。

2. 饮食与营养知识指导

（1）限钠、限水：轻度或稳定期心力衰竭患者不主张严格限制钠的摄入；心力衰竭急性发作伴容量负荷过重时，限制钠<2 g/天；轻中度心力衰竭患者无需严格限制液体的摄入；严重心力衰竭患者液体限制在每日1500~2000 mL。

（2）饮食宜少量多餐，进食易消化、高蛋白、富含纤维的食物；多食蔬菜、水果，防止便秘，戒烟限酒。肥胖者需减肥，营养不良者需给予营养支持。

(3)服用利尿药期间，多食香蕉、菠菜、橙子等富含钾的食物。

3. 疾病监测指导

(1)关注有无水钠潴留：每日晨起排空便后测量体重并登记，观察体重和尿量的变化。若3天内体重增加2 kg以上，应考虑水钠潴留(隐性水肿)，宜加用利尿药或增加利尿药剂量。

(2)监测血压和脉搏：每天自测脉搏和血压并记录，将血压和脉搏控制在合适范围。

(3)知晓就诊指征：心衰症状加重、持续性血压降低或增高、静息心率增加≥15 次/分、心律由规则变为不规则、水肿再现或加重等。

4. 并发症预防指导

(1)预防恶性心律失常：了解并及时纠正导致恶性心律失常的诱因(低钾血症、低镁血症、心肌缺血、致心律失常药物的使用等)；积极治疗心力衰竭，改善心功能。

(2)预防血栓形成：慢性心力衰竭是血栓形成的独立危险因素。此外，因活动耐力下降致卧床时间延长、利尿药使用致血液浓缩等原因亦可增加血栓风险，鼓励卧床者进行床上活动，进行下肢肌肉按摩，心力衰竭症状改善后尽早下床活动。

(3)预防压疮：心力衰竭患者因常病情需要卧床休息或被迫取半卧位或端坐卧位，骶尾部受压，易发生压疮，可使用气垫床、翻身垫、液体敷料。合并水肿者应注意保持皮肤清洁、避免刮擦等。

5. 用药指导

(1)用药前了解药物的使用方法，养成定期复查的习惯。

(2)服用利尿药者，建议晨起或白天服用，以免夜尿增多而影响休息，记录尿量和体重变化；关注是否出现乏力、腹胀、心慌、食欲下降、精神差等低钾或低钠表现，及时复查电解质。

(3)β受体阻滞药和ACEI/ARB可预防心室重构、降低心血管事件以及改善预后，不可因症状改善而随意减量或停药。

(4)使用洋地黄类药物者，定期自我监测脉搏、血压以及药物不良反应，当脉搏低于60 次/分或出现黄视、绿视、心悸等不适时，立即停药。

6. 出院指导

(1)了解心力衰竭的病因、常见诱因、典型临床症状、并发症、药物的作用及不良反应等相关知识，坚持规范化药物治疗。

(2)养成每天测量体重、记录尿量、自测脉搏等习惯，知晓就诊的指征。主要照顾者掌握心肺复苏术。

(3)因慢性心衰长期反复发作患者可能存在焦虑、抑郁情绪，应及时干预并鼓励患者树立战胜疾病信心；患者亲属多关心患者心理状态，建立良好家庭支持系统。

(4)宜低脂清淡饮食，戒烟限酒，忌饱餐和刺激性食物，防止便秘。

(5)避免诱因，劳逸结合，注意保暖，避免去人多密集场所，预防呼吸道感染。一旦出现感染征兆应及时就医。建议接种流感疫苗、肺炎疫苗。

(6)定期复查。出院后2~3月适当增加随访频率，2 周1 次，病情稳定后1~2 个月随访1 次，病情加重时随诊。

第七节　冠心病患者健康指导

一、疾病知识指导

冠心病即冠状动脉粥样硬化性心脏病，指冠状动脉发生粥样硬化引起管腔狭窄或闭塞，导致心肌缺血缺氧或坏死引起的心脏病，又称缺血性心脏病。冠心病是动脉粥样硬化导致器官病变的最常见类型，经济发达国家发病率较高，近年来冠心病发病呈年轻化趋势，已成为威胁人类健康的主要疾病之一。

(一)病因

冠心病病因尚未完全明确，目前认为是多种因素作用于不同环节所致。主要的危险因素有：

(1)年龄：40岁以上人群多见。

(2)性别：男性比女性发病率高，但女性在更年期后发病率增高。

(3)血脂异常：总胆固醇、甘油三酯、低密度脂蛋白或极低密度脂蛋白增高，高密度脂蛋白减低，载脂蛋白A降低和载脂蛋白B增高都被认为是危险因素。

(4)高血压：收缩压和舒张压增高均与冠心病关系密切。长期高血压使血管内压力持续增高，血液对管壁的冲击力显著加大，使血管内壁发生机械性损伤；血管内膜一旦损伤，胆固醇、甘油三酯很容易渗入血管壁并沉积形成微血栓，微血栓不断吸引血脂，增加沉积。此外，高血压下的血管长期处于痉挛状态，管壁营养不良，易引起胆固醇等脂质沉着。

(5)吸烟：无论是主动吸烟还是被动吸入二手烟均会对血管内皮造成损伤，烟草中的尼古丁能降低血管内皮弹性和舒张功能，减弱血管内皮修复功能。长期吸烟将增加冠状动脉发生痉挛的概率，促进动脉粥样硬化形成。

(6)糖尿病和糖耐量异常：糖尿病患者由于胰岛素分泌不足，作为能量来源的葡萄糖大量流失，人体靠分解脂肪供给能量，使大量的甘油三酯、胆固醇及游离脂肪酸进入血液，为动脉粥样硬化和糖尿病微血管病变提供了条件，促进了冠心病的发生和发展。

(7)其他：肥胖、遗传因素、A型性格等。

(二)临床表现

世界卫生组织(WHO)将冠心病分为5型：隐匿型或无症状型冠心病、心绞痛、心肌梗死、缺血性心肌病、猝死。

根据患者发病特点和治疗原则不同分为慢性心肌缺血综合征(包括稳定型心绞痛、缺血性心肌病和隐匿型冠心病)和急性冠脉综合征(包括不稳定型心绞痛、ST段抬高型心肌梗死和非ST段抬高型心肌梗死)。

冠心病常见的症状为：

(1)劳累后、精神紧张时出现胸骨后或心前区闷痛，并向左肩、左上臂放射；

(2)气短，具有在活动时加重，休息时减轻，平卧时加重，坐位时减轻的特点。

(3)不典型心绞痛常表现为上腹痛，易误诊，但冠心病引起的胃部不适是一种憋闷、胀满的感觉，通常与进食无直接关联。

(4)明显疲乏，头晕出冷汗。

(三)辅助检查

(1)血液检查：肌钙蛋白I或T、肌酸激酶及同工酶，血糖、血脂，甲状腺功能。

(2)心电图检查：静息时心电图，心绞痛发作时心电图，心电图负荷试验，动态心电图。

(3)超声心动图。

(4)放射性核素检查。

(5)冠状动脉多排CT成像。

(6)冠状动脉造影。

(四)治疗原则

(1)改善生活方式、控制危险因素。

(2)药物治疗：

1)改善缺血、减轻症状：β 受体拮抗药、硝酸酯类药物、钙通道阻滞药。

2)预防心肌梗死，改善预后：抗血小板药物、β 受体拮抗药、他汀类药物、血管紧张素转化酶抑制药。

3)其他：曲美他嗪、尼可地尔。

(3)血运重建：皮冠状动脉介入治疗和冠状动脉旁路移植术。

(4)心脏康复治疗。

二、健康教育实践指导

1. 休息与活动指导

(1)心绞痛发作时应停止正在进行的活动，缓解期者一般不需要卧床休息，不稳定型心绞痛者可卧床休息。

(2)运动原则需个体化、循序渐进、持之以恒。病情重、预后差者运动进展宜缓慢，反之，可适度加快。

(3)运动指征：

1)过去 8 小时内没有新发或再发胸痛。

2)心肌损伤标志物水平没有进一步升高。

3)无明显心力衰竭失代偿征兆。

4)过去 8 小时没有新发严重心律失常或心电图改变。

(4)运动监测：

1)自我感觉运动费力情况，要求运动时 Borg 分<12 分。

2)运动前后监测心电、血压，运动量控制在静息心率增加 20 次左右。

3)否则，运动退回上一阶段。

(5)运动内容

1)以有氧运动为主，散步、游泳、慢跑、太极拳等。

2)建议选择下午时段，5 分钟热身~20 分钟运动~5 分钟恢复整理。

3)每周 3~5 次，每次 30 分钟以上。

2. 饮食与营养知识指导

(1)低盐饮食：过高盐分影响血液循环，增加血液粘稠度，导致血管阻塞影响血运，增加心脏负荷。每天食盐总量控制在 6 g 以内，菜尽量少放或不放调味料。食盐量还应减去烹调用酱油中所含的钠(3 毫升酱油相当于 1 g 盐)。少吃或者不吃腌熏食物，远离加工产品，限制用调味料，食低钠盐。含钠高的包括罐头食品、豆腐干、味精、啤酒、发酵面食、海产品、干果等。

(2)低脂饮食：脂肪有利于延缓粥样硬化的进一步加重。清淡饮食，多食蔬菜水果，避免高脂高胆固醇高热量的食物。每日脂肪量限 40 g 以下。忌动物油、动物内脏、肥肉、鱿鱼、巧克力、煎炸物等。适当进食瘦肉、河鱼和海鱼，去脂奶及其制品，鸡蛋(蛋黄限每周 2~3 个)、选择植物油烹饪。

3. 疾病监测指导

(1)患者及亲属掌握心绞痛发作时的处理方法。一旦发作，立即停止活动、舌下含服硝酸甘油；关注服用硝酸甘油是否缓解，心绞痛发作是否比以往频繁、程度加重、疼痛时间延长。

(2)定期监测血压、血脂、血糖。

4.并发症预防指导

(1)避免情绪激动、寒冷刺激、劳累、便秘、饱餐等诱因。

(2)养成良好的作息习惯,戒烟限酒。

(3)适当锻炼。

5.用药指导

(1)抗血小板药物作用是抗血小板黏附和聚集,防止血栓形成,防止血管阻塞性病变进展。用药过程注意护胃,观察有无腹痛、黑便,皮肤及牙龈出血等情况。

(2)他汀类药物能降低总胆固醇和低密度脂蛋白胆固醇,延缓斑块进展,稳定斑块。服药期间注意监测血脂、肝肾功能、肌酸激酶,密切关注有无肌肉疼痛,乏力明显等症状。

(3)β受体阻滞药能减少心肌氧耗。服药期间注意监测血压、心率,保持血压不低于90/60 mmHg,心率不低于55次/分。

(4)硝酸酯类药物能改善心肌灌注。服药过程中需监测血压,保持血压不低于90/60 mmHg,注意有无头痛、头晕等症状。

(5)尼可地尔与硝酸酯类有相似药理作用,服药期间注意有无头痛等症状;曲美他嗪片药理作用是提高氧的利用效率以治疗心肌缺血。

(6)保持良好服药习惯,切勿擅自减量甚至停药,避免漏服。漏服发生在两次用药间隔时间的1/2以内者,应立即按量补服,下次服药仍可按原间隔时间;如漏服时间已超过用药间隔时间的1/2,不必补服,下次务必按原间隔时间用药。

6.出院指导

(1)低盐低脂饮食。

(2)避免劳累、受凉、情绪激动及感染;戒烟酒,按时服药,注意大便性状。

(3)监测血压、心率、血脂,血压控制在140/80 mmHg以下,低密度脂蛋白胆固醇控制在1.8 mmol/L以下;定期复查血常规、肝肾功能、血脂、心肌酶,肌钙蛋白,心电图、心脏彩超。

(4)遵医嘱服药。

(5)1个月后心内科门诊随诊。

第八节　急性心肌梗死患者健康指导

一、疾病知识指导

急性心肌梗死是指在冠状动脉粥样硬化的基础上,发生冠状动脉血供急剧减少甚至中断,使相应的心肌发生持续而严重的急性缺血,最终导致心肌急性坏死。急性心肌梗死包括急性ST段抬高型心肌梗死和急性非ST段抬高型心肌梗死,本节主要阐述前者。

(一)病因

急性ST段抬高型心肌梗死的基本病因是冠状动脉粥样硬化斑块破裂而继发血栓形成,导致一支或多支冠状动脉痉挛、完全闭塞,继发心肌供血障碍。心肌组织在遭受急剧供血减少或中断达20~30分钟,即可发生心肌细胞急性坏死。偶由其他非动脉粥样硬化的原因诱发,如冠状动脉栓塞、主动脉夹层累及冠状动脉开口、特殊炎症、先天性畸形等。

(二)临床表现

50%以上的患者在发病数日前有乏力、胸部不适,活动时心悸、气短、烦躁、心绞痛等先兆症状，其中以初发型心绞痛或恶化型心绞痛最为突出。心绞痛发作较以往频繁、程度较剧烈、持续较久、硝酸甘油疗效差、诱发因素不明显，心电图显示 ST 段存在一过性动态变化，应警惕近期内发生心肌梗死的可能。

急性心肌梗死发作时，疼痛程度较心绞痛重，持续时间较长，可达数小时或更长，休息和含用硝酸酯类药物多不能缓解。伴有发热、心动过速、白细胞计数升高、红细胞沉降率增快等全身症状、频繁的恶心、呕吐和上腹胀痛等胃肠道症状，常 24 小时内发生心律失常，以室性心律失常多见。急性心肌梗死出现心源性休克，表现为心肌广泛（>40%）坏死，心排血量急剧下降，右心室心肌梗死的患者尚有血容量不足的因素参与。急性心肌梗死发作时，可产生呼吸困难、咳嗽、发绀、烦躁等急性左心衰竭症状，严重者可有颈静脉怒张、肝淤血、水肿等右心衰竭的表现。

（三）辅助检查

(1) 心电图检查。
(2) 血液检查：肌钙蛋白、肌酸激酶同工酶、肌红蛋白。
(3) 超声心动图。
(4) 冠状动脉造影。

（四）治疗原则

(1) 院前急救：帮助急性心肌梗死患者安全、迅速地转运到医院，尽早开始再灌注。
(2) 心电监护。
(3) 镇痛。
(4) 再灌注心肌治疗：①经皮冠状动脉介入治疗；②溶栓疗法；③冠状动脉旁路移植术。
(5) 药物治疗：①抗血小板聚集；②抗凝；③抗心肌缺血；④降脂。
(6) 对症治疗：①抗心律失常；②抗休克；③抗心力衰竭。

二、健康教育实践指导

1. 休息与活动指导
(1) 制定个体化运动处方。
1) 急性期 24 小时内绝对卧床休息。
2) 第 2~3 天如无并发症在床上腹式呼吸、协助床上洗漱、床上坐起进餐、关节被动运动。
3) 第 4 天从坐椅上活动到床边活动。
4) 第 5~7 天逐步增加活动；如有并发症，适当延长卧床时间。
5) 第 1~2 周，开始在床边、病室内走动，在床边完成洗漱等个人卫生活动。根据病情和对活动的反应，逐渐增加活动量和活动时间。
6) 第 2~3 周，可在室外走廊行走、到卫生间洗漱或上厕所。
7) 第 3~4 周，试着上下一层楼梯。
2. 饮食与营养知识指导
(1) 急性期 1~3 天内低脂流质饮食，进食浓米汤、厚藕粉、枣泥汤、去油肉茸、鸡茸汤、薄面糊等食品，每日摄入能量以 500~800 千卡为宜。病情好转后，可渐改为低脂半流质饮食如鱼类、鸡蛋清、瘦肉末、切碎的嫩蔬菜及水果、面条、面片、馄饨、面包、米粉、粥等，每日摄入能量 1000~1500 千卡。禁止食用可能导致患者肠胀气和浓烈刺激性的食物（如辣椒、豆浆、牛奶、浓茶、咖啡等），避免过冷过热食物；少食多餐，每日 5~6 餐，以减轻心脏负担。病情稳定后，可进食清淡和易消化的食品，逐步过渡至低盐低脂饮食。
(2) 低脂肪、低胆固醇、高多不饱和脂肪酸饮食。病情稳定逐渐恢复活动后，饮食可逐渐增加或进软食。脂肪限制在每日 40 g 以内,肥胖者应控制能量和糖类(碳水化合物)。

(3)维持血液钾、钠平衡。对合并有高血压或心力衰竭者限钠摄入。应用利尿药有大量电解质自尿中丢失时,则不宜限制过严。镁对缺血性心肌有良好的保护作用,膳食中应有一定的镁,建议成人镁的适宜摄入量为每日 300~450 mg,主要从富含镁的食物如有色蔬菜、小米、面粉、肉、水产品、豆制品等中获取。

3. 疾病监测指导

关注心肌梗死的先兆症状,主要为以下几点:

(1)心绞痛较以往发生改变、时间延长,使用硝酸甘油不易缓解。

(2)疼痛伴有恶心、呕吐、大汗或明显心动过缓或过速。

(3)心绞痛发作时伴气短、呼吸困难。

(4)冠心病患者突然出现不明原因的休克或晕厥等情况。

4. 并发症预防指导

(1)避免情绪激动、饱餐、活动过量、劳累等诱发因素。

(2)保持大便通畅,防止便秘。不可屏气用力,以免导致心肌耗氧量增加、加重心脏负荷,引起心律失常或心力衰竭。

(3)关注是否出现胸痛、胸闷、呼吸困难、咳嗽、少尿、心悸等症状,谨防再发心肌梗死、心力衰竭、心律失常的发生。

5. 用药指导

抗血小板聚集、抗凝、抗心肌缺血、降脂的药物指导,详见本章第七节。

6. 出院指导

(1)遵循健康生活方式,宜低糖、低脂、低胆固醇饮食,限制热量摄入,控制体重;戒烟酒;克服急躁、焦虑情绪,保持乐观、平和的心情;避免饱餐;防止便秘;坚持服药,定期复查。

(2)合理安排休息及活动,保证充足的睡眠,适当参加力所能及的活动。若病情稳定无并发症,第 6 周后每天可步行、打太极拳等;第 8~12 周可骑车、洗衣等;3~6 个月后可部分或全部恢复工作,但对高空作业、重体力劳动、开车及其他精神紧张或工作量过大的工种应予更换。活动中,一旦出现胸痛、心悸、呼吸困难、头晕、恶心、呕吐等应停止活动。

(3)洗澡水温在 32~34°C 为宜,时间不超过 30 分钟,门不要上锁。

(4)外出时随身携带硝酸甘油或麝香保心丸。在家中,硝酸甘油放在易取之处,用后放回原处,家人应知道药物的位置,药物装在棕色瓶中,6 个月更换一次。随身携带应急保健卡,上面写着"我是一名冠心病患者,万一发现我行动失常或难以自主,很可能是心绞痛或心肌梗死发作,请尽快从我上衣口袋里取药两粒(麝香保心丸),塞入我舌下,并尽快送往就近的医院或向 120 求救,同时通知我家人,他们会很快赶到。拜托了,好心人。我的姓名、年龄、电话、地址。"

(5)心肌梗死是心脏性猝死的高危因素,患者亲属应掌握心肺复苏的基本技术。

第九节　先天性心脏病患者健康指导

一、疾病知识指导

先天性心脏病是指胎儿时期心血管因发育缺陷或停滞而造成的畸形或功能异常。根据是否存在体循环、肺循环之间的分流,先天性心脏病分为无分流、左向右分流和右向左分流三大类,其中房间隔缺损、室间隔缺损、动脉导管未闭和法洛四联症最常见。

(一)病因

(1)妊娠前 3 个月患病毒或细菌感染,尤其是风疹病毒感染;胎儿受压,妊娠早期先兆流产,母体营养不良,孕妇年龄偏大等。

(2)遗传因素。

(3)其他:有些先天性心脏病在高原地区较多,有些有显著的男女性别间发病差异。

(二)临床表现

先天性心脏病的临床表现因缺损大小和分流量的不同而有差异。缺损小、分流量小者可无主观症状;缺损大、分流量多者有乏力、劳力性呼吸困难、气喘胸闷等症状。病情进一步发展,形成阻力性肺动脉高压。显著肺动脉高压时,发生双向分流或右向左的分流,形成艾森门格综合征,患者出现青紫。

(三)辅助检查

(1)心电图检查。

(2)胸部 X 线检查。

(3)超声心动图。

(4)心导管检查。

(四)治疗原则

(1)介入封堵治疗。

(2)外科手术。

(3)对症治疗。

二、健康教育实践指导

1. 休息与活动指导

(1)若无并发症可正常活动,伴有心力衰竭时按心功能状态决定活动量。鼓励患者做有氧运动。保证良好的睡眠质量与充足的睡眠时间。

(2)避免情绪激动,减少不必要的刺激,以免加重心脏负担。

(3)行介入术后患者术肢制动 12 小时,12 小时后可适当在床上活动,24 小时后下床活动。术后 3 个月内避免激烈活动。

2. 饮食与营养知识指导

(1)成人采用局麻方式进行手术,若无并发症术前可正常饮食,忌食烧烤、油炸食品,避免饱餐,不抽烟。小儿行全麻需禁食 12 小时,禁水 6 小时。

(2)术后所需热量较平时增加,注意营养合理搭配。患儿术后第一次进食可以喂少量 5% 葡萄糖溶液,无呛咳后进食总量逐渐增多,加强营养供给,多进高蛋白、高热量、富含维生素饮食,以利生长发育。

(3)多饮水,有利造影剂的排泄,减少肾损害。

3. 疾病监测指导

(1)分流量大且未行手术治疗者,多死于肺动脉高压、心力衰竭和感染性心内膜炎等。

(2)分流量小者寿命如常人,积极治疗,预后良好。

4. 并发症预防指导

(1)突发胸闷、呼吸困难、心悸、面色苍白、出冷汗、脉搏细弱、血压下降、颈静脉怒张时,谨防术后心脏压塞的发生。

（2）观察穿刺处包扎是否良好，有无渗血、血肿。观察术肢远端皮肤颜色、温湿度，确保下肢血液循环良好。

（3）封堵器脱落是最严重的并发症，患者应避免剧烈行动、咳嗽及哭闹，并注意观察有无胸闷、呼吸困难等。

（4）机械性溶血常发生于术后 24 小时，如封堵不严、残余分流可导致机械性溶血，注意尿液的颜色及有无腰痛。

（5）警惕血栓形成，术后遵医嘱服药，严密观察大便、尿液颜色、皮肤黏膜、牙龈出血情况，观察有无血栓形成如胸痛、咯血、呼吸困难等肺部栓塞的表现。

5. 用药指导

（1）服用抗血小板药阿司匹林者，关注是否有出血情况

（2）定期检查肝功能。

6. 出院指导

（1）术后 3 个月内避免剧烈运动和重体力劳动，以防封堵器脱落、移位。

（2）3 个月内避免到公共场所活动，外出时戴口罩。居家应勤通风，保持清洁。减少上呼吸道感染的机会。

（3）出院时体温已正常，但出院后又有发热且持续不退者，及时就诊。

（4）出院后 1、3、6、12 个月到医院复查心脏彩超及 X 线胸片。

（5）定期自测脉搏：动脉导管未闭术后近期心率偏快，如出院后心率持续快，达 120 次/分以上者，及时就诊。

（6）成人有较好的自我调节能力，保持心情愉悦。对于患儿，家长应密切关注患儿病情，制定合理的生活制度。不过分宠爱患儿，避免养成患儿任性、以自我为中心的个性，也不能因为患儿有先天性心脏病而过度保护、降低要求，使患儿缺少运动，产生自卑和胆怯心理。

第十节　瓣膜性心脏病患者健康指导

一、疾病知识指导

瓣膜性心脏病是指心脏的瓣膜由于结构和(或)功能很高异常引起的心脏损害，是我国一种常见的心脏病，其中以风湿热导致的瓣膜损害最为常见。按发病部位可分为二尖瓣病、三尖瓣病、主动脉瓣病、肺动脉瓣病。

(一)病因

瓣膜性心脏病的主要原因包括风湿热、黏液变性、退行性改变、先天性畸形、缺血性坏死、炎症和创伤等。可以引起单个瓣膜病变，也可以引起多个瓣膜病变，其类型通常是狭窄或者关闭不全。一旦出现狭窄和或关闭不全，会妨碍正常的血液流动，增加心脏负担，引起心脏功能损害，导致心力衰竭。

(二)临床表现

（1）瓣膜性心脏病多呈慢性发展过程，瓣膜病变早期可无临床症状。

（2）患者常表现为活动后心慌、气短、疲乏和倦怠，活动耐力明显减低，稍作运动便出现呼吸困

难，严重者出现夜间阵发性呼吸困难甚至无法平卧休息。

（3）二尖瓣狭窄患者可出现咯血，轻者痰中伴有血丝，重者一次性咯出大量鲜血，在急性左心衰时可咳出大量粉红色泡沫痰。此外，长时间的肺部淤血可导致患者频繁发生支气管炎，特别在冬季。

（4）主动脉瓣狭窄患者，会在活动后出现头晕、黑蒙甚至晕厥，也可出现心前区不适或心绞痛症状。

（5）心脏瓣膜病患者体格检查时可以发现心脏扩大，瓣膜狭窄或关闭不全的特征性的心脏杂音。

（三）辅助检查

（1）X线检查。

（2）心电图检查。

（3）超声心动图。

（四）治疗原则

1. 预防风湿热复发和感染性心内膜炎

瓣膜性心脏病常与风湿相关联，预防风湿热复发是防止心脏病的发作的重要措施。同时还需预防感染性疾病的发生，特别是感染性心内膜炎的发生。

2. 并发症对症治疗

（1）对于出现快速房颤者，应用地高辛、β受体阻滞药、非二氢吡啶类钙拮抗药等控制心室率。

（2）对于出现钠、水潴留等心力衰竭表现者，应用利尿药，限制钠盐摄入。

（3）对于有血栓危险者，应用华法林等抗凝治疗。

3. 介入和外科治疗

（1）经皮球囊扩张术。

（2）人工瓣膜置换术。

（3）瓣膜修补术。

二、健康教育实践指导

1. 休息与活动指导

（1）无并发症者，适量活动，活动以自我感觉不疲劳为宜，出现不适立即停止活动。

（2）有心力衰竭者，必须卧床休息，减少活动量，减少机体消耗；出现呼吸困难时，予以半坐卧位，必要时氧气吸入。待病情好转，实验室检查正常后再逐渐增加活动量。

（3）左房内有巨大附壁血栓者应绝对卧床休息，防止血栓脱落造成其他部位栓塞。病情允许时应鼓励翻身、活动下肢、按摩及用温水泡脚，防止下肢深静脉血栓形成。

2. 饮食与营养知识指导

（1）饮食宜少量多餐，给予高热量、高蛋白、富含维生素易消化饮食，可进食适量蔬菜、水果等高纤维食物，保持大便通畅。

（2）多饮水，预防发热导致脱水。

（3）有充血性心力衰竭症状者，限制钠盐与水的摄入。

3. 疾病监测指导

（1）观察有无发热，发热状态下每4小时测量体温1次，注意观察判断热型，以协助诊断。

（2）观察有无风湿活动的表现，如皮肤环形红斑、皮下结节、关节红肿及疼痛不适等。

（3）监测生命体征，关注有无呼吸困难、乏力、食欲减退、少尿等症状。

（4）关注有无心房、心室扩大及附壁血栓形成、心电图有无异常，尤其是有无心房颤动。

4.并发症预防指导

(1)积极预防和控制感染,纠正心律失常,避免劳累和情绪激动等诱因,以免发生心力衰竭。

(2)密切关系有无栓塞征象,详见第十一节"感染性心内膜炎并发症预防指导"。

5.用药指导

(1)长期按时服药,知晓服药注意事项。

(2)服用阿司匹林时,为减少对胃黏膜的刺激,应餐后服用,并注意是否有上腹疼痛、食欲下降、黑便等不良反应发生。

(3)服用洋地黄及利尿药时,定时监测心率、心律、电解质变化,注意有无心律失常、胃肠道反应、神经系统的不良反应。

6.出院指导

(1)遵医嘱服药,定期门诊复查。

(2)注意防寒保暖,防止受凉感冒,避免与上呼吸道感染、咽炎患者接触,一旦发生感染立即用药治疗。

(3)坚持适度的体育锻炼,避免过度劳累、重体力劳动、剧烈运动或情绪激动。

(4)育龄妇女要根据心功能情况在医护人员指导下选择好妊娠与分娩时机。

第十一节　感染性心内膜炎患者健康指导

一、疾病知识指导

感染性心内膜炎是由于细菌、真菌、和其他微生物(病毒、衣原体、立克次体等)直接感染心内膜、瓣膜、腱索及心内植入物等部位而引起的感染性疾病,是一种具有严重并发症和较高病死率的疾病。我国感染性心内膜炎患病率尚缺乏准确的流行病学数据,先天性心脏病和风湿性心脏病仍是主要危险因素。欧美学者的研究显示其致病微生物中金黄色葡萄球菌已位居首位,约占30%,草绿色链球菌已退至第2位,其次为肠球菌。根据病程分为急性感染性心内膜炎和亚急性感染性心内膜炎。

(一)病因

急性自体瓣膜心内膜炎主要由金黄色葡萄球菌引起,少数肺炎球菌、淋球菌、A族链球菌和流感杆菌导致。亚急性自体瓣膜心内膜炎最常见的致病菌为草绿色链球菌,其次为D族链球菌,表皮葡萄球菌等。真菌、衣原体和立克次体较为少见。

(二)临床表现

(1)发热是最常见的症状。亚急性者起病隐匿,可伴有全身不适、乏力、食欲不振和体重减轻等非特异性症状。

(2)产生心脏杂音,可由基础心脏病和(或)心内膜炎导致瓣膜损害所致,大多数有病理性杂音。

(3)周围体征表现为非特异性,可能与微血管炎或微栓塞有关,包括瘀点、指(趾)甲下现状出血、Osler结节、Roth斑、Janeway损害。

(4)可于任何部位发生动脉栓塞,常见于心、脑、肾、肺、脾和四肢。

(5)产生部分感染的非特异性症状如脾大、贫血等。

(三)辅助检查

(1)血液检查：血培养、血常规。
(2)尿液检查：尿常规、尿沉渣。
(3)超声心动图：经胸超声、经食管超声。
(4)X 线检查。
(5)CT 检查。

(四)治疗原则

1.药物治疗
(1)早期应用杀菌性抗生素。
(2)联合应用 2 种具有协同作用的抗菌药物。
(3)大剂量使用，一般需要达到体外有效杀菌浓度的 4~8 倍。
(4)长疗程静脉给药，疗程至少 6~8 周，以降低复发率。
2.手术治疗
对抗生素治疗无效、严重心脏并发症者应考虑手术治疗。

二、健康教育实践指导

1.休息与活动指导
(1)无并发症者，注意休息。可适量活动，活动以自我感觉不疲劳为宜，避免剧烈运动，减轻心脏负荷。
(2)有并发症者，卧床休息，限制活动。
2.饮食与营养知识指导
(1)予高蛋白、高热量、富含维生素、易消化清淡饮食，以补充发热引起的机体消耗。
(2)多饮水，做好口腔护理。
3.疾病监测指导
(1)动态监测体温变化情况，每 4~6 小时测量体温 1 次，判断病情进展及治疗效果。
(2)关注有无皮肤瘀点、指(趾)甲下现状出血、Osler 结节、Roth 斑、Janeway 损害及消退情况。
(3)观察有无脑、肾、冠状动脉、肠系膜动脉及肢体动脉栓塞，重点观察瞳孔、神志、肢体活动及皮肤温度等。
4.并发症预防指导
(1)观察有无栓塞可能，重点观察瞳孔、神志、肢体活动、皮肤温度。
(2)关注是否突然出现胸痛、气促、发绀、咯血等肺栓塞症状。
(3)关注是否出现腰疼、血尿等肾栓塞症状。
(4)关注是否出现神志与精神改变、失语、吞咽困难、肢体功能障碍、瞳孔大小不对称、甚至抽搐和昏迷等脑血管栓塞症状。
(5)关注是否出现肢体突然剧烈疼痛、皮肤温度下降，动脉搏动减弱等外周动脉栓塞症状。
5.用药指导
(1)长疗程大剂量使用抗生素，严格遵医嘱用药。
(2)用药过程中，注意观察药物疗效及可能产生的不良反应。
(3)严格按时间用药，确保维持有效的血液浓度。
6.出院指导
(1)知晓本病发病机制，坚持足量长疗程应用抗生素。进行口腔手术、内镜检查、导尿等操作前，告知医护人员心内膜炎史，可预防性使用抗生素。

（2）定期门诊随访，定期自我监测体温，关注有无栓塞的表现。

（3）注意防寒保暖、避免受凉感冒。合理休息，加强营养，增强机体抵抗力。注意口腔和皮肤的清洁，少去公共场所。

第六章

消化内科患者健康教育

第一节 胃食管反流病患者健康指导

一、疾病知识指导

胃食管反流病是指胃和十二指肠内容物反流入食管引起灼热等症状。可导致反流性食管炎，甚至损害咽喉、气道等食管邻近组织。内镜下无食管炎表现的称为非糜烂性反流病。2019 年《中国胃食管反流病多学科诊疗共识》提出胃食管喉气管综合征和胃食管气道反流性疾病概念，系统描述了胃食管反流病的临床表现，降低了食管外症状突出而反流症状不典型的临床患者症状的误诊率。当前流行病学调查显示，我国胃食管反流病患病率低于欧美国家，但仍成上升趋势，接近日本和韩国。

(一)病因

胃食管反流病是由多因素造成的消化道动力障碍性疾病，其主要发病机制包括食管抗反流防御机制减弱及反流物对食管黏膜的攻击作用，且有研究表明可能与患者的焦虑、抑郁等不良情绪密切相关。

(二)临床表现

(1)食管症状：最典型表现为反流和烧心，尤其在餐后 2 小时症状明显，亦可发生在夜间入睡时，平卧位、弯腰或腹压增高时症状可加重。部分患者伴有不同程度的胸痛及吞咽困难。

(2)食管外症状：因反流物刺激或损伤食管邻近组织或器官，从而导致慢性咳嗽、咽喉炎、哮喘等。伴食管外症状的胃食管反流病患者绝大部分反流发生在立位时段，而平卧位时段出现反流较少。

(3)并发症：食管狭窄、上消化道出血、巴雷特食管等。

(三)辅助检查

(1)内镜检查。

(2)反流监测：pH 监测、pH-阻抗监测、pH 阻抗-压力监测等。

(3)食管钡餐检查。

(4)24 小时食管 pH 监测。

(5)食管测压检查。

(四)治疗原则

(1)控制症状、治愈食管炎和减少复发。

(2)防治并发症。

(3)必要时可行抗反流手术治疗。

二、健康教育实践指导

1.休息与活动指导

(1)保持环境舒适安静,减少外界不良刺激及心理压力。

(2)进餐后适当散步,不宜立即卧床。避免饭后剧烈运动,同时减少可能引起腹压增高的动作。

(3)改变睡前饱餐习惯,睡前3~4小时停止进食,避免胃内容物滞留而增加反流机会。

(4)睡觉时抬高床头15~20 cm,改善食管排空功能,减轻胃酸对食管的侵蚀,缓解烧心症状,同时可有效防止误吸。

(5)疼痛时采用深呼吸,以腹式呼吸为主,可使用放松和转移注意力的技巧,如听音乐、阅读等方式。

2.饮食与营养知识指导

(1)宜进食高蛋白、低脂肪、无刺激、易消化饮食。

(2)遵循少食多餐原则,忌暴饮暴食。

(3)避免进食使食管下端括约肌压力降低的食物,如高脂肪食物、巧克力、浓茶、咖啡等。

(4)戒烟酒,吸烟饮酒可降低食管下端括约肌压力,增加反流率。

3.疾病监测指导

(1)观察烧心、反流、胸痛等自觉症状有无明显缓解以及症状缓解后有无出现反复。

(2)观察有无吞咽困难、进食梗阻感。

(3)观察有无出现不明原因、经久不愈的慢性咳嗽、咽喉炎、哮喘。

4.并发症预防指导

(1)进食固态甚至液态食物时,出现间歇性的吞咽困难,考虑可能并发食管狭窄,可行内镜下治疗,日常饮食应注意少渣、柔软、易消化。

(2)出现上消化道出血症状如黑便或呕血,应立即禁食,平躺休息,头偏一侧,防止呕吐物反流导致窒息。

(3)巴雷特食管:指由各种原因引起的食管下段黏膜复层鳞状上皮被单层柱状上皮所替换的一种病理现象,有发展为食管腺癌的危险性,故推荐定期随访。

5.用药指导

(1)促胃肠动力的药物应在餐前半小时服用。

(2)应用抑酸药物时,为防止复发,应长程维持治疗。治愈后,抑酸药不能突然停药,应逐渐减少剂量直至停药或者改用缓和的其他制剂再逐渐地停药。

(3)日常可自备硫糖铝、达喜等碱性药物,在出现烧心等不适症状时可服用。

6.出院指导

(1)改变生活方式及生活习惯,作息规律,劳逸结合。

(2)控制体重,肥胖者需减重。

(3)鼓励细嚼慢咽,增加唾液分泌,中和反流物。

(4)避免重体力劳动及高强度体育锻炼。

(5)因胃食管反流病症状顽固,治愈后易复发,故症状改善后,仍需遵医嘱持续用药3~6个月,待症状完全消失后,及时复查胃镜和食管内24小时pH监测。

第二节　胃炎患者健康指导

一、疾病知识指导

胃炎是指各种病因引起的胃黏膜炎症，常伴上皮损伤和细胞再生，为最常见消化系统疾病之一。依照发病缓急及病程长短，可将其分为急性胃炎及慢性胃炎。

(一)病因

1.急性胃炎主要病因

(1)药物影响：尤其是非甾体类抗炎药，如阿司匹林、吲哚美辛等，由于其抑制了胃黏膜生理性前列腺素的合成，胃黏膜的屏障作用被削弱，病损部位以胃窦为主。

(2)乙醇：因乙醇具有亲脂性和溶脂能力，高浓度乙醇可直接破坏黏膜屏障，以胃窦病损表现突出。

(3)急性应激：各种严重的脏器功能衰竭、创伤，甚至不良精神心理因素刺激等均可导致胃黏膜糜烂或出血，病损部位以胃底、胃体为主。

2.慢性胃炎主要病因

(1)幽门螺杆菌感染：为慢性胃炎最主要病因。

(2)饮食因素：长期高盐及缺乏维生素饮食，或饮浓茶、咖啡等，进食过冷、过热、粗糙食物，均可能损伤胃黏膜。

(3)自身免疫因素：自身免疫性胃炎以富含壁细胞的胃体黏膜萎缩为主。

(4)其他因素：地域环境、胆汁反流、药物影响等。

(5)精神心理因素：不良情绪或长期压力的刺激。

(二)临床表现

在慢性胃炎患病群体中，大部分患者体征多不明显，部分患者主要表现为上腹部不适或隐痛、嗳气、饱胀、食欲不振等非特异性消化不良症状。急性胃炎患者可出现消化道出血，以突发的呕血或黑便为首发症状。自身免疫性胃炎患者可出现贫血、畏食及体重下降。

(三)辅助检查

(1)内镜及胃黏膜活组织检查。

(2)幽门螺杆菌检测：^{13}C 或 ^{14}C 尿素呼气试验、胃黏膜组织活检、快速尿素酶测定等。

(3)血清学检查：血清促胃液素、抗壁细胞抗体、抗内因子抗体等。

(4)胃液分析。

(5)粪便检查：大便隐血试验等。

(四)治疗原则

(1)针对病因，治疗原发疾病。

(2)根除幽门螺杆菌。

(3)必要时可行预防性或治疗性内镜下胃黏膜切除术或剥离术。

二、健康教育实践指导

1. 休息与活动指导

(1)保持环境舒适安静。

(2)急性发作期应卧床休息，病情平稳后可进行适当的活动以增强体质。

(3)急性应激性胃炎的患者，应及时予以心理疏导，保证身心充分休息。

(4)疼痛时可进行深呼吸，以腹式呼吸为主，可使用放松和转移注意力的技巧，如热敷、听音乐、阅读等方式。

2. 饮食与营养知识指导

(1)宜进食高热量、高蛋白、富含维生素、易消化饮食，确保每天营养的充分摄入。

(2)遵循少食多餐原则，忌暴饮暴食。

(3)关注饮食卫生，避免进食辛辣、刺激性、过咸、坚硬等食物。

(4)增加食物的色、香、味以提高患者食欲。胃酸分泌过少患者的食物应完全煮熟，且可适当选择刺激胃酸分泌的食物，如去油鸡汤、肉汤。胃酸分泌过多患者避免进食高脂肪、酸性食物等。

3. 疾病监测指导

(1)观察上腹部不适或隐痛、嗳气、饱胀、食欲不振等症状有无缓解。

(2)观察有无出现呕血、黑便等消化道出血症状。

4. 并发症预防指导

(1)胃溃疡：防止出现出血、穿孔、幽门梗阻、癌变等发生。

(2)上消化道出血：观察有无出现呕血、黑便等消化道出血症状，一旦出现，即刻予禁食，平躺休息。

(3)巴雷特食管：定期随访，必要时可行内镜治疗以切除病变。

5. 用药指导

(1)抗酸药物：应在饭后1小时和睡前服用，并避免与奶制品等同时服用，因两者相互作用可形成络合物；不宜与酸性饮品同时服用，避免降低药效；若需同时服用抗酸药，两药应至少间隔1小时。

(2)H_2受体拮抗药：口服药应在餐中或餐后服用；静脉给药时需控制速度，滴速过快易引发心率失常、低血压等。用药过程中应定时监测肝肾功能。

(3)抗菌药物：服用药物前应仔细询问患者有无相关过敏史，用药过程中关注有无药物副作用发生。甲硝唑可引起不同程度的胃肠道反应，如恶心、呕吐等，应指导患者在餐后半小时服用，可遵医嘱予以维生素B_{12}、胃复安拮抗。

(4)胶体铋剂：常用制剂有胶体果胶铋干混悬剂，因其药效的发挥需酸性环境，故宜在餐前半小时用。不宜与制酸药、H_2受体拮抗药同时服用，以免降低药效。部分患者服药期间出现黑褐色无光泽大便，停药1~2天后一般可自行消失。不宜长期、大剂量服用，以防铋中毒。

(5)质子泵抑制药：该类药物不宜与铋剂同时服用，否则铋剂发挥药效所需的酸性环境将受影响。该药短期服用有较好的耐受性，但长期服用有诸多潜在风险，如感染、低镁血症等，如若患者必须长期服用，应密切监测不良反应。

6. 出院指导

(1)改变生活方式及生活习惯，饮食卫生规律，推荐用餐使用公勺公筷或分餐制。

(2)戒烟酒，减少刺激胃黏膜的有害物质。

(3)遵医嘱用药，密切观察用药后的不良反应。

(4)定期复查，不适随诊。

(5)保持心情愉快，调整心态，避免不良精神心理因素的刺激。

第三节　消化道肿瘤患者健康指导

一、疾病知识指导

消化道肿瘤是指发生在食管、胃、肠道等部位的肿瘤。最新癌症统计数据显示，我国消化道肿瘤的发病率明显高于世界平均水平。因其早期症状隐匿，故此类肿瘤被发现时往往已处于中晚期。

(一)病因

病因主要分为遗传因素及后天因素。遗传因素主要表现为明显的家族聚集倾向。后天因素包括饮食与环境因素，如喜烫食、粗糙食物或长期食用霉变、高盐、高亚硝酸盐等食物；感染因素，如幽门螺杆菌感染、肝炎病毒感染等；癌前状态因素，如癌前疾病及癌前病变。

(二)临床表现

(1)食管癌：早期食管癌的症状一般不明显，常表现为反复出现吞咽食物时有异物感或哽咽感，或胸骨后疼痛。中晚期多出现进食梗阻感持续加重，以及病变播散出现消瘦、发热、声音嘶哑、饮水呛咳、呕血、咳嗽、呼吸困难等临床表现。

(2)胃癌：早期胃癌一般无特异性症状，进展期最早出现的症状为上腹痛、食欲下降、消瘦乏力、体重减轻。病变累及食管下端时可出现吞咽困难；累及胃壁时可有早饱感；累及幽门部时，可出现梗阻、呕吐症状，呕吐物多为胃液及隔夜宿食。

(3)肠癌：表现为排便习惯改变，排便不尽感或伴里急后重，大便进行性变细，部分患者出现腹泻或便秘；便血，合并感染后可出现脓血便；肠梗阻，腹部膨隆，可出现阵发性绞痛；晚期可合并恶病质，患者可出现极度消瘦、食欲减退、贫血、黄疸、腹水等临床表现。

(三)辅助检查

(1)内镜检查：胃肠内镜检查，病理活检是最终诊断的金标准

(2)血液检查：血常规、肿瘤标志物等

(3)影像学检查：X线钡餐、胸片、CT、小肠CTE等

(4)粪便检查：粪便隐血试验

(四)治疗原则

(1)早期根治：消化内镜治疗或外科手术治疗

(2)进展期放化疗辅助：结合手术或单独予以放化疗

(3)终末期姑息治疗

二、健康教育实践指导

1.休息与活动指导

(1)保持环境安静舒适，引导患者放松身心。

(2)应注意休息，劳逸结合。

(3)依据身体状况，可适当进行体育锻炼，增强体质。

(4)活动无耐力患者，需进行防止跌倒/坠床护理干预。

2.饮食与营养知识指导

(1)加强营养,进食高热量、高蛋白、富含维生素、易消化的少渣饮食。

(2)宜少食多餐,细嚼慢咽,防止一次性进食过多,造成胃肠饱滞,消化困难。

(3)注意食物的色、香、味搭配,增进患者食欲。

(4)中晚期进食困难患者,遵医嘱予静脉高营养或肠内营养支持,以满足机体能量需求。

3.疾病监测指导

(1)监测疼痛的部位、性质、强度及伴随症状,遵医嘱给予止痛药或引导患者转移注意力,如听音乐、阅读等。

(2)密切关注有无吞咽困难或呕吐等症状,针对化疗患者导致的呕吐,可使用针灸、穴位按压、艾灸等中医方法缓解。

(3)密切观察大便颜色变化,如出现黑便、暗红色大便等,应警惕有无出血。

4.并发症预防指导

(1)窒息:剧烈呕吐患者应指导其头偏一侧,以防误吸导致窒息。

(2)消化道大出血:禁食,监测患者生命体征变化,予持续吸氧、急查血常规、止血、补液等处理,必要时备血。

(3)坠积性肺炎:终末期长期卧床患者,应加强翻身,并从下至上、由外至内拍背以促进排痰。

(4)静脉血栓:对于低风险患者,应多喝水,适当进行活动,如踝泵运动等。对于高风险或已有肢端肿胀、疼痛、呼吸困难症状患者,应及时进行彩超、CT等检查排查。

(5)坏死性静脉炎:因化疗药物刺激性大、渗透压高等,应建立中心静脉通道进行输注。

(6)压力性损伤:对晚期恶病质患者,应改善患者营养状况,并及时采取预防压疮的护理干预措施,如按时协助翻身、睡气垫床、受压部位使用减压敷料覆盖等。

5.用药指导

(1)使用止痛药物时,应遵循由下至上的金字塔原则,由弱到强逐渐增加;按时服药,非按需给药,以保证血药浓度;个体化给药;密切关注用药后的不良反应,如有无头晕、恶心、呼吸抑制等。

(2)输注化疗药物后,可能造成骨髓功能抑制,应避免受凉感冒,佩戴口罩,不去人流密集地方,白细胞严重下降者遵医嘱使用升白药物。

(3)输注铂类化疗药物时,应注意保暖、忌冷,以缓解药物对周围神经的麻痹等不良作用。

6.出院指导

(1)保持心情愉快,以乐观态度及良好心理状态应对疾病。

(2)注意个人卫生,做好口腔、皮肤等日常清洁,防止继发性感染。

(3)不食用发霉食物,避免高盐饮食,少食烟熏、腌制食品,多进食新鲜、富含维生素、蛋白食物,如蔬菜、水果、豆类、鱼、蛋类等。

(4)生活规律,保证充足睡眠,适当进行体育锻炼,增强机体免疫力。

(5)定期监测体重,及时复查血象。

第四节　肝硬化患者健康指导

一、疾病知识指导

肝硬化是指各种慢性肝病进一步发展,出现的以广泛肝细胞变性坏死、肝脏弥漫性纤维化、假小叶形成、肝内外血管增殖为特征的病理阶段。肝硬化可分为代偿期和失代偿期,代偿期常无明显临床症状，失代偿期以门静脉高压和肝功能损害为主要特征，常出现消化道出血、肝性脑病、感染等并发症。

（一）病因

（1）病毒性肝炎：我国最常见的病因，常为慢性乙型病毒性肝炎、丙型肝炎。

（2）酒精性肝病：乙醇主要由肝脏代谢，其中间代谢产物乙醛具有很大的肝毒性，长期大量饮酒易造成肝脏损伤。

（3）非酒精性脂肪性肝病：如消化吸收不良、糖尿病、肥胖等所致的营养障碍。

（4）胆汁淤积：各种原因所致的持续胆汁淤积，都可发展为胆汁性肝硬化。

（5）遗传、代谢性疾病：如自身免疫性肝炎、肝豆状核变性、血色病、肝淀粉样变性、遗传性高胆红素血症、肝卟啉病等。

（6）药物或化学毒物：长期接触化学毒物或服用损伤肝脏的药物。

（7）寄生虫感染：主要有血吸虫病、华支睾吸虫病等，使门静脉灌注障碍、胆道梗阻及炎症均可逐渐发展为肝硬化。

（8）循坏障碍：常见为布-加综合征、右心功能衰竭、肝小静脉闭塞病等导致肝脏长期淤血、肝细胞缺氧坏死、肝纤维组织增生，最终发展为肝硬化。

（9）隐源性肝硬化。

（二）临床表现

根据是否出现腹水、肝性脑病、上消化道出血等并发症，分为代偿期和失代偿期肝硬化。代偿期一般无明显表现，有时可表现出乏力、食欲不振、恶心、厌油等。失代偿期主要为肝功能减退和门静脉高压所致的一系列全身症状。

（1）肝功能减退：表现为明显乏力、食欲减退、体重减轻、面色黧黑、腹胀、腹泻，肝细胞坏死时可伴有黄疸。内分泌失调时可出现男性乳房发育、性欲减退，女性出现闭经、不孕等。部分患者可出现肝掌、蜘蛛痣。同时由于肝脏合成凝血因子减少、脾功能亢进导致凝血功能障碍，可出现鼻出血、牙龈出血、皮肤紫癜、胃肠道出血和女性月经过多等。

（2）门静脉高压：常表现为脾大、腹水、侧支循环的建立和开放。临床上常见的侧支循环有食管胃底静脉曲张、腹壁静脉曲张和痔静脉扩张。

（三）辅助检查

（1）血液检查：血常规、肝功能、凝血功能、免疫功能。

（2）尿常规、粪便常规及隐血实验。

（3）影像学检查：B 超、CT 和 MRI。

（4）内镜检查。

（5）肝穿刺活组织检查。

（四）治疗原则

1.减轻或去除病因

（1）抗肝炎病毒治疗

（2）戒酒

（3）避免继续使用对肝有损伤的药物

（4）药物或手术解除胆道梗阻

2. 支持治疗

(1)合理饮食

(2)避免感染

(3)维持水、电解质、酸碱平衡

3. 并发症治疗

(1)腹水的治疗

(2)食管胃底静脉曲张破裂出血的预防及治疗

(3)肝性脑病的预防及治疗

(4)门静脉血栓的治疗

4. 手术治疗

二、健康教育实践指导

1. 休息与活动指导

(1)肝硬化代偿期患者可适当轻体力活动，减少活动量，避免重体力及高强度体育活动；失代偿期时应多卧床休息。

(2)肝硬化大量腹水时采取半卧位以减轻呼吸困难，下肢水肿者可抬高双下肢。

2. 饮食与营养知识指导

(1)给予高热量、高蛋白、富含维生素易消化的食物，减少易产气食物的摄入。

(2)合并食管胃底静脉曲张时以软食为主，禁食粗糙、坚硬的食物，以免损伤曲张的静脉，出血急性期应禁食禁饮。

(3)合并大量腹水时宜进食低盐饮食(1.5~2.0 g/d)，少食含钠高的食物，如酱菜、罐头等，同时应限制水的摄入。

(4)并发肝性脑病时应限制或禁食蛋白，待病情好转后逐步适量增加蛋白的摄入。

3. 疾病监测指导

密切观察腹水及下肢肿胀情况，每天测量腹围、体重。观察有无皮下瘀斑、皮肤黄染等，定期监测血常规、电解质及肝功能。

4. 并发症预防指导

(1)上消化道出血：最常见的并发症，密切观察生命体征、尿量，有无呕血、黑便等。

(2)感染：观察有无腹胀、腹痛等自发性腹膜炎表现，有无胆管、肺部、肠道及尿路感染征象。

(3)肝癌：密切观察有无肝区持续性胀痛或钝痛，有无肝大、血性腹水及血清甲胎蛋白升高。

(4)电解质及酸碱紊乱：密切监测电解质及酸碱度情况，出现乏力、腹胀时应警惕有无低钠、低钾低氯等。

(5)肝性脑病：最严重的并发症，应保持大便通畅，合理使用利尿药，慎用镇静安眠药等，以避免肝性脑病的发生。存在诱发因素时密切观察患者有无性格改变、计算力下降、行为失常等早期征象。

5. 用药指导

(1)服用利尿药者应注意维持水电解质酸碱平衡，每日测量体重及腹围，每日体重下降以不超过 0.5 kg 为宜。

(2)服用抗肝炎病毒药物时，如恩替卡韦、拉米夫定等，应长期规律服用，避免擅自停药。

(3)避免服用一些非必要及药效不明确的药物，以免加重肝脏损伤。

6. 出院指导

(1)保持稳定的情绪，树立治疗信心。

(2)注意休息，避免重体力、高强度活动。

（3）进食高热量、高蛋白、富含维生素易消化的食物，忌饮酒。

（4）注意个人卫生，防止继发性感染。

（5）定期监测体重、腹围，复查血常规、电解质及肝功能。

第五节　消化道出血患者健康指导

一、疾病知识指导

消化道出血是指食管至肛门之间的消化道发生的出血，表现为呕血、黑便或血便等，长期或大量出血时伴有贫血及血容量减少，甚至休克，重者危及生命。根据出血部位分为上消化道出血、中消化道出血和下消化道出血。

（一）病因

上消化道出血是指屈氏韧带以上的消化道出血，中消化道出血是指屈氏韧带至回盲部的出血，下消化道出血是指回盲部以下的消化道出血。

1.上消化道出血

（1）最常见的病因如消化性溃疡、食管胃底静脉曲张破裂、急性糜烂性出血性胃炎及胃癌。

（2）食管疾病，如食管癌、食管损伤等。

（3）胃十二指肠疾病，如门脉高压性胃病、血管瘤、吻合口溃疡、息肉等。

（4）胆道出血，如胆管或胆囊结石、胆道蛔虫病、胆囊或胆管癌等。

2.中消化道出血

肠壁血管畸形、克罗恩病、钩虫感染、缺血性肠病、肠憩室、肠套叠、小肠间质瘤、放射性肠炎等。

3.下消化道出血

最常见的原因是痔、肛裂，结肠癌、溃疡性结肠炎、血管病变等也会引起。

此外，全身性疾病如过敏性紫癜、系统性红斑狼疮、血友病、白血病、尿毒症等也可致消化道出血。

（二）临床表现

消化道出血的临床表现与出血量、出血部位、出血速度、性质、患者年龄、以及循环代偿能力有关。

（1）呕血与黑便：多为上消化道出血。

（2）血便与暗红色大便：多为中或下消化道出血，上消化道出血量多而肠蠕动快者也可表现为暗红色或鲜红色大便。

（3）失血性周围循环衰竭：一般表现为头昏、乏力、心慌、一过性晕厥、心率加快、血压降低、肢体湿冷等，严重时可发生休克。

（4）发热：部分患者可在24小时内出现低热，3~5天后可恢复正常。

（5）氮质血症：大量血液蛋白质产物在肠道被吸收，导致血中尿素氮浓度增高，称为肠源性氮质血症。消化道出血导致周围循环衰竭，引起肾血流量和肾小球滤过率减少致氮质潴留，称为肾性氮质血症。

（6）贫血及血象变化：早期可无明显变化，3~4小时后可出现贫血，24小时后网织红细胞增高。

急性出血表现为正细胞正色素性贫血，出血后骨髓代偿性增生，可出现大细胞性贫血，而慢性失血则表现为小细胞低色素性贫血。

(三) 辅助检查

(1)血液检查：血常规、尿素氮。

(2)呕吐物及粪便隐血实验。

(3)影像学检查：X 线钡剂造影、腹部 CT、选择性动脉造影。

(4)内镜检查。

(四) 治疗原则

(1)抗休克、补充血容量。

(2)止血。

(3)针对病因治疗。

二 健康教育实践指导

1. 休息与活动指导

(1)大出血时应绝对卧床休息，床上大小便，出现呕血时头偏向一侧防窒息或误吸，有躁动时注意加床栏防止坠床发生。

(2)出血停止后因贫血易头晕，晕厥，下床时遵循起床三步曲，行动缓慢防止跌倒。

2. 饮食与营养知识指导

(1)急性大出血者应禁食 24~48 小时，待出血停止后从流质逐步过渡至正常饮食。

(2)少量出血者可进食温凉、清淡流质饮食，出血停止后逐步过渡到正常饮食。

(3)日常定时进餐，避免过饱过饥，避免进食粗糙、刺激性食物，避免过冷过热食物。

3. 疾病监测指导

(1)观察呕血及黑便的颜色、性状及量，密切监测生命体征，准确记录出入量，定期检测血常规、电解质、凝血功能等。

(2)出血量的判断：5~10 mL 可出现粪便隐血实验阳性；50~100 mL 可出现黑便；胃内出血量达到 250~300 mL 时可引起呕血；一次出血量不超过 400 mL 者一般无全身症状；出血量在 400~500 mL 时可出现头昏、乏力、心慌等全身症状；短时间内出血量超过 1000 mL 者可出现周围循环衰竭症状。

(3)再次出血的判断

1)再次出现呕血及黑便，或黑便变为红色血便。

2)外周循环衰竭在补液、输血足够的情况下未见改善。

3)红细胞计数、血红蛋白继续下降，网织红细胞计数继续升高。

4)补液与尿量足够的情况下，血尿素氮持续升高。

5)原有脾大的患者出血后脾脏会暂时缩小。

(4)观察原发病，如肝硬化患者并发出血时应注意有无感染及肝性脑病等情况发生。

4. 并发症预防指导

(1)休克：当出血量超过 1000 mL 时可出现休克症状，应立即建立多条静脉通路，快速恢复有效循环血容量，密切监测患者生命体征及尿量、神志，准确记录出入量，做好口腔护理、皮肤护理及心理支持。

(2)窒息：密切观察生命体征及呕吐情况，呕血时采取侧卧位或平卧位头偏向一侧。

(3)急性肾衰竭：密切监测血清电解质和肾功能变化，准确记录出入水量。

5. 用药指导

(1)尽早使用抑酸药物,临床常用抑酸药物为质子泵抑制药和组胺受体拮抗药。

(2)使用止凝血药物如维生素 K_1 时需避光且减慢输液速度,输注血浆及血小板过程中应密切观察有无不良反应。

(3)输注血管活性药物如多巴胺、去甲肾上腺素时,需采用输液泵严格控制速度,并观察有无外渗。

(4)输注生长抑素及其衍生物时为保证血药浓度不可中断给药,应及时换管换瓶,注意输液部位情况,观察有无药物渗出。

(5)避免使用诱发出血的药物如阿司匹林、布洛芬等。

6. 出院指导

(1)作息规律,避免过度劳累,睡眠充足,保持情绪稳定。

(2)定时进餐,忌暴饮暴食,禁烟戒酒,不饮浓茶和咖啡。

(3)掌握出血征象的早期识别及应急处理措施。

第六节   脂肪性肝病患者健康指导

一、疾病相关知识

正常情况下,肝脏中脂肪的占比为3%~4%,当超过肝重量的5%或病理学检测中显示每单位面积>1/3 的肝细胞发生脂肪变性时即可判定为脂肪肝。而脂肪性肝病是指以肝细胞脂肪过度蓄积和脂肪变性为特征的临床病理综合征。临床上根据有无长期过量饮酒分为非酒精性脂肪性肝病和酒精性脂肪性肝病。

(一)病因

(1)饮酒:短期内大量饮酒,或长期饮酒且每天乙醇摄入超过一定量,可导致发生酒精性肝炎。乙醇在肝脏的代谢产物乙醛可直接损伤肝细胞,此外,乙醇对肝细胞的毒性作用可使肝细胞对脂肪酸的分解和代谢发生障碍,引起肝内脂肪沉积,造成脂肪肝。

(2)肥胖:肥胖患者体内脂肪量大,肝脏分解代谢脂肪的负担加重,容易引起脂肪在肝脏蓄积,使脂肪变性的肝细胞发生变性、坏死。

(3)2 型糖尿病、高脂血症等因素单独或共同存在时,引起肝细胞内脂质过量沉积。

(二)临床表现

大部分脂肪性肝病患者没有明显的症状,少数人可出现乏力,右上腹部不适,肝区隐痛或上腹胀痛等非特异性症状。严重脂肪性肝病患者可出现食欲减退、恶心、呕吐等,发展至肝硬化失代偿期则其临床表现与其他原因所致的肝硬化相似。

(三)辅助检查

(1)血液检查:血清肝功能、病毒学、血糖、血脂。

(2)影像学检查:B 超、CT 平扫、MRI。

(3)病理学检查:肝穿刺活检。

(四)治疗原则

1.非酒精性脂肪性肝病治疗原则

(1)病因治疗。

(2)饮食控制。

(3)运动疗法。

(4)药物治疗。

2.酒精性脂肪性肝病治疗原则

(1)戒酒。

(2)营养支持。

(3)药物治疗。

(4)肝移植。

二、健康教育实践指导

1.休息与活动指导

适当的运动可以有效消耗机体内多余脂肪,加速代谢水平,纠正脂代谢紊乱。可根据患者身体状况选择合适的运动方式,但应避免剧烈运动,短期内高强度运动不仅不利于脂肪肝的缓解和治疗,还可能诱发肝细胞破裂、转氨酶升高、肝功能异常,甚至危及生命。因此运动量应由小到大,循序渐进,不应过于疲劳,以有氧运动为主,一般每次锻炼30分钟,每周大于3次,如爬山、慢跑、跳舞、太极拳、游泳等。

2.饮食与营养知识指导

(1)调整饮食结构,一日三餐定时适量,限制糖类、胆固醇、饱和脂肪的摄取,饮食应以清淡为主,限制盐分摄入,少食刺激性辛辣食物。多食用富含维生素以及纤维类食物如水果、蔬菜等,适量饮水,以白开水为佳,不宜用各种饮料替代。

(2)对于因肥胖导致的脂肪性肝病患者,严格控制热量摄取,以低糖低脂类饮食为主,并避免加餐、夜间饮食等。能量的过量摄入易导致机体代谢负担加重,精制糖类物(如面条、面包、蛋糕等)和糖类导致胰岛素抵抗是脂肪肝形成的重要因素。

(3)酒精性肝病患者易出现蛋白质和维生素的摄入不足,因此在戒酒的基础上应给予高热量、高蛋白、低脂、富含维生素的饮食。及时戒酒可使病死率明显下降,戒酒几周到几个月内临床和病理表现可得到明显改善。

3.疾病监测指导

(1)监测体重、腰围变化,合理控制体重,避免因体重下降过快导致的肝功能损伤,目标体重以肥胖度的0%~10%为理想。

(2)监测肝功能、血脂、血糖指标。

(3)定期复查肝脏、脾脏和胆囊的超声检查。

4.并发症预防指导

(1)长时间肝细胞变性导致肝细胞再生障碍和坏死,进一步发展为肝纤维化、肝硬化。

(2)脂肪肝患者常存在高脂血症、血液粘稠度增加、血流循环障碍,易发生动脉粥样硬化,诱发和加重冠心病、高血压等心脑血管疾病。

(3)脂肪肝患者糖代谢功能下降,脂质合成障碍,易发生高血糖、高血脂。

5.用药指导

(1)BMI>30 kg/m^2 的成人可以考虑应用奥利司他等药物减肥,但需警惕药物引起的不良反应。

(2)使用降血脂药物时应注意他汀在降低血清低密度脂蛋白胆固醇水平时不能改善肝纤维化,

且使用过程中常出现血清谷丙转氨酶增高。

(3)合理选择保肝药物，如水飞蓟宾、双环醇、多烯磷脂酰胆碱、甘草酸二胺、还原型谷胱甘肽等。

(4)谨慎使用各种中西药物，避免使用易对肝脏造成损害的药物，必须用药时，应在医生指导下控制药物剂量及疗程。

6. 出院指导

(1)建立健康科学的生活方式，改变不良生活习惯，合理饮食，不饮酒，坚持中等量有氧运动，劳逸结合。

(2)戒酒过程中，患者可能出现情绪不稳定、恶心、易激惹等反应，家属应多给予支持照顾，提升患者的治疗信心。当出现严重的酒精戒断综合征时，应及时寻求医护人员的帮助。

第七节　急性胰腺炎患者健康指导

一、疾病知识指导

急性胰腺炎是多种病因导致胰酶在胰腺内被激活后引起胰腺组织自身消化、水肿、出血，甚至坏死的化学性炎症。临床上以急性上腹痛或血、尿淀粉酶以及脂肪酶升高为特点。本病可发生于任何年龄，以青壮年居多。90%患者为轻症患者，预后良好，重症患者可继发感染、腹膜炎、休克，甚至合并多器官功能衰竭，病死率高。

(一)病因

引起急性胰腺炎的病因较多，国内以胆石症与胆道疾病为主，其他病因还包括高甘油三酯血症、酗酒、高钙血症、手术和创伤等。

(二)临床表现

腹痛是急性胰腺炎的主要表现和首发症状，多在急性胆道疾病或饮酒饱食后出现，部分患者会出现恶心、呕吐、腹胀、发热的症状；少数患者可出现消化道出血、呼吸急促、手足抽搐、黄疸、腹部反跳痛、腹水、肋周或脐周皮肤的青紫等；严重时可出现低血压、休克、肾功能衰竭、心律失常，甚至死亡。

(三)辅助检查

(1)白细胞计数。
(2)血、尿淀粉酶测定。
(3)血清脂肪酶测定。
(4)生化检查：C反应蛋白、肝功能、血糖、血清电解质、血气分析等。
(5)影像学检查：腹部、胸部X线平片、腹部B超、CT、MRI。

(四)治疗原则

治疗的目的是减轻腹痛、减少胰腺分泌、防治并发症。

1. 轻症胰腺炎治疗

(1)禁食及胃肠减压。

（2）静脉补液，维持血容量、水和电解质酸碱平衡。

（3）止痛处理。

（4）预防和抗感染治疗。

（5）抑酸治疗。

2.重症急性胰腺炎治疗

（1）重症监护：转入重症监护病房进行病情监测。

（2）早期液体复苏，防治休克，维持水、电解质平衡。

（3）营养支持。

（4）抗感染治疗。

（5）减少或抑制胰液分泌。

（6）抑制胰酶活性。

3.并发症治疗

4.内镜下治疗

5.中医治疗

6.手术治疗

二、健康教育实践指导

1.休息与活动指导

（1）急性发作者应绝对卧床休息，保证睡眠，以降低机体代谢率，增加脏器血流量，促进体力恢复。

（2）腹痛时舒适卧位，如弯腰、屈膝侧卧位等，以减轻疼痛。

（3）疾病恢复期下床活动，以不感劳累为宜。

2.饮食与营养知识指导

（1）发病早期绝对禁食，给予胃肠减压，待腹痛减轻、体温正常、血尿淀粉酶显著下降，可给予少量无脂流质饮食。

（2）加强营养支持。禁食期间，可通过静脉补充每日所需能量及各类营养素。

（3）对于中度重症急性胰腺炎及重症胰腺炎患者，只要胃肠动力能够耐受，建议尽早（入院后24~72小时）实施肠内营养，常采用鼻空肠营养管的途径，如能量不足，可辅以肠外营养。

（4）病情恢复期，可给予碳水化合物类流质，逐渐过渡到正常饮食，但应忌油脂，避免刺激性、产气多和高蛋白的饮食。继发糖尿病患者，应给予糖尿病饮食。

3.疾病监测指导

（1）密切观察体温、呼吸、脉搏、血压、尿量及神志等情况；观察呕吐物的颜色、性质和量，胃肠减压者观察引流液的情况，准确记录24小时出入量；合理安排输液顺序，补足液体量，维持水、电解质、酸碱平衡。

（2）重症患者应严密监测生命体征，定时监测血、尿淀粉酶及血清电解质、血糖、动脉血气分析等，密切观察患者有无多器官功能衰竭的表现。

（3）如出现持续高热、畏寒、腹痛加剧，应考虑可能合并胰腺脓肿、胆道炎症、败血症等；如出现腹部压痛、反跳痛、腹肌紧张等情况，提示可能并发腹膜炎；对于出现严重呼吸困难者，在药物治疗的同时，应予以气管切开或应用呼吸机治疗；对于出血坏死型胰腺炎经内科治疗无效，或并发肠穿孔、肠麻痹坏死时，需做好实施外科手术治疗的准备。

4.并发症预防指导

（1）急性胰腺炎的局部并发症主要为假性囊肿和胰腺脓肿，应密切观察病情，如有因囊肿出现的压迫现象和临床表现，及时予以内镜下穿刺引流或外科手术干预。

（2）重症急性胰腺炎患者常出现多器官功能衰竭如急性呼吸窘迫、胃肠功能障碍、消化道出血、休克、肾衰竭、心力衰竭、胰性脑病、感染等，病死率高，应严密监测病情，备齐抢救物品及药品，保留多条静脉通路，做好预防性护理。

（2）经鼻空肠营养管行肠内营养时，以及经中心静脉导管给予肠外营养治疗，均应按要求落实相应护理措施，预防相关并发症的发生。

5. 用药指导

（1）对于腹痛剧烈者，可遵医嘱使用盐酸哌替啶，禁用吗啡。注意观察用药前、后疼痛症状有无减轻，疼痛的性质和特点有无改变。

（2）生长抑素的作用主要为抑制胰腺外分泌，减轻胰腺炎症状，生长抑素停药后可引起大便次数增多，必要时可遵医嘱服用止泻药物。

（3）使用 H_2 受体拮抗药或质子泵抑制药可在抑制胃酸分泌的同时间接抑制胰腺分泌，还可以保护胃黏膜，预防应激性溃疡的发生。

（4）蛋白酶抑制药（乌司他丁、加贝酯）能够广泛抑制与急性胰腺炎进展有关的胰蛋白酶等的释放和活性，还可改善胰腺微循环，减少急性胰腺炎的并发症。

6. 出院指导

（1）保持情绪稳定，避免紧张恐惧情绪。

（2）积极治疗胆道疾病、肠道蛔虫、十二指肠疾病、肥胖、高脂血症等原发病。

（3）建立良好的饮食习惯，避免暴饮暴食，饮食宜清淡，禁食高脂肪饮食，戒酒戒酒，防止胰腺炎复发。

（4）定期复查，如出现腹痛腹胀、恶心、呕吐等症状，需及时就诊。

第八节　消化性溃疡患者健康指导

一、疾病知识指导

消化性溃疡主要指发生在胃和十二指肠的慢性溃疡，是一种全球性常见病、多发病，本病可发生于任何年龄，十二指肠溃疡青壮年多发，男性多于女性，胃溃疡多见于中老年。秋冬和冬春之交是本病的好发时节。

(一) 病因

（1）幽门螺旋杆菌感染。

（2）药物因素如非甾体类抗炎药物、糖皮质激素的使用。

（3）胃酸、胃蛋白酶分泌过多。

（4）其他因素，如长期的精神紧张、吸烟、遗传、胃排空障碍及不良的饮食习惯等。

(二) 临床表现

典型的消化性溃疡临床表现为：慢性过程、周期性发作和节律性疼痛。病程长达数年或数十年，发作和缓解期交替进行。上腹部疼痛为主要症状，疼痛常与进食有明显关系，胃溃疡常在餐后30分钟疼痛，至下次餐前缓解，十二指肠溃疡表现为空腹痛、夜间痛，进食可以缓解。部分患者还可以出现嗳气、反酸、烧心、恶心、呕吐等症状。

(三) 辅助检查

(1) 胃镜和胃黏膜活组织检查。
(2) 幽门螺杆菌检测。
(3) X 线钡餐检查。
(4) 粪便隐血检查。

(四) 治疗原则

(1) 消除病因、缓解症状、促进溃疡愈合、防止复发和防治并发症。
(2) 药物治疗。
(3) 外科手术治疗。

二、健康教育实践指导

1. 休息与活动指导
(1) 在溃疡疼痛期间应减少活动，充分休息。
(2) 溃疡出血期或有其他并发症时应卧床休息，出血停止后可适当活动。
(3) 注意气候变化，及时增减衣物，防止受寒诱发上腹部疼痛。
2. 饮食与营养知识指导
(1) 饮食遵循易消化、富营养、无刺激性的原则，大出血时应禁食，出血停止后可进少量的温凉流质饮食，逐步过渡到半流质、软食。
(2) 食物以蒸、烧、炒、炖等烹制方法为佳，避免进食生、冷、煎、炸、坚硬、辛辣刺激、油腻、烟熏以及多渣的食物，以减少对胃黏膜的机械性刺激。避免浓茶、咖啡等引起胃酸分泌增加的食物。戒烟戒酒。
(3) 日常生活中做到饮食规律，定时定量、饥饱适中、细嚼慢咽。溃疡活动期宜少量多餐，症状得到控制后可恢复正常的饮食规律。
3. 疾病监测指导
(1) 出现呕血、柏油样大便提示溃疡出血，应立即卧床休息，定时监测生命体征，观察并记录呕血、黑便的颜色、性质、量及出血时间。做大便隐血试验时，在留取大便标本前 2~3 天内禁食肉类和动物血制品，以免影响检查结果。
(2) 观察疼痛的时间、部位、性质与饮食的关系，如突感剧烈持久的上腹痛疼痛，迅速扩展至整个腹部，提示可能发生急性穿孔。
(3) 出现上腹部胀满不适，餐后加重，伴恶心呕吐，呕吐物为隔夜酸性食物，提示溃疡急性发作出现暂时性梗阻。在溃疡愈合后，因瘢痕形成或周围组织粘连也可引起持久性的器质性幽门狭窄。
4. 并发症预防指导
(1) 常见的并发症有出血、穿孔、幽门梗阻和癌变，患者应积极配合治疗，避免各种诱发因素，并掌握疾病的自我监测方法。
(2) 因胃溃疡有癌变的风险，故患者应接受正规治疗，定期复查。对长期胃溃疡病史、年龄在45 岁以上、腹痛规律消失或经严格抗溃疡药物治疗无效，粪便隐血试验持续阳性者，应怀疑癌变。
5. 用药指导
(1) 质子泵抑制药，如奥美拉唑、雷贝拉唑等应在餐前半小时服用，H_2 受体拮抗药应在餐中或餐后即刻服用。观察药物的疗效及不良反应，如奥美拉唑可引起头晕，用药初期应避免开车和其他必须高度集中注意力的工作。
(2) 黏膜保护剂，如硫糖铝、胶体铋剂，可提高溃疡愈合的质量，减少溃疡复发。硫糖铝应在餐前1小时服用，便秘是常见的不良反应。铝碳酸镁应在餐后1小时嚼服，可引起腹泻。铋剂易引起便秘、黑便，停药后症状消失。

（3）根除幽门螺杆菌治疗，目前推荐含铋剂的四联疗法：铋剂+两种抗生素+质子泵抑制药，疗程14天。质子泵抑制药和铋剂应餐前半小时服用，抗生素于餐后1小时服用。待疗程结束停药1个月后，复查呼气试验。

6. 出院指导

（1）避免精神刺激和精神过度紧张，作息规律，劳逸结合，降低溃疡的复发率。

（2）养成良好的饮食习惯，餐间避免零食，睡前不宜进食。用餐时尽量实行分餐制，使用公筷，避免共用餐具、水杯、牙具等引起传染。

（3）坚持按疗程服药，不可擅自停药或减量，观察药效及药物不良反应。慎用或勿用致溃疡的药物。

（4）自我观察疾病，如突然出现呕血、黑便或上腹疼痛节律消失等情况，立即就诊。

第九节　胃肠道息肉患者健康指导

一、疾病知识指导

胃肠道息肉是指在胃肠道黏膜局限性增生形成的隆起肿物，可发生于消化道任何部位，以胃和结直肠部位多见，可以是单发或多发，若数目众多、分布广泛则称之为胃肠道息肉病。胃肠道息肉按组织学分类可分炎性或假性息肉、增生性息肉、腺瘤性息肉、错构瘤性息肉等，其中腺瘤性息肉为癌前病变。

(一) 病因

胃肠道息肉的发生、发展与多种因素有关。胃息肉的发生主要与幽门螺杆菌感染、长时间服用质子泵抑制药、胆汁反流、食用高温食物及吸烟、饮酒等有关。

大肠息肉的发生主要与慢性炎症刺激、幽门螺杆菌感染、肥胖、遗传因素等有关。此外大量的研究表明，高脂肪低纤维饮食、便秘、缺乏运动、久坐不起等因素也会使患消化道息肉的概率增加。

(二) 临床表现

胃肠道息肉一般无症状，常在胃肠镜检查时被发现，少数有症状的患者中最常见的是消化不良，一些较大的肠道息肉可引起大便习惯改变，次数增多，便中带有黏液或黏液血便，如息肉表面糜烂溃疡时，可发生间断或持续性的出血甚至贫血的症状。

(三) 辅助检查

（1）内镜检查。
（2）X线钡餐检查。

(四) 治疗原则

1. 经内镜下息肉切除的方法
（1）高频电凝切除法。
（2）活检咬除。

（3）内镜黏膜切除术。

（4）氩离子凝固术。

（5）激光及微波灼除法。

（6）尼龙圈及橡皮圈套扎。

2. 外科手术治疗

具备手术指征的胃肠息肉可行手术治疗。

二、健康教育实践指导

1. 休息与活动指导

息肉切除后，休息与活动视息肉切除的部位、大小、数量、术中情况而定。术后当天应卧床休息；较大息肉，无蒂息肉或凝固范围较大者，卧床休息 1~3 天，2 周内避免过度体力活动。保持大便通畅，直肠息肉切除术后应避免长时间用力下蹲，在排便困难时不可用力强行排便，必要时使用缓泻药。

2. 饮食与营养知识指导

（1）胃息肉切除术前禁饮禁食 6~8 小时，肠道息肉切除术前应禁食 6 小时、禁饮 4 小时以上。肠道息肉切除术前 1~2 天应进食少渣半流食物如白粥、面条等，避免进食带皮、带籽、粗纤维、深色食品，如火龙果、西红柿、猕猴桃等，术前 1 天晚上进半流饮食如稀饭、面条等。

（2）胃肠道息肉切除术后常规禁食 1 天，之后流质饮食 2~3 天，再逐渐过渡到普食。

（3）日常饮食应注意清淡易消化，适量增加新鲜蔬菜水果的摄入，忌油腻、辛辣刺激性食物，戒烟戒酒。

3. 疾病监测指导

肠息肉切除术后，观察有无大便颜色变黑或便血、持续腹痛腹胀等情况。

4. 并发症预防指导

胃肠道息肉切除术常见的并发症包括出血、穿孔和感染，但发生率均较低。患者术后应注意卧床休息，不盲目进食，不过早剧烈活动，观察有无腹痛、便血和发热等症状。

5. 用药指导

（1）近期服用阿司匹林、氯吡格雷、华法林等影响凝血功能药物的患者，一般需停用 5~7 天后才能行内镜下息肉切除。高血压患者可常规服用降压药，应以小口水吞服，息肉切除术当天监测血压。服降糖药物者当日应停服。

（2）肠息肉切除者按要求口服泻药做肠道准备，直到最后一次排出为清水样便，不带粪渣。肠息肉电切的患者禁止使用甘露醇口服做肠道准备。

6. 出院指导

（1）合理饮食，加强体育锻炼，保持大便通畅。

（2）定期复查，复查的频率依据息肉的高危、低危有不同，一般在完成消化道息肉切除术后 6 个月、1 年应复查胃肠镜。有胃肠癌家族史的患者应增加胃肠镜复查的频率，加强随访。

第十节　肠结核及结核性腹膜炎患者健康指导

一、疾病知识指导

肠结核是由于结核杆菌侵犯肠道引起的慢性特异性炎症，本病在发展中国家发病率较高，而西方发达国家少见，多见于青壮年，女性略多于男性。结核性腹膜炎是由结核杆菌引起的慢性、弥漫性腹膜炎症，本病可见于任何年龄，但以青壮年多见，男女发病率之比约为1：2。

(一)病因

肠结核主要由人型结核杆菌引起，少数患者感染牛型结核杆菌致病。肠结核的发病是人体和结核杆菌相互作用的结果，一旦入侵的结核杆菌数量多、毒力大，并且人体免疫功能低下、肠功能紊乱引起局部抵抗力削弱时，就可发病。

大多数结核性腹膜炎是腹腔脏器如肠系膜淋巴结结核、肠结核、输卵管结核等活动性结核病灶直接蔓延侵及腹膜引起，少数可经血行播散引起腹膜感染。

本病依据侵入腹腔的结核菌数量与毒力及机体免疫力，常分为三种病理类型：渗出型、粘连型、干酪型，以前两种型多见，或可有两种或三种类型的病变并存，称为混合型。

(二)临床表现

1. 症状

(1)全身症状：溃疡型肠结核常有结核毒血症及肠外结核的临床表现，严重时可出现维生素缺乏、脂肪肝、营养不良性水肿等表现；增生型肠结核全身情况一般较好。结核性腹膜炎主要表现为发热和盗汗，部分患者可有食欲不振、体重减轻、贫血的表现。

(2)腹部症状：肠结核及结核性腹膜炎均可出现腹痛、腹胀，腹泻、便秘。肠结核多为右下腹隐痛或钝痛，进食易诱发或加重，排便后疼痛可有缓解。腹泻是溃疡型肠结核的主要表现之一。每日排便2~4次，粪便呈糊状或稀水状，若病变严重时，腹泻次数可达每日十余次。此外，可间有便秘，大便呈羊粪状，隔数日再出现腹泻。

2. 体征

(1)患者呈慢性病容、消瘦、苍白。

(2)增生型肠结核的主要体征有腹部肿块，常位于右下腹，伴有轻、中度压痛。可有肠鸣音亢进、肠型与蠕动波。

(3)结核性腹膜炎的临床特征有腹部柔韧感，腹部压痛或有反跳痛常见于干酪性结核性腹膜炎，腹部包块则常位于脐周，多见于粘连型或干酪型。此外，结核性腹膜炎还可出现腹水。

(三)辅助检查

(1)血液检查：血常规、血沉。

(2)影像学检查：X线钡餐造影、腹部X线平片。

(3)结肠镜检查(肠结核)、腹腔镜检查(结核性腹膜炎)。

(4)结核菌素试验。

(5)大便常规、大便培养(肠结核)。

(6)腹水检查(结核性腹膜炎)。

(四)治疗原则

(1)抗结核化学药物治疗。

(2)对症治疗。

(3)手术治疗。

二、健康教育实践指导

1.休息与活动指导

保持环境安静、整洁、舒适，保证充足的睡眠和休息，充分调动人体自身康复能力，提高机体抗病能力。

2.饮食与营养知识指导

(1)少食多餐，补充足够的营养，进食高热量、高蛋白、富含维生素、易消化饮食，如新鲜蔬菜、水果、鲜奶、豆制品、肉类及蛋类等。忌食坚硬、刺激食物，忌饮酒。

(2)腹泻明显的患者应减少乳制品以及富含脂肪和粗纤维食物的摄入，补充足够水分，保持体内水、电解质平衡。

3.疾病监测指导

(1)密切观察结核毒血症状及腹部症状体征的变化，观察患者大便性状及颜色。严重腹泻或摄入不足者，应观察有无水电解质与酸碱平衡紊乱。监测血沉变化，以判断肠结核的转归情况。

(2)定期监测病人体重、血红蛋白、血清蛋白等营养指标，判断患者全身营养状况，及时调整饮食计划。

4.并发症预防指导

(1)密切观察及记录腹痛的部位、性质、症状、程度、频率、伴随症状及持续时间。如果疼痛性质突然发生改变，疼痛加重，需警惕肠梗阻和肠穿孔发生。

(2)根据原发结核病灶，积极治疗原发病。

5.用药指导

(1)坚持早期、联用、适量、规律和全程使用抗结核药物。

(2)观察用药后的效果和不良反应，如有异常及时调整药物和药量。

6.出院指导

(1)保证充足的休息与营养，生活规律，劳逸结合，保持良好心态，以增强机体抵抗力。

(2)注意饮食卫生，使用公筷进餐，患者的餐具与用物均应消毒，牛奶及乳制品应灭菌后饮用。

(3)患者的粪便要消毒处理，防止病原体传播。

(4)坚持抗结核治疗，定期复查 X 线钡餐造影、血常规、肝功能、肾功能等。

第十一节　溃疡性结肠炎患者健康指导

一、疾病知识指导

溃疡性结肠炎是一种病因尚不十分清楚的结肠和直肠慢性非特异性炎症性疾病，病变局限于大肠黏膜及黏膜下层，多位于乙状结肠和直肠，也可延伸至降结肠，甚至整个结肠。本病病程漫长，常反复发作，可见于任何年龄，但 20~40 岁最多见，男女发病率无明显差异。

(一)病因

溃疡性结肠炎的病因至今仍不明确，目前认为其发病可能与环境因素、感染因素、遗传因素、免疫因素、精神因素有关。

(二)临床表现

(1)腹痛：轻者或缓解期病人可无腹痛或仅有腹部不适，有疼痛-便意-便后缓解的规律，常有里急后重。

(2)腹泻：症状持续或反复发作的腹泻、黏液脓血便。

(3)体征：轻、中型病人仅左下腹轻压痛，重型和暴发型病人常有明显压痛和鼓肠。若腹肌紧张、反跳痛、肠鸣音减弱应注意中毒性巨结肠、肠穿孔等并发症。

(4)全身表现：低、中度发热，重者可有高热、贫血、消瘦、水与电解质平衡失调、低蛋白血症及营养不良。

(5)肠外表现：部分患者可出现与自身免疫相关的肠外表现，如关节炎、结节性红斑、脓疱性坏疽、口腔黏膜顽固性溃疡、虹膜炎、葡萄膜炎等。

(三)辅助检查

(1)血液检查：血常规、血沉、C-反应蛋白。

(2)粪便检查。

(3)气钡灌肠双重对比造影。

(4)黏膜病理学检查。

(四)治疗原则

(1)内科治疗：①全身支持治疗；②药物治疗。

(2)外科治疗。

二、健康教育实践指导

1. 休息与活动指导

保持病室环境保持舒适、安静、整洁，腹泻严重者需卧床休息，保证睡眠。

2. 饮食与营养指导

(1)急性发作期患者，采取禁食措施，病情减轻后可予以流食并逐渐过渡至普食；腹痛严重者，少食多餐，以流食为主，腹痛发作时需禁食。每日记录进食时间、次数、食物类型、进食量、是否出现消化道症状(腹泻、腹胀等)以及症状持续时间等。

(2)贫血患者宜补充维生素 B_{12}、叶酸；血清白蛋过低者可输血白蛋白或血浆，明显摄入不足者应给予肠内、外营养治疗。

(3)日常进食高营养、高维生素、富含热量、易消化的少渣饮食。避免摄入生冷、油炸、壳果类及全麦食品或摄入含有不耐受成分或成分不明的食物，戒烟、戒酒，避免饮用含咖啡因的饮料。

3. 疾病监测指导

(1)观察腹泻的量、性状、排便次数，有无里急后重，有无全身中毒症状。

(2)观察有无脱水和电解质紊乱，及时补充液体、电解质、营养物质。

4. 并发症预防指导

(1)严密观察腹痛的性质、部位以及生命体征的变化，如腹痛性质突然改变、血压下降、脉搏细弱，应警惕发生大出血、肠穿孔、肠梗阻、慢性结肠扩张等并发症。

(2)出现持续性腹痛和明显压痛，提示炎症波及腹腔或腹腔内脓肿形成；全腹痛和腹肌紧张，可能系病变肠段急性穿孔所致。

5. 用药指导

(1)遵医嘱用药，坚持治疗，避免私自增减药量。

(2)5-氨基水杨酸灌肠，应现配现用，防止降低药效。

(3)应用糖皮质激素者，病情缓解后逐渐减量至停药，减药速度不可太快，防止反跳现象。

6. 出院指导

(1)正确对待疾病,保持稳定的情绪,树立战胜疾病的信心。

(2)根据自身体力,进行适当的体育锻炼如散步、体操、太极拳等。

(3)避免一切诱发因素。合理选择饮食,在肠黏膜未完全恢复正常时,不可食用海产品,学会记录饮食日志。注意天气变化,及时增减衣服,避免各种感染。

(4)坚持药物治疗,不随意更换药物或停药,服药期间需大量饮水。观察药物的不良反应,出现异常情况如疲乏、头痛、发热、手脚发麻、排尿不畅等症状及时就诊。

(5)对于病程超过10年以上、有恶变倾向者,每年定期复查。

第十二节　克罗恩病患者健康指导

一、疾病知识指导

克罗恩病是一种病因尚不十分清楚的胃肠道慢性炎性肉芽肿性疾病。病变多见于末段回肠和邻近结肠,但从口腔至肛门各段消化道均可受累,呈节段性或跳跃式分布。临床上以腹痛、腹泻、体重下降、腹部包块、瘘管形成和肠梗阻为特点,可伴有发热等全身表现以及关节、皮肤、眼、口腔黏膜等肠外损害。本病有终生复发倾向,重症患者迁延不愈,预后不良。发病年龄多在15~30岁,但首次发作可出现在任何年龄组,男女患病率近似。

(一)病因

病因尚未明确,可能与环境、遗传、饮食、免疫、肠道微生物及心理因素相关。

(二)临床表现

(1)常见症状:腹泻、腹痛、体重减轻、腹部包块。

(2)全身表现:其他症状取决于病变累及部位与严重程度,可伴发热、疲劳、贫血。

(3)肠外表现:可有关节、皮肤、黏膜、眼、肝胆等器官受累。

(三)辅助检查

(1)消化内镜检查:胃镜、结肠镜、胶囊内镜、小肠镜、超声内镜。

(2)影像学检查:小肠肠造影检查(CTE)、磁共振肠检查(MRE)、腹部 X 线平片、钡剂灌肠检查。

(3)超声检查:肠道超声。

(4)血液检查:血常规、C 反应蛋白、血沉、凝血功能。

(5)大小便检查:大小便常规、大便钙卫蛋白。

(6)病理检查:黏膜多点活组织检查。

(7)基础指标检测、体格检查。

(四)治疗原则

(1)一般治疗:①戒烟;②合理饮食;③适度休息;④对症处理;⑤纠正贫血。

(2)药物治疗。

(3)外科手术。

（4）中医中药治疗。

二、健康教育实践指导

1. 休息与活动指导

急性期腹痛明显以及出血患者卧床休息，逐渐增加活动量，不引起疲劳为宜。腹泻患者可用暖水袋腹部热敷，以减弱肠道运动，减少排便次数，并有利于腹痛等症状减轻。

2. 饮食与营养知识指导

（1）急性期避免进食生冷食物及水果，可以进食粥、粉、面。病情严重者禁食，必要时给予肠内营养，可选择全胃肠外营养或根据病情口服肠道营养液如百普素、能全力、瑞素等。

（2）进行营养风险评估及营养指标的监测，如白蛋白、前白蛋白等。根据患者的疾病严重程度、肠道功能情况，选择合适的营养制剂及营养供给途径。观察肠内营养使用过程中有无腹泻、腹痛、腹胀、恶心呕吐等肠道不耐受情况。

3. 疾病监测指导

（1）观察腹痛的部位、性质、持续时间及腹部体征的变化，警惕肠梗阻等并发症的发生。

（2）观察大便的量、色、性状及有无肉眼脓血和黏液，是否有里急后重等症状。

（3）监测血电解质及血清蛋白变化，观察有无皮肤黏膜干燥、弹性差、尿少等脱水表现。

4. 并发症预防指导

（1）进清淡少渣饮食，做好病情观察，及时发现腹腔内脓肿、急性穿孔、便血等情况。

（2）肛瘘患者注意加强肛周皮肤的护理，排便后应用温水清洗肛周皮肤，保持清洁干燥，涂无菌凡士林或抗生素软膏以保护肛周皮肤，促进损伤处愈合。

5. 用药指导

（1）氨基水杨酸制剂：服用美沙拉嗪、艾迪沙、颇得斯安，应观察有无引起胃部不适、恶心、头痛、头晕等症状。

（2）糖皮质激素：使用地塞米松、泼尼松、氢化可的松等，应观察有无引起胃部不适、恶心、头痛、头晕等症状。

（3）免疫抑制药：服硫唑嘌呤，应观察有无引起肝损害、白细胞减少、致畸、致突变等不良反应。

6. 出院指导

（1）保持积极乐观的态度和健康的生活方式，避免劳累、熬夜、情感应激、抑郁、焦虑、自闭等不良因素的影响，以免诱发或加重疾病。

（2）合理饮食，宜进食少渣、易消化、高营养食物，对乳制品过敏患者应避免进食牛奶。

（3）坚持治疗，不随意更换药物或停药，服药期间多饮水。密切观察药物的不良反应，出现异常情况如疲乏、头痛、发热、手脚发麻、排尿不畅等症状及时就诊。

第七章

肾病内科患者健康教育

第一节　急性肾小球肾炎患者健康指导

一、疾病知识指导

急性肾小球肾炎，又称急性肾炎，由多种病因引起，以血尿、蛋白尿、水肿、高血压、肾功能一过性减退为主要症状，常常发生于急性链球菌感染后。急性链球菌感染后肾小球肾炎多发生于5～14岁儿童，2岁以下儿童少见，成年人及老年人偶见。男女发病比例约2：1。

(一)病因

急性肾小球肾炎常发生于上呼吸道感染、皮肤感染、猩红热后，主要是由 A 组 β 溶血性链球菌急性感染所致。

(二)临床表现

急性肾小球肾炎症状轻重不一，包括前驱症状、典型症状。病情轻者可无症状，仅尿常规异常。约3%～5%的急性肾小球肾炎患者病情较重，可呈急进性，短期内出现肾功能不全。

1. 前驱症状

90%的患者会呈现出链球菌感染前驱症状，以上呼吸道及皮肤感染表现为主。呼吸道链球菌感染潜伏期1～3周，皮肤链球菌感染潜伏期14～28天。

(1)上呼吸道感染：扁桃体炎、咽炎。

(2)皮肤感染：常见丹毒，表现为皮肤红斑伴烧灼感、疼痛感。

(3)猩红热：常见全身弥漫性红色皮疹，可伴咽喉肿痛和高热。

(4)其他表现：食欲减退、腰痛、乏力。

2. 典型症状

(1)水肿：晨起可见颜面部水肿尤其是眼睑处，双下肢可见轻度凹陷性水肿，严重者全身水肿。

(2)尿异常：几乎所有患者均有肾小球源性血尿，其中30%为肉眼血尿；多数患者有轻中度蛋白尿，少数患者有大量蛋白尿；患者发病早期出现少尿，起病2周后尿量渐增，肾功能逐渐恢复。

(3)高血压：60%～80%的患者会出现一过性高血压。

(4)全身症状：乏力、恶心、呕吐、食欲不振。

(5)并发症

1)心力衰竭：起病后1～2周内发生，老年患者发生率高。

2)高血压脑病：起病后1～2周内发生，表现为剧烈头痛、呕吐、嗜睡，严重者可出现惊厥、昏迷。

3)急性肾损伤：常发生于疾病初期，多见老年患者，伴有少尿或无尿。

（三）辅助检查

（1）尿液检查：尿沉渣、尿渗透压，24小时尿蛋白定量。

（2）血液检查：血常规、血沉、电解质、肾功能、凝血功能、血清补体、抗链球菌溶血素"O"滴度。

（3）影像学检查：B超。

（4）肾穿刺术检查。

（四）治疗原则

（1）一般治疗：①注意休息；②合理饮食。

（2）对症治疗：①限制水、钠摄入；②使用利尿药；③控制血压。

（3）控制感染灶。

（4）肾脏替代治疗。

二、健康教育实践指导

1. 休息与活动指导

（1）急性期患者绝对卧床休息，保证充足的睡眠，至肉眼血尿消失、水肿消退、血压恢复正常，后可逐步增加活动量。

（2）病情稳定后，可从事轻体力活动，1~2年内应避免重体力活动，尿液检查完全正常后可恢复正常体力活动。

2. 饮食与营养知识指导

（1）出现水肿和高血压时，盐的摄入量应低于3 g/天。

（2）急性期伴水肿、尿量明显减少者，应限制水和钾的摄入，每天饮水量为前日总尿量增加500 mL。高血钾者需限制摄入高钾食物如橙子、香蕉、西瓜等，低钾者则需合理补钾。

（3）肾功能正常时，蛋白质摄入量以 1.0 g/（kg·d）为宜。肾功能不全时适当限制蛋白质的摄入，以优质蛋白如瘦肉、牛奶、鸡蛋为主，摄入量以 $0.6~0.8$ g/（kg·d）为宜。

3. 疾病监测指导

（1）监测体重变化，观察皮肤水肿情况，如水肿部位、水肿有无消长、皮肤有无破损和感染。

（2）监测生命体征尤其是血压变化，关注是否出现神志障碍、抽搐等症状。

（3）准确记录24小时出入水量，观察尿液的变化如尿液颜色、尿量等。

4. 并发症预防指导

（1）心力衰竭：观察心功能。水肿严重者关注是否有呼吸困难、心率增快、烦躁不安等表现。

（2）高血压脑病：监测血压变化，按时按量规律服用降压药；保持乐观心态，避免情绪激动；关注是否出现头晕、头痛、恶心、呕吐、视力模糊等症状。

（3）急性肾损伤：观察尿量、肾功能、血电解质等指标。

5. 用药指导

（1）按时按量使用利尿药、降压药及抗生素。

（2）关注是否出现眩晕、体位性低血压、过敏等不良反应。

6. 出院指导

（1）注意休息，避免劳累，病情稳定后可选择合适的运动方式如散步、打太极拳，以增强体质，提高机体抵抗力。

(2)合理饮食，合理摄入蛋白质、水、钠。

(3)注意保暖，加强个人卫生，积极预防感染。如有上呼吸道感染或皮肤感染，应及时就诊。

(4)规律服药，定期复查。

第二节　慢性肾小球肾炎患者健康指导

一、疾病知识指导

慢性肾小球肾炎，又称慢性肾炎，由多种病因引起，以血尿、蛋白尿、高血压和水肿为主要症状。该病病程长，呈缓慢持续进行性发展，起病初期常常无明显症状，最终发展为慢性肾功能衰竭。慢性肾小球肾炎在我国比较常见，其发病率约10%。任何年龄人群均可能发病，以中青年为主，男性多于女性。

(一)病因

绝大多数慢性肾小球肾炎由原发性肾小球疾病发展而来，大多是因为呼吸道、消化道、尿道感染诱发，可因感染而加重。发病机制主要与免疫介导炎症损伤有关，多数患者肾小球内有免疫复合物沉积，少数患者是由急性肾小球肾炎迁延而来。急性肾小球肾炎未能彻底治愈，症状持续存在，迁延1年以上演变为慢性肾小球肾炎。

(二)临床表现

慢性肾小球肾炎的症状轻重不一，临床表现差异较大，多数起病缓慢、隐匿。早期无明显症状，部分患者伴有乏力、腰痛、疲倦、食欲减退，可出现眼睑、颜面部、双下肢轻中度水肿。严重者可有全身水肿，并发高血压脑病、高血压心脏病。

(三)辅助检查

(1)尿液检查：尿常规、尿沉渣、尿本周氏蛋白、24小时尿蛋白定量。

(2)血液检查：血常规、电解质、肾功能、肝功能、血沉、凝血功能、补体。

(3)影像学检查：B超。

(4)肾穿刺术检查。

(四)治疗原则

(1)一般治疗：①注意休息；②合理饮食。

(2)控制血压。

(3)抗凝及抗血小板聚集。

(4)避免加重肾损害各种因素。

(5)使用糖皮质激素和细胞毒药物。

(6)肾脏替代治疗。

二、健康教育实践指导

1.休息与活动指导

(1)卧床休息，规律作息，避免熬夜，避免劳累及剧烈运动。

（2）选择合适有氧运动如八段锦、太极拳、快走等。

2.饮食与营养知识指导

（1）肾功能减退时，蛋白质摄入量以 $0.6 \sim 0.8$ g/（kg·d）为宜，可增加碳水化合物的摄入，满足机体所需能量。

（2）对于轻度水肿及高血压患者，摄入钠盐控制在 $2 \sim 3$ g/d 为宜。水肿伴少尿患者控制入水量，按照量出为入原则。

（3）控制磷的摄入，补充多种维生素及矿物质。

（4）清淡饮食，避免刺激性食物。

3.疾病监测指导

（1）观察血压变化，维持血压相对稳定，严格控制高血压是延缓肾功能进展的有效措施。关注是否有心率增快、视物模糊、头晕、头痛等症状。

（2）监测尿量、体重变化。每日测量并记录腹围，观察水肿程度有无改善，关注是否出现腹水、胸腔积液等。

（3）监测尿沉渣、肾功能、血常规、电解质。关注有无头晕、面色苍白、恶心、呕吐、尿量异常等肾功能衰竭的表现。

4.并发症预防指导

（1）终末期肾病：避免各种加重肾损害的诱因如感染、劳累、使用肾毒性药物、高糖、高脂、高磷、高嘌呤饮食等；观察有无终末期肾脏病的早期症状如食欲减退、乏力、恶心呕吐等；积极预防和治疗感染、高脂血症、糖尿病及高尿酸血症等原发病。

（2）高血压脑病：监测神志及血压变化，必要时使用静脉降压药；观察有无头晕、头痛、恶心呕吐、视物模糊等。

5.用药指导

（1）规律服药，不可随意减量或停药。

（2）使用利尿药时，观察尿量，避免出现低钾、低钠或低血容量。

（3）使用降压药、抗凝药、激素或免疫抑制药时，监测血压，关注有无出血倾向、有无感染。

6.出院指导

（1）注意休息，规律作息，预防感染，避免劳累及其他各种诱因。

（2）选择低盐、低脂、低磷、低优质蛋白饮食，避免辛辣食物。

（3）控制血压，按时按量服用降压药，自我监测血压。改变体位时动作缓慢，预防体位性低血压。

（5）保持积极乐观的心态，避免情绪激动。

（4）定期复查，监测肾功能。

第三节　IgA 肾病患者健康指导

一、疾病知识指导

IgA 肾病是一类肾小球系膜区以 IgA 弥漫性沉积为特征的系膜增生性肾小球疾病，是最常见的肾小球疾病，我国发病率高达 30%~40%。

（一）病因

IgA 肾病发病机制尚不明确，多种因素参与 IgA 肾病的发生和发展。虽然不少 IgA 肾病患者发病之前有前驱感染，伴突发肉眼血尿，但没有证据发现有任何特异抗原物质，因此强调黏膜免疫与 IgA 肾病发病机制相关。患者血清中 IgA1 较正常人显著增高，肾小球系膜区沉积的 IgA 免疫复合物或多聚 IgA 为 IgA1，相似于血清型 IgA，提示为骨髓源性 IgA。也有一些病例报告发现 IgAN 与微生物感染有关，包括细菌(弯曲杆菌、耶尔森鼠疫杆菌、支原体和嗜血杆菌)和病毒(巨细胞病毒、腺病毒、柯萨奇病毒和 EB 病毒)。另有报道发现新月体形成的重型 IgAN 与重度葡萄球菌感染有关。

(二)临床表现

主要临床症状为肉眼血尿，好发于青少年。起病前多有感染，常为上呼吸道感染如咽炎、扁桃体炎，其次为消化道、肺部、泌尿道感染。部分患者于受凉、劳累后发病，表现为无症状性血尿和(或)蛋白尿，但尿蛋白不超过 2 g/天，无明显低蛋白血症，肾功能正常或轻度异常。少数患者可合并急性肾损伤、肾功能进行性恶化伴高血压。10%~20%的患者以大量蛋白尿和水肿为主要表现。

(三)辅助检查

(1)尿液检查：尿常规、尿沉渣。
(2)血液检查：血常规、肾功能、免疫学。
(3)肾穿刺术检查。

(四)治疗原则

(1)IgA 肾病的治疗总原则：①长期定期随诊；②3~6 个月全面综合支持治疗；③必要时扁桃体切除。
(2)进展缓慢的 IgA 肾病：①控制血压、降尿蛋白；②鱼油；③免疫抑制治疗；④抗感染。
(3)快速进展的 IgA 肾病：①强化免疫抑制治疗；②血浆置换。

二、健康教育实践指导

1.休息与活动指导
(1)注意休息，规律作息，避免熬夜及劳累。
(2)适当运动锻炼以增强体质、提高免疫力。选择强度较低的有氧运动如慢跑、步行、太极拳等。运动频率及强度循序渐进，每周 3 次，每次 30 分钟。
(3)对行扁桃体切除术后患者，应早期下床活动，加强肺部锻炼，预防肺部并发症。
2.饮食与营养知识指导
(1)予低盐饮食，盐的摄入量控制在 3~4 g/天，避免食用加工食品如腌制咸菜、酱菜、腊肉、薯片、蜜饯等。
(2)补充优质蛋白质包括鱼、禽、肉、蛋、奶等。肾功能正常患者，蛋白摄入量不需严格控制。肾功能下降患者，予低优质蛋白饮食。
(3)予低脂、低磷、高钙饮食，少食动物内脏、易过敏及刺激性食物。
3.疾病监测指导
(1)监测生命体征，出现发热及感染征兆，早期干预处理。
(2)定期监测体重，观察体重变化和皮肤水肿情况。
(3)观察尿液的颜色、量、性状等。
(4)定期监测肾功能。
4.并发症预防指导
(1)由于长期应用免疫抑制药，机体抵抗力降低，易发生呼吸道感染。应避免受凉，佩戴口罩，避免到人员聚集的场所。

（2）定期监测体温，关注是否有发热、咽痛等症状。

5. 用药指导

（1）勿随意减量或停药，同时观察药物不良反应。

（2）使用降压药患者，需监测血压情况。改变体位时动作缓慢，预防体位性低血压。

6. 出院指导

（1）保证充足的睡眠，避免劳累。

（2）适当锻炼，保持乐观心态。

（3）合理安排饮食，选择低盐、低脂、低磷、优质蛋白饮食。

（4）控制血压，积极预防感染。

（5）规律服药，避免使用肾毒性药物。

（6）定期复查，监测肾功能。

第四节　肾病综合征患者健康指导

一、疾病知识指导

肾病综合征是肾小球疾病引起的临床综合征，主要表现为大量蛋白尿、低蛋白血症、水肿、高脂血症，可并发肾功能损害、感染、血栓、蛋白质及各种代谢紊乱。

（一）病因

肾病综合征的病因包括原发性和继发性。原发性是指原发于肾小球本身的病变，因免疫介导性炎症所致肾损害。继发性是指继发于全身系统性疾病或其他系统疾病的肾损害如过敏性紫癜、糖尿病肾病、系统性红斑狼疮、多发性骨髓瘤等。

（二）临床表现

肾病综合征最典型表现是"三高一低"，"三高"为高度水肿、高脂血症及大量蛋白尿，"一低"为低蛋白血症。

（1）大量蛋白尿和低蛋白血症：尿蛋白≥3.5 g/天、血浆白蛋白≤30 g/L 是诊断必需条件。

（2）水肿：为肾病综合征最明显的体征，多为凹陷性水肿，严重水肿者可伴胸腔、腹腔、心包积液。

（3）高脂血症：血胆固醇升高最常见，甘油三酯、低密度脂蛋白、极低密度脂蛋白可增高。

（三）辅助检查

（1）尿液检查：尿常规、尿沉渣，24 小时尿蛋白定量。

（2）血液检查：肝功能、血脂、免疫学、肾功能、电解质。

（3）影像学检查：B 超。

（4）肾穿刺术检查。

（四）治疗原则

（1）一般治疗：①适当休息；②合理饮食。

（2）对症治疗：①利尿消肿，适当选用利尿药；②减少尿蛋白；③降血脂。

（3）抑制免疫与炎症反应：①糖皮质激素；②细胞毒药物；③钙调神经磷酸酶抑制药：环孢素A、他克莫司；④吗替麦考酚酯；⑤雷公藤多苷。

（4）抗凝治疗。

（5）利妥昔单克隆抗体。

二、健康教育实践指导

1.休息与活动指导

（1）全身严重水肿且合并胸腔积液、腹水，或有严重呼吸困难的肾病综合征患者绝对卧床休息，必要时给予吸氧，使用气垫床预防压疮，阴囊水肿者用托带托起阴囊。输液时注意控制滴数，防止发生心力衰竭、脑水肿。卧床期间注意肢体主动与被动运动，防止血栓形成。

（2）进入病情缓解期后，逐渐增加活动量，避免发生血栓等并发症。高血压患者限制活动量，老年患者改变体位时不宜过快，防止体位性低血压。

2.饮食与营养知识指导

（1）肾功能正常者优质蛋白质摄入量以 1.0 g/（kg·d）为宜。肾功能减退者予低优质蛋白饮食，优质蛋白包括鱼、家禽、肉、蛋、奶类等。

（2）补充充足热量，以 30~35 kcal/（kg·d）为宜，避免负氮平衡。

（3）有明显水肿、高血压、少尿者，严格限制饮水量，予低盐饮食，摄入食盐<3 g/天，避免进食腌制品等含钠高的食物。

（4）少食富含饱和脂肪酸的食物如动物油脂、动物内脏等，多食富含不饱和脂肪酸的食物如植物油、鱼油等，可适当进食可溶性纤维如燕麦、米糠。

（5）补充各种维生素及微量元素如铁、钙。

（6）准确记录进食情况，评估饮食结构是否合理、热量是否充足等。

3.疾病监测指导

（1）监测生命体征，关注血压变化。

（2）记录 24 小时尿量，监测体重变化和水肿消长状况。如治疗后尿量进一步减少甚至无尿，提示发生严重肾实质损害。

（3）监测尿常规、尿沉渣、肾功能、肝功能、电解质、血脂等指标。

4.并发症预防指导

（1）感染：为肾病综合征复发和疗效不佳的主要原因之一。加强口腔护理，保持皮肤清洁，避免皮肤破溃、预防泌尿系统感染；定期开窗通风，有条件者空气消毒机每日消毒；少去人员密集场所，注意佩戴口罩。一旦出现感染，配合医护人员根据药敏试验结果使用有效的抗生素。

（2）血栓和栓塞：为肾病综合征严重并发症之一，直接影响其治疗及预后。每日观察是否有一侧肢体肿胀，触摸肢体相关动脉搏动情况；关注血、尿各项检查结果；肢体水肿症状较重时，可做踝泵运动；肢体水肿症状减轻时，适当下床活动；有血栓者尽早使用抗凝治疗。

（3）急性肾损伤：监测肾功能，关注是否有明显诱因出现少尿、无尿。

（4）蛋白质及脂肪代谢紊乱：予优质蛋白饮食，避免进食肥肉、动物内脏；限制高糖、高脂食物；服用降脂药、适量运动。

5.用药指导

（1）使用利尿药后，用药期间记录尿量，防止水、电解质和酸碱平衡失调。

（2）口服激素宜在饭后服用，以减轻对胃粘膜的刺激，勿随意减药或停药。

（3）使用环磷酰胺时，多饮水，促进药物从尿中排出。用药期间观察尿液颜色，关注是否有发热、骨痛、腹痛、视物模糊、脱发等不良反应。

（4）使用抗凝剂者，监测凝血时间、凝血酶原及血小板计数，观察是否有皮肤黏膜、口腔、胃肠道等出血倾向。

（5）降脂药宜睡前服用，观察有无药物过敏、胃肠道不良反应。

（6）利妥昔单克隆抗体不良反应主要出现在注射前期尤其在第 1 次使用时，与静脉注射的速度有关，表现为过敏反应（荨麻疹、气管痉挛、喉头水肿等）、发热、寒战等，使用前宜应用抗过敏药物，输注时速度稍缓慢。

（7）勿使用肾毒性药物。

6. 出院指导

（1）了解疾病较易复发的特性，知晓疾病特点及如何预防并发症。

（2）注意休息和保暖，避免受凉、感冒与劳累；适度活动，避免肢体血栓；摄取新鲜食物及低盐低脂优质蛋白饮食。

（3）观察药物不良反应，勿自行减量或停用。

（4）定期复查，监测肾功能、尿蛋白及水肿情况。

第五节　狼疮性肾炎患者健康指导

一、疾病知识指导

狼疮性肾炎是由系统性红斑狼疮引起的一种自身免疫性肾脏炎症，是系统性红斑狼疮最常见并发症。肾脏是系统性红斑狼疮最常累及的器官，近 40%～60% 的系统性红斑狼疮患者起病初即有狼疮性肾炎。

（一）病因

系统性红斑狼疮与遗传、环境、性激素、药物、感染以及免疫反应等多种因素有关，其中遗传因素与狼疮性肾炎的发生密切相关。上述因素相互作用引起机体免疫功能紊乱，促进多种自身抗体的产生，并与抗原形成免疫复合物，对人体组织器官发起攻击而产生损伤。另外，感染、劳累、妊娠、擅自减药或停药都是狼疮性肾炎发病的诱因。

（二）临床表现

（1）肾外表现：脱发、口腔溃疡、关节痛；面部蝶形红斑、光过敏、雷诺现象；自身免疫性溶血性贫血、血小板和白细胞减少；心包炎、胸膜炎；系统性红斑狼疮活跃时常伴有低热、消瘦、乏力、食欲减退等非特异临床表现。

（2）肾脏表现：单纯性血尿或蛋白尿，或伴水肿、腰痛、高血压等肾炎样表现；大量蛋白尿、低蛋白血症、水肿等肾病综合征样表现；血尿、蛋白尿伴肾功能急剧减退等急进性肾炎表现；肾间质病变；慢性肾功能衰竭等。

（三）辅助检查

（1）尿液检查：尿常规、24 小时尿蛋白定量。

（2）血液检查：血常规、肾功能、免疫学。

（3）影像学检查：B 超。

（5）肾穿刺术检查：狼疮性肾炎诊断的"金标准"。

(四)治疗原则

狼疮性肾炎临床表现与病理类型具有一定的对应关系，但并不完全平行，不建议将临床表现作为制定治疗方案的依据。确诊为狼疮性肾炎的患者应尽早行肾穿刺术检查。

(1)无特殊禁忌症下，推荐羟氯喹全程用药。

(2)积极控制系统性红斑狼疮活动性。

(3)坚持长期、正规、合理药物治疗。

(4)保护残存肾功能。

(5)控制高血压和尿蛋白。

(6)低盐、低脂、低优质蛋白饮食。

(7)预防感染。

二、健康教育实践指导

1.休息与活动指导

(1)急性期以卧床休息为主。

(2)保证充足睡眠。睡眠不足会增加身体的炎症，额外的炎症会加剧疼痛、情绪低落、疲劳等症状。

(3)稳定期或恢复期可适当运动。建议尝试散步、慢跑、步行、自行车、打太极等活动，减少肌痛僵硬，缓解压力，促进睡眠，预防骨质疏松。

2.饮食与营养知识指导

(1)急性期以清淡饮食为主，严格控制盐分摄入。水肿消退、血压平稳方可正常饮食。

(2)肾功能不全者，予低盐、低脂、低优质蛋白饮食。

(3)使用激素后血糖升高者，予低糖饮食，结合药物控制血糖。

(4)忌食芹菜、无花果、蘑菇、烟熏食物、海鲜、辛辣食品。

(5)戒烟酒、浓茶、咖啡。

(6)补充维生素 D。

3.疾病监测指导

(1)关注有无突然少尿、无尿；监测电解质、血肌酐、尿素氮；关注血压变化，至少每日监测早晚2次血压，观察有无头痛、恶心呕吐及意识障碍；关注有无呼吸困难、咳嗽、咳痰、咯血等；观察有无发热、关节疼痛、皮疹；关注有无腹泻、呕吐等。

(2)严密观察尿量者需记录24小时出入水量；水肿严重者每日清晨排空晨尿后，在同一时间着同样衣物称重；腹水者每日测量一次腹围。

4.并发症预防指导

(1)感染：注意气候变化，及时增减衣物；避免去人群密集的公共场所，养成戴口罩的习惯；注意个人卫生，加强口腔护理；加强皮肤护理，预防肛周和尿道口感染；女性患者加强经期卫生，预防妇科感染。

(2)肾功能衰竭：优化生活方式，保持劳逸结合，避免劳累、感冒；积极治疗原发病，定期复查肾功能、尿常规、尿蛋白等；避免使用肾毒性药物。

5.用药指导

(1)糖皮质激素可引起库欣综合征、骨质疏松、消化道溃疡等，应严密监测血压、血糖、体温、血象变化，做好皮肤和口腔粘膜护理，勿自行减量或停药。

(2)环磷酰胺可引起白细胞减少、脱发、胃肠道反应、肝损害、出血性膀胱炎，需定期复查血常规、尿常规、肝肾功能。当白细胞<3×10^9/L 时，暂停使用环磷酰胺。为避免出血性膀胱炎，可予水

化疗法,每天饮水量>2000 mL。

(3)吗替麦考酚酯主要不良反应有胃肠道反应、骨髓抑制、感染、致畸等,需定期复查血常规、肝功能。

(4)羟氯喹可引起视网膜退行性变和心肌损害,需定期检查眼底、监测心脏功能。

6. 出院指导

(1)正确认识疾病,消除恐惧心理,保持心情舒畅。

(2)注意休息,劳逸结合;加强营养,予低盐、低脂、低优质蛋白饮食。

(3)避免过多紫外线暴露,外出穿长衣长裤,使用防紫外线用品。

(4)避免使用肾毒性药物。

(5)规律服药,不可擅自加量、减量或者停药。

(6)学会自我认识疾病活动的征象,关注是否出现高血压、糖尿病、骨质疏松等。

(7)女性患者需在医生指导下妊娠,做好避孕措施。

第六节　糖尿病肾病患者健康指导

一、疾病知识指导

糖尿病肾病是一种由糖尿病引起的慢性肾脏疾病,发病机制复杂,临床特征为持续性蛋白尿排泄伴肾小球滤过率进行性下降,最终发展为终末期肾脏病。

(一)病因

(1)遗传和环境因素:糖尿病肾病具有家族聚集性,不同种族之间糖尿病肾病的发病率有明显差异。此外,肥胖、高血压、高脂血症、吸烟等因素,也与糖尿病肾病的发生有关。

(2)肾脏血流动力学改变:糖尿病肾病早期即可产生肾脏血流动力学紊乱,表现为肾小球高灌注和高滤过。肾小球滤过率升高可通过促胰岛素效应引起入球小动脉扩张,诱导血管活性介质分泌,最终因为入球小动脉永久性损伤,导致球性高血压。

(3)高血糖:引起肾小球、肾小管、肾间质损伤。

(4)高血压:1型糖尿病肾病高血压与微量白蛋白尿平行发生,2型糖尿病肾病高血压常出现于肾病发生前。

(5)代谢异常:高脂血症及增高的尿酸水平在糖尿病肾病发病中起一定的作用。

(二)临床表现

(1)肥胖、代谢综合征和肾脏疾病:肥胖患者常伴有微量蛋白尿;代谢综合征不断加重肾功能损害。肥胖和代谢综合征在2型糖尿病症状发生之前,肾功能已发生变化。

(2)高血压:1型和2型糖尿病患者在发病过程中均有不同程度高血压,高血压是糖尿病肾病发生和发展的重要因素。

(3)肾外微血管和大血管及神经系统并发症:糖尿病视网膜病变、糖尿病足;冠状动脉心脏疾病、心肌梗死;运动和感觉神经病变引起反射消失、消瘦、感觉障碍如麻木、感觉异常、震颤等。

(4)糖尿病肾病生存期:与遗传背景相同的人群比较,1型糖尿病但无蛋白尿患者的死亡率增加2~3倍,有蛋白尿的患者死亡率增加20~300倍。

(三)辅助检查

(1)尿液检查：24 小时尿蛋白定量、尿沉渣。

(2)血液检查：血常规、血脂、糖化血红蛋白、肝功能、肾功能。

(3)眼底检查。

(4)影像学检查：B 超、CT。

(5)肾穿刺术检查。

(四)治疗原则

(1)非药物干预：①戒烟戒酒、控制体重；②低盐、低钾、低磷、低饱和脂肪酸、低优质蛋白饮食；③适当运动。

(2)控制血糖。

(3)控制血压。

(4)控制蛋白尿。

(5)调节血脂。

(6)控制尿酸。

(7)肾脏替代治疗。

二、健康教育实践指导

1.休息与活动指导

(1)糖尿病肾病患者运动前应进行运动康复评估。

(2)若有以下情况应卧床休息：血压超过 180/110 mmHg 或低于 90/60 mmHg、严重心力衰竭、心律失常、不稳定性心绞痛、急性全身炎症性疾病、深静脉血栓、严重水肿、骨关节病等不能配合运动。

(3)无以上症状者每周至少运动 150 分钟，建议进行有氧运动如步行、慢跑、滑冰、游泳、骑自行车、跳健身舞、韵律操等，需循序渐进，长期坚持。运动时随身携带糖果，勿空腹锻炼，防止低血糖发生。

2.饮食与营养知识指导

(1)控制总热量，合理搭配三大营养物质的比例。根据饮食习惯，三餐热量分配一般为 1/5、2/5、2/5 或 1/3、1/3、1/3。

(2)饮食原则：充足的热量、低盐、低脂、低胆固醇饮食。糖原指数较低的食物为理想碳水化合物如黄瓜、西红柿、圣女果、菠菜、芹菜、韭菜、西兰花、卷心菜、红豆、黑豆、黄豆等；盐摄入量控制在 6 g/d；若肾功能明显异常，需限制摄入含钾高的蔬菜和水果如油菜、菠菜、西红柿、香蕉、橘子等；在严格控制血糖的前提下，适当增加面食的摄入，避免蛋白质和脂肪分解过多；适当补充维生素 C、维生素 B 及叶酸。

(3)限制蛋白质摄入量是延缓糖尿病肾病进展的重要手段。糖尿病肾病患者在坚持糖尿病营养治疗原则的同时，需掌握慢性肾脏病不同阶段蛋白质摄入的质和量。CKD1~2 期蛋白质摄入量为 0.8 g/(kg·d)；CKD3~5 期非透析患者蛋白质摄入量为 0.6 g/(kg·d)；CKD5 期透析患者蛋白质摄入量为 1.0~1.2 g/(kg·d)。摄入的蛋白质以生物学效价高的优质蛋白为主，可从鸡、鸭、鱼、瘦肉、蛋中获得。

3.疾病监测指导

(1)关注尿量、肢体肿胀程度，水肿、少尿患者需记录 24 小时出入量。

(2)关注有无贫血、电解质紊乱、酸碱失衡。

（3）观察病情变化，关注呼吸频率和深度、呼吸有无烂苹果气味；观察有无恶心呕吐；观察"三多一少"症状是否加重；监测血糖、糖化血红蛋白、血压、血脂、眼底及体重；观察有无酮症酸中毒、高渗性昏迷及低血糖。

4. 并发症预防指导

（1）感染：注意个人卫生，保持全身和局部清洁，尤其关注口腔、皮肤和会阴部的清洁；注射胰岛素时皮肤严格消毒。

（2）糖尿病足：睡前抬高双足，谨慎使用热水袋防止烫伤；保持足部清洁、干燥；穿轻巧柔软、宽大的鞋，着棉质袜；勤换鞋袜，勤剪指甲。

（3）营养不良：糖尿病肾病患者具有严重的分解代谢异常，易导致营养不良，需要在医生、护士、营养师团队指导下制定个体化饮食方案。

5. 用药指导

（1）规律用药，不随意减量或停药。

（2）熟练掌握降糖药及胰岛素的使用方法及不良反应处理，包括低血糖、注射部位皮下脂肪萎缩或增生等。

6. 出院指导

（1）掌握口服降糖药使用方法，掌握胰岛素注射方法，掌握胰岛素注射不良反应的处理；掌握糖尿病足的预防与居家护理知识。

（2）规律生活，戒烟戒酒；注意个人卫生，养成良好生活习惯；适当运动。

（3）监测体重，严格执行糖尿病肾病饮食治疗方案。

（4）学会疾病自我监测，掌握血糖测定方法及血糖结果的意义。

（5）保护肾脏，避免使用对肾脏有损害的药物以及造影剂。

（6）定期检查眼底、心血管功能和肾功能。

第七节　血管炎性肾损害患者健康指导

一、疾病知识指导

系统性血管炎是指以血管壁炎症和纤维素样坏死为病理特征的一组系统性疾病，以多器官缺血、炎症、坏死受累为主要临床特征。由于肾脏血流丰富，是系统性血管炎最常累及的器官。

（一）病因

目前认为，感染、免疫、遗传因素均可导致系统性血管炎。感染的致病原如细菌、病毒、真菌均可导致血管壁的炎症反应；血管壁沉积的免疫复合物可激活细胞炎症介质系统。

（二）临床表现

（1）非特异性表现：乏力、发热、皮疹、食欲减退、体重下降、肌痛、关节痛、腹痛等。多数患者在疾病初期有感冒样症状。

（2）肾脏表现：血尿、蛋白尿及肾功能衰竭。微型多血管炎和肉芽肿性多血管炎的肾功能衰竭主要表现为急进性肾小球肾炎，还可表现为亚急性或慢性肾炎。

（3）肾外表现：双下肢紫癜、结节状皮肤病；鼻窦炎、鼻炎、中耳炎、出血性肺泡毛细血管炎引起的肺出血及坏死性肉芽肿性炎症所致的肺损伤；短暂性心脏传导阻滞、心包炎、心内膜炎、心肌梗死;多发性单神经炎、脑膜内血管炎。

(三)辅助检查

(1)尿液检查:24 小时尿蛋白定量、尿沉渣。
(2)血液检查:血常规、肾功能、ANCA 检测、血沉、C 反应蛋白、补体。
(3)影像学检查:X 线、B 超、CT。
(4)血管造影。
(5)肾穿刺术检查。

(四)治疗原则

(1)缓解诱导治疗:①激素和免疫抑制药;②利妥昔单克隆抗体;③血浆置换。
(2)低剂量激素联合免疫抑制药。
(3)环磷酰胺联合利妥昔单克隆抗体。

二、健康教育实践指导

1.休息与活动指导
(1)运动强度、运动时间应根据自身总体健康状态进行调整,循序渐进、避免运动过度。
(2)老年患者自身骨质退化,应用激素有骨质疏松的风险,需加强日常安全防护,减少可能诱发跌倒坠床的因素。

2.饮食与营养知识指导
(1)予高维生素、低盐、低钾、优质蛋白饮食。
(2)戒烟戒酒,减少咖啡因的摄入。
(3)高血压、水肿、尿量减少者限制盐和水的摄入,做到量出为入。入量为前一天的尿量加上 500 mL。尿量超 1000 mL/天者不限制饮水。

3.疾病监测指导
(1)少尿时,准确记录24 小时出入量,监测尿量、尿液颜色及体重变化,关注电解质、肌酐、尿素氮变化,做好透析前准备工作。
(2)监测生命体征,观察有无关节、肌肉疼痛、皮疹、下肢水肿等全身症状;观察有无呼吸道症状如咳嗽、呼吸困难、发绀等;观察有无出血倾向如痰中带血、咯血、便血等。
(3)观察药物可能引起的血象改变、出血性膀胱炎、消化道症状等。

4.并发症预防指导
(1)感染:避免去公共场所,房间开窗通风,有条件者每日空气消毒机消毒,注意保暖。加强皮肤护理、口腔护理,注意个人卫生,使用漱口液漱口,面部如有痤疮,不可用手搔抓。
(2)骨质疏松:掌握激素最佳服用时间并观察其效果及副作用,掌握补钙药物的服用时间和方法,长期规范服用抗骨质疏松药物。增强运动以减少骨量流失,按时复诊测量骨密度。

5.用药指导
(1)激素常见不良反应有满月脸、消化性溃疡、血糖升高、精神异常、骨质疏松等。
(2)环磷酰胺主要毒性反应有脱发、恶心、食欲减退、白细胞减少、肝功能损害、出血性膀胱炎等。用药期间在病情允许前提下多饮水以增加尿量,促进药物排泄,减少药物不良反应的发生。
(3)坚持按时、按量、规范服用药物,不能自行增减药量甚至停药。

6.出院指导
(1)认识疾病,树立正确观念,观察病情变化,做好自我日常护理。
(2)规律作息,养成良好的生活习惯,合理膳食,营养均衡,多吃新鲜蔬菜和水果,忌辛辣。

（3）观察药物不良反应，若出现疲乏、咽痛、皮下紫癜、牙龈出血、黑便等，及时就医。

（4）病情稳定期间，不能擅自减量或停药，按时复诊。

（5）适当锻炼，注意补钙，避免骨质疏松。

第八节　高尿酸肾损害患者健康指导

一、疾病知识指导

高尿酸血症是指正常嘌呤饮食状态下，非同日 2 次空腹血清尿酸水平，男性>420 μmol/L，女性>360 μmol/L。高尿酸是导致慢性肾病和急性肾损伤的独立危险因素。而高尿酸肾损害是指原发性或继发性高尿酸血症伴有尿酸或尿酸盐沉积于肾脏，引起肾结石、梗阻、间质性肾炎、急性或慢性肾衰竭的肾脏疾病。

（一）病因

生理情况下，尿酸在血中的饱和度约 420 μmol/L，当浓度超过 500 μmol/L 时，尿酸盐易析出并沉积在肾小管间质部位，引起尿酸性肾病。大量尿酸从肾脏排泄，尿酸结晶在肾小管、集合管、肾盂以及下尿路沉积，引起管内压力增高、肾内压增高、肾血管压力增高、肾血流灌注降低，诱发急性肾功能衰竭。尿酸也可沉积在肾盂、肾盏、输尿管，形成尿酸结石，堵塞尿道。

（二）临床表现

（1）急性尿酸性肾病：该病起病急，表现为少尿甚至无尿，尿中可见大量尿酸结晶和红细胞。

（2）慢性尿酸性肾病：痛风性关节炎多在夜间发作，疲劳、劳累可诱发，第 1 跖趾关节为常见受连累部位。痛风石在关节附近较显著。患者早期有轻度单侧或双侧腰痛，蛋白尿由早期间歇蛋白尿发展至持续蛋白尿。

（3）尿酸性肾结石：初起无症状，逐步发展为血尿伴肾绞痛。

（三）辅助检查

（1）尿液检查：尿常规、24 小时尿蛋白定量。

（2）血液检查：肾功能、电解质。

（3）影像学检查：X 线、B 超、CT。

（四）治疗原则

（1）一般治疗：①改善生活方式；②碱化尿液。

（2）痛风急性发作治疗：①秋水仙碱；②非甾体类抗炎药；③促肾上腺激素。

（3）降尿酸治疗：①抑制尿酸合成：别嘌醇、非布司他、托匹司他；②促尿酸排泄：丙磺舒、苯溴马隆；③尿酸氧化酶。

二、健康教育实践指导

1.休息与活动指导

（1）急性发作期应卧床休息，抬高患肢且患肢不可负重，可利用护架防止被褥对关节造成压迫，减轻疼痛。红肿热痛的关节不可随意冰敷、热敷或按摩，需注意保暖，保持关节功能位。改变姿势要缓慢，避免碰撞造成剧烈疼痛。日常所需用物如茶杯、饮用水等，尽量放置床边以利取用，减少移动所造成的疼痛。如需下床，给予拐杖、助行器等减轻患肢用力。

（2）急性期后关节应适度活动，避免肌肉萎缩、关节僵硬。运动宜在饭后 30~60 分钟进行，可选择散步、慢跑等。手指、脚趾、膝盖、肘部多做伸展运动，防止尿酸在关节处结晶，避免引起更剧烈的疼痛。

2. 饮食与营养知识指导

（1）清淡饮食，忌辛辣、刺激性食物，禁烟酒。多食鸡蛋、牛奶、蔬菜等碱性食物。

（2）每天至少摄入 2000 mL 水分，有心脏疾病、肾功能不全者除外。

（3）限制高嘌呤类食物如浓肉汤、香菇、甲壳类海产、内脏类等。

（4）避免大量食用杨桃、鱼腥草等肾毒性食物。

3. 疾病监测指导

（1）观察尿量，监测肌酐、尿素氮、尿酸变化。

（2）观察疼痛部位、性质、间隔时间，有无夜间痛醒等。关注受累关节有无红肿和活动障碍。

（3）观察痛风石沉积处的皮肤是否破损、关节畸形有无加重等。

（4）观察体温变化，关注有无发热等症状。

4. 并发症预防指导

（1）痛风石：选择吸汗、柔软的衣物，着宽松鞋子，保护患部勿磨损。勿随意切开痛风石。

（2）感染：痛风石破裂所造成的伤口，常合并有细菌感染，偶会造成坏死性筋膜炎。痛风石所致感染时，需保持局部清洁，避免受伤，每日观察痛风石处有无伤口。

5. 用药指导

（1）避免服用诱发高尿酸血症的药物如利尿药、抗结核药物等。

（2）观察药物副作用，关注是否出现恶心、呕吐、腹泻、皮疹、发热、消化道出血。

（3）规律服用激素，关注有无"反跳"现象。

（4）避免使用氨基糖苷类抗生素、造影剂等肾毒性药物。

6. 出院指导

（1）高尿酸肾损害是一种慢性疾病，经积极有效的治疗，可维持正常的生活和工作。

（2）保持心情愉快，避免情绪紧张。规律生活，戒烟戒酒，控制体重。

（3）避免诱发因素如饥饿、压力、寒冷、受伤、急剧减重等。

（4）运动后疼痛超过 1 小时，应停止该运动；尽可能利用大肌群，能用肩部负荷者不用手提，能用手臂者不用手指；交替完成轻重不同的工作，避免长时间持续负重。

（5）常用手触摸手足关节处，检查是否有痛风石形成，定期复查尿酸，门诊随访。

第九节　肾盂肾炎患者健康指导

一、疾病知识指导

肾盂肾炎是指发生在肾盂和肾盏的炎症。按起病缓急和病程长短分为急性肾盂肾炎和慢性肾盂肾炎。尿路感染病史超过半年并有肾盂、肾盏黏膜和间质纤维化疤痕变形者为慢性肾盂肾炎。

（一）病因

肾盂肾炎主要由细菌感染引起，致病菌绝大多数为革兰阴性杆菌，以大肠杆菌最常见。肾盂肾炎主要感染途径是上行性感染，少数患者的肾盂肾炎来源于血行感染，极少数患者致病菌通过淋巴感染至肾脏。当患者的机体防御功能下降时，与致病菌抗争的能力减弱，易发生肾盂肾炎。

(二)临床表现

(1)尿路感染：尿频、尿急、下腹部疼痛等尿路刺激症状，伴有典型畏寒、高热、头痛及肌肉酸痛等全身症状。

(2)小管间质受损：夜尿增多、低比重尿、电解质紊乱、肾小管性酸中毒、肾性贫血。

(三)辅助检查

(1)尿液检查：尿常规、尿培养。

(2)血液检查：血常规、肾功能。

(3)影像学检查：X线、B超、核素肾图。

(四)治疗原则

(1)解除尿路梗阻。

(2)提高免疫力。

(3)选用有效、足量抗生素。

(4)保护肾功能。

二、健康教育实践指导

1.休息与活动指导

(1)避免劳累，增强体质。

(2)有发热等全身感染症状者卧床休息。

2.饮食与营养知识指导

(1)多饮水，饮水量一般需超过2500 mL/天，以增加尿量冲洗尿道细菌和炎性物质。

(2)宜清淡饮食，多食新鲜蔬菜、水果，忌食肥腻、辛辣以及温热性食物如韭菜、葱、蒜、胡椒、生姜、羊肉。

(3)戒烟戒酒。

3.疾病监测指导

(1)观察尿液变化、体温、腰痛程度等。

(2)观察是否出现持续性高热状态伴腰部剧烈疼痛。

4.并发症预防指导

肾盂肾炎经有效抗生素治疗，一般2~3天内症状明显改善。若症状加重，持续高热、血白细胞显著增加，可能发生并发症。肾盂肾炎常见的并发症有：

(1)肾乳头坏死：常发生于糖尿病或尿路梗阻肾盂肾炎患者，可并发败血症致急性肾功能衰竭。

(2)肾周围脓肿：患者多存在在糖尿病、尿路结石等，伴有明显单侧腰痛和压痛。患者向健侧弯腰时，疼痛加剧。宜用强有力抗菌素，加强支持治疗，必要时切开引流。

(3)感染性结石：结石的成分以磷酸铵镁为主。因变形杆菌等所含尿素酶，分解尿酸，碱化尿液，而磷酸盐在碱性尿中溶解度明显降低，易产生沉淀形成磷酸铵镁和磷灰石性结石。

(4)革兰阴性杆菌败血症：多发生于急性肾盂肾炎，伴突发寒战、高热、常引起休克，来势凶险，死亡率达50%，应及时予强有力抗生素。

5.用药指导

(1)足量、足疗程用药。

(2)勿私自增减药量或停药,避免疾病进展或出现不良反应。

6.出院指导

(1)急性发作期卧床休息,多饮水,勤排尿。

(2)女性患者注意会阴清洁,减少尿道口菌群,注意性生活卫生。

(3)养成良好的生活习惯,适当运动,避免劳累。

(4)坚持药物治疗、饮食治疗,定期复查。

第十节　急性肾损伤患者健康指导

一、疾病知识指导

急性肾损伤是指不超过3个月的肾脏功能或结构异常,包括血、尿、组织学、影像学、肾损伤标志物检查异常,为急性肾功能衰竭概念的扩展和延伸。临床表现为氮质血症、水电解质和酸碱失衡以及全身各系统症状,可伴少尿或无尿。

(一)病因

(1)肾前性因素:包括呕吐、腹泻和胃肠减压等胃肠液体大量丢失、大面积烧伤、大手术或创伤、大出血等引起的绝对血容量不足;感染性休克、严重低蛋白血症、心源性休克、严重心律失常、心包填塞和充血性心力衰竭等引起的相对血容量不足。

(2)肾性因素:包括急性肾小管坏死、急性肾小球肾炎、急性间质性肾炎、肾血管病变、慢性肾脏疾病在诱因刺激下引起肾功能减退。

(3)肾后性肾衰竭:含各种原因所致泌尿道梗阻引起的急性肾衰竭。

(二)临床表现

1.起始期

患者遭受缺血或肾毒性因素,但无明显肾实质损伤。起始期如及时采取有效措施,可阻止病情进展。

2.维持期

肾实质损伤已形成,可维持1~2周甚至数月。

(1)尿量减少:发病后数小时或数日出现少尿甚至无尿。无尿常提示完全性尿路梗阻,也可见于严重肾前性或肾性急性肾损伤如肾动脉阻塞、血管炎。对非少尿型急性肾损伤者,尿量可正常甚至偏多。

(2)氮质血症:急性肾损伤时,摄入蛋白质的代谢产物不能经肾脏排泄而潴留体内,产生中毒症状。

(3)水、电解质、酸碱平衡紊乱:表现为高钾血症、低钠血症、高磷血症、低钙血症、高镁血症、代谢性酸中毒。

(4)消化系统:表现为厌食、恶心、呕吐、腹泻、呃逆。

(5)呼吸系统:可有呼吸困难、咳嗽、咳粉红色泡沫痰、胸闷症状。急性肾损伤往往并发难治性肺部感染,偶见急性呼吸窘迫综合征。

(6)循环系统:表现为充血性心力衰竭、心律失常、心包炎和高血压等。

(7)神经系统:表现为昏睡、精神错乱、木僵、激动、精神病等精神症状,伴有肌阵挛、反射亢进、不安腿综合征、癫痫发作等。

(8)血液系统：表现为贫血、白细胞升高、血小板功能缺陷和出血倾向。

(9)营养和代谢异常：急性肾损伤患者处于高分解代谢状态，蛋白质分解代谢加快，肌肉分解率增加，重者至少丢失肌肉 1 kg/天。

(10)感染：多见于严重外伤致高分解代谢型急性肾损伤，预防性应用抗生素不能减少感染发生率。最常见的感染部位依次为肺部、泌尿道、伤口和全身。

3. 恢复期

少尿期后，小管细胞再生、修复，肾小管完整性恢复，肾小球滤过率逐渐恢复正常或接近正常范围，尿量逐渐增加，可达 6000 mL/天，甚至>10000 mL/天，通常持续 1~3 周。恢复期初始，尿量虽增多，但肾脏清除率仍低，体内代谢产物蓄积仍存在。4~5 天后血尿素氮、肌酐等随尿量增多而逐渐下降，症状好转，尿量逐渐恢复正常，3~12 个月后大部分患者肾功能恢复到正常水平，少数患者转为慢性肾功能衰竭。

(三)辅助检查

(1)尿液检查：尿常规、尿沉渣。
(2)血液检查：肾功能、血常规、肝功能、电解质、血常规。
(3)影像学检查：X 线、超声、CT、MRI。
(4)肾穿刺术检查。

(四)治疗原则

(1)纠正可逆因素。
(2)维持血流动力学稳定。
(3)维持电解质和酸碱平衡。
(4)营养支持治疗。
(5)必要时肾脏替代治疗。

二、健康教育实践指导

1. 休息与活动指导
(1)少尿期绝对卧床休息，保持环境安静，降低新陈代谢，减轻肾脏负担。
(2)恢复期逐渐增加活动量，以不感到疲劳为宜。

2. 饮食与营养知识指导
(1)少尿期：补充充足能量，以 3540 kcal/(kg·d)为宜。严格控制蛋白质摄入，以 25~35 g/天为宜；水肿明显时，限制食盐在 1 g/d，甚至无盐饮食；严格限制钾的摄入；水分摄入按照量出为入原则。
(2)恢复期：适当增加营养促进机体恢复。蛋白质摄入以 0.6~0.8 g/(kg·d)为宜；多食富含钾的水果、蔬菜；尿量趋于正常时，可恢复正常饮食。

3. 疾病监测指导
(1)记录 24 小时出入量，每日测体重。
(2)少尿期：监测水、电解质平衡，观察有无嗜睡、肌张力低下、心律不齐、恶心、呕吐等症状。
(3)多尿期：关注血钾、血钠、血压变化。
(3)恢复期：观察用药不良反应，定期复查肾功能。

4. 并发症预防指导
(1)感染：常见于高分解型急性肾衰竭，尤其是外伤或烧伤时，做好创面、口腔、会阴、皮肤护理。

（2）血液系统：关注有无贫血、出血

（3）神经系统：关注是否有头痛、头晕、嗜睡、机体抽搐、表情淡漠。

（4）水电解质紊乱、代谢失常：观察是否有高钾血症、低钠血症、代谢性酸中毒。

（5）心血管系统：关注是否有心律紊乱、急性冠脉综合征、高血压、心衰。

5. 用药指导

（1）出现发热、头痛、呕吐、腹痛、腹泻等表现时，勿自行服药。

（2）服用药物后出现尿量明显减少、全身皮疹、发热等表现时，立即停用。

（3）使用可能对肾脏有损害药物如庆大霉素、丁胺卡那霉素、万古霉素、氨基糖苷类等，应定时复查肾功能。

（4）避免行需造影剂的检查。

6. 出院指导

（1）注意休息，优化生活方式，避免劳累。

（2）加强营养，增强体质，适当锻炼。

（3）注意个人清洁卫生，注意保暖，防止受凉。

（4）避免妊娠、手术、外伤等。

（5）定期监测肾功能、尿量。

（6）避免肾毒性药物。

（7）关注出入量并详细记录。

第十一节　慢性肾功能衰竭患者健康指导

一、疾病知识指导

慢性肾功能衰竭是指慢性肾脏病引起的肾小球滤过率下降及与此相关的代谢紊乱和临床症状组成的综合征，发生在各种慢性肾脏疾病基础上，肾实质遭受破坏，缓慢出现肾功能减退直至肾功能衰竭。临床上以肾功能减退、代谢废物潴留、机体内环境失衡为主要表现，恶心、呕吐是较突出的症状。

二、病因

慢性肾功能衰竭的病因包括原发性肾小球疾病、糖尿病肾病、高血压肾损害、多囊肾、免疫性疾病肾损害、药物性肾损害等。当感染、有效循环血容量不足、使用肾毒性药物时则进展迅速。

（一）临床表现

慢性肾功能衰竭患者早期可无任何症状，部分仅伴有乏力、夜尿增多等不适；少数患者出现食欲减退、轻度贫血、代谢性酸中毒等症状；大多数患者在肾功能急剧恶化甚至到尿毒症期才出现慢性肾功能衰竭的临床表现。

1. 水、电解质代谢紊乱

代谢性酸中毒、水钠潴留、高钾血症、低钙高磷血症、高镁血症等。

2. 蛋白质、糖类、脂肪和维生素代谢紊乱

蛋白质代谢产物蓄积、血清白蛋白水平下降、血浆和组织必需氨基酸水平下降；糖耐量减低；

轻到中度高甘油三酯血症、血清维生素 A 水平增高；维生素 B_6、叶酸缺乏。

3. 各系统症状

（1）心血管系统：高血压和左心室肥厚、心力衰竭、尿毒症性心肌病、心包积液、心包炎、血管钙化和动脉粥样硬化等。

（2）呼吸系统：气短、气促、呼吸深长、肺水肿、胸腔积液。

（3）消化系统：食欲不振、恶心、呕吐、口腔有氨味。

（4）血液系统：肾性贫血和出血倾向。

（5）神经肌肉系统症状：早期患者可有失眠、注意力不集中、记忆力减退等。尿毒症期可有反应淡漠、谵妄、惊厥、幻觉、昏迷、精神异常等。

（6）周围神经病变：感觉神经障碍显著如肢端袜套样分布的感觉丧失、肢体麻木、烧灼感、疼痛感、深反射迟钝或消失、神经肌肉兴奋性增加如肌肉震颤、痉挛、不宁腿综合征。

（7）内分泌功能紊乱：1, 25-二羟维生素 D3、红细胞生成素不足、肾素-血管紧张素 Ⅱ 过多；泌乳素、促黑色素激素、促黄体生成激素、促卵泡激素、促肾上腺皮质激素等水平增高；血甲状旁腺激素升高；胰岛素受体障碍、性腺功能减退。

（8）骨骼病变：肾性骨病改变包括纤维囊性骨炎、骨生成不良、骨软化症及骨质疏松症；透析相关性淀粉样变骨病为 β2 微球蛋白淀粉样沉积于骨所致，常于透析多年后出现。X 线检查可见指骨、肋骨骨骼囊样缺损及脊柱、骨盆、股骨部位骨质疏松的表现。

（二）辅助检查

（1）尿液检查：尿常规、尿沉渣。

（2）血液检查：血常规、肝功能、肾功能、电解质。

（3）影像学检查：B 超、CT、X 线。

（4）肾穿刺术检查。

（三）治疗原则

（1）治疗原发疾病、消除加重因素。

（2）非透析治疗：①加强营养治疗；②纠正水、电解质及酸碱平衡；③控制高血压；④控制感染；⑤纠正贫血；⑥治疗肾性骨病。

（3）中医中药治疗。

（4）胃肠道透析。

（5）血液净化治疗。

（6）肾移植。

二、健康教育实践指导

1. 休息与活动指导

（1）慢性肾功能衰竭患者因肾性贫血，常伴神疲乏力、腰膝酸软，因此需卧床休息，房间应定时通风。当水肿消退、高血压有效控制、贫血改善时，可适当活动，活动量应由少到多，先床上活动，后床下活动。

2. 饮食与营养知识指导

（1）予低优质蛋白、多维生素饮食。内生肌酐清除率>10 mL/分钟、血尿素氮 10.7～25.1 mmol/L，血肌酐 265.2～618.8 μmol/L 者，予蛋白质摄入 25～35 g/天；内生肌酐清除率 5～10 mL/分钟、血尿素氮 25.1～36 mmol/L、血肌酐 618.8～884 μmol/L 者，予蛋白质摄入 20～25 g/d。低蛋白饮食可配合 α-酮酸治疗，主食应采用去植物蛋白的麦淀粉。行透析治疗患者，适当增加蛋白质摄入量，注意补充维生素 A、B、C。

（2）保证充足热量，通常为 30~35 kcal/（kg·d），减少蛋白分解和体内蛋白库的消耗。

（3）保持水电解质平衡。无严重高血压、无明显水肿、尿量>1000 mL/天者，摄入食盐 2~4 g/天，钾的摄入不予严格限制。如肾脏功能持续恶化，注意体内钾离子蓄积，避免食用含钾高的食物。

3. 疾病监测指导

（1）监测有无水、电解质及酸碱失衡，记录小便量。

（2）监测血肌酐、血钾、血钙、血磷以及红细胞、血红蛋白等指标，监测血压变化。

（3）关注有无各系统症状

4. 并发症指导

（1）心血管系统：关注是否出现心律紊乱、心力衰竭、心包炎、高血压。

（2）神经系统：观察是否有头痛、嗜睡、肌肉抽搐、昏迷、癫痫等。

（3）消化系统：观察有无厌食、恶心、呕吐、腹胀、呕血或便血。

（4）血液系统：观察有无出血和贫血。

（5）电解质紊乱、代谢性酸中毒：关注是否有高血钾症、低钠血症、严重酸中毒。

5. 用药指导

（1）常用药物为包醛氧淀粉胶囊，用于慢性肾功能衰竭氮质血症期，配合低蛋白饮食能起到较好治疗效果。此药经胃肠道不吸收，长期使用无害，但可出现腹泻、呕吐等轻微的胃肠道反应。

（2）由于肾功能衰竭，不能将进入体内的药物及时经肾排出，易引起体内积蓄，勿使用肾毒性较强药物如庆大霉素、卡那霉素、链霉素、两性霉素 B 等。

6. 出院指导

（1）保持心情愉悦，避免劳累，进行适量运动锻炼如打太极拳、散步。

（2）低优质蛋白清淡饮食，少食烟酒辛辣煎炸物，戒烟戒酒。

（3）预防感染，去除感染灶，避免诱因。

（4）按时服药，不随意增减药物，定期随诊。

第八章

血液内科患者健康教育

第一节　缺铁性贫血患者健康指导

一、疾病知识指导

缺铁性贫血是机体内可用来制造血红蛋白的储存铁缺乏，导致血红蛋白合成不足、红细胞生成障碍而引起的一种小细胞、低色素性贫血。缺铁性贫血是贫血中最多见的一种类型，常发于生长发育期儿童、育龄期妇女和孕妇。

(一)病因

(1)铁需要量增加而摄入量不足：常见于婴幼儿和妊娠、哺乳期妇女。

(2)铁吸收不良：常见于胃酸缺乏和胃肠黏膜吸收功能障碍，如胃肠炎、胃肠手术、慢性腹泻、服用制酸剂、服用 H_2 受体拮抗药等。

(3)铁丢失过多：常见于胃肠道溃疡、月经过多等慢性失血。

(二)临床表现

1.各种类型贫血的共有表现

皮肤和黏膜苍白、疲劳、乏力、头晕、头痛、心悸、气促等，轻度、中度贫血有时可无症状。

2.缺铁性贫血的特殊表现

(1)组织缺铁表现：指(趾)甲变薄、扁平甚至反甲、匙状甲；皮肤干燥、角化、萎缩；毛发干枯、易脱落；黏膜损害表现，如口角炎、口角溃疡、舌炎、舌乳头萎缩呈现光滑如蜡样或闪光状；食欲不振，严重者可发生吞咽困难。

(2)神经、精神系统异常：兴奋、易激惹、好动、注意力不集中等，儿童明显；少数患者可出现神经痛、麻木、刺痛感、精神迟滞、异食癖(如喜食石头、泥土、冰块、生米等)，严重者可出现智力发育障碍。

(3)骨骼系统：儿童长期缺铁性贫血，可引起骨骼发育异常，尤其是颅骨和长骨。

(三)辅助检查

(1)血液检查：血常规、网织红细胞、血涂片、血清铁、铁蛋白、血清总铁结合力、转铁蛋白饱和度、血清转铁蛋白受体测定、红细胞内卟啉代谢。

(2)骨髓检查：骨髓涂片、骨髓铁染色。

(3)尿液检查：尿常规、尿渗透压。

（4）大便隐血检查。

（5）胃肠镜检查。

（6）妇科 B 超。

（四）治疗原则

（1）治疗原发病、消除致病和加重因素。

（2）铁剂治疗。

（3）中药治疗。

二、健康教育实践指导

1. 休息与活动指导

（1）注意休息，保证充足睡眠。

（2）轻度贫血者休息与活动可不受影响，但避免长时间、重体力劳动。

（3）中度、重度贫血者卧床休息，以减少机体耗氧；有呼吸困难和缺氧症状者可取半坐卧位。活动量以不疲劳、不加重症状为度，不做或少做无氧运动。

（4）预防跌倒。

2. 饮食与营养知识

（1）纠正不良饮食习惯，均衡饮食，避免偏食。食物是铁的主要来源，偏食、少食等均可导致铁摄入不足。无规律、无节制、暴饮暴食会损伤胃肠黏膜，不利于铁的吸收。

（2）增加铁的摄入，促进铁的吸收。多食含铁丰富且利于吸收食物如动物肉类、动物肝、血、木耳、紫菜等。烹饪和盛放食物可选择铁制器皿，同时补充蛋白质，为血红蛋白的合成提供原料，增加摄入维生素 C，避免进食牛奶、浓茶、咖啡阻碍铁吸收。

3. 疾病监测指导

（1）观察有无自觉症状，如全身疲乏、头晕、耳鸣、气促、心悸等；观察缺铁性贫血的特殊表现，如皮肤干燥、毛发干枯脱落、反甲、口舌炎、异食癖等。

（2）观察病情加重的指征，一旦出现自觉症状加重，极度疲乏、静息状态下呼吸、心率加快，黑朦、意识障碍、不能平卧、水肿、尿量减少等，提示病情加重。

4. 并发症预防指导

（1）缺铁性贫血常见的并发症有生长发育迟缓、贫血性心脏病等，多是因为长期持续存在较为严重的缺铁性贫血疾病状态引起。

（2）尽早治疗原发病或去除病因，改善贫血状态。

5. 用药指导

（1）口服铁剂的指导：

1）口服铁剂可引起恶心、呕吐、黑便等不良反应，应在餐后或餐中服用，反应强烈者宜减少剂量或从小剂量开始。口服时使用吸管，以防牙齿染黑。

2）铁剂避免与牛奶、浓茶、咖啡同时服用，避免与碳酸钙、硫酸镁等抗酸药物以及 H_2 受体拮抗药同时服用，因以上物质会减少铁的吸收。维生素 C、乳酸、稀盐酸等弱酸性食物或药物可促进铁的吸收。

3）铁剂治疗要按剂量、按疗程进行，血红蛋白恢复正常后还需继续服用 4~6 个月，待铁蛋白正常后方可停药。

（2）注射铁剂的指导：注射铁剂可引起局部疼痛、红肿、硬结、皮肤发黑、过敏等不良反应，故需深部肌内注射，且首次注射前用 0.5 mL 做实验剂量注射，注射后 1 小时内观察有无过敏反应。

6. 出院指导

(1)养成良好的饮食习惯，不偏食，不过度节食，多进食含铁丰富的饮食并同时补充维生素 C。

(2)关注病情变化，有病情加重表现或特殊病情变化及就诊。

(3)遵医嘱用药，按时复查缺铁性贫血相关检测指标。

第二节   巨幼细胞性贫血患者健康指导

一、疾病知识指导

巨幼细胞性贫血是由于叶酸和(或)维生素 B_{12} 缺乏及某些药物的作用，导致细胞核脱氧核糖核酸合成障碍而引起的一种大细胞性贫血。在我国，以维生素 B_{12} 缺乏引起的巨幼细胞性贫血较为少见，大多是叶酸缺乏引起的营养型巨幼细胞性贫血。

(一)病因

1. 叶酸缺乏的原因

(1)需要量增加：见于婴幼儿、妊娠及哺乳期女性以及恶性肿瘤等高消耗性疾病患者。

(2)摄入量减少：见于偏食、节食或食物加工方法不当导致食物中叶酸大量破坏，乙醇也可影响叶酸的代谢。

(3)吸收不良：见于小肠病变、小肠手术、腹泻、服用某些药物，如甲氨蝶呤、异烟肼等。

(4)排出增加：血液透析、酗酒等。

2. 维生素 B_{12} 缺乏的原因

(1)摄入过少：见于偏食、节食、禁食等。由于体内储存的维生素 B_{12} 可用数年之久，且可经肠肝循环再吸收，故维生素 B_{12} 长时间持续缺乏才会致病。

(2)吸收障碍：各种原因引起的内因子缺乏，常见于胃部疾病和手术。此外，回肠疾病、寄生虫感染亦可引起维生素 B_{12} 吸收障碍。

(3)严重肝病等可影响维生素 B_{12} 的储备。

(二)临床表现

(1)贫血：多起病隐匿，发展缓慢，逐渐加重为中度、重度贫血时就诊，或体检时发现。患者多表现为疲乏、皮肤苍白、头晕、心悸、气促等。若伴有白细胞和血小板的减少，则表现为感染和出血倾向。

(2)消化系统表现：胃肠道黏膜受累表现为食欲下降、腹胀、腹泻或便秘，可出现口角炎、口腔溃疡、舌炎。舌乳头萎缩致舌面光滑呈"镜面样舌"，舌质绛红呈"牛肉样舌"，反复发作可致味觉消失。

(3)神经系统表现：

1)神经症状是维生素 B_{12} 缺乏引起的巨幼细胞性贫血的典型特点，症状进展缓慢，起初常感觉乏力、四肢对称性麻木、刺痛或蚁走感，下肢尤为明显。部分患者首发症状为指尖/趾尖刺痛、手套感、浅感觉减退或消失。随着疾病进展，可出现不同程度的下肢软弱无力、共济失调、步态不稳、闭目难立征、腱反射和肌张力减退或消失等。

2)叶酸缺乏导致的巨幼细胞性贫血则可见于婴幼儿生长发育迟缓、末梢神经炎、深感觉障碍、共济失调；少数患者可有肌张力增强、腱反射亢进和锥体征阳性；常有易怒、妄想等。

(4)由于内因子缺乏导致维生素 B_{12} 吸收障碍，可表现为恶性贫血，严重的神经系统症状是其特点，在我国较为罕见。

(三)辅助检查

(1)血液检查：血常规、网织红细胞、血涂片、血清叶酸、红细胞叶酸含量和血清维生素 B_{12} 浓度测定。

(2)骨髓检查：骨髓涂片、骨髓铁染色等。

(3)大便隐血检查。

(4)胃液分析。

(5)内因子抗体测定。

(6)胃肠镜检查。

(四)治疗原则

(1)病因治疗。

(2)补充叶酸和维生素 B_{12}。

(3)补铁、输红细胞、静脉营养等对症支持治疗。

二、健康教育实践指导

1.休息与活动指导

(1)注意休息，保证充足睡眠，避免重体力和长时间活动。

(2)有明显神经症状和重度贫血者应绝对卧床休息，避免跌倒。

2.饮食与营养知识指导

(1)改变不良饮食习惯，避免长期素食、偏食、酗酒。

(2)多进食富含叶酸、维生素 B_{12} 的饮食，尤其是青少年、孕妇等需要量增加的人群。叶酸缺乏者多进食新鲜蔬菜、水果、谷类、肉类，维生素 B_{12} 缺乏者多进食动物肉类、蛋、海产品、肝等。

(3)改进食物烹饪方式，避免长时间和高温烹饪、腌制等方式对叶酸的破坏，烹煮后及时进食，不宜久置。

3.疾病监测指导

(1)观察有无明显气促、心悸、极度疲乏、头晕等贫血加重症状.。

(2)关注有无感觉障碍、幻觉、精神失常等神经精神异常。

(3)观察皮肤、口腔黏膜有无溃疡、感染。

4.并发症预防指导

(1)巨幼细胞性贫血主要的并发症有溶血、严重的外周神经炎、精神异常以及心衰、出血等，防治的关键是尽早去除病因，治疗原发病，补充叶酸和维生素 B_{12}。

(2)发生溶血者需注意观察有无皮肤巩膜黄染以及寒战、高热、腰背酸痛等溶血症状。严重的外周神经炎和精神失常是巨幼细胞性贫血神经精神症状加重的表现，应做好安全防护，防受伤、自伤和伤人。

5.用药指导

(1)叶酸：口服叶酸直至血象恢复正常。叶酸吸收障碍者，可肌注四氢叶酸钙。同时伴维生素 B_{12} 缺乏者，单用叶酸会加重神经系统症状，需同时补充维生素 B_{12}。

(2)维生素 B_{12}：无吸收障碍者，口服维生素 B_{12}。有吸收障碍者，可肌内注射维生素 B_{12}。用药至血常规完全恢复。若有神经系统症状者，需维持治疗 6~12 个月，恶性贫血患者则需终生维持治疗。

6. 出院指导

(1)有神经系统症状或贫血严重时卧床休息。保持口腔清洁,避免皮肤、黏膜损伤。

(2)养成良好的饮食习惯,尤其是叶酸、维生素 B_{12} 需要量增加的人群,及时摄取充足的叶酸和维生素 B_{12}。使用甲氨蝶呤等药物时,同时补充叶酸和维生素 B_{12}。

(3)遵医嘱用药治疗,自我监测病情。按时复查相关指标。

第三节　再生障碍性贫血患者健康指导

一、疾病知识指导

再生障碍性贫血简称再障,是指受化学、物理、生物等多种因素影响导致骨髓造血干细胞数量减少、造血微环境改变而引起造血功能障碍的一类贫血,又称骨髓造血功能衰竭症。病因不明者称为原发性再障,病因明确者为继发性再障。可发生于任何年龄段,青壮年居多,男性略多于女性。

(一)病因

多数再障患者病因不明,目前已知可导致再障因素有化学、物理、病毒感染等因素。

(1)化学因素:某些药物及化学接触史为再障最常见的因素,常见的有抗肿瘤药物、氯霉素、保泰松等,苯及其衍生物如油漆、塑料、染发剂、杀虫剂等。

(2)物理因素:电离辐射如 X 线、γ 射线及其他放射性物质。

(3)病毒感染:EB 病毒、巨细胞病毒、流感病毒、风疹病毒、肝炎病毒等。

(4)其他:遗传;严重创伤、妊娠等也可能通过影响机体免疫和内分泌系统导致再障。

(二)临床表现

再障患者造血功能障碍,进行性全血细胞减少,主要临床表现为贫血、感染、出血,多无肝、脾、淋巴结肿大。根据起病急缓、严重程度、进展情况,可分为急性再障和慢性再障。

(1)急性再障:病情急骤、进展快、贫血严重。患者起病皮肤苍白、疲乏、头晕、心悸、气短等症状明显并进行性加重。有明显出血倾向,可出现全身多部位出血,如皮肤紫癜和瘀斑、牙龈出血、鼻出血、月经过多等,严重者可出现肺出血和颅内出血。易发生感染且不易控制,感染以口咽部、肛周、肺部、泌尿道等部位多见。感染往往与出血互为因果,并加重贫血,使病情恶化。

(2)慢性再障:起病和进展均缓慢,患者常主诉乏力、头晕、心悸、气短,活动后明显。皮肤出现散在出血点、紫癜和瘀斑,口鼻腔少量出血,而大出血和内脏出血少见。呼吸道感染常见,但易于控制。

(三)辅助检查

(1)血液检查:血常规、网织红细胞

(2)骨髓检查:外周血涂片、骨髓涂片、骨髓活检、免疫组化检查、骨髓铁染色、骨髓细胞染色、染色体检查

(四)治疗原则

(1)去除病因和加重因素。

(2)对症支持治疗。

(3)针对发病机制治疗。①免疫抑制药治疗:抗胸腺细胞球蛋白、抗淋巴细胞球蛋白、环孢素

等；②雄激素治疗；③造血细胞因子治疗；④造血干细胞移植。

二、健康教育实践指导

1.休息与活动指导

(1)症状严重时应卧床休息，减少不必要的活动。

(2)病情较轻或好转时可进行适当活动与体能锻炼，但需避免劳累和重体力活动，保证充足休息和睡眠。

2.饮食与营养知识指导

(1)保证营养摄入，宜进食高热量、高蛋白、丰富维生素、易消化饮食，避免辛辣刺激、坚硬、油腻饮食。

(2)保持口腔清洁，食欲低下时可少食多餐。

(3)发热出汗时多饮水或静脉补液，补充钠、钾、钙等电解质。

3.疾病监测指导

(1)观察有无发热、咳嗽、咳痰、局部组织红肿疼痛、排尿不适等感染症状。

(2)自觉有无疲乏加重、明显心悸、呼吸困难、头晕等严重贫血症状。

(3)检查皮肤有无出血点、紫癜、瘀斑增多，有无鼻出血、牙龈出血等出血症状。

4.并发症预防指导

(1)预防出血：洗浴水温不宜过高，禁止酒精擦浴，勤剪指甲，勿挠抓皮肤。使用软毛刷刷牙、勿牙签剔牙、勿挖鼻孔，不食质硬、油炸、辛辣刺激性饮食，勿用力排便、拍背，避免剧烈咳嗽、呕吐。减少活动，避免外伤，血小板计数低于 $20×10^9/L$ 时绝对卧床休息，保持情绪平稳。

(2)预防感染：养成良好的个人卫生习惯，保持口腔、肛周、皮肤等部位清洁，注意手卫生，戴口罩，勿置身空气污浊、人群密集的环境。避免劳累和受凉感冒。室内定时开窗通风，消毒水拖地。不食不洁、生冷饮食。

5.用药指导

(1)输血时严格执行查对制度，输血过程中密切观察有无输血不良反应。

(2)雄激素是慢性型再障首选，雄激素治疗常见有如丙酸睾丸酮、达那唑、司坦唑等，一般3~6个月见效。长期使用可出现毛发增生、水肿、痤疮、女性闭经及男性化、肝损伤等不良反应，注意观察并做好心理应对。丙酸睾丸酮局部注射还会出现局部红肿、硬结甚至无菌性坏死，可使用细长针头缓慢分层注射，并注意更换注射部位，必要时局部热敷促进吸收和消散。

(3)集落刺激因子常用的有粒细胞集落刺激因子、粒细胞巨噬细胞集落刺激因子等，一般不良反应不大，偶尔可出现流感样症状，如发热、畏寒、头痛、骨痛等，可有消化道反应和血清蛋白、胆固醇下降，停药后可恢复。

(4)抗胸腺细胞球蛋白和抗淋巴细胞球蛋白可用于急性、重型再障和无合适供者或不适合做造血干细胞移植的患者。用药后1~2天可出现粒细胞、血小板下降，1~2个月可恢复，使用时需注意预防感染、出血等并发症，并观察有无发热、荨麻疹、关节痛等不良反应。

(5)使用环孢素A时常见的不良反应有胃肠道反应、肝肾毒性、高血压以及癫痫、感觉异常等神经系统症状等，需定期监测血药浓度，及时对症处理。

6.出院指导

(1)避免继续接触引起再障或加重病情的危险因素。

(2)养成良好的生活习惯，注意休息，避免劳累，加强个人卫生，勿置身人多拥挤环境，避免交叉感染。

(3)予进食富含造血原料的饮食，如猪肝、蛋黄、肉类、新鲜蔬菜等。

(4)遵医嘱用药，定期复查血常规，自我监测有无感染、出血表现，按时复诊。

第四节　溶血性贫血患者健康指导

一、疾病知识指导

溶血性贫血是指红细胞寿命缩短、破坏增加，超过骨髓造血代偿能力而引起的一类贫血。

(一)病因

1.遗传因素

红细胞自身异常，红细胞膜缺陷，如遗传性球形红细胞增多症、遗传性椭圆形红细胞增多症等可因遗传因素导致的贫血。

2.后天获得性因素

(1)免疫因素：自身免疫性溶血性贫血、新生儿溶血性贫血、血型不合输血引起溶血等。

(2)化学因素：苯、铅、亚硝酸盐、蛇毒等。

(3)生物因素：疟疾、病毒、细菌、支原体等。

(4)其他：脾亢、大面积烧伤、微血管病等。

(二)临床表现

(1)急性溶血：起病急骤，突发寒战，随后高热、头痛、腰背部与四肢酸痛、恶心、呕吐、酱油样尿、黄疸，有时腹痛、腹泻，严重者周围循环衰竭和肾衰竭。

(2)慢性溶血：起病缓慢，症状较轻，有不同程度的贫血、黄疸、脾脏肿大。长时间高胆红素血症患者，可并发胆石症和肝功能损害。慢性先天性溶血性贫血可出现长期无症状期，出现间断急剧发作性贫血，称为"溶血危象"。

(三)辅助检查

(1)血液检查：血常规、外周血涂片、网织红细胞、血清胆红素、血清结合珠蛋白检测、血浆游离血红蛋白检测、抗人球蛋白试验、红细胞脆性试验、红细胞寿命测定、G-6-PD活性测定。

(2)骨髓检查：骨髓涂片。

(3)尿液检查：尿胆原、尿胆素、尿隐血试验、含铁血黄素尿试验。

(四)治疗原则

(1)去除病因。

(2)应用糖皮质激素。

(3)应用免疫抑制药。

(4)输血。

(5)脾切除。

(6)血浆置换。

(7)补充造血物质。

二、健康教育实践指导

1.休息与活动指导

(1)症状严重者需卧床休息，预防坠床、跌倒。

（2）病情好转或稳定时可进行适量体育锻炼，但应避免劳累，保证充足的休息和睡眠。

（3）注意保暖，避免受凉感冒。

2. 饮食与营养知识指导

（1）予高蛋白、富含维生素、易消化饮食。

（2）避免一切可能加重溶血的酸性食物和药物，如蚕豆、维生素 C、阿司匹林、苯巴比妥、氯霉素、维生素 K、呋喃类、奎宁、磺胺类药物等。

（3）补铁有加重溶血的可能，慎重摄入补铁食物。

（4）多饮水，保持大小便通畅，促进代谢产物排出。

3. 疾病监测指导

（1）关注有无急性溶血、溶血加重和肾衰竭的症状和体征，如寒战、高热、头痛、腰背部和四肢酸痛、恶心、呕吐、腹痛、腹泻、心悸、气促、少尿、尿呈酱油样等症状，及时就诊。

（2）关注贫血进展情况，如皮肤颜色、尿量、尿色、疲乏的程度等，定期抽血检查血、尿常规，监测黄疸程度和脾脏大小，防止出现"溶血危象"。

4. 并发症预防指导

（1）急性肾衰竭、休克：一般并发于急性溶血，应避免进食一切可能加重溶血的食物和药物，多饮水、勤排尿。一旦发生急性溶血，密切观察生命体征、神志、自觉症状的变化，注意黄疸有无加重，尿量、尿液颜色有无变化，记录 24 小时出入水量，监测实验室检查结果，如血红蛋白浓度、血清胆红素浓度等。

（2）肝功能损害：是由于长期高胆红素血症引起，应尽快去除引起溶血的病因，避免溶血加重和长期存在的状态。定期监测肝功能，给予护肝治疗。勿进食油腻、不易消化饮食，戒酒等，以减轻肝脏负担。

5. 用药指导

（1）使用糖皮质激素、环孢素、环磷酰胺等，注意预防感染，多饮水多排尿，定期检测肝功能、肾功能。使用甲氨蝶呤，注意口腔清洁卫生，避免口腔炎。

（2）溶血性贫血患者尽量避免输血，严防输注异型非洗涤红细胞。血液取回后立即输注，避免久置或加温，温度超过 37℃ 时红细胞易变形、破坏而溶血。

（3）避免使用酸性、氧化性药物，如维生素 C、阿司匹林、苯巴比妥、磺胺类、氯霉素、维生素 K、呋喃类等。

6. 出院指导

（1）避免引起溶血的因素，补充造血物质，改善贫血。

（2）适当进行体育锻炼，增强体质，注意个人卫生，避免感染。

（3）加强病情的自我监测，遵医嘱正确用药，定期复查和复诊。

（4）有生育计划者进行遗传学筛查，以减少溶血性疾病患儿出生和死胎发生。

第五节 骨髓增生异常综合征患者健康指导

一、疾病知识指导

骨髓增生异常综合征是一种起源于造血干细胞、祖细胞的恶性克隆性疾病。其特点是骨髓出现病态造血，即骨髓红系、粒系、巨核系都出现成熟异常，外周血细胞一系、两系或多系减少、进行性骨髓衰竭，高风险向急性髓系白血病转化，少数患者可转化为急性淋巴细胞性白血病。老年患者多见，男性多于女性。

(一)病因

病因不明，可能与以下因素有关：

(1)放射因素，如 X 射线、γ 射线、电离辐射等。

(2)化学因素，如染发剂、杀虫剂、重金属、苯、甲醛以及某些药物如乙双吗啉、亚硝胺类、抗肿瘤药物等。

(二)临床表现

(1)贫血：是骨髓增生异常综合征患者最常见、最突出的表现。不同的骨髓增生异常综合征类型贫血的发展速度和程度不同。

(2)出血：当血小板减少，尤其血小板计数 $< 20 \times 10^9/L$ 时，易发生皮肤出血、牙龈出血、鼻出血、月经延长或淋漓不尽等，甚至发生颅内出血、肺出血等重要脏器出血。

(3)感染：粒细胞减少或发育异常时，机体抵抗力低下，易发生感染，表现为发热、咳嗽、局部肿痛等。

(4)其他：部分患者可出现肝、脾肿大等。

(三)辅助检查

(1)血液检查：血常规网织红细胞、血清叶酸和维生素 B_{12}、血清铁、血清铁蛋白、Coombs 试验、T 淋巴细胞亚群。

(2)骨髓检查：外周血涂片、骨髓涂片、巨核全套检查、骨髓活检、免疫组织化学染色、骨髓铁染色、骨髓过氧化物酶染色。

(3)免疫分型。

(4)融合基因。

(四)治疗原则

(1)对症治疗。

因骨髓增生异常综合征所引起的不良症状，可适当采用对症治疗。

(2)细胞因子治疗：①粒细胞集落刺激因子；②粒细胞-巨噬细胞集落刺激因子；③白细胞介素-11；④促红细胞生成素。

(3)诱导分化：①维 A 酸；②干扰素。

(4)化疗：①阿糖胞苷；②阿克拉霉素；③高三尖杉酯碱；④去甲氧柔红霉素等；⑤异基因造血干细胞移植。

二、健康教育实践指导

1. 休息与活动指导

(1)贫血者增加休息时间，避免长时间、重体力劳动，活动幅度不宜太大，避免劳累和熬夜。

(2)血小板小于 $50 \times 10^9/L$ 者，减少活动；血小板小于 $20 \times 10^9/L$ 者，绝对卧床休息。

2. 饮食与营养知识指导

(1)予高热量、丰富维生素、高蛋白、易消化饮食。

(2)贫血时增加进食富含造血原料的饮食，血小板计数低下时避免进食刺激、油炸、坚硬的食物。

3. 疾病监测指导

(1)定期复查血象和骨髓象。

(2)关注皮肤黏膜颜色、心率、头晕和疲乏有无加重，观察有无发热、咳嗽、肛周和口腔感染症状，观察有无皮肤出血点、鼻出血、牙龈出血等不适。

4. 并发症预防指导

(1)感染：保持室内清洁，保持空气流通，做好空气消毒及家具、地面的消毒；限制陪护和探视，避免医源性感染；保持良好的卫生习惯，注意口腔和会阴部清洁，正确使用漱口水漱口，便后使用1∶5000的高锰酸钾溶液坐浴；加强体温监测。

(2)出血：避免肢体碰撞和外伤，有创操作后延长局部按压时间。使用软毛刷刷牙，禁牙签剔牙，勿用手抠鼻痂；勤剪指甲，保持床单位平整干燥，保持被服轻软；避免水温过高和用力擦洗皮肤，禁用酒精擦浴。避免排便用力，便秘时可使用缓泻药，以防腹压骤增而诱发内脏出血。

(3)化疗药物所致静脉炎和局部组织炎症：

1)避免药物外渗，最好采用中心静脉通道装置，确定导管在血管内且输注通畅后方可给药，化疗药物输注完毕，使用生理盐水冲管，数种药物输注时，宜先输注刺激性强的药物。

2)对可疑或发生化疗药物外渗应立即停止输注，应边抽回血边拔针。使用合适的药物进行局部封闭，常用的有0.9%氯化钠注射液+地塞米松+利多卡因，封闭范围需大于渗漏区域，辅以硫酸镁湿敷加冰敷。

3)发生静脉炎的血管禁止静脉输液，局部肢体抬高或适当活动以促进血液循环。临床上常用多磺酸粘多糖乳膏等药物，水胶体敷料等敷贴预防和治疗静脉炎。

5. 用药指导

化疗是治疗骨髓增生异常综合征的重要手段，但其副作用较多，需及时采取应对措施。

(1)骨髓抑制：骨髓抑制作用最强时间有较大的个体差异，最早可与化疗同时出现，但多在化疗后7~14天，恢复时间多为之后的5~10天。化疗期间应定期复查血象，了解骨髓抑制的程度，及时予对症治疗，加强贫血、感染、出血的预防和护理。

(2)消化道反应：与化疗药物的种类和剂量有关，常表现为食欲减退、恶心、呕吐等症状，多出现在用药后1~3小时，持续数小时至数十小时不等。为化疗患者提供良好的进餐环境，选择合适的进餐时间，避免化疗前后2小时内进食，化疗前0.5~2小时内给予止呕药物并6~8小时重复给药一次。出现恶心、呕吐时暂停进食，及时清除呕吐物。给予清淡易消化饮食，注意营养均衡，少量多餐，避免高糖、高脂、产气过多、辛辣、刺激、坚硬的食物，餐后避免立即平卧，可适当活动或取坐位、半卧位。

(3)口腔炎：化疗患者应行口腔护理，每日2次或以上，同时辅以合适的漱口水及药物。一般情况下漱口水可选用生理盐水、替硝唑漱口液等；可疑或预防真菌感染可选用1%~4%的碳酸氢钠溶液；厌氧菌感染可选用1%~3%过氧化氢溶液。漱口液应含漱，每次20~50 mL，时间不少于30秒，每天3次或遵医嘱，有严重疼痛者可在漱口液中加入2%利多卡因止痛。有口腔溃疡者，可使用促进愈合的药物，如重组人表皮生长因子、1%~2%碘甘油等，口腔清洁及漱口后，将药物涂于溃疡处，涂药后宜2~3小时后方进食或进水。

4)肛周感染：注意肛周清洁卫生，使用1∶5000高锰酸钾溶液坐浴，每天2~3次，每次15~20分钟。病情危重不能坐浴者，可采用外敷的方式。已发生肛周感染/肛周脓肿者，进行对症治疗。

5)其他：化疗还可引起肝脏损伤、肾功能损害、心脏毒性等不良反应，使用时应加强病情观察，积极做好相应的预防和诊治工作。

6. 出院指导

(1)保持良好的心态，积极面对疾病。

(2)做好个人卫生，尤其要保持口腔、肛周等部位清洁，避免劳累和受凉，预防交叉感染。

(3)注意休息,适当进行体能锻炼,加强营养支持。

(4)定期复查血常规、肝功能、肾功能等指标,按时复诊。

第六节　白血病患者健康指导

一、疾病知识指导

白血病是一种血液系统恶性疾病,患者造血干细胞呈恶性增生,分化及凋亡出现障碍,在造血系统中大量堆积,并对其他组织和器官造成浸润,导致患者造血功能障碍。发病率在我国各类肿瘤发病中位居第6位,且随着环境等因素的变化呈上升趋势。

(一)病因

白血病发病机制较复杂,迄今尚未明了。流行病学研究表明,病毒感染、苯及电离辐射、农药、吸烟、肿瘤家族史、电磁场等均为致病因素。

(二)临床表现

白血病可根据细胞来源的不同分为髓系白血病和淋巴系白血病,又分别分为急性型和慢性型。

急性白血病病情发展迅速,自然病程仅几个月,在骨髓和其他造血组织中白血病细胞大量增生积聚并浸润器官和组织,使正常造血受到抑制,临床表现为贫血、出血、感染、肝脾肿大、淋巴结肿大、骨痛(尤其是胸骨压痛)及各器官浸润症状。

慢性白血病表现为起病缓慢,症状多为非特异性,逐渐加重,临床表现为易疲倦、乏力、食欲缺乏、低热、多汗、体重减轻、上腹部不适及脾大;偶可见出血、栓塞等症状。

(三)辅助检查

(1)血液检查:血常规、血生化、出凝血。

(2)骨髓检查:细胞形态学、细胞化学、组织病理学。

(3)免疫分型。

(4)染色体和基因检查。

(四)治疗原则

(1)对症支持治疗:①高白细胞血症的紧急处理;②防治感染;③改善贫血;④防治出血;⑤防治尿酸性肾病;⑥纠正水、电解质酸碱平衡失调;⑦维持营养。

(2)化学药物治疗:①诱导缓解;②缓解后治疗。

(3)中枢神经系统白血病的防治。

(4)造血干细胞移植。

(5)干扰素。

(6)免疫治疗。

(7)新型靶向药物。

二、健康教育实践指导

1. 休息与活动指导

（1）保证充足的休息和睡眠，病情轻者可适当活动，如散步、打太极拳等，以不感到疲劳为宜。

（2）注意自我保护，避免外伤，如摔倒、冲撞。

（3）避免受凉，勿去人多的公共场所，防止交叉感染。血小板低于 $50×10^9/L$ 者，卧床休息，可适当床旁活动；血小板低于 $20×10^9/L$ 者，绝对卧床休息。

2. 饮食与营养知识指导

（1）予高蛋白、富含维生素、高热量、清淡易消化、富营养的食物，注意饮食色、香、味，以增进食欲。

（2）不宜进食坚硬、辛辣、刺激食物，以免损伤口腔及消化道黏膜，化疗期间多饮水，多吃水果和蔬菜。

（3）注意饮食的清洁，餐前、餐后漱口，以保持口腔清洁。

3. 疾病监测指导

（1）每天检查口腔与咽部，观察有无口腔溃疡、牙龈出血、舌肿胀等症状。

（2）定期复查血象，关注是否有出血、发热及骨关节疼痛。

4. 并发症预防指导

（1）颅内出血：有明显的出血倾向时，应及时输注血小板。在整个治疗康复过程中，均要保证充足的休息时间，避免剧烈的活动，减少出血的诱因。

（2）溶瘤综合征：肿瘤溶解综合征是指肿瘤细胞自发或在治疗过程中发生大量溶解，细胞内容物释放进入血液循环，破坏机体稳态，引起相关代谢紊乱症候群，包括高钾血症、高磷血症、高尿酸血症、低钙血症，并导致肾功能损害、心率失常等系列临床表现，严重者可危及患者生命。对肿瘤负荷高的白血病患者，尤其在其接受化疗期间，应严密观察病情，警惕溶瘤综合征的发生。

（3）白细胞瘀滞：白细胞淤滞是高白细胞急性白血病患者早期严重的并发症之一。患者易发生颅内出血、呼吸衰竭及急性肾损伤等，导致早期病死率高。白细胞淤滞的中枢神经系统表现主要是头晕、头痛、耳鸣、视物模糊、意识障碍、精神状态改变等。白细胞分离术联合或不联合小剂量化疗是治疗白细胞淤滞主要的方法。伴有心血管并发症、血液动力学不稳定或凝血功能障碍的患者为白细胞分离术禁忌证。

（4）粒细胞缺乏：中性粒细胞缺乏是指全血中性粒细胞绝对值 $<0.5×10^9/L$，极重度粒缺中性粒细胞绝对值 $<0.1×10^9/L$，是急性白血病患者的常见合并症。粒细胞缺乏期，绝对卧床休息、减少活动，进行保护性隔离，加强口腔、肛周及皮肤护理，严格无菌技术操作，避免交叉感染。

5. 用药指导

（1）维 A 酸如长期大量服用，易发生中枢神经系统的不良反应，如头痛、头晕等，应严格遵医嘱剂量服用；如同时服用谷维素、维生素 B_1、维生素 B_6 等药物可使头痛等反应减轻或消失。维 A 酸有肝肾毒性，用药前、用药后 1 个月及以后每 3 个月须检查肝肾功能。服用维 A 酸药物的女性在治疗前、治疗期和治疗后的较长一段时间内均应避免妊娠。

（2）骨髓抑制是去甲氧柔红霉素最严重的不良反应，在给药后的 10~14 天白细胞和血小板数降至最低值，在第 3 周细胞计数通常可恢复至正常值。此外，使用此药，需要评估心脏功能，尽可能地减少发生严重心脏功能损害的风险。

（3）阿扎胞苷是通过引起 DNA 去甲基化和对骨髓中异常造血细胞的直接细胞毒作用而产生抗肿瘤作用。给药前需充分混悬，在手掌之间用力滚动注射器，直到形成均质、混浊的混悬液。每次注射时轮换注射部位（大腿，腹部或上臂），新注射部位应当距离旧注射部位至少 2.5 cm，不得在触痛、挫伤、发红或坚硬部位注射。

6. 出院指导

(1)携带中心静脉导管者,需根据导管维护要求定期维护。

(2)出院后需每日监测体温,如出现发热及时就诊。

(3)应定期监测血常规,出院后每 3~5 天监测一次血常规,如果白细胞≤2.0×10^9/L,血小板≤30×10^9/L,及时就诊。

(4)坚持巩固强化治疗,遵医嘱按时、正确服药,不要擅自停药或改药。

(5)定期随访,随访的间隔是先短后长,出院后,1 年内 2~3 个月复诊 1 次,1 年后每半年复诊 1 次。

第七节　淋巴瘤患者健康指导

一、疾病知识指导

淋巴瘤是一组原发于淋巴结或其他淋巴造血组织的恶性肿瘤,可发生在身体的任何部位,通常以实体瘤形式生长,属于常见肿瘤之一。组织病理学上将淋巴瘤分为霍奇金淋巴瘤和非霍奇金淋巴瘤两大类。淋巴瘤约占全部恶性肿瘤的 3%,随着新药、新疗法的不断出现,以及综合治疗的合理应用,相当部分淋巴瘤已可治愈或长期生存。

(一)病因

淋巴瘤的病因与发病机制尚不清楚,可能与免疫功能低下、病毒感染有关,环境因素也是导致淋巴瘤的重要原因,如日常接触染发剂、农药、杀虫剂等化学物品以及接受辐射。

(二)临床表现

(1)霍奇金淋巴瘤多见于青年,儿童少见。非霍奇金淋巴瘤可见于各年龄组,随年龄的增长而发病增多。临床表现因病理类型、分期及侵犯部位不同而错综复杂。

霍奇金淋巴瘤主要原发于淋巴结,临床表现为:无痛性淋巴结肿大;不同部位淋巴结肿大引起相应的器官压迫症状;可伴有发热或不伴发热、消瘦、盗汗、皮肤瘙痒等全身症状;随着病情进展,可侵犯腹膜后淋巴结,以及肝、脾、肾、骨髓等结外组织并引起相应症状。

(2)非霍奇金淋巴瘤是一组具有不同的组织学特点和起病部位的淋巴瘤,早期即可远处转移或呈多中心发生,原发于结外病变较霍奇金淋巴瘤为多。

非霍奇金淋巴瘤临床表现为:以无痛性淋巴结肿大为主(约发生于 2/3 的患者),结外病变可侵犯韦氏咽环、胃肠道、骨、骨髓、皮肤、唾液腺、甲状腺、神经系统、睾丸等,分别表现为局部肿块、压迫、浸润或出血等症状。

(三)辅助检查

(1)淋巴结活检。

(2)血液检查:血常规、血生化。

(3)增强 CT 检查。

(4)PET-CT 检查。

(5)腹部超声检查。

(6)胸部 X 线检查。

(7)骨髓象检查。

(四)治疗原则

(1)化疗。

(2)放疗。

(3)手术治疗。

(4)造血干细胞移植。

(5)生物治疗。

二、健康教育实践指导

1.休息与活动指导

(1)化疗间歇期或全疗程结束后,仍要保证充分休息、睡眠,适当参与室外锻炼,如散步、打太极拳、体操、慢跑等,以提高机体免疫力。

(2)活动量以自我感觉无劳累为宜,基础疾病重、年龄较大、体质较差者需有家人陪同。

2.饮食与营养知识指导

(1)食谱应多样化,制定健康食谱。遵循高热量、高维生素、易消化饮食原则,少食多餐,多食水果及蔬菜,保证其营养摄入的均衡性。戒烟、戒酒、忌咖啡,不可暴饮暴食。

(2)出现食欲不振时,对食物的烹饪方法进行调整,增加食物的色香味,进而增强患者的食欲。为减少化疗期间出现恶心呕吐,应在化疗开始前后两小时内避免进食,饮食注意保持清淡。

3.疾病监测指导

(1)定期自我触诊,观察有无淋巴结肿大或局部肿块。

(2)关注身体有无疲乏、发热、盗汗、消瘦、咳嗽、气促、腹痛、腹泻、皮肤瘙痒、口腔溃疡等不适。

4.并发症预防指导

(1)预防感染,注意个人卫生,保持室内空气新鲜,注意保暖,减少探视,预防交叉感染。感染引起高热时给予物理降温,慎用退热药物,药物降温后及时更换衣物,防止受凉感冒。

(4)预防口腔炎,化疗后每天使用冷开水或生理盐水漱口5次以上,包括早上起床、晚上睡前以及三餐之后,避免细菌滋生。

5.用药指导

(1)利妥昔单抗应用于CD20(+)的淋巴瘤治疗。每次滴注利妥昔单抗前需预先使用糖皮质激素,以降低输液反应的发生频率及严重程度。

(2)使用独立的静脉通道滴注,控制输注速度。

(3)输注药物时须严密监测生命体征,对出现严重反应的患者,特别是有严重呼吸困难,支气管痉挛和低氧血症的患者应立即停止滴注。

6.出院指导

参见"白血病患者出院指导"。

第八节　多发性骨髓瘤患者健康指导

一、疾病知识指导

多发性骨髓瘤是一种克隆性浆细胞异常增殖的恶性疾病,骨髓内浆细胞的克隆性增殖,引起溶骨性骨骼破坏，血清中出现单克隆免疫球蛋白，而正常的多克隆免疫球蛋白合成受抑，尿内出现本周蛋白，最后导致贫血和肾功能损害。依照异常增殖的免疫球蛋白类型分为：IgG 型、IgA 型、IgD 型、IgM 型、IgE 型、轻链型、双克隆型以及不分泌型。多发性骨髓瘤多发于老年人，目前无法治愈。

(一)病因

多发性骨髓瘤可能与病毒感染、电离辐射、接触工业或农业毒物、慢性抗原刺激及遗传因素有关，病因迄今尚未明确。

(二)临床表现

多发性骨髓瘤常见的症状包括骨髓瘤相关器官功能损伤的表现，如血钙增高、肾功能损害、贫血、骨病、淀粉样变性等靶器官损害等相关表现。

(三)辅助检查

(1)血液检查：血常规、肝功能、肾功能、血沉、免疫固定电泳等。
(2)骨髓检查：骨髓活检+免疫组化、骨髓细胞学涂片。
(3)尿液检查：尿常规、蛋白电泳、尿免疫固定电泳。
(4)X 线检查。

(四)治疗原则

无症状或无进展的多发性骨髓瘤患者可以观察，每 3 个月复查 1 次。有症状的多发性骨髓瘤患者应积极治疗。
(1)对症治疗：①纠正高钙血症；②纠正贫血；③治疗肾功能不全；④纠正高黏滞血症；⑤控制感染；⑥镇痛。
(2)化学治疗。
(3)激素治疗。
(4)骨质破坏治疗。
(5)造血干细胞移植。

二、健康教育实践指导

1.休息与活动指导
(1)睡硬板床加海绵垫，避免骨组织受到损伤的同时，降低骨隆突部皮肤所受的压力，使患者感觉柔软、舒适。
(2)不做剧烈活动和扭腰、转体等动作。协助患者翻身时，要轻、稳、准、协调、用力均衡，避免推、拖、拉、拽，注意上、下身保持在同一平面上，防止因翻身所致病理性骨折，并保持肢体处于功能位置。
(3)避免长时间站立、久坐或固定一个姿势，防止骨骼因负重发生变形。但应适度活动，促进肢体血液循环。
(4)卧床休息时，注意加强床旁护理；外出活动时，应由家人陪同，以防跌倒坠床。
2.饮食与营养知识指导
(1)予高热量、富含维生素、优质蛋白、低钠饮食，增加水分摄入，保证每日尿量在 1000～2500 mL。
(2)戒烟限酒，消除钙吸收障碍的因素。
(3)多摄入粗纤维食物，保持排便通畅。

(4)肾功能不全者应低盐饮食。

3.疾病监测指导

(1)严密观察骨痛的部位、性质、程度，尤其是身体负重处如腰骶部、下背部疼痛。关注某部位骨痛加重等可能发生病理性骨折状况。

(2)关注是否出现食欲不振、厌食、恶心、呕吐及多尿等高钙血症的可能。

(3)观察有无贫血及出血的表现，如面色苍白，活动后心悸、气促，牙龈出血、视物模糊等。

(4)观察有无反复感染症状。反复感染是骨髓抑制的晚期征象，可导致免疫力降低。

(5)定期监测肾功能的变化，注意监测尿常规。

4.并发症预防指导

(1)长期卧床者预防压疮，保持皮肤清洁、干燥。

(2)预防跌倒，加强跌倒危险因素的管理。保持居家环境安全，管理患者足部问题，进行平衡、力量和步态训练。

(3)预防感染，养成良好的卫生习惯，注意保暖，防止受凉感冒，少去公共场合，保持室内空气流通，做好体温监测。

5.用药指导

(1)硼替佐米：是目前治疗多发性骨髓瘤的一线药物，使用过程中全程监测全血细胞计数，当血小板计数 $<25\times10^9/L$，应停止治疗。用药后主要不良反应是影响感觉神经，应重点观察肢端有无灼烧感、感觉过敏、感觉减退、感觉异常、不适感、神经性疼痛或乏力。

(2)沙利度胺、来那度胺：注意观察有无嗜睡乏力、血栓栓塞、神经病变、水肿、腹水、便秘、白细胞减少等药物不良反应。

(3)有肾损害者避免应用损伤肾功能的药物。

6.出院指导

(1)活动时注意安全，防止跌倒，以免发生病理性骨折。

(2)预防各种感染，一旦出现发热等症状，应及时就诊。

(3)定期门诊复查血常规、肝功能、肾功能等。

第九节　过敏性紫癜患者健康指导

一、疾病知识指导

过敏性紫癜又称 Schonlein-Henoch 综合征或出血性毛细血管中毒症，为一种常见的血管变态反应性疾病，多见于青少年，男性发病略多于女性，春秋季发病较多。

(一)病因

过敏性紫癜与感染、食物、环境污染、药物、疫苗、昆虫叮咬或花粉、肿瘤等外因(过敏原)导致的免疫损伤有关，而体质、遗传因素作为内因(过敏体质)起主要作用。

(二)临床表现

发病前 1~3 周常有低热、咽痛、上呼吸道感染以及全身不适，临床可表现为不同器官的损害。

(1)皮肤表现：大多数患者以皮肤紫癜为首发症状，紫癜一般局限于四肢，多呈对称性分布，以下肢和臀部更为多见，可同时伴发水肿、荨麻疹，甚至局部出血性坏死。

（2）消化道症状：约有 2/3 患者出现消化道症状，一般出现在皮疹发生 1 周内。常见不同程度的腹痛，疼痛部位多为脐周和下腹部，严重者可伴呕吐、消化道出血甚至肠坏死。

（3）关节症状：多表现为游走性的反复关节疼痛，大关节如膝关节、踝关节是最常累及部位，常为一过性，多在数日内自愈，无后遗症和关节畸形。

（4）肾脏表现：是过敏性紫癜中较为严重的亚型，约 1/3 患者出现肾脏损害。常出现于皮肤紫癜后 1~8 周，表现为血尿、蛋白尿等，少数患者反复发作可演变为慢性肾炎或肾病综合征，个别严重病例可进展为尿毒症。

（5）神经系统症状：个别严重患者可出现头痛、头晕、呕吐甚至意识模糊等神经系统症状。

（三）辅助检查

（1）血液检查：血常规、凝血功能、肾功能。
（2）尿液检查：尿常规。
（3）束臂试验。

（四）治疗原则

（1）消除致病因素。
（2）一般治疗：①抗组胺类药物；②改善血管通透性药物；③止血类药物。
（3）糖皮质激素治疗。
（4）免疫抑制药及中药。

二、健康教育实践指导

1. 休息与活动指导
（1）发作期及出血严重时应卧床休息，过早或过多的行走等活动则可使症状加重或复发。
（2）疾病缓解后，可以正常活动，以利于减轻压力和提高机体抵抗能力。避免劳累，避免情绪激动及精神刺激。

2. 饮食与营养知识指导
（1）发作期可根据病情选择清淡、少刺激、易消化的普食、软食或半流质饮食；多食用蔬菜、水果，补充营养。若有消化道出血，应避免过热饮食，必要时禁食。
（2）日常饮食以清淡易消化为主，多吃蔬菜，忌食辛辣食物，如葱、蒜、辣椒等，减少糖类、高脂、高盐类食物的摄入，保证膳食平衡。避免食用不洁的食物，如未煮熟的肉类等。避免易过敏食物的摄入如鸡蛋、海鲜等。

3. 疾病监测指导
过敏性紫癜可能复发，应密切观察病情变化，一旦发现新发大量瘀点或紫癜、明显腹痛或便血、关节肿痛、血尿、浮肿、泡沫尿甚至少尿者，多提示疾病可能复发或加重，应及时就医。

4. 并发症预防指导
（1）紫癜性肾炎：早期无明显临床症状，应定期复查尿常规，尿常规出现红细胞增多，往往提示有紫癜性肾炎的发生。
（2）腹痛、便血：需密切观察疼痛性质，排便次数及颜色。出现局部包块者，特别是小儿，要注意肠套叠。

5. 用药指导
（1）使用肾上腺皮质激素治疗时，知晓用药的不良反应，如向心性肥胖、多毛、痤疮样皮疹、感染、应急性消化道溃疡等。坚持按时服药，避免由于患者自行停药而引起复发。
（2）应用抗组胺药物时可能导致易困，应合理休息；应用环磷酰胺时可能会引起骨髓抑制和出血性膀胱炎，可多饮水，预防感染，观察尿液的颜色；使用钙剂时要预防心动过速，注意观察心率变化。

6. 出院指导

(1) 避免接触与发病有关的药物或食物

(2) 注意休息、加强营养，适当锻炼，增强体质，预防上呼吸道感染。

(3) 定期复查血常规、尿常规、肝功能、肾功能等。

第十节　特发性血小板减少性紫癜患者健康指导

一、疾病知识指导

特发性血小板减少性紫癜指由于血小板受到免疫性破坏，导致外周血中血小板数目减少，又称原发性免疫性血小板减少症，是一种获得性自身免疫性出血性疾病。特发性血小板减少性紫癜分为急性型与慢性型，急性型多见于儿童，慢性型多见于中青年女性，男女之比约为 1：4。根据临床分期分为新诊断的特发性血小板减少性紫癜、持续性特发性血小板减少性紫癜、慢性特发性血小板减少性紫癜、重症特发性血小板减少性紫癜和难治性特发性血小板减少性紫癜。

(一)病因

病因未明，发病机制与自身免疫功能紊乱有关。急性特发性血小板减少性紫癜多发生在病毒感染或上呼吸道感染的恢复期，如风疹、水痘等。慢性特发性血小板减少性紫癜发病前常无前驱感染史，是由于血小板结构抗原变化而产生自身抗体所致。

(二)临床表现

临床上以皮肤、粘膜自发性出血，血小板减少，出血时间延长，束臂试验阳性为特征。主要表现为皮肤淤点、瘀斑，可伴有鼻出血、牙龈出血、口腔及其他部位黏膜出血、血疱，女性常有月经量过多。

(三)辅助检查

(1) 血液检查：血常规、血涂片、自身抗体筛查。

(2) 骨髓检查。

(3) 束臂试验。

(四)治疗原则

治疗原则：制止出血、减少血小板破坏、提高血小板数量。

(1) 紧急治疗：①血小板输注；②静注大剂量强的松龙；③静注大剂量丙球蛋白；④血浆置换。

(2) 糖皮质激素应用。

(3) 脾切除。

(4) 免疫抑制药。

二、健康教育实践指导

1. 休息与活动指导

(1) 急性发作时应卧床休息，保证充足睡眠；出血严重时绝对卧床休息，床褥应平整松软。

（2）保持环境安静，避免情绪激动，减少刺激，以防出血加重。

2. 饮食与营养知识指导

（1）进食富含高蛋白质、富含维生素、清淡、易消化、少刺激、无渣食物，避免食物因粗糙与咀嚼费力引起口腔黏膜及胃肠道出血。

（2）有消化道出血时应禁食或进食冷流质。

3. 疾病监测指导

（1）观察有无皮肤黏膜、牙龈以及鼻出血，有无内脏出血的表现。

（2）观察有无月经量明显增多、呕血、便血、咯血、血尿、头痛、视物模糊等。

4. 并发症预防指导

（1）避免诱发或加重出血：避免人为损伤而诱发或加重出血，勿服用可能引起血小板减少或抑制其功能的药物，特别是非甾体类抗炎药如阿司匹林等。保持睡眠充足、情绪稳定和大小便通畅，必要时可予以辅助性药物治疗，如镇静药、安眠药或缓泻药等。

（2）预防感染：养成良好的生活习惯，注意个人卫生，预防感冒。慢性患者，可据实际情况，适当参加锻炼提高机体免疫力。女性患者经期需注意防止感染。

5. 用药指导

（1）服用糖皮质激素者，必须按时、按剂量、按疗程用药，不可自行减量或停药，以免加重病情。为减轻药物不良反应，应饭后服药，必要时可用胃黏膜保护剂或制酸剂，注意预防各种感染。定期复查外周血象，以了解血小板数目的变化，及时判断疗效和指导治疗方案的调整。

（2）对糖皮质激素或脾切除疗效不佳者可应用糖皮质激素加免疫抑制药，长春新碱能引起末梢神经炎，环磷酰胺可引起脱发、血尿，停药后可恢复。

6. 出院指导

（1）坚持服药，切不可自行增减或停用激素药。

（2）适度活动，避免较重体力劳动，预防各种外伤。

（3）应避免使用可能引起血小板减少或抑制其功能的药物。

（4）需充分休息补充营养以增强体质；注意保暖，预防感染，避免感冒。

（5）坚持观察有无出血迹象，包括皮肤，口腔黏膜，尿液，粪便等，定期复查血小板，有出血现象及时就医。

第十一节　血友病患者健康指导

一、疾病知识指导

血友病是一组遗传性凝血因子缺乏引起的出血性疾病。根据其凝血因子缺乏种类的不同，主要分为 A 型和 B 型，凝血因子 8（即 FⅧ）缺乏者称血友病 A 型，凝血因子 9（即 FⅨ）缺乏者称血友病 B 型。临床以 A 型最常见，占 80%～85%。在我国，血友病的发病率为 5～10/10 万，婴儿发生率约 1/5000。

（一）病因

约 2/3 患者具有家族遗传史，1/3 患者为自发性基因突变所致。血友病 A 型和血友病 B 型的遗传方式均为 X 染色体隐性遗传，常见的遗传模式是：女性从上一代获得发病基因（其自身为携带者，不发病），其下一代男性 1/2 可能遗传到发病基因而成为血友病患者，下一代女性 1/2 可能成为携带者,也称"隔代遗传"。

(二)临床表现

血友病的出血特点为延迟、持续而缓慢的渗血,也可出现急性大出血,但较为少见。典型血友病患者常自幼发病,以反复发作的关节、肌肉出血为主要症状,表现为手术、外伤后出血不止,重者在较剧烈活动后出现关节、肌肉等部位自发性出血,引发严重关节肿胀及肌肉缺血坏死。长期发作可以影响骨关节的生长发育,导致关节畸形及肌肉萎缩,引起四肢(主要为下肢)活动困难,重者不能行走。

(三)辅助检查

(1)血液检查:血常规、凝血功能、FⅧ活性测定+FⅧ:Ag测定、FⅨ活性测定+FⅨ:Ag测定、vWF:Ag。

(2)基因诊断试验。

(四)治疗原则

(1)对症处理。
(2)凝血因子替代疗法。
(3)药物治疗。
(4)家庭治疗。
(5)外科治疗。

二、健康教育实践指导

1. 休息与活动指导

(1)发病时卧床休息;已发生关节腔出血或深部组织血肿时,绝对卧床休息,抬高患肢并保持功能位置。局部出血停止、软组织血肿消失后可少量活动。

(2)病情稳定者参加非创伤性活动,在专业人员的当面指导下,循序渐进地进行锻炼。

2. 饮食与营养知识指导

宜给予高热量、高蛋白质、富含维生素饮食,特别富含维生素C的瓜果蔬菜,如苹果、橘子、猕猴桃、西红柿及深绿色蔬菜。

3. 疾病监测指导

注意观察软组织及深部肌肉有无疼痛、瘀斑,负重关节如膝、踝关节有无肿胀、僵硬甚至畸形,相应肢体肌肉有无萎缩。

4. 并发症预防指导

(1)关节畸形:长期的关节腔出血可致关节畸形。日常应加强自我保护,避免剧烈活动。一旦发现关节肿胀、疼痛应及时明确诊断,给予替代治疗,严禁抽吸处理,以免加重出血或继发感染,并注意保持肢体功能位置。

(2)血肿压迫:血肿压迫组织器官可引起相应的症状,应做好出血的预防及处理。避免肌肉注射,避免盲目进行有创性操作如拔牙、骨穿、外科手术等,必须手术者应在术前补充凝血因子。一旦出现伤口出血不止,应加压包扎或加压冷敷,同时可局部使用去甲肾上腺素以收缩血管。颈部或喉部软组织出血时,注意保持呼吸道通畅,防止窒息。

5. 用药指导

(1)凝血因子作为一种替代治疗方法,应遵循早治、足量、维持足够时间的使用原则。目前常用的凝血因子多为冻干粉针剂,应严格控制溶解温度,以25~37℃的灭菌注射用水或5%葡萄糖溶解，溶解后立即使用，在 1 小时内输完，输注时使用输血器，注意观察有无过敏、溶血等反应，多次输注者，应定期做抗体滴度测定。

（2）禁用阿司匹林、非甾体类抗炎药及抑制血小板功能的药物。

6. 出院指导

（1）血友病需要终身治疗，重点在于预防出血。参加各种活动必须慎重小心，谨防外伤。尽量避免手术治疗，必须手术时，需补充凝血因子。

（2）掌握出血的应急处置措施如局部冰敷、弹力绷带压迫固定等，外出时随身携带血友病类型疾病卡。

（3）禁用阿司匹林、潘生丁、消炎痛等抑制血小板功能或使血小板减少的药物。

（4）育龄期患者需主动处理个人婚姻问题，做好优生优育。

第十二节　血栓性血小板减少性紫癜患者健康指导

一、疾病知识指导

血栓性血小板减少性紫癜是一种罕见的威胁生命的疾病，以典型的三联征（发热、微血管病性溶血性贫血、神经系统症状与体征）多见。如果同时伴有肾功能损害和发热，即为血栓性血小板减少性紫癜传统的临床五联征。根据病因可分为遗传性血栓性血小板减少性紫癜和获得性血栓性血小板减少性紫癜。血栓性血小板减少性紫癜患者大多由于血管性血友病因子裂解蛋白酶缺乏或活性降低所致，少数继发于感染、药物、肿瘤、妊娠、造血干细胞移植等。

（一）临床表现

（1）出血：血小板减少引起的出血，以皮肤、黏膜为主，表现为瘀点、瘀斑或紫癜，可有鼻出血、牙龈出血等，严重者可有内脏或颅内出血，其程度视血小板减少程度而不同。

（2）微血管病性溶血性贫血：可表现为不同程度的贫血，约 1/2 患者可伴黄疸，反复发作者可有脾大。

（3）神经精神症状：典型临床表现首先见于神经系统，其严重程度常决定血栓性血小板减少性紫癜患者的预后。主要表现为意识紊乱、头痛、失语、惊厥、视力障碍、谵妄、偏瘫以及局灶性感觉或运动障碍等，以发作性、多变性为特点。

（4）肾脏损伤：可出现蛋白尿、血尿、管型尿，血尿素氮及肌酐升高。严重者可发生急性肾衰竭。

（5）发热：90% 以上患者有发热，多属中等程度发热。

（6）其他：心肌多灶性出血性坏死、肺功能不全等。

（二）辅助检查

血栓性血小板减少性紫癜的诊断，除依据血栓性血小板减少性紫癜临床表现（"三联征"或"五联征"）外，还需行相关检验检查。

（1）血液检查：血常规、血涂片、血管性血友病因子裂解酶、凝血功能。

（2）骨髓检查：骨髓涂片。

（3）头部 CT 检查。

（三）治疗原则

（1）血浆置换。

（2）血浆输注。

（3）免疫抑制治疗。

（4）静脉滴注免疫球蛋白。

二、健康教育实践指导

1. 休息与活动指导

（1）急性发作时应卧床休息，保证充足睡眠，出血严重时绝对卧床休息，床褥应平整松软。

（2）保持室内安静，避免噪声，减少环境刺激。因本病起病急、病情重，易产生焦虑、恐惧心理，需加强心理疏导。

（3）有神经精神症状者，必要时给予约束，防范跌倒、坠床风险以及自伤、伤人等行为。

2. 饮食与营养知识指导

（1）予低脂肪、易消化、营养丰富、温凉的流质或半流质饮食，避免生硬食物，少食多餐。

（2）尿素氮、肌酐均高于正常水平患者，应予以优质低蛋白饮食。多食水果和蔬菜。

（3）抽搐或意识丧失者予以禁食，给予静脉营养。

（4）由于激素治疗可导致水钠潴留，饮食上应适当控制钠盐的摄入。

3. 疾病监测指导

（1）观察有无头痛、失语、谵妄、惊厥、局部运动或感觉障碍等表现，一旦发现患者神志变化时及时告知医务人员，做好护理安全管理。

（2）做好血常规监测，判断病情趋势。血栓性血小板减少性紫癜患者的出血以皮肤黏膜和视网膜出血为主，严重者甚至出现颅内出血，应密切观察皮肤紫癜情况及其他脏器有无出血表现，重点注意有无头痛、呕吐、视物模糊、意识障碍等颅内出血的症状。同时观察皮肤黏膜、甲床颜色以及头晕、乏力、活动后气促等贫血表现。

（3）90%以上的血栓性血小板减少性紫癜患者有发热，多属中等程度发热。需做好体温测量，至少每日6次，需注意有无乏力、疲惫易倦、全身不适等伴随症状。

（4）疾病累及肾脏时常出现蛋白尿、血尿，应密切观察小便的颜色及量、患者有无水肿，准确记录24小时出入水量。

4. 并发症预防指导

（1）出血：颅内出血是最为严重的并发症，出血倾向明显患者患者，应加强病情观察，绝对卧床休息，及时给予止血治疗，避免情绪激动，以防颅内出血。血浆置换常选择深静脉穿刺置管血管通道，留置期间应观察穿刺部位有无渗血、皮下瘀斑、肿胀，拔管后加压包扎，防止局部血肿。

（2）神经系统异常：患者常有不同程度的神经系统症状，尽量保持环境安静，减少声、光刺激。保护头部，防止头部碰撞而出血。对于抽搐、躁动的患者需酌情镇静，防止舌咬伤，适当肢体约束，必要时吸痰、吸氧、留置导尿。

（3）发热：对于中低热患者，予以温水擦浴、冰敷等物理降温，但禁用酒精擦浴，以免皮下出血，效果不佳者可应用退热药物。保持床单位清洁干燥，做好皮肤、口腔护理。指导加强基础护理，预防受凉、感冒，病室通风，限制陪护、减少探视，避免交叉感染。

5. 用药指导

（1）血栓性血小板减少性紫癜治疗期间可能会应用糖皮质激素、环磷酰胺、利妥昔单抗等免疫抑制药，使机体防御能力降低，易诱发感染和使潜在病灶扩散。

（2）在加强治疗原发病灶的同时应加强病情观察，严密观察体温变化，及时发现感染征象。

6. 出院指导

（1）严格遵医嘱用药，不要自行减量或停药。

（2）养成良好的生活习惯，注意休息，保证充足睡眠，避免过度劳累。

（3）避免去公共场所，注意保暖，避免受凉，预防感冒。

（4）遵医嘱按时复查血小板计数、血红蛋白与网织红细胞计数、尿常规、血尿素氮、肌酐水平。如出现发热、神志精神异常、贫血、黄疸及各种皮肤黏膜出血倾向应及时就诊。

第九章

代谢内分泌、风湿免疫科患者健康教育

第一节　泌乳素瘤患者健康指导

一、疾病知识指导

泌乳素瘤是由垂体泌乳素细胞瘤分泌过量泌乳素引起的一种下丘脑-垂体疾病，是最常见的垂体功能性腺瘤，约占所有需要就医治疗的垂体肿瘤的50%，以微腺瘤多见。绝大部分泌乳素瘤为良性，且对药物治疗敏感，小部分泌乳素瘤有侵袭性，出现腺瘤增大和恶性表现。泌乳素瘤多见于20~50岁女性，成人患者男女比例约为1∶10。女性发病的高峰年龄大约在30岁，多为微腺瘤，而男性常发现较晚，一般在50岁之后被诊断出，几乎均为大腺瘤。

(一)病因

遗传和环境因素是引起泌乳素瘤的主要因素，垂体的自身缺陷是泌乳素瘤形成的起始原因，下丘脑调节功能紊乱起允许和促进作用。泌乳素瘤可呈家族性发病，长期使用雌激素治疗的高泌乳素血症患者可进展为大泌乳素瘤。

(二)临床表现

泌乳素瘤的临床表现，因年龄、性别、高泌乳素血症持续时间及增高程度、肿瘤大小的不同而有所差异。主要临床表现为性腺功能减退症状，还可表现为肿瘤占位引起的局部压迫症状以及其他激素水平增高的相应临床表现。

(1)性腺功能减退症状：性腺功能减退伴闭经-溢乳是泌乳素瘤的主要特征，在性功能减退表现上，女性和男性有所不同。女性表现为经期缩短、月经量稀少甚至闭经、月经延迟、不孕、乳腺发育不良/萎缩、溢乳等，青春期前起病者可表现为原发性闭经。男性表现为性欲减退、阳痿、不育、精子数量减少、轻度乳腺发育、泌乳等，青春期前起病者可表现为无青春发育、睾丸容积小。

(2)局部压迫症状：多见于大腺瘤，最常见的局部压迫症状是头痛和视野缺损(双颞侧偏盲最为常见)。头痛的原因多为大腺瘤引起的颅内压增高，男性患者的头痛发生率较女性高。视觉缺损为肿瘤向上扩展压迫视交叉引起，压迫部位不同，视觉缺损形式也不同，压迫视束导致同侧偏盲，压迫视神经可导致单眼失明。此外，肿瘤向蝶鞍两侧生长可压迫海绵窦，影响第Ⅰ、Ⅲ、Ⅳ、Ⅴ、Ⅵ对脑神经，引起嗅觉丧失、眼球运动障碍、眼睑下垂、瞳孔对光反射消失、面部疼痛等；巨大腺瘤向大脑额叶、颞叶发展可引起癫痫、精神症状等；肿瘤侵蚀蝶窦或筛窦骨质还可造成脑脊液漏；压迫正常腺垂体组织还可引起其他垂体前叶功能受损，出现甲状腺或肾上腺皮质功能减退等表现。

(3)体重增加：具体原因不详，可能与水、钠潴留，脂肪分化异常、性功能低下、下丘脑功能异常更有关。

（4）垂体卒中：某些生长较快的泌乳素瘤，可发生瘤内出血，导致急性垂体卒中，表现为剧烈头痛、恶心、呕吐，视力急剧下降等症状，严重者可导致昏迷，需紧急抢救。

（5）其他：慢性高泌乳素可导致骨量丢失，雌激素水平低可致骨量丢失加速、低骨量或骨质疏松。

（三）辅助检查

（1）血液检查：静脉血泌乳素、其他激素测定如腺垂体激素、靶腺激素。

（2）影像学检查：鞍区 MRI/CT、颅骨 X 线平片。

（四）治疗原则

（1）药物治疗。

（2）手术治疗。

（3）放射治疗：①外照射放疗；②立体定向放射外科治疗。

二、健康教育实践指导

1. 休息与活动指导

（1）保持生活规律、情绪稳定，避免过度劳累。

（3）术后患者按照术后要求卧床休息，恢复期如无禁忌循序渐进适当运动，避免劳累。

（2）合并并发症者如头痛、脑脊液漏、垂体卒中等，需注意休息，必要时卧床。

（4）改变体位时宜慢，避免直立性低血压。

2. 饮食与营养知识指导

（1）可正常饮食，无特殊限制。

（2）手术患者可适当加强营养。

（3）使用药物治疗有消化道症状者，宜进清淡、易消化饮食。

3. 疾病监测指导

（1）定期监测泌乳素水平和垂体瘤体积变化。

（2）大腺瘤患者定期进行视野检查，以便及时发现压迫情况。

（3）正确识别并发症，并及时就医处理。

4. 并发症预防指导

（1）视野缺损常见于大腺瘤压迫视交叉的患者，对大腺瘤患者应尽早使用药物治疗减小瘤体。

（2）较大剂量使用卡麦角林可引起心脏瓣膜关闭不全，建议采用最低有效剂量及最短有效疗程，对中等及以上剂量、疗程较长者，需定期行超声心动图检查。

（3）手术并发症包括脑脊液鼻漏、尿崩症、颅内感染、腺垂体功能减退等，术后应密切关注病情变化积极对症治疗。对垂体功能全面评估，以决定是否需激素替代治疗或调整治疗方案。

5. 用药指导

（1）多巴胺受体激动剂是泌乳素分泌与合成的强效抑制药，也是大多数泌乳素瘤的主要治疗方法。目前应用较多的有溴隐亭、卡麦角林，从低剂量开始，并根据泌乳素水平和肿瘤大小递增剂量。溴隐亭（2.5 mg/片）为首选药物，初始剂量 0.625～1.25 mg/天，每周间隔增加 1.25 mg 直至 2 片/天或 3 片/天。卡麦角林（0.5 mg/片）初始剂量为每周 0.25～0.5 mg，每周 1～2 次，剂量每月增加 0.25～0.5 mg 直至泌乳素正常，最大剂量一般不超过 3 mg/周。

（2）多巴胺受体激动剂的常见不良反应有恶心、呕吐等胃肠道症状及体位性低血压、头痛、头晕、鼻塞、乏力、焦虑、抑郁等。缓慢加量及睡前随餐口服可避免或减轻胃肠道不适和体位性低血压。在大多数患者中，用药不良反应是中等程度的，并且会随着时间的推移而消退。卡麦角林的消化道症状轻于溴隐亭，且比溴隐亭服用更方便，患者的耐受性也更好，因此对溴隐亭不耐受的患者可选用卡麦角林。当对所有可用多巴胺受体激动剂不耐受时，需考虑其他治疗，如手术治疗。

（3）对于无生育意愿的女性泌乳素微腺瘤者，可不接受多巴胺受体激动剂治疗。对于哺乳期女性，结束哺乳后再使用多巴胺受体激动剂。停经的女性，可接受雌激素治疗。

（4）经药物治疗2年，泌乳素恢复正常水平，MRI显示瘤体明显缩小或缩小50%以上且不累及视交叉的海绵窦，可考虑停药3个月后复查。

6. 出院指导

（1）药物治疗者，按治疗方案遵医嘱进行药物的加量、维持、减量等。治疗1个月起应定期监测血清泌乳素，并根据泌乳素水平调整药物剂量。每1~2年复查MRI，大腺瘤患者开始治疗后每3个月复查一次，如多巴胺受体激动剂治疗后血泌乳素水平不升反降、出现新症状也应行MRI检查。

（2）手术治疗者，如有垂体功能减低，应予以相应的激素进行补充治疗。术后3个月行影像学检查，结合内分泌变化了解肿瘤切除情况，此后每6个月或1年复查一次。

（3）无论手术后还是放疗后，都需严密随访泌乳素水平，以决定药物的选择。

（4）停药患者必须定期监测泌乳素水平及肿瘤大小，以便及时重新治疗。

（5）大腺瘤患者如有头痛、视力障碍等表现应进行视野检查。

（6）需定期进行其他相关检查，如其他垂体激素、骨密度等。

第二节　腺垂体功能减退症患者健康指导

一、疾病知识指导

腺垂体功能减退症是由多种病因引起的腺垂体全部或绝大部分受损，导致一种或多种垂体激素分泌不足或绝对缺乏而引起的一组临床综合征。缺乏的激素不同所致的临床症状也不同，故临床表现复杂多变。多见于21~40岁女性。

成人腺垂体功能减退症又称西蒙氏病，围生期女性因腺垂体缺血坏死所致的腺垂体功能减退症称为席汉综合征。腺垂体功能减退可增加病死率，尤其是年轻女性或伴有尿崩症的腺垂体功能减退患者有较高的致死率。

(一)病因

按发病部位和原因，腺垂体功能减退症可分为原发性和继发性，原发性由垂体本身病变引起，继发性则由下丘脑或其他中枢神经系统病变或垂体门脉系统障碍引起。

（1）原发性腺垂体功能减退症常见病因：先天性遗传、垂体腺瘤压迫正常腺垂体组织、垂体腺瘤术后、垂体缺血性坏死（产后大出血、糖尿病血管病变等）、垂体感染和炎症、垂体卒中、垂体浸润（肉芽肿、组织细胞增生症等）、其他因素（自身免疫性垂体炎、空泡蝶鞍等）。

（2）继发性腺垂体功能减退症常见病因：垂体柄破坏（创伤、手术、炎症、肿瘤、垂体柄离断综合征等）、下丘脑病变及中枢神经系统疾病（肿瘤、炎症、浸润性疾病如白血病、血管病变、营养不良、糖皮质激素长期治疗等）。

有研究表明，垂体腺瘤是引起腺垂体功能减退的最常见病因，其次为垂体腺瘤术后。

(二)临床表现

大多数腺垂体功能减退症起病隐匿，症状多变，主要表现为各靶腺（主要累及性腺、甲状腺、肾上腺皮质)功能减退,临床表现取决于垂体激素缺乏的种类、缺乏程度、减退速度以及相应靶腺的萎缩程度。

(1)性腺功能减退:由黄体生成素、促排卵激素分泌不足引起,是腺垂体功能减退症最常见表现,女性表现为闭经、性欲减退或消失、乳腺及生殖器明显萎缩、不孕、阴毛和腋毛脱落等。男性表现为第二性征退化,如阴毛和胡须稀少、睾丸萎缩、性欲减退、肌肉减少、脂肪增加等。男女患者均易发生骨质疏松。

(2)甲状腺功能减退:由促甲状腺激素分泌不足引起,表现为面色苍白、面容衰老、眉发稀疏、腋毛和阴毛脱落、皮肤干燥粗糙、皮肤薄而萎缩或水肿、表情淡漠、反应迟钝、智力减退、畏寒、心脏缩小、心率缓慢等,通常无甲状腺肿大。

(3)肾上腺皮质功能减退:由促肾上腺皮质激素分泌不足引起,表现为乏力、食欲减退、恶心呕吐、体重减轻、心率缓慢、血压降低、易出现低血糖、机体抵抗力差,常并发感染等。

(4)垂体危象:若患者未得到及时诊治,发展至后期或在各种应激下可发生垂体危象。常见应激有感染、使用镇静药和麻醉药、手术、外伤、低温、腹泻、饥饿等。由于诱因和所缺乏激素不同,临床上垂体危象有多种表现形式,包括低血糖型、低血压与休克型、水中毒型、高热型、低温型、混合型。其临床表现除各类型伴有的相应症状外,突出表现为循环衰竭、恶心、呕吐、头痛、精神异常、昏迷等。

(5)其他症状:头痛、视觉障碍、神经性厌食、体温调节障碍等。

(三)辅助检查

(1)血液检查:生化、垂体激素、相应靶腺激素水平。

(2)垂体功能试验:GH分泌刺激试验、垂体-性腺动态试验、垂体-肾上腺皮质动态试验、联合兴奋试验。

(3)影像学检查:CT、MRI。

(四)治疗原则

1.激素补充/替代治疗
(1)肾上腺皮质激素。
(2)甲状腺激素。
(3)性激素。
(4)生长激素。

2.病因治疗
(1)肿瘤患者可手术、放疗或化疗。
(2)加强产妇围生期监护,纠正出血、休克等病理状态。
(3)预防和纠正感染、炎症、创伤等应激。
(4)维持水、电解质平衡。
(5)高热量、高蛋白、富含维生素饮食。

3.垂体危象处理
(1)补充糖皮质激素:大剂量糖皮质激素静脉滴注为首要治疗。
(2)对症治疗。
(3)诱因治疗。

二、健康教育实践指导

1. 休息与活动指导

(1)应保证充分的休息,变换体位时动作宜慢。

(2)条件允许下鼓励适当运动,可增加体质,促进肠蠕动,但应避免劳累,以免诱发垂体危象。

2. 饮食与营养知识指导

(1)宜高热量、高蛋白、高碳水化合物、高维生素、易消化饮食,保证机体营养需要。

(2)食欲不振者,可调整饮食结构,少量多餐,避免饥饿。

(3)鼓励高纤维素饮食,如蔬菜、水果、杂粮等,预防便秘。

(4)每日保证钠盐摄入,维持水、电解质平衡。

3. 疾病监测指导

(1)监测体重、腰围、生命体征、血糖等指标。

(2)激素替代治疗期间,监测相关指标,如使用甲状腺激素者,关注心率、心律、体温、体重变化等。

(3)正确识别垂体危象的征兆,关注有无头疼、呕吐、发热、腹泻、精神异常等情况。

4. 并发症预防指导

(1)积极病因治疗,如控制垂体感染、炎症等。

(2)及时适当的激素替代或手术治疗,以改善病情预防并发症。

(3)提高孕妇保健意识和水平,减少产后垂体缺血性坏死。

(4)了解疾病相关知识,避免引起急性并发症的诱因,如感染、外伤、寒冷、镇静药物等。

5. 用药指导

(1)肾上腺皮质激素用于肾上腺皮质功能减退的治疗,首选短效糖皮质激素,如氢化可的松。成人氢化可的松的用量一般为 $20\sim30$ mg/天,模仿激素分泌的昼夜节律分配药物剂量,如早上 8 点服用全天总剂量的 2/3,下午 2 点服用余下的 1/3。剂量个体化,根据患者情况(如皮质醇水平、体重、生命体征、精神状况)进行剂量调整,感染、手术等应激情况下,需相应增加剂量,应激缓解后逐步减至原维持剂量。用药期间定期监测体重指数、血压、血糖、血脂等。

(2)甲状腺激素用于甲状腺功能减退的治疗,首选左甲状腺素,剂量个体化,从小剂量($25\sim50$ μg/天)开始,逐渐加至适当剂量。老年或心功能异常者,开始剂量宜小,以免诱发心绞痛。用药期间定期复查甲状腺功能,根据血清总三碘甲腺原氨酸、血清总甲状腺素、血清游离甲状腺激素调整用药剂量。

(3)性激素用于促性腺激素缺乏的治疗,育龄期女性有子宫者予以雌孕激素周期疗法建立人工周期,周期疗法期间定期进行妇科检查。育龄期无子宫者可单纯使用雌激素治疗,绝经期女性一般无需替代治疗。男性患者使用睾酮治疗,可促进第二性征发育,改善骨质疏松和生活质量。

(4)生长激素用于生长激素缺乏的治疗,可改善患者肌无力、血脂异常、抵抗力低等,提高患者生活质量。无活动性肿瘤禁忌者可使用重组人生长激素,剂量个体化,从小剂量开始,逐渐加至适当剂量。治疗目标为临床症状改善、避免副作用、血清 IGF-1(胰岛素样生长因子)维持在正常水平。

6. 出院指导

(1)替代治疗应严格遵医嘱用药,循序渐进,按时按量。有些患者需要终身激素替代治疗,切忌随意停药、换药或增减药物剂量。

(2)定期复查:激素替代治疗者,在调整至合适剂量后,每6~12个月复查;肿瘤所致腺垂体功能减退者定期进行眼科和影像学检查;创伤所致腺垂体功能减退者在创伤后3~6个月复查,并在创伤 1 年后重新评估腺垂体功能;行手术、放疗或化疗患者,定期进行影像学检查及垂体激素水平。

（3）定期监测体重指数、血压、血糖、血脂等。

（4）低温环境、体温过低、畏寒时需注意保暖，如使用热水袋、电热毯保暖注意防止烫伤。

（5）皮肤干燥粗糙以及薄而萎缩或水肿的患者，注意皮肤护理，保持皮肤的清洁，衣服整洁、宽松、舒适，预防感染的发生。

（6）避免垂体危象的诱发因素，如加强营养、避免饥饿、避免感染、避免应激刺激、注意保暖等。

（7）鼓励患者保持心情愉悦，生活规律，避免过度劳累。鼓励家庭支持，必要时进行心理疏导。

第三节　尿崩症患者健康指导

一、疾病知识指导

尿崩症是由于下丘脑抗利尿激素又称精氨酸加压素分泌不足或肾脏对精氨酸加压素不敏感，导致肾小管重吸收障碍，从而引起的以排大量低渗、低比重尿液、烦渴、多饮为特征的一组临床综合征。临床上以中枢性尿崩症和肾性尿崩症最为多见。尿崩症可发生于任何年龄，但以青壮年多见，男女比例为 2∶1。

（一）病因

1. 中枢性尿崩症

由多种原因影响精氨酸加压素的合成、转运、储存及释放所致，常见原因有：特发性中枢性尿崩症，约占 30%，临床上找不到病因；垂体占位性病变，如颅咽管瘤、转移性肿瘤等；遗传，少数患者有家族史，呈常染色体显性遗传；颅脑外伤及手术；脑部感染性疾病，如脑膜炎等。

2. 肾性尿崩症

由多种原因导致肾小管重吸收水功能缺陷所致，主要原因有遗传和继发性因素，其中继发性因素包括引起肾脏结构损伤的疾病或药物。疾病因素有慢性肾衰、多囊肾、慢性肾盂肾炎、肾小管坏死、肾脏移植后等；药物因素有碳酸锂、两性霉素 B、氧氟沙星、奥利司他等，药物引起的肾性尿崩症通常是可逆的。

（二）临床表现

烦渴多饮和低渗性多尿是尿崩症最突出的表现，大多数患者均有多饮、烦渴、多尿症状。患者排尿频繁，夜尿显著增多，尿量可达 2.5 ~ 20 L/d，尿比重降低，常低于 1.005，尿渗透压常 <200 mOsm/L，尿液颜色清淡。由于低渗性多尿，致血容量减少，使血浆渗透压轻度升高，从而兴奋下丘脑口渴中枢，患者因烦渴而大量饮水且喜冷饮。部分患者可出现失水、皮肤干燥、汗液及唾液减少，伴便秘、乏力、头痛、焦虑、失眠、记忆力减退、消瘦等。

（三）辅助检查

（1）尿液检查：尿量、尿比重、尿渗透压。

（2）血液检查：血浆 AVP、肾功能、电解质、血渗透压、血细胞比容以及免疫学指标、炎症指标、肿瘤标志物等。

（3）禁水加压试验。

（4）垂体后叶素或醋酸去氨加压素试验。

(5)影像学检查：MRI、CT、X 线、腹部超声等。

(6)脑脊液检查。

(四)治疗原则

1.积极治疗原发病

(1)手术治疗。

(2)抗感染治疗。

2.避免溶质性利尿

(1)恰当补充水分，保持液体摄入量与出量基本平衡。

(2)低盐饮食。

(3)限制咖啡、茶类及高渗饮料的摄入。

(4)避免过多摄入蛋白质。

(5)口渴时少量多次饮用淡水。

3.对症治疗

(1)维持水、电解质平衡。

(2)纠正高钠血症，积极治疗高渗性脑病，恢复正常血浆渗透压。

4.药物治疗

(1)激素替代治疗中枢性尿崩症。

(2)补充水分、使用非甾体消炎药及噻嗪类利尿药控制肾性尿崩症症状。

二、健康教育实践指导

1.休息与活动指导

(1)夜尿增多易导致睡眠质量差，白天易疲倦，应多休息，避免劳累。

(2)病情较重者以休息为主，必要时卧床。如病情允许可适当活动，以预防或减轻便秘。

2.饮食与营养知识指导

(1)蛋白质的摄入以满足机体需要为原则，不需摄入过多，以免引起溶质性利尿。保证糖类物（碳水化合物）、维生素、热量的摄入，尤其消瘦患者。

(2)呕吐、纳差、服药后有胃肠道反应者，予以清淡、易消化饮食，可少量多餐。

(3)低盐饮食，尤其高钠血症者。

(4)多进食蔬菜、水果等纤维素丰富食物，以防止或减轻便秘。

(5)避免饮用咖啡、茶及高渗饮料。

3.疾病监测指导

(1)准确记录尿量、饮水量和体重，观察液体出入量是否平衡。

(2)注意观察尿液颜色变化，因其在一定程度上可反映尿比重。

(3)关注电解质变化，及时调整补液方案。

(4)正确掌握和识别并发症症状，以便及时就医处理。

4.并发症预防指导

(1)积极治疗原发病和进行药物治疗。

(2)保持出入水量平衡，避免饮水过多过快或过少，否则均可引起严重并发症，如水中毒、高钠血症。

(3)对症状严重者，及时纠正高钠血症，积极治疗高渗性脑病。

(4)纠正高渗状态时，补液速度不宜过快，以免引起脑水肿。

(5)治疗期间，密切监测电解质情况。

5.用药指导

(1)精氨酸加压素类似物是目前治疗中枢性尿崩症的首选药物。给药途径包括鼻腔喷雾吸入、肌内注射、口服。此类药物使用的剂量应遵循个体化原则,切忌每日单次大剂量使用,否则可致水中毒,可将每日总剂量分为2~3次使用。妊娠伴尿崩症患者仅可使用精氨酸加压素类似物治疗,也是脑损伤或颅脑手术所致尿崩症的首选药物。婴幼儿或有中枢神经损害的患者在用药期间,需计算每日液体出入水量,以保持出入水平衡。

(2)鞣酸加压素油剂(长效尿崩停)宜深部肌肉注射,视病情从小剂量开始,逐步调整用药剂量和间隔时间,初始剂量为1.5U/d。一般每周注射2次,遵循个体化原则,切忌过量使用。

(3)垂体后叶素水剂主要用于脑损伤或手术时出现的尿崩症,皮下注射,每次5~10U,每日2~3次。因作用维持时间短,需每日多次注射,长期使用不便,多用于临时治疗。

(4)垂体后叶粉剂(尿崩停)是一种鼻腔喷雾剂,每4~6小时一次,一次20~50 mg。长期使用可引起萎缩性鼻炎,如有呼吸道感染或过敏性鼻炎时,鼻黏膜水肿,会影响药物的吸收,降低疗效。

(5)氯磺丙脲可刺激垂体释放精氨酸加压素,并增强精氨酸加压素对肾小管的作用,用于肾性尿崩症。每日一次,每次剂量不超过200 mg。该药有降糖作用,应警惕低血糖的发生。

(6)氢氯噻嗪(双氢克尿塞)使用剂量为每日2~3次,每次25 mg,可使尿量减少50%,对中枢性和肾性尿崩症均有效。长期使用可能引起低钾、高尿酸血症等,应适当补充钾盐。

6.出院指导

(1)严格遵医嘱用药,正确掌握给药途径、剂量、时间等。注意观察药物不良反应,如肝功能、肾功能损害,白细胞减少、低血糖、胃肠道反应等。

(2)尿量控制以不影响工作、学习、生活为度,不一定强求达到正常,切忌药物服用过量。妊娠期尿崩症分娩后可自然缓解,因此产后需密切关注尿量变化,及时调整剂量或停药。

(3)正确合理补充水分,避免饮水过多、过快,以免引起水中毒;避免限制饮水,以免脱水引起高钠血症。最好能固定饮水量和饮水时间,并记录出入水量。

(4)正确识别并发症,一旦出现脱水或水中毒症状,马上至医院就医。

(7)应保持乐观心态和良好情绪,定期门诊随访,监测精氨酸加压素、电解质、尿比重等指标,以调整治疗方案。

第四节　甲状腺功能亢进患者健康指导

一、疾病知识指导

甲状腺功能亢进简称甲亢,是指甲状腺腺体产生和分泌甲状腺激素过多和甲状腺功能过高而引起的以神经、循环、消化等系统兴奋性增高和代谢亢进为主要表现的一组临床综合征。多见于女性,男女比例为1:4~1:6,各年龄段均可发病,以20~40岁多见。我国甲亢的患病率约为1.5%。根据甲亢程度,可分为临床甲亢和亚临床甲亢。

(一)病因

甲亢的病因复杂,包括弥漫性毒性甲状腺肿、多结节性毒性甲状腺肿、甲状腺自主高功能腺瘤、碘致甲状腺功能亢进、桥本甲亢、新生儿甲亢等,其中以弥漫性毒性甲状腺肿最常见,约占所有甲亢患者的85%,故重点阐述弥漫性毒性甲状腺肿。

弥漫性毒性甲状腺肿为自身免疫性疾病,由于多数患者同时有甲状腺毒症和甲状腺弥漫性肿大，故称为"弥漫性毒性甲状腺肿"。其发病机制和病因不明，目前认为是遗传因素和环境因素共同作用的结果。在具有遗传易感的人群(尤其是女性)中，在环境因素如感染、吸烟、碘摄入过量、妊娠、精神创伤、应激等作用下，引起体内的免疫系统功能紊乱，导致甲状腺功能异常。

(二)临床表现

甲亢的临床表现与病程长短、甲状腺激素升高程度、发病时的年龄等有关，典型临床表现有甲状腺毒症表现、甲状腺肿和眼部改变。

1. 甲状腺毒症表现

甲状腺毒症是指组织暴露于过量的甲状腺激素，而引起以各系统兴奋性增高和代谢亢进为主要表现的一组临床综合征。临床表现为：

(1)高代谢综合征：患者怕热多汗、乏力、低热(甲亢危象时可出现高热)、消瘦等。

(2)精神神经系统：易激动、烦躁不安、精神不集中、失眠紧张、多动多言、多猜疑、肌肉震颤、腱反射活跃等。部分患者可表现为淡漠、寡言、抑郁，多见于老年患者。

(3)心血管系统：心悸、气促、心动过速(多为窦性)，静息和睡眠时心率仍高于正常；收缩压升高、舒张压降低、脉压增大；还可表现为心律失常(以房性期前收缩最常见)和甲亢性心脏病。

(4)消化系统：大便次数增多甚至腹泻、食欲亢进、体重下降，少数患者肝功能异常。

(5)血液系统：部分患者轻度贫血、粒细胞减少、血小板减少等。

(6)运动系统：肌肉软弱无力，近端肌肉受累明显，表现为甲亢性肌病以及骨密度降低等。

(7)皮肤、毛发与肢端：皮肤多汗，触之温暖湿润，颜面潮红。多数患者皮肤色素正常，部分患者可出现色素减退，毛发稀疏脱落、白癜风或斑秃。少数伴指甲脆薄、萎缩或反甲、指甲或趾甲与甲床分离。

(8)内分泌系统：多数患者肾上腺皮质功能较活跃，在危重(如危象)患者中，肾上腺皮质功能相对减退。

(9)生殖系统：女性表现为月经稀少、周期延长甚至闭经，男性多阳痿，偶见乳腺发育。

(10)甲状腺危象：又称甲亢危象，是甲状腺毒症的急性加重，与甲状腺激素大量释放入血有关，多发生于较重甲亢未予以治疗或治疗不充分患者。临床表现为原有甲亢症状加重、高热(常在39℃以上)、大汗、心动过速(>140次/分)、恶心、呕吐、腹泻、烦躁不安、谵妄、严重者可有心衰、休克及昏迷等，可危及生命。死亡率可达20%以上，死因多为高热虚脱、心力衰竭、肺水肿、严重水电解质代谢紊乱等。

2. 甲状腺肿

多数患者甲状腺呈弥漫性对称性肿大、质软，无压痛，随吞咽上下移动，少数肿大不明显或肿大不对称。甲状腺肿大程度与病情轻重无明显关系。由于甲状腺血流量增多，可在甲状腺上、下极触及震颤和闻及血管杂音。

3. 眼部改变

可分为单纯性(非浸润性)突眼和浸润性突眼两种类型。单纯性突眼与甲状腺毒症所致交感神经兴奋性增高有关，主要有以下眼部改变。

(1)眼球轻度突出：突眼度在18 mm以内。

(2)上眼睑挛缩。

(3)眼裂增宽。

(4)上眼睑移动滞缓，眼睛向下看时上眼睑不能及时随眼球向下移动，角膜上缘可看到白色巩膜。

(5)惊恐眼神。

(6)瞬目减少和凝视。

（7）向上看时，前额皮肤不能皱起。

（8）两眼内聚减退或不能。浸润性突眼又称弥漫性毒性甲状腺肿眼病或甲状腺相关性眼病，多见于男性，眼球突出明显，超过眼球突度参考值上限的 3 mm 以上。患者有明显的自觉症状，如畏光、流泪、复视、视力减退、眼部胀痛、眼内异物感等。由于眼球突出明显，眼睛不能闭合，结膜、角膜外露可引起充血、水肿、角膜溃疡等。还可表现为视野缩小、斜视、眼球活动受限甚至固定等。浸润性突眼的轻重与甲亢程度无明显关系。

（三）辅助检查

（1）血液检查：促甲状腺激素、促甲状腺激素受体抗体、甲状腺刺激抗体、血清总三碘甲腺原氨酸、血清总甲状腺素、血清游离甲状腺激素。

（2）影像学检查：X 线、CT、MRI、彩色多普勒、放射性核素扫描。

（3）甲状腺^{131}I 摄取率。

（四）治疗原则

（1）药物治疗：①限制碘的摄入；②抗甲状腺药物治疗；③使用 β 受体阻断药；④中成药。

（2）放射性^{131}I 治疗。

（3）手术治疗。

（4）甲状腺危象的治疗：①针对诱因治疗；②抗甲状腺药物治疗；③碘剂，如复方碘溶液；④β 受体阻断药，如普萘洛尔；⑤糖皮质激素；⑥腹膜透析、血液透析、血浆置换等；⑦降温治疗；⑧其他支持治疗。

（5）弥漫性毒性甲状腺肿眼病的治疗：①戒烟；②戴有色眼镜、使用抗生素眼膏、眼罩等一般治疗；③糖皮质激素治疗；④放射治疗；⑤眼眶减压手术。

（6）支持和对症治疗

二、健康教育实践指导

1. 休息与活动指导

（1）适当休息，保证充足睡眠。

（2）根据运动习惯、目前疾病状态综合制定运动计划，从低运动量开始逐步增加，以活动时无明显不适为宜，避免过度劳累。

（3）有严重并发症，如甲亢危象、甲亢性心脏病者应卧床休息。

（4）休息环境温度适宜，保持安静，避免噪声和强光刺激。

2. 饮食与营养知识指导

（1）避免食用含碘食物，如含碘盐、海带、紫菜、海鱼等。避免摄入刺激性食物及饮料，如辛辣食物、浓茶、咖啡、烟酒等。

（2）高代谢状态未改善前，可予以高蛋白、高热量、富含维生素、富含矿物质饮食。

（3）主食应足量，适当增加优质蛋白，以纠正体内的负氮平衡，多吃新鲜蔬菜和水果。

（4）鼓励患者多饮水，以补充出汗丢失的水分，但并发心脏疾病者应避免大量以水，以免引起心衰。

（5）按时进餐，避免饥饿，以免诱发甲亢危象。

（6）根据体重变化，合理调整饮食结构，以维持正常体重。

3. 疾病监测指导

（1）定期监测体重变化。

（2）定时监测生命体征，包括体温、呼吸、心率、脉搏、血压。

（3）注意观察有无乏力、心悸、大汗、烦躁不安、腹泻等甲亢加重表现。

(4)关注是否出现畏光、流泪、疼痛、视力改变等眼部症状。

4. 并发症预防指导

(1)避免感染、应激(如精神刺激、过度劳累、高温、饥饿等)、急性创伤等一切甲亢危象的诱发因素。

(2)密切关注病情变化,若原有甲亢症状加重,应及时处理。

(3)遵医嘱正确用药,切忌自行调整剂量或停药,密切观察药物不良反应。

(4)弥漫性毒性甲状腺肿眼病患者,应注意眼部的护理,避免眼睛受到伤害和刺激,关注是否出现眼睛疼痛、视力改变等症状。

5. 用药指导

(1)目前抗甲状腺药物最常用的是丙硫氧嘧啶和甲硫咪唑。常见不良反应有粒细胞减少、皮疹、肝功能异常、血管炎等。治疗方案分治疗期、减量期和维持量期。用药后,需要4~8周方可控制甲亢症状,治疗期每4周监测甲状腺功能。当甲状腺激素达到正常水平时减少用药剂量至最小维持量,减量期每4~6周监测甲状腺功能,药物维持量期每2~3个月监测甲状腺功能,维持期为12~18个月。

(2)其他药物,如复方碘溶液仅用于术前准备和甲亢危象,β受体阻断药可作为抗甲状腺药物治疗期的辅助治疗,以较快控制甲亢症状。

(3)中成药包括富碘中药、调节免疫中药、对药、角药、专病配方等,应在中医辨证基础上使用。

6. 出院指导

(1)保持心情舒畅,适当增加休息,加强自我保护,避免感染、创伤、过度劳累、精神刺激等应激刺激。

(2)进食高热量、高蛋白、富含维生素饮食,避免含碘食物,保证足够饮水量,每日约2000~3000 mL。

(3)选择衣领宽松衣物,避免压迫甲状腺,严禁用手挤压甲状腺,以免刺激甲状腺激素分泌,加重病情。

(4)做好眼部护理,避免过度用眼,注意眼部卫生,戴有色眼镜,减少光线及灰尘等各种外来刺激。使用眼药水、人工泪液保持眼睛湿润,眼睑不能闭合者睡前涂抗生素眼膏,使用盐水纱布或眼罩保护角膜。

(5)每日定时测量体温、脉搏、血压,定期测量体重。正确识别并发症的发生,如出现呕吐、腹泻、高热、烦躁等症状,应警惕甲亢危象的发生,需立即就诊。

(6)服用药物者,遵医嘱用药,不得随意增减剂量或突然停药,并定期复查甲状腺功能、生化指标等,根据症状、甲状腺激素水平等进行药物剂量个体化调整。

第五节　甲状腺功能减退患者健康指导

一、疾病知识指导

甲状腺功能减退症(简称甲减),是由于甲状腺激素合成和分泌减少或组织利用不足导致的全身代谢减低综合征。患病率普通人群约占1%,好发于女性,随年龄增加上升。

(一)病因

甲状腺功能减退病因较复杂,可分为原发性甲减、中枢性甲减或继发性甲减、消耗性甲减、甲状腺激素抵抗综合征。原发性甲减占全部甲减的99%,中枢性或继发性甲减是由于下丘脑和垂体病变引起的促甲状腺激素释放激素或促甲状腺激素产生和分泌减少所致的甲减，消耗性甲减是因为维生素 D_3 代偿性活性增加而致的甲状腺激素灭活或者丢失过多导致，甲状腺激素抵抗综合征是由于甲状腺激素在外周组织实现生物效应障碍引起的。

(二)临床表现

以代谢率减低和交感神经兴奋性下降为主要表现。典型患者可有表情呆滞、食欲不振、反应迟钝、情绪低落、记忆力减退、面色苍白、颜面及眼睑浮肿、唇厚舌大、常有齿痕、怕冷、皮肤干燥易脱屑、脉率缓慢、出汗减少、体重增加、指甲变脆、便秘、乏力、手脚发胀，女性患者可出现月经紊乱甚至危及妊娠。本病可累及心脏出现心包积液和心力衰竭。此外，儿童甲减往往表现生长迟缓、骨龄延迟；青少年甲减表现为发育延迟；重症病人可以发生黏液性水肿昏迷(也称"甲减危象")，表现为低体温(T<35℃)、呼吸减慢、心动过缓、血压下降、四肢肌力松弛、反射减弱或消失，甚至发生昏迷、休克、心肾功能衰竭。

(三)辅助检查

(1)甲状腺功能检查：促甲状腺激素、总三碘甲腺原氨酸、总甲状腺素、游离三碘甲腺原氨酸/游离甲状腺素。

(2)血常规。

(3)血生化。

(4)其影像学检查：X线检查、心电图检查、B超。

(四)治疗原则

(1)病因的预防及治疗。

(2)替代治疗药物：左甲状腺素钠、甲状腺片。

(3)对症治疗：给氧、输液、控制感染、预防心力衰竭。

二、健康教育实践指导

1.休息与活动指导

(1)居住环境适宜，保持室内温度 22～24℃、湿度 50～60%，体温低以及畏寒的患者，注意保暖。

(2)病情严重者应绝对卧床休息，待病情稳定后适当活动，而后逐步提高患者的活动量。

(3)活动时，对反应能力和活动能力低下者需注意保护，避免意外发生，尤其是出现精神症状者需加强看护。

2.饮食与营养知识指导

(1)补充适量碘，每日摄入量应在 150 μg 以上，可通过摄入碘盐和富含碘的食物补充。海产品含碘丰富，如海带、紫菜、干贝、海参、牡蛎、虾等。蛋、奶含碘量稍高，其次为肉类、淡水鱼类、谷类、豆类和水果蔬菜。

(2)保证足量的蛋白质供给，选用优质蛋白如蛋类、奶类、鱼肉类等。

(3)限制膳食脂肪及胆固醇含量。

(4)避免食用引起甲状腺肿大的食物，如卷心菜、木薯、大豆制品等。

3.疾病监测指导

(1)定期复查激素指标。使用替代治疗药物治疗初期，每间隔 4～6 周测定激素指标，治疗达标后，需要每 6～12 个月复查一次激素指标。

(2)定期实施生活质量评估。

4. 并发症预防指导

(1)妊娠期妇女的甲减：研究表明妊娠期甲状腺功能减退易导致流产、早产、死胎等不良妊娠，应于孕前及早期监测甲状腺功能，及早诊断和治疗。

(2)便秘：甲减患者胃肠蠕动功能不足，易出现便秘症状。便秘者晨起饮用温开水约 250 mL，并根据身体情况进行 30~60 分钟的锻炼。避免食用辛辣、刺激性食物，多摄入富含纤维质的食物。养成良好的排便习惯，可采用顺时针按摩腹部促进排便。

(3)抑郁症：据统计近七成甲减患者伴有不同程度的抑郁症，陪护人员应主动与其谈心，了解患者的心理活动，尽早实施心理干预。

(4)黏液性水肿昏迷：避免如寒冷、感染、手术、使用麻醉药、镇静药等诱发因素；监测患者神志、生命体征及全身黏液性水肿情况及体重的变化。

5. 用药指导

(1)甲状腺制剂从小剂量开始，逐渐增加，用药过程不可随意停药或自行调整药物的剂量，应遵照医嘱减量或停药。

(2)观察用药后的反应，注意脉搏、体重及水肿的情况，出现心动过速(脉搏>100 次/分)、失眠、兴奋、多汗的等症状及时就诊。

6. 出院指导

重视患者心理护理，树立积极、健康的乐观心态，提高对治疗、愈后及康复的正确认识；定期复查监测甲状腺功能，实施相关检查，不适随诊。

第六节　库欣综合征患者健康指导

一、疾病知识指导

库欣综合征又称皮质醇增多症，多发于 20~45 岁，据统计，美国每百万人口每年发病约 5~25 例，我国尚无确切流行病学资料，男女性别之比为 1∶2~3。

(一)病因

根据病因，库欣综合征可分为促肾上腺皮质激素依赖性和非依赖性两种。前者主要是由于垂体肿瘤或异位神经内分泌肿瘤分泌过多促肾上腺皮质激素刺激肾上腺分泌皮质醇，后者主要是由于肾上腺肿瘤或者增生自主分泌皮质醇过多所引起的。

(二)临床表现

主要临床表现有：向心性肥胖、糖尿病和糖耐量低减、低钾血症、高血压、高尿钙和肾结石、骨质疏松、性腺功能紊乱、精神症状、感染以及多血质外貌、紫纹、女子多毛、月经稀发或闭经、多饮多尿、水肿以及色素沉着、无力及近端肌病、突眼等。

(三)辅助检查

(1)血液检查：皮质醇测定、地塞米松抑制试验、促肾上腺皮质激素(ACTH)试验。

(2)影像学检查：①肾上腺-B 超、CT、MRI、1^{131}I-胆固醇扫描；②垂体-CT、MRI；③胸部及其他部位 X 线检查。

(四)治疗原则

(1)手术治疗。

(2)放疗。

(3)药物治疗：密妥坦、氨基导眠能、甲吡酮、酮康唑、赛庚啶、糖皮质激素。

二、健康教育实践指导

1.休息与活动指导

(1)居住环境适宜，调节室内温度22～24℃、湿度50～60%，房间定时开窗通风。

(2)作息规律，制定合理的休息与运动计划，无并发症的患者可适度参与轻体力活动(太极、散步、慢跑等)，以不疲劳为宜。

2.饮食与营养知识指导

(1)营养摄入均衡，每餐适量、按时就餐。

(2)控制热量的摄入，给予高蛋白、低脂、低糖的食物，保证充足的钙和维生素的摄入，多吃新鲜的蔬菜和水果。戒烟戒酒，避免生冷、辛辣刺激性食物。

(3)控制钠盐的摄入，避免诱发或加重水钠潴留。

(4)可适量食用含钾高的食物以预防低钾血症，如香蕉、橙子、桂圆、猕猴桃等水果。

3.疾病监测指导

(1)定时测量血压，关注血压变化。

(2)定时复查血生化指标及醛固酮。

(3)关注有无肾上腺皮质功能不全的征象，一旦出现及时就医。

4.并发症预防指导

(1)高血压：监测血压变化，遵医嘱服用降压药，不得随意减药停药。

(2)电解质紊乱：监测血钾、血钠、血钙及出入水量，水肿患者每日测量体重，遵医嘱使用利尿药。观察有无恶心、呕吐、腹胀、乏力等症状。

(3)糖尿病：监测血糖的变化，合理饮食，严格限制总热量的摄入。

(4)骨质疏松：对于严重骨质疏松患者应行动缓慢，避免碰撞，预防跌倒，骨折患者则绝对卧床休息。

(5)胃肠道反应：给予清淡易消化饮食。

(6)肾上腺危象：遵医嘱用药，防止感染，避免过度劳累、创伤、刺激造成应激状态，关注是否出现高热、呕吐、腹泻等症状。

(7)感染：注意保暖，加强个人卫生，保持口腔、会阴等部位的清洁，监测体温变化。

(8)精神异常：观察患者精神状态，异常者严加看护，保证周围环境安全，避免言语行为刺激，积极心理干预。

5.用药指导

(1)遵医嘱应用肾上腺皮质激素合成阻滞药，不得随意停药减药。

(2)注意观察药物疗效和不良反应，此类药物主要的不良反应是食欲不振、恶心、呕吐、嗜睡及乏力等，部分药物对肝脏损害较大，定期进行肝功能检查。

6.出院指导

(1)避免加重病情的诱因，指导患者注意预防感染，避免不良的生活方式，防止外伤、骨折，外出时避免阳光直射，以免加重皮肤黏膜色素沉着。

(2)掌握疾病的相关知识及治疗方法，正确用药。

(3)增加家庭及社会支持度，增强抵抗疾病的自信心和自尊感。

(4)定期复查，不适随诊。

第七节　原发性醛固酮增多症患者健康指导

一、疾病知识指导

原发性醛固酮增多症简称原醛症、原醛，又称康氏综合征，是由于肾上腺皮质球状带分泌过量的醛固酮而导致肾素-血管紧张素系统受抑制，临床上以高血压伴(不伴)低血钾、高醛固酮血症和低肾素血症为主要表现的临床综合征。发病年龄高峰 30~50 岁，女性较男性多见。高血压患者中原醛症患病率约为 5%~10%。原醛症患病与高血压严重度成正比，顽固性高血压者原醛症可达到 17%~23%。

(一)病因

主要病因有分泌醛固酮的肾上腺皮质腺瘤、特发性醛固酮增多症、糖皮质激素可抑制性醛固酮增多症以及分泌醛固酮的肾上腺皮质癌。

(二)临床表现

(1)高血压：血压升高是最早且最常见的，常有头痛、头晕等。
(2)低血钾：神经肌肉功能障碍，肌无力、周期性瘫痪、肢端麻木、呼吸及吞咽困难。
(3)心血管系统表现：心电图为低血钾表现、心肌肥厚、心律失常、心力衰竭。
(4)其他：儿童生长发育迟缓、胰岛素分泌减少、糖代谢异常。

(三)辅助检查

(1)血液检查：血常规、肝功能、肾功能、电解质、血醛固酮及肾素测定。
(2)尿液检查：24 小时尿电解质。
(3)确诊试验：盐水负荷试验、高钠负荷试验、卡托普利抑制试验、氟氢可的松抑制试验。
(4)影像学检查：肾上腺 B 超、CT、MRI、肾动脉 CTA。
(5)双侧肾上腺静脉采血。
(6)基因分型。

(四)治疗原则

(1)手术治疗：肾上腺单侧病变，腹腔镜单侧肾上腺全切术。
(2)药物治疗：醛固酮受体拮抗药如安体舒通和依普利酮、糖皮质激素、降压药如氨苯蝶啶和阿米洛利等。
(3)对症治疗：低钾者积补钾、控制血压。

二、健康教育实践指导

1.休息与活动指导
(1)保证充足的睡眠，避免过度劳累而诱发周期性瘫痪。
(2)制定合理的运动计划，进行适当的功能锻炼。
(3)患者常年有高血压及低血钾，并伴有头痛、头晕、四肢无力、全身乏力等症状，应加强看护，预防跌倒等意外，保证居住环境的安全，避免危险因素。

2. 饮食与营养知识指导

(1)制定科学、合理的饮食计划,给予高蛋白、富含维生素、低盐、低脂、高钾饮食,多摄入瘦肉、牛奶、鸡蛋、香蕉、橙子、海带、瘦肉、马铃薯等食物。

(2)控制热量的摄入,避免辛辣刺激性食物。

3. 疾病监测指导

(1)单侧肾上腺腺瘤或增生的患者手术切除治愈率70%～90%,术后仍需监测血压、血脂、血钾的变化。

(2)高血压患者遵医嘱使用降压药期间,每日测量血压。

(3)日常观察是否有肌无力、手足抽搐等症状,警惕低血钾和低血钙的发生。

4. 并发症预防指导

(1)肾脏损害:定期进行尿液检查,关注是否出现尿量增多、夜尿增加、尿路感染等症状。

(2)心脏损害:出现头晕、心率增快症状时,注意休息,观察血压、脉搏、尿量,定期血钾测定和心电图检查。

(3)低血钾:监测血钾变化,关注是否出现吞咽困难或呼吸困难等症状。

(4)高血压:注意休息,保持情绪稳定,心情舒畅,监测血压变化,遵医嘱服用降压药。

5. 用药指导

(1)遵医嘱使用螺内酯等利尿药,开始服药后可逐渐停止补钾,定期监测血钾。长期服用可出现男子乳腺发育、女子月经不调等不良反应。

(2)静脉补钾注意速度,防止外渗。口服补钾药物时,了解注意事项,尽量减少对胃肠道的刺激。

(3)遵医嘱使用糖皮质激素,了解其作用及副作用,观察是否出现严重的不良反应,如过敏反应、高血压、感染等。

(4)正确服用降压药物,观察用药后的效果及副作用,服药后缓慢行动,警惕直立性低血压。

6. 出院指导

此病病程长且复杂,患者及亲属掌握疾病及手术相关知识,增强战胜疾病的信心。同时,建立健康的生活方式,加强慢性病的监测和管理,积极控制血压、血脂。遵医嘱定期复查、不适随诊。

第八节　糖尿病患者健康指导

一、疾病知识指导

糖尿病是一组因胰岛素绝对或相对分泌不足和(或)胰岛素利用障碍引起的碳水化合物、蛋白质、脂肪代谢紊乱性疾病,以高血糖为主要标志。长期存在的高血糖,可导致各种组织包括眼、肾、心脏、血管、神经的慢性损害和功能障碍,为世界上继肿瘤、心脑血管病之后第三位严重危害人类健康的慢性病。易患人群为肥胖、精神紧张、更年期妇女、40岁以上的中老年人等。据统计,我国现有糖尿病患者约4000万,居世界第二位。

(一)病因

目前,糖尿病的具体病因尚不清楚,但是以下两个原因可以引起糖尿病。

(1)遗传因素:糖尿病存在家族发病倾向,有1/4～1/2的患者有糖尿病家族史。

(2)环境因素:肥胖、心理压力过大以及摄取过多的热量等因素都有可能诱发糖尿病。

(二)临床表现

(1)"三多一少"：多饮、多尿、多食和消瘦。
(2)疲乏无力、肥胖。
(3)血管及周围神经病变：糖尿病足、糖尿病视网膜病变、糖尿病肾病等。
(4)酮症酸中毒、感染、低血糖。

(三)辅助检查

(1)血液检查：血糖、糖化血红蛋白、血浆胰岛素、C肽。
(2)尿液检查：尿糖、尿酮体。
(3)口服葡萄糖耐量试验。

(四)治疗原则

(1)一般治疗：监测血糖。
(2)药物治疗。
(3)运动疗法。
(4)饮食疗法。
(5)中医疗法。

二、健康教育实践指导

1.休息与活动指导
(1)保持健康的生活方式，劳逸结合，保证充足的睡眠。
(2)制定长期、科学、合理的锻炼计划，坚持餐后2小时进行20~30分钟的户外运动，每周锻炼3~4次为宜。运动方式可选择散步、慢骑自行车以及健身操等有氧运动，循序渐进，以不过度劳累为宜。
(3)运动时需要注意预防低血糖的发生，不宜空腹锻炼。
2.饮食与营养知识指导
(1)控制总热量，少量多餐，按时就餐。主食占总热量55%，蛋白质占15~20%，脂肪占25~30%。一般一天不少于三餐，每餐少吃且主食不超过2两。
(2)宜高纤维饮食，多食用粗粮及绿色蔬菜等富含膳食纤维的食物，一方面可以增加饱腹感，另一方面能够降低血糖、血脂、通便。
(3)低盐饮食，推荐每日盐少于6 g。
(4)禁烟、酒，充足饮水，忌精制糖(当出现低血糖时例外)如白糖、含糖饮料、蜜饯、糕点等食物。
3.疾病监测指导
(1)定时监测血糖变化。
(2)患者运动时应当循序渐进，备饼干和糖块等食物，如果出现低血糖的征兆，应当立即食用。
4.并发症预防指导
(1)酮症酸中毒与高渗性昏迷：关注是否出现血糖明显升高、头痛、嗜睡、烦躁、呼吸深快烂苹果味等症状，配合医生完成吸氧、建立静脉通路，补液等治疗，监测神志、生命体征、血糖和24小时出入水量的变化。
(2)感染：注意个人卫生，保持口腔、皮肤和会阴部的清洁。
(3)低血糖：定时监测血糖，观察有无头晕、出冷汗等症状，随身携带糖果等迅速升高血糖食物。

（4）微血管病变：糖尿病视网膜病变主要症状是视力下降，应定期行眼科检查，早期干预视力问题。糖尿病足应注意足部护理，选择合适鞋袜，促进足部血液循环，避免受伤，保持清洁卫生。

5. 用药指导

（1）使用口服降糖药物应注意服用时间，观察药物不良反应。双胍类应餐中或餐后服用，以减轻胃肠道反应，葡萄糖苷酶抑制药（阿卡波糖）餐前 0~30 min 内服用或进餐时嚼服。

（2）使用胰岛素应准确用药，从小剂量开始，选择合适的注射部位并注意轮换，监测血糖，警惕低血糖的发生。

6. 出院指导

糖尿病遵循早期、长期、综合以及个性化的原则，实施"五驾马车"的综合治疗方法，包括饮食干预、健康教育、血糖监测、运动干预和药物治疗。此外，患者宜做到规律生活，戒烟、酒，同时，注意个人卫生，养成良好的卫生习惯。

第九节　骨质疏松症患者健康指导

一、疾病知识指导

1994 年，世界卫生组织（WHO）定义骨质疏松症是最常见的骨骼疾病，是一种以骨量低，骨组织微结构损坏，导致骨脆性增加，易发生骨折为特征的全身性骨病。骨质疏松症可发生于任何年龄，但多见于绝经后女性和老年男性。早期流行病学调查显示：我国 50 岁以上人群骨质疏松症患病率女性为 20.7%，男性为 14.4%，60 岁以上人群骨质疏松症患病率明显增高，女性尤为突出。

（一）病因

骨吸收过多或形成不足引起平衡失调的最终结果会导致骨量的减少和骨细微结构的变化，就会形成骨质疏松。骨质疏松症可分为原发性骨质疏松症和继发性骨质疏松症。原发性占 90%，主要发生于绝经后妇女、70 岁以上的老年人。继发性骨质疏松主要是由于内分泌疾病、结缔组织疾病、肾脏疾病、消化道疾病以及特殊药物的服用引起的。

（二）临床表现

（1）疼痛：腰背疼痛或全身骨痛、肌肉痉挛，通常在翻身起坐时及长时间行走后出现，夜间或负重活动时疼痛加重，致使活动受限。

（2）脊柱变形：严重骨质疏松症患者，因椎体压缩性骨折，可出现身高变矮或驼背等脊柱畸形。

（3）骨折：常见于腕骨骨折、脊椎骨骨折、髋部骨折，属于脆性骨折。

（4）心肺功能下降：多发性胸椎压缩性骨折可导致胸廓畸形，影响心肺功能。

（5）对心理状态及生活质量的影响：患者常出现心理异常包括恐惧、焦虑、抑郁、自信心丧失。

（三）辅助检查

（1）血液检查：血常规、肝肾功能、血钙磷和碱性磷酸酶水平、血清蛋白电泳、甲状旁腺功能、骨转换标志物。

（2）尿液检查：尿钙钠肌酐比。

（3）影像学检查：骨骼 X 线影像、放射性核素骨扫描、骨髓穿刺、骨活检。

(四) 治疗原则

(1) 基础措施：调整生活方式。

(2) 药物干预：骨肽片、阿伦磷酸盐、降钙素、钙剂、维生素 D、雌激素。

(3) 手术治疗。

(4) 康复治疗。

二、健康教育实践指导

1. 休息与活动指导

(1) 保持良好的生活作息习惯，睡眠充足，不熬夜。

(2) 进行适度、规律的运动，促进钙吸收，增加和保持骨量，增加骨密度，改善肌肉和增加灵活性，减少跌倒和骨折风险。开始运动训练前应进行评估，运动应循序渐进量力而行。美国运动医学会推荐的预防骨质疏松的运动方案是：力量训练、健身跑和行走，每周两次训练，每次 1 小时，如：20 分钟行走、跑步、增氧健身运动；5 分钟跳绳；40 分钟力量训练(握拳、上举)。

(3) 获得充足日照，促进体内维生素 D 的合成，建议 11：00~15：00 时间段，时长 15~30 分钟，每周两次，需注意避免强烈阳光照射，以防灼伤皮肤。

(4) 避免不安全隐患，保证居住环境的安全，室内光线充足，地面干燥，家具摆放于固定位置，楼道有扶手，减少意外的发生。

2. 饮食与营养知识指导

(1) 加强营养，均衡膳食。建议摄入富含钙、适量蛋白质、充足膳食纤维的均衡饮食。每天摄入牛奶 300 mL 或相当量的奶制品。富含钙质食品有海产类、乳品类、豆制品类、绿色蔬菜、动物肝脏等。过量的蛋白质会增加钙的流失，营养学会膳食指南推荐每日肉类摄入量 200~300 g。

(2) 低盐清淡饮食，调整饮食结构，不暴饮暴食。

(3) 戒烟、限酒、避免过量饮用咖啡、碳酸饮料，影响骨质的吸收。

3. 疾病监测指导

(1) 自我观察疼痛的部位及程度。

(2) 定期进行血清钙、骨密度、雌激素以及尿钙的检测。

4. 并发症预防指导

(1) 疼痛：使用骨科辅助器具给予脊柱支撑、疼痛部位湿热敷、局部按摩，以缓解疼痛。

(2) 骨折：保证日常居住环境安全，避免跌倒风险因素，遵医嘱补充钙剂和维生素 D 等骨健康补充剂。

5. 用药指导

(1) 使用钙剂需考虑钙元素含量安全性和有效性，遵医嘱服用。钙剂应与维生素 D 同时服用，以利于吸收，不可与绿叶蔬菜同服，因为会形成钙螯合物影响钙吸收。定期监测血钙和尿钙浓度。

(2) 二膦酸盐制剂宜空腹服用，饮水 200~300 mL，服药完后至少半小时不能进食平卧，采取立位或坐位以减少对食管的刺激。当出现吞咽困难、疼痛或胸骨后疼痛，应立即停药。

(3) 应尽量避免或少用影响骨代谢的药物。

6. 出院指导

养成良好健康的生活习惯，保持良好心态，注意合理营养，摄取合适的钙质，坚持适量的负重运动，保证家居安全，以防骨折。女性在更年期后，可遵医嘱选择补充雌激素，保持骨密度。

第十节　类风湿关节炎患者健康指导

一、疾病知识指导

类风湿关节炎是一种以侵蚀性关节炎为主要临床表现的慢性、全身性自身免疫性疾病，其特征是炎症性多关节炎和关节外受累，进行性引起关节损伤、畸形、功能性残疾。研究显示，类风湿关节炎的全球发病率为 0.5%~1%，我国大陆地区的发病率为 0.42%，男女患病比率约为 1：4。

（一）病因

目前为止，类风湿关节炎的发病机制尚未有定论，多数医学研究者认为其发病可能与遗传、微生物感染、环境以及免疫紊乱等有关。由于各种原因引起关节滑膜中自身抗原的暴露、外源性感染进入机体的共同抗原，都有可能诱发自身抗体及自身反应性 T 细胞的产生，进而变性的 IgG 和类风湿因子形成免疫复合物沉积于关节滑膜及多种组织基底膜，激活机体补体系统，从而导致炎症反复、病情复杂、疾病迁延不愈。

（二）临床表现

类风湿关节炎多缓慢隐匿起病，在出现明显的关节症状前可有发热、乏力、全身不适、体重下降等症状，少数患者急性起病，数日内便出现多个关节症状。

（1）关节表现：关节疼痛、压痛、肿胀、晨僵、畸形等等。关节疼痛和压痛往往是本病最早的表现，最常见的部位是双手的近端指间关节、掌指关节、腕关节，但同时也会累及到肘、膝、足等，其特点为持续性的、对称性的关节疼痛和压痛，同时患者会有关节的肿胀。晨僵也是类风湿关节炎比较特征性的改变，晨僵时间往往大于 1 小时。同时晚期的患者可有关节畸形以及骨质疏松的情况。

（2）关节外表现：类风湿关节炎同时可以累及到关节外，引起心、肺、肾脏、血液系统、神经系统等出现相应累及的一些症状，包括引起类风湿结节、血管炎、心包炎、胸膜炎、肺间质病变、肾脏损害、神经系统损害、淋巴结病以及其他关节外的表现。

（三）辅助检查

（1）血液检查：血常规、血沉、C 反应蛋白。
（2）免疫学检查：类风湿因子、抗角蛋白抗体谱、免疫复合物和补体。
（3）关节滑液检查。
（4）关节影像学检查。
（5）类风湿结节活检。

（四）治疗原则

（1）非药物治疗：健康指导、功能锻炼、物理疗法。
（2）药物治疗：①非甾体抗炎药；②缓解病情抗风湿药；③生物制剂靶向治疗；④糖皮质激素；⑤植物药制剂。
（3）免疫净化治疗。
（4）手术治疗。

二、健康教育实践指导

1. 休息与活动指导

（1）晨僵护理：早晨起床后行温水浴，或用热水浸泡僵硬的关节，再慢慢活动，并予以适当的按摩，等局部肌肉松弛后拉伸躯体至正常伸展的状态。

（2）急性期：关节疼痛、肿胀明显者，应适当卧床休息，各关节取最佳功能位，必要时夹板固定，关节制动。

（3）缓解期：症状缓解后，鼓励及早下床活动，必要时给予帮助或提供适当的辅助工具如助行器、轮椅、拐杖等，由被动运动过渡到主动运动，循序渐进。

1）关节活动训练：包括各受累关节的功能训练。

2）肌力增强训练：包括肌肉等长收缩、等张收缩、抗阻运动等。

3）日常生活活动训练：自理能力较差者，尽量完成日常生活活动训练，如进食、取物、倒水、饮水、梳洗、拧毛巾、解系衣扣、穿脱鞋袜等。

4）运动疗法：进行适度的有氧运动（如散步、跳舞、游泳、骑行等）、柔韧性训练（如瑜伽、水上运动）、平衡训练（如太极、保健体操），不仅能使患者肌肉得到舒张，关节周围组织痉挛解除，还有利于血液循环，促进炎症消散。

2. 饮食与营养知识指导

（1）给予易消化、高蛋白以及富含维生素的饮食。避免刺激性食物，减少高动物脂肪、高胆固醇食物及甜食的摄入，同时要注意营养均衡，避免肥胖。

（2）摄入适量水果、蔬菜、绿茶、健康油脂（主要为橄榄油）及鱼油，同时减少食盐、红肉的摄入，利于降低疾病活动度，改善关节炎症状，延缓骨质破坏。

3. 疾病监测指导

（1）观察关节疼痛的部位和性质、关节有无肿胀和畸形、有无晨僵症状及骨质疏松的表现。

（2）关注有无心血管疾病危险因素，如高血压、高血脂等。

（3）关注所有的潜在感染风险，如使用免疫抑制药、生物制剂等，确保患者当前的免疫状况稳定。

4. 并发症预防指导

（1）评估营养状况，注意有无热量摄入不足或负氮平衡。

（2）进行有效咳嗽和深呼吸，防止肺部感染；预防便秘的发生；定时翻身、适当使用翻身垫等抗压工具，预防压疮。

（3）观察患病肢体的情况，予以肢体按摩，预防肌肉萎缩。保持肢体功能位，如用枕头、沙袋或夹板保持足背屈曲，以防足下垂。

（4）制定戒烟和个体化的康复锻炼计划，减少心血管疾病危险因素、提高肌力和关节稳定性，预防心血管疾病及关节失用的发生。

5. 用药指导

（1）非甾体抗炎药是类风湿关节炎治疗中最为常用的药物，主要不良反应为胃肠道反应，严重者可诱发消化性溃疡或出血。使用时应注意药物种类、剂量和剂型的个体化，避免两种或两种以上非甾体抗炎药同时服用，注意监测血常规和肝肾功能。常见用药：塞来昔布、洛索洛芬、依托考昔、美洛昔康、双氯芬酸等。

（2）缓解病情抗风湿药具有改善病情和延缓关节骨结构破坏的作用，特点是起效慢，需1~6个月临床症状才有所改善，多与非甾体抗炎药联合应用。主要不良反应为胃肠道反应、肝肾功能损害、皮疹、视网膜损害、白细胞和血小板减少，严重者会出现骨髓抑制。用药期间监测血象和肝肾功能，哺乳期、育龄期女性慎用。常用药物：甲氨蝶呤、来氟米特、柳氮磺吡啶、羟氯喹、环孢素、艾拉莫德、硫唑嘌呤等。

（3）糖皮质激素不作为治疗类风湿关节炎的首选药物，其强大的抗炎作用，可用于控制急性期病变，延缓关节破坏，改善关节功能。长时间使用可引起水钠潴留和糖、脂肪、蛋白质代谢紊乱，以及严重感染、骨质疏松、白内障等不良反应，因此应小剂量、短疗程使用。常用药物有泼尼松、泼尼松龙、甲泼尼松龙等。

（4）生物制剂可以阻断炎性因子与受体的结合，具有快速控制炎症和疾病活动度、阻止骨质破坏、缓解症状、延缓影像学进展的作用。常用于对传统抗风湿药疗效不佳者。该类药物会增加感染的风险，还可能引起淋巴系统肿瘤发病率升高、充血性心力衰竭、注射部位瘙痒、红肿以及皮疹等不良反应。常用药物：英夫利昔单抗、依那西普、阿达木单抗、利妥昔单抗等。

（5）植物药制剂有雷公藤、白芍总苷等。

6. 出院指导

（1）疾病知识指导：患者及家属了解疾病的性质、病程及治疗方案。避免寒冷、感染、潮湿、过度劳累等各种诱因，注意保暖。

（2）生活指导：注意休息和治疗性锻炼，养成良好的生活方式及习惯，保持心情愉悦。在疾病缓解期，每天有计划地进行功能锻炼，增强机体的抗病能力，延缓关节功能损害的进程。

（3）用药指导：遵医嘱服药，知晓所用药物剂量、使用方法和服药时间、疗效及不良反应，切忌自行停药、换药或增减剂量。

（4）定期复查：活动期每月复查1次，稳定后3~6个月复查1次。定期检测血、尿常规、肝肾功能等，不适随诊。

第十一节　系统性红斑狼疮患者健康指导

一、疾病知识指导

系统性红斑狼疮是一种慢性自身免疫性疾病，多发生于青年女性，可累及全身多脏器、多系统，具有反复发作和缓解、体内产生大量自身抗体的特点。全球成人患病率接近甚至超过50~100/10万，我国的患病率约为30~70/10万，男女患病比约为1：10~12。

（一）病因

病因尚不明确，可能与遗传、环境、雌激素等有关。已知系统性红斑狼疮有很强的遗传联系，遗传力为66%。紫外线辐射、吸烟和药物是与系统性红斑狼疮发病机制相关的公认环境因素。育龄期妇女系统性红斑狼疮患病率显著高于男性。

（二）临床表现

系统性红斑狼疮的临床表现复杂多样，可爆发、急性或隐匿起病，可反复发作和缓解。

（1）全身症状：大多数活动期患者可出现全身症状，包括发热（低、中度热为主）、乏力、疲倦等。

（2）皮肤与粘膜：多数患者会出现皮疹，皮疹的形态多样，如蝶形红斑、粘膜溃疡、脱发、斑秃、光过敏、盘状红斑、网状青斑等。

（3）关节、肌肉：关节痛、肌痛、肌无力。关节痛是系统性红斑狼疮患者的常见症状，常表现为多关节对称性的肿痛、晨僵。

（4）肾脏：50%~70%的系统性红斑狼疮患者病程中会出现临床肾脏受累，肾活检显示几乎所有的系统性红斑狼疮均有肾脏病理学改变,肾功能衰竭是该类疾病的主要死亡原因之一。

(5)心血管:可侵犯心包、心肌、心内膜,引起心包炎、心内膜炎等,出现气促、心前区不适、心律失常,严重者可发生心衰而致死亡。

(6)肺与胸膜:患者可出现胸腔积液、胸膜炎,少数患者出现急性狼疮性肺炎和肺间质纤维化。还可能出现肺泡出血、肺动脉高压。

(7)神经系统:神经精神狼疮又称为狼疮脑病,轻者仅有偏头痛、性格改变、记忆力减退或轻度认知障碍,重者可表现为脑血管意外、昏迷、癫痫持续状态等。

(8)消化系统:患者可出现恶心、呕吐、食欲不振等消化系统症状,可出现急腹症、黄疸、肝脏损害等。

(9)血液系统:患者可出现贫血、白细胞减少、血小板减少等。

(10)眼:主要包括眼底病变、结膜炎、虹膜炎、葡萄膜炎和视神经病变,还可能出现青光眼、白内障。

(11)其他:可伴继发性干燥综合征、抗磷脂抗体综合征。

(三)辅助检查

(1)一般检查:血常规、血沉、肝肾功能。

(2)尿液检查:尿常规、尿沉渣、尿蛋白定量。

(3)免疫学检查:抗核抗体(ANA、抗 dsDNA 抗体、抗 ENA 抗体)、抗磷脂抗体、抗神经元抗体、抗组织细胞抗体等、补体(总补体、C3、C4)。

(4)其他:CT、X 线、肾活检。

(四)治疗原则

系统性红斑狼疮的治疗原则为早期、个体化治疗,最大程度地延缓疾病进展,降低器官损害,改善预后。

(1)非药物治疗:健康教育、对症治疗、血浆置换、免疫吸附。

(2)药物治疗:①糖皮质激素;②抗疟药:氯喹、羟氯喹;③免疫抑制药物:环磷酰胺、硫唑嘌呤、他克莫斯等;④非甾体类抗炎药;⑤生物制剂:贝利尤单抗。

二、健康教育实践指导

1.休息与活动指导

急性期卧床休息,保证充足的睡眠(每天 8~10 小时)。疾病缓解期可进行力所能及的工作并适当锻炼以增强体质,锻炼以慢跑、散步、气功、打太极等轻型运动为主,以运动后不感到疲劳为度。

2.饮食与营养知识指导

(1)饮食宜清淡、易消化,限制钠盐的摄入。建议进食热量和蛋白质含量低但含有大量纤维、多不饱和脂肪酸、维生素(A、B、C、D 和 E)、矿物质(钙、锌、硒、铁和铜)和含多酚食物的平衡膳食。

(2)饮食上需忌食芹菜、蘑菇、香菇、无花果等感光食物;羊肉、狗肉、马肉、驴肉、鹿肉等性温热食物;辣椒、青椒、大蒜、大葱、韭菜、桂圆等过于热性的食物也不宜多食、常食。戒烟,避免超重,控制血压、血脂水平以降低心血管发病率。

3.疾病监测指导

(1)关注有无发热、乏力、食欲减退、体重下降等症状。

(2)观察有无出现皮肤瘀斑、瘀点、牙龈出血、鼻出血等出血症状。

(3)观察有无尿量、尿色改变以及有无尿频、尿急等症状,观察大便颜色及性状有无改变。

(4)观察有无新出现的皮疹或皮疹消退后再出现。

（5）合并肾病、高血压者应监测血压变化，合并糖尿病者应监测血糖。

4. 并发症预防指导

（1）慢性肾衰竭：给予低盐、优质低蛋白饮食，限制水钠的摄入。测量体重、腹围，注意观察尿量、尿色、水肿程度。监测血尿素氮、血肌酐、电解质的变化。

（2）狼疮脑病：避免精神刺激，积极配合医生治疗。观察患者有无意识障碍或出现抽搐、癫痫症状，如果出现，将患者头偏向一侧，防止舌咬伤和窒息。

（3）感染：养成良好的生活习惯，劳逸结合，作息规律，避免过度劳累。每日室内通风，注意防寒保暖，避免感冒和其他感染。接种疫苗可以降低一些严重感染的发生率，强烈建议高危人群使用，包括接受免疫抑制治疗的患者，但应注意该类患者需避免注射活疫苗。

5. 用药指导

（1）糖皮质激素具有强大的抗炎和免疫抑制的作用，可快速缓解症状，是治疗系统性红斑狼疮的基础用药。激素治疗方案须个性化，通常是晨起（早上 7~8 点）顿服，使用糖皮质激素时须采取措施防止并发症的出现。

（2）抗疟药如氯喹和羟氯喹，通常和非甾体类抗炎药联合用于轻型系统性红斑狼疮患者，对皮疹、光过敏、控制病情活动有效。主要不良反应为眼底病变，需要定期做眼底检查。

（3）使用免疫抑制药有助于减少糖皮质激素的用量和防止疾病复发。在使用免疫抑制药前要筛查和治疗活动性乙肝和丙肝，排除活动性结核。使用免疫抑制药期间需注意胃肠道反应，定时复查肝肾功能，监测血压、血药浓度。

（4）生物制剂贝利尤单抗是一种人源化单克隆抗体，可选择性识别、阻止血清中游离的 B 细胞刺激因子。常见的不良反应为感染、输液反应。

6. 出院指导

（1）疾病知识指导：患者及家属了解疾病相关知识，保持良好的心态，树立战胜疾病的信心。

（2）皮肤护理指导：注意个人卫生，保持皮肤清洁，避免皮肤破损。外出时避免太阳直射，不滥用外用药，尽量少用化妆品，禁用肥皂清洗皮肤。有雷诺氏现象的患者注意保暖，可以用温水浸泡，促进血液循环。

（3）用药指导：严格遵医嘱用药，不得擅自停药或增减药物。掌握药物的名称、用法、用量、给药时间、注意事项及可能出现的不良反应和处理方法。

（4）生育指导：在医生指导下做好各项评估，可以选择恰当的时机妊娠。需经过规范治疗后，病情稳定至少 6 个月，最好 1 年以上，泼尼松的维持剂量在每天 15 mg 以下；无肺动脉高压及顽固性高血压；抗 ds-DNA 抗体阴性，总补体、C3、C4 正常；无抗磷脂抗体阳性或既往阳性转阴 3 个月以上；无重要脏器及中枢神经系统病变；停用免疫抑制药 6 个月以上方可妊娠。孕期注意风湿免疫科和产科随诊，定期产检。产后使用小剂量泼尼松、羟氯喹、非甾体类抗炎药、硫唑嘌呤、环孢素、他克莫司的系统性红斑狼疮患者均可母乳喂养，使用甲氨蝶呤、环磷酰胺、来氟米特的患者则不推荐哺乳。

第十二节　强直性脊柱炎患者健康指导

一、疾病知识指导

强直性脊柱炎是一种慢性炎症性自身免疫病，主要侵犯骶髂关节、脊柱，并可伴发关节外表现。我国的患病率为 0.29%，该病好发于青壮年男性，男女之比约为 2~3∶1。

(一)病因

迄今为止,病因尚不明确,可能与遗传、免疫反应、微生物感染和内分泌异常有关。遗传因素被认为是强直性脊柱炎发病的关键,某些自身免疫性疾病和微生物(某些肠道微生物群、肺炎克雷伯氏菌)感染也会导致强直性脊柱炎,此外,可能的原因还包括激素异常和维生素 D 水平的变化。

(二)临床表现

强直性脊柱炎发病隐匿,全身表现轻微,少数重症患者可以出现发热、乏力、厌食、消瘦、贫血或其他器官受累表现。

1.关节表现

(1)骶髂关节:是最早受累的关节之一。患者可逐渐出现臀部钝痛(早期多为单侧呈间断性或交替性疼痛,数月后可发展为双侧持续性疼痛)或骶髂部剧痛(偶尔向周边放射,咳嗽、打喷嚏或突然扭动腰部疼痛可加重)和(或)晨僵、无力等现象。疼痛表现为静息痛,夜间疼痛明显,伴翻身困难,可影响睡眠,活动后疼痛减轻。晨起或长时间坐位后站起时晨僵明显,活动后可明显减轻。随着疾病的发展,患者脊柱炎症逐渐加重,腰椎、胸椎、颈椎相应部位逐步出现疼痛、活动受限或脊柱畸形。

(2)外周关节:部分患者以外周关节(如髋、膝、踝关节等下肢大关节)为首发症状,外周关节病变多为非对称性,常只累及少数关节或单关节,下肢大关节的关节炎为本病外周关节炎的特征之一。髋关节受累临床可表现为髋部、腹股沟、大腿内侧的疼痛,站立行走或负重行走时疼痛会加重。髋关节和膝以及其他关节的关节炎或关节痛多出现在发病早期,除关节疼痛外,可能出现关节活动受限甚至出现功能障碍。

2.关节外表现

眼部受累多见,部分患者可能以葡萄膜炎为首发症状,表现为眼红、眼痛、畏光、流泪症状,多为单眼发病。此外,还可以出现炎症性肠病、心脏瓣膜病变及主动脉根部病变、肾脏病变等。

(三)辅助检查

(1)血液检查:血常规、血沉、C 反应蛋白、免疫球蛋白、HLA-B27、类风湿因子
(2)影像学检查:X 线、CT、磁共振

(四)治疗原则

治疗目标为缓解症状和体征、恢复功能、防止关节损伤、提高生活质量、预防并发症。

1.非药物治疗

非药物治疗包括健康指导、功能锻炼、物理治疗、外科手术。

2.药物治疗

(1)非甾体抗炎药:塞来昔布、美洛昔康等。
(2)缓解病情抗风湿药:柳氮磺吡啶、甲氨蝶呤、沙利度胺。
(3)糖皮质激素:甲基泼尼松龙片剂、甲基泼尼松龙针剂、曲安奈德、倍他米松、复方倍他米松。
(4)肿瘤坏死因子拮抗药。
(5)抗风湿植物药:白芍总苷、雷公藤多苷和青藤碱。

二、健康教育实践指导

1.休息与活动指导

(1)睡硬板床,用低枕。为了缓解症状或改善功能,除急性期剧烈疼痛者,应鼓励患者适当进

行运动锻炼，运动应循序渐进，长期规律，运动强度以运动后不加重疼痛、运动后疼痛不超过 2 小时为宜，心率控制在 100 ~ 120 次/分，主观感觉无持续疲劳感和其他不适，一般 30 分钟/天，5 ~ 7 天/周。运动前按摩或热敷疼痛关节，松解椎旁肌肉，可减轻疼痛，防止肌肉损伤。

（2）适当进行关节活动度训练。颈椎、腰椎可进行屈伸、侧弯和旋转运动，动作应缓慢、柔和；也可在仰卧位下，用双脚和头部做支点，腰部用力向上挺；飞燕点水法、转体运动、后踢腿运动也能不同程度地改善腰椎活动度。髋关节可进行六向运动（前屈、后伸、外展、内收、内旋、外旋）。胸廓可进行深呼吸和扩胸运动。

（3）有氧训练如游泳、步行、骑自行车、医疗体操等。

（4）抗阻训练如通过滑轮及绳索提起重物、拉长弹簧或橡皮条等弹性物等。

（5）传统气功锻炼如太极拳、八段锦、十二段锦、五禽戏等。

2. 饮食与营养知识指导

（1）饮食宜清淡易消化，营养均衡。

（2）多进食肉类、鱼类等高蛋白质以及水果、蔬菜等富含维生素的食物，注意补钙（如喝牛奶）。

（3）戒烟限酒，忌暴饮暴食，忌刺激性饮料（咖啡、茶、可乐等）和寒凉、辛辣、肥腻的食物。

（4）控制体重在正常范围，避免超重加重关节负担。

3. 疾病监测指导

（1）观察关节疼痛的部位、性质，有无晨僵及活动受限，有无关节外脏器受累表现。

（2）监测体温、脉搏，观察是否出现感染征象。

（3）监测血常规、血沉、C 反应蛋白、血生化。

4. 并发症预防指导

（1）日常生活保持正确的体态和姿态，睡硬板床，不用枕头或使用低枕；坐位时，选择硬座，保持胸直立靠背椅，不弯腰曲背；站立时，挺胸、收腹、双眼平视。注意经常变换体位，不可长时间保持同一姿势。

（2）生活规律，劳逸结合，避免情绪激动、心理压力过大，避免过度用眼。

5. 用药指导

（1）非甾体类抗炎药可迅速改善患者腰背痛和晨僵，减轻关节肿痛及增加活动范围。但不推荐同时使用 2 种及以上的非甾体类抗炎药，要评估某个特定的非甾体类抗炎药是否有效，应持续规则使用同样剂量至少 2 周。有消化道溃疡及出血病史的患者可选用特异性环氧合酶-2 抑制药。

（2）慢作用抗风湿药对以脊柱病变为主的强直性脊柱炎治疗效果较差；目前主要用于有肿瘤坏死因子抑制药应用禁忌或合并外周关节炎者。常用的药物有甲氨蝶呤、沙利度胺等。

（3）强直性脊柱炎不提倡长期大量全身应用糖皮质激素，一般是短期、小量使用或局部注射。

（4）肿瘤坏死因子拮抗药的常用药物有依那西普、阿达木单抗和英夫利昔单抗。最主要的不良反应为输液反应或注射点反应，可以出现恶心、皮肤瘙痒、低血压、呼吸困难等表现，还可能导致感染机会增加。用药期间应定期复查血常规、尿常规、肝功能、肾功能等。

（5）抗风湿植物药如白芍总苷，不良反应主要有腹痛、腹泻和纳差等；雷公藤多苷，主要不良反应为性腺抑制；青藤碱，主要不良反应是皮肤瘙痒、皮疹和白细胞减少等。

6. 出院指导

（1）疾病知识指导：了解疾病的发生、发展、病程和预后，了解早期发现、早期诊断、早期治疗并坚持功能锻炼，病情是可以控制的，发生关节畸形的概率会大大降低。

（2）就医用药指导：定期复查，遵医嘱长期、规律用药，掌握药物的作用、可能发生的不良反应及处理方法。

（3）关节功能锻炼指导：病情严重、疼痛剧烈时应卧床休息，可在进行治疗控制关节疼痛的同时，循序渐进地行功能锻炼。

（4）避免诱发因素：日常生活中要注意预防感染、避免劳累、注意卫生、加强营养、提高免疫力。

（5）心理指导：保持乐观的心态，树立与疾病长期抗争的信心，积极参加各种社会活动。家属支持、理解患者，并监督患者用药及功能锻炼。

（6）工作生活指导：生活规律，可以正常工作，尽量选择可以坐、站或走动的工作，避免长时间弯腰驼背的工作。

第十三节　干燥综合征患者健康指导

一、疾病知识指导

干燥综合征是一种慢性自身免疫性疾病，该疾病侵犯外分泌腺，以泪腺和唾液腺为主，其病理特点为大量淋巴细胞浸润。干燥综合征属于全球性疾病，是仅次于类风湿关节炎的第二常见的结缔组织疾病。本病目前尚无根治方法，以替代治疗和对症治疗为主，治疗目标是缓解症状、控制疾病进展、防治系统损害。干燥综合征预后较好，特别是病变仅局限于外分泌腺体者，如无重要脏器受累，患者的生存时间接近普通人群。预后不良因素主要有肺进行性纤维化、中枢神经病变、肾功能不全、合并恶性淋巴瘤。

（一）病因

干燥综合征的病因和发病机制尚不完全清楚，目前认为该病是在遗传、感染、激素等多因素共同作用下发病。

（二）临床表现

干燥综合征起病隐匿，临床症状多样，最常表现为干燥性角结膜炎、口腔干燥症，患者常因口干、眼干就诊于口腔科、眼科等科室，该病还可累及其他多个器官。

（1）皮肤：皮肤干燥，免疫性炎症如斑丘疹、结节红斑、荨麻疹等，其他皮肤相关表现如雷诺现象、脱发、感染性皮疹、药疹等。

（2）骨骼肌肉：关节痛、肌无力、肌酶谱升高、肌电图改变等。

（3）呼吸系统：气道病变、间质性肺炎、胸膜炎、胸腔积液偶见。

（4）泌尿系统：肾脏是干燥综合征腺体外受累最常见的器官之一，临床多表现为肾小管酸中毒。

（5）消化系统：口干、味觉异常、吞咽困难、（反复）口腔假丝酵母菌感染、口角唇炎、舌乳头萎缩、消化不良、食欲缺乏、便秘或腹泻等。

（6）血液系统：白细胞减少、血小板减少、贫血等。

（7）神经系统：中枢神经系统病变和周围神经系统病变均可出现。

（8）心血管系统：肺动脉高压、心包炎等。

（9）其他：部分患者还会有干燥、乏力、疼痛等主观症状及发热。

（三）辅助检查

（1）血液检查：血常规、血沉、自身抗体、免疫球蛋白、肝肾功能、补体、C反应蛋白等。

（2）影像学检查：X线、CT、超声、MRI。

（3）泪腺功能检查：泪液分泌试验、泪膜破碎时间、角结膜染色试验。

(4)涎腺功能检查：唾液流量测定、腮腺造影。

(5)唇腺活检。

(6)其他检查：尿常规、大便常规、肺功能检测、神经肌电图。

(四)治疗原则

1.对症治疗

(1)轻度唾液腺功能：无糖木糖醇、无糖口香糖、无糖酸性含片刺激唾液分泌。

(2)中至重度腺体功能受损：毛果芸香碱、西维美林。

(3)重度腺体功能受损：人工唾液、人工泪液替代治疗。

2.系统症状治疗

(1)免疫调节/免疫抑制药。

(2)糖皮质激素。

(3)生物制剂。

(4)植物药。

二、健康教育实践指导

1.休息与活动指导

(1)应劳逸结合，健康作息，保证充足的睡眠，进行适当的体育锻炼，如太极拳、瑜伽、慢跑等。

(2)肺部受累者，加强肺部功能锻炼，如扩胸运动、缩唇呼吸、腹式呼吸，学会正确的咳痰方法，预防肺部感染。

(3)健康用眼，注意用眼卫生，眼部受累的患者外出时戴防护眼镜，避免强风强光刺激加重不适症状。

(4)皮肤受累的患者，可使用润肤露外涂改善皮肤干燥，外出注意防晒，冬季减少沐浴次数，沐浴水温不宜过高。

(5)预防感冒，外出需戴口罩，做好防护。

2.饮食与营养知识指导

(1)饮食以易消化、高蛋白、富含维生素为主，尽量避免辛辣刺激食物，在注意饮食的同时也不宜过分严格，应注意保证身体充足的营养供应。

(2)注意补充水分，以少量多次饮水为宜。

(3)低血钾的患者可进食高钾的食物如苹果、香蕉、柑橘、肉类、蛋、谷物类等。

3.疾病监测指导

(1)关注各系统症状是否改善或者进展，进行淋巴瘤相关的监测及预防。

(2)长期存在疼痛、疲乏的患者，关注有无心理健康问题，如睡眠障碍、抑郁、焦虑等，必要时请心理医生协助干预及用药。

4.并发症预防指导

(1)注意口腔卫生，饭后漱口，可用牙签、牙线清理牙缝的食物残留，早晚刷牙，使用软毛牙刷和含氟牙膏。进行口腔检查，积极治疗牙周疾病、龋齿等，戒烟酒、槟榔。

(2)血细胞低下者需监测血常规，避免磕碰，不进食过硬、油炸食物，避免情绪激动，观察有无牙龈出血、皮肤瘀斑、黑便等症状。

(3)定时饮水，如无其他禁忌保证每日尿量1500～2000 mL，避免久坐、憋尿，预防泌尿系感染。

(4)关注是否出现视力下降、肢体麻木或恶心、乏力、肝区不适、瘙痒等非特异性表现。

5.用药指导

(1)遵医嘱用药，不擅自增减药量或停药。

(2)激素服用应在每日清晨八点左右为宜，使用激素期间注意预防感染。

(3)如长期使用药物补钾，应监测血钾。

(4)羟氯喹类药物可能引发眼底病变，应定期行眼底检查。

6.出院指导

(1)调整心态，保持情绪稳定，正确对待疾病。

(2)遵医嘱用药，定期复查。

(3)计划怀孕和已经怀孕的患者应同时随诊风湿免疫科和产科，多学科参与有助于取得更好的妊娠期结局。

第十四节　皮肌炎患者健康指导

一、疾病知识指导

皮肌炎是一种主要累及皮肤和肌肉的特发性炎症性肌病，主要临床表现为对称性肌无力、特征性皮疹，属于自身免疫性疾病。其发病呈双峰年龄分布，即 5~15 岁和 45~65 岁，其中女性患病率大于男性，男∶女>1∶2。

(一)病因

目前确切病因与发病机制尚不清楚，多认为可能与遗传、感染、药物、环境、恶性肿瘤和免疫因素等相关。

(二)临床表现

皮肌炎可急性或隐匿性发病，病程大多呈慢性进展性，最常受累的肌群为颈屈肌及四肢近端肌，主要表现为对称性的肌无力，也可累及全身多个器官。

(1)全身症状：包括低热、乏力、全身不适、体重减轻和食欲减退等。

(2)关节和肌肉：对称性四肢近端肌无力是皮肌炎的典型表现，可伴有肌痛或肌压痛。患者常常主诉举臂、上楼、上坡、下蹲或起立困难。累及颈屈肌表现为抬头困难，累及咽肌可出现吞咽困难，部分病人还可伴有关节炎或关节痛的表现。

(3)皮肤：皮肌炎可出现特征性的皮疹，包括上眼睑或眶周水肿性紫红色皮疹、Gottron 征、披肩征、"技工手"等。本病皮疹常无瘙痒及疼痛，缓解期皮疹可消失或遗留皮肤萎缩、色素沉着，可反复发作。

(4)其他：累及肺、胃肠道、心、肾等器官时会出现相应的临床表现。间质性肺炎是皮肌炎最常见的肺部表现。累及心脏，表现为心肌炎、心律失常，严重者出现心力衰竭。少数患者累及肾脏，出现蛋白尿、血尿、肾功能衰竭等。

(三)辅助检查

(1)生化检查：血清肌酶谱、肌红蛋白及肌炎抗体谱等。

(2)病理学检查：肌活检。

(3)影像学检查：肌电图、肌肉磁共振成像。

(4)当伴随其他脏器受累时，需进行肺部 CT、心电图和心脏彩超等检查。

(四)治疗原则

目前尚无理想的治疗方案。治疗目标是对症治疗、减少药物不良反应、预防并发症。

(1)药物治疗：首选糖皮质激素，推荐糖皮质激素和免疫抑制药联合治疗；其他包括免疫球蛋白、生物制剂等

(2)非药物治疗：如血浆置换、免疫吸附、运动疗法等

二、健康教育实践指导

1. 休息与活动指导

(1)急性期需卧床休息，以减轻肌肉负荷和损伤。

(2)稳定期根据肌力情况有计划的进行肌肉功能锻炼，如慢走、阻力训练等，强度以不感到疲劳、肌肉酸痛为宜。

2. 饮食与营养知识指导

(1)宜摄入高蛋白、高热量、高维生素的食物，适当补充钙剂，少食多餐。避免辛辣刺激、油腻、坚硬的食物，戒烟酒。

(2)吞咽困难者，应根据吞咽困难的程度，选择合适的食物种类和性状，少量缓慢进食，减少误吸、呛咳等不良反应的发生。

3. 疾病监测指导

(1)密切观察皮疹及肌无力的情况，观察肌肉疼痛的部位、关节症状。

(2)关注进食有无呛咳、误吸，必要时可予肠外营养。

(3)观察有无发热、呼吸困难、心律失常等。

4. 并发症预防指导

(1)感染：皮肌炎患者多采用激素和免疫抑制药联合治疗，应注重感染预防，监测体温变化。病室定时通风，限制探视。呼吸肌无力时，掌握有效咳嗽方法，可采用拍背排痰，必要时行雾化和机械排痰，同时加强口腔护理，避免口腔真菌感染。

(2)肺部受累：肺部并发症是导致患者死亡的重要原因，主要表现为呼吸困难和咳嗽。可进行吞咽功能训练及缩唇呼吸、腹式呼吸、吹气球等呼吸功能训练，以预防吸入性肺炎及肺不张。

(3)其他：关注有无胸闷心慌等情况，有明显呼吸困难时应卧床休息，减轻心脏负荷。

5. 用药指导

(1)糖皮质激素：糖皮质激素是治疗皮肌炎的一线药物，用药遵循个体化原则。使用期间应监测血压及血糖变化，观察有无感染、消化道出血倾向、水钠潴留、电解质紊乱的发生，及时补充钙剂和维生素 D，预防骨质疏松。

(2)免疫抑制药：常用的免疫抑制药包括甲氨蝶呤、环磷酰胺、硫唑嘌呤、环孢素等，使用免疫抑制药时需密切监测血常规和肝肾功能。

6. 出院指导

(1)疾病知识指导：患者及家属了解疾病相关知识，正确对待疾病。避免感染、环境等诱因，有皮疹者避免日光照晒，育龄期妇女在病情稳定的情况下可在医生指导下妊娠。

(2)生活指导：养成良好的饮食习惯，根据患者的吞咽功能制订相应的饮食方案，合理安排生活，劳逸结合，坚持呼吸肌及肌肉功能训练。

(3)用药及复查指导：规律服药，不擅自更改药物剂量或停药。

(4)定期复查，掌握疾病的自我监测方法，一旦发生病情变化，及时就医。

第十五节 痛风患者健康指导

一、疾病知识指导

痛风是临床常见的一种代谢性风湿病，是由于单钠尿酸盐沉积于骨关节、肾脏和皮下等部位，引发的急、慢性炎症和组织损伤，与嘌呤代谢紊乱及（或）尿酸排泄减少所致的高尿酸血症直接相关。痛风可并发肾损害，严重者可导致关节破坏，常伴发高脂血症、高血压、糖尿病、动脉硬化及冠心病等。

（一）病因

痛风的病因和发病机制尚不清楚，可分为原发性和继发性两大类型。原发性痛风由环境和遗传因素共同作用所致，大部分与尿酸排泄障碍有关，少数与尿酸生成增多有关，极少数因先天性嘌呤代谢酶缺陷而导致。慢性肾脏病、某些药物、血液系统疾病及恶性肿瘤或者放疗导致尿酸生成增多，这些原因所导致的痛风为继发性。

（二）临床表现

痛风通常好发于男性和绝经期女性，40~50岁是发病高峰期。临床主要表现为高尿酸血症、急性痛风性关节炎、反复痛风石沉积、关节功能障碍等，并可导致痛风性肾病、尿酸性肾结石和急性肾损伤。

（三）辅助检查

（1）血液检查：肾功能、血常规、血沉、肝功能、血糖、血脂。
（2）尿液检查：24小时尿酸测定、尿常规。
（3）影像学检查：X线、双源CT、磁共振、关节超声、泌尿系统彩色超声。
（4）关节液或痛风石内容物检查。

（四）治疗原则

（1）急性发作期：及早针对性使用非甾体抗炎药、秋水仙碱、糖皮质激素。
（2）间歇期和慢性期：选择降尿酸药物别嘌醇、非布司他、苯溴马隆等。
（3）并发症和合并症的治疗。

二、健康教育实践指导

1.休息与活动指导
急性期适当卧床休息，症状稳定后及早下床活动。运动需循序渐进，尽量避免进行剧烈运动，以有氧运动为主，如慢跑、打太极拳等，建议每周运动5次，每次持续30~60分钟。
2.饮食与营养知识指导
（1）给予低嘌呤饮食，禁食嘌呤含量高的食物如海鲜、动物内脏、浓肉汤、啤酒等。急性期患者每天的嘌呤摄入量应控制在100~150 mg，可选择牛奶、蔬菜、鸡蛋、水果等。
（2）控制总热量，一般按20~25 kcal/(kg·d)，同时控制糖类占总热量的60%以下，肥胖患者应注意循序渐进减少能量摄入。
（3）控制蛋白质的摄入量，不超过1.0 g/(kg·d)。

(4)多饮水,每日饮水 2000~4000 mL 以上。

(5)饮食清淡,多食新鲜蔬菜、水果及富含维生素的食物。

3.疾病监测指导

(1)观察关节疼痛的部位、性质、间隔时间,有无痛风结节发生。

(2)观察受累关节周围组织的皮肤颜色、皮肤温度、肿胀程度、有无功能障碍。

(3)关注是否有疲劳、情绪紧张、饱餐、局部创伤等诱发因素。

(4)定期监测血尿酸等指标。

4.并发症预防指导

(1)高血压:密切监测血压变化。保持平静、乐观的心态,尽量避免情绪激动,观察有无出现头晕、头痛、恶心、呕吐等脑出血表现。

(2)糖尿病:尿酸与血糖间存在相关性,通常尿酸高者,血糖也会较高。应多饮水、控制饮食,限制果糖和蔗糖含量较高的食物摄入,如蜂蜜、甜点等,定期监测血糖。

(3)动脉硬化:痛风患者多为肥胖体型,易出现动脉硬化。应限制脂肪的摄入且热量合理,适当进行运动,控制体重。

(4)肾脏病变:长期持续高尿酸血症,会使过多的尿酸盐结晶沉淀在肾脏内,造成痛风性肾病。应多饮水,密切观察尿量及其性质变化。

5.用药指导

(1)秋水仙碱不良反应较多,一般推荐小剂量使用。用药过程中应密切观察有无恶心、呕吐、腹泻、骨髓抑制、肝细胞损害及神经系统毒性等,若出现不良反及时遵医嘱停用。

(2)使用非甾体抗炎药时,注意观察有无皮疹、发热、胃肠溃疡及出血等,用药期间多饮水,碱化尿液。

(3)别嘌呤醇的不良反应包括发热、过敏反应、肝毒性及血液系统反应等,个别患者可出现严重的剥脱性皮炎,应特别关注。

(4)必须使用激素时,应按时按量,严密观察不良反应。

6.出院指导

(1)作息规律,避免熬夜,注意关节保暖,避免寒冷的刺激。

(2)多饮水,少食多餐,饮食宜清淡,每日食盐摄入量控制在 5 g 内。限制高嘌呤及动物性食物,避免油炸、腌制、熏烤类食物,戒烟限酒。

(3)需保持积极乐观的心态,消除不良情绪。

(4)按医嘱服药,勿随意更改药物剂量或停药,观察药物不良反应。

(5)定期复查,监测血尿酸等,如症状未缓解或者加重,应及时就诊。

第十章

神经内科患者健康教育

第一节　脑出血患者健康指导

一、疾病知识指导

脑出血是指非外伤性的脑实质出血，又称出血性脑卒中，俗称"中风"的一种，20%～30%多发生于50岁以上的中老年人，男性略多。寒冷季节发病率高、病死率、致残率高。

(一)病因

高血压合并细小动脉硬化是脑出血最常见的病因。其他病因包括脑淀粉样血管病变、脑动脉瘤、脑血管畸形、脑瘤、脉管炎、烟雾病、静脉窦血栓形成；口服抗凝药物治疗、抗血小板治疗、凝血障碍；血液病(如再生障碍性贫血、白血病、血小板减少性紫癜、血友病、红细胞增多症和镰状细胞病等)；其他如肝硬化、惊厥、脑子宫内膜异位症等。

(二)临床表现

脑出血多起病较急，临床症状常在数分钟至数小时达到高峰。通常在活动和情绪激动时发病，少数患者也可在安静状态下发病，出血前多无预兆。发病后多有血压明显升高，临床表现因出血部位及出血量不同而异。

(1)头痛与头晕：头痛是脑出血的首发症状，常常位于病灶侧的头部。有颅内压力增高时，疼痛可以发展到整个头部。头晕常与头痛伴发，特别是在小脑出血时。

(2)运动和语言障碍：运动障碍主要表现为偏瘫，一侧胳膊或腿脚无力；语言障碍主要表现为言语含糊不清或失语。

(3)呕吐：多见，可能与脑出血时颅内压增高、眩晕发作、脑膜受到血液刺激等有关。另外，呃逆也相当多见。

(4)眼部症状：特征性眼征，眼球活动障碍。急性期两眼常常向病灶侧凝视麻痹。还可能有视野缺损和偏盲，双侧瞳孔缩小至针尖样。颅内压增高出现脑疝的患者出现双侧瞳孔不等大的症状。

(5)意识障碍：表现为嗜睡或昏迷，程度与脑出血的部位、出血量和出血速度有关。

(6)其他：如脑膜刺激征、去大脑强直和抽搐、中枢性高热、中枢性呼吸障碍、感觉障碍、精神障碍、认知障碍和人格改变等。

(三)辅助检查

(1)影像学检查：①CT检查；②MRI和磁共振血管成像检查；③数字减影脑血管造影。

(2)脑脊液检查。

(3)血液检查:血常规、血液生化、凝血功能等。

(4)胸部 X 线摄片检查。

(5)心电图。

(四)治疗原则

(1)内科治疗:①一般治疗和监测;②脱水降颅压;③调整血压;④止血治疗;⑤脑保护治疗;⑥防治并发症。

(2)外科手术治疗。

(3)康复治疗。

二、健康教育实践指导

1.休息与活动指导

(1)急性期一般安静卧床休息 2~4 周,抬高床头 15°~30°,以减少脑部的血流量,减轻脑水肿。

(2)不宜过多搬运,翻身时应保护头部,动作轻柔。

(3)谵妄、躁动患者加床栏,必要时适当的约束,防止坠床和自伤、伤人。

(4)只要患者生命体征平稳,病情不再进展,应尽早进行康复锻炼。

(5)康复遵循循序渐进原则,不可过度用力或憋气。

2.饮食与营养知识指导

(1)发病 1~2 小时内禁食,不能进食者给予鼻饲。

(2)急性期患者给予高蛋白、富含维生素、高热量饮食,限制钠盐摄入。

(3)恢复期患者给予清淡、低盐、低脂、适量蛋白质、维生素、高纤维食物,多进食鱼类、瘦肉、豆类、蔬菜及水果,避免辛辣刺激性食物,保持大便通畅。

(4)戒烟戒酒。

3.疾病监测指导

(1)严密观察患者的意识、血压、心律、呼吸的变化,瞳孔是否等大、对光反射是否灵敏、眼球有无偏斜、体温是否升高、有无呕吐等。

(2)注意患者有无消化道出血的情况,如黑便等。

4.并发症预防指导

(1)预防压疮:

1)卧气垫床或按摩床,每 2 小时协助翻身一次。

2)做好大小便护理,尿失禁患者必要时留置尿管,保持皮肤和床单位干燥、整洁。

3)增强营养。

4)翻身或搬运患者时避免拖拉拽,避免长时间半坐卧位。

(2)预防感染:

1)可给予拍背,协助排痰。保持口腔卫生,防止坠积性肺炎的发生。

2)鼻饲患者喂食前后 30 分钟内抬高床头,每次喂食不超过 200 mL,喂食后半小时内避免翻身拍背。如果患者发生呛咳或呕吐,立即协助其取平卧位并头偏向一侧,及时清理口鼻腔内分泌物和呕吐物,保持呼吸道通畅,预防吸入性肺炎。

3)留置尿管患者应每天进行尿道口的清洗、消毒,防止尿路逆行感染。

(3)严密监测患者病情变化,患者出现剧烈头痛、喷射性呕吐、烦躁不安、血压升高、脉搏减慢、意识障碍进行性加重、双侧瞳孔不等大、呼吸不规则等表现时,应立即报告医生,谨防脑疝的发生。

5. 用药指导

(1)应用脱水降颅压药物如甘露醇,当其静脉滴注时,速度应快,尽可能 125 mL 甘露醇在 15 分钟内滴完,忌自行调节滴速。输液肢体防止乱动,以免液体外渗造成组织坏死。

(2)降压药物从小剂量开始,使血压缓慢下降,以后长期巩固,保持平衡,减少波动。

(3)遵医嘱服药,不可擅自调整剂量或停药。

6. 出院指导

(1)积极控制血压,一般将血压控制在 140/90 mmHg 以下,伴有糖尿病或肾病患者降至 130/80 mmHg 以下。

(2)宜饮食清淡,多食蔬菜、水果等富含纤维素食物,戒烟戒酒,控制钠盐的摄入,避免高糖、高脂、高胆固醇、辛辣刺激食物。体胖者应适当控制饮食,适当减轻体重。

(3)保持大便通畅,便秘时切勿用力憋气,可使用开塞露等协助通便。

(4)生活规律,寒冷季节注意保暖。选择合适的体育锻炼,如气功、太极拳、散步等,避免进行激烈的体力活动。

(5)保持心情舒畅,精神愉悦,避免情绪激动、兴奋,避免过劳。

(6)遵医嘱服药,定期复查。

第二节 急性脊髓炎患者健康指导

一、疾病知识指导

急性脊髓炎是指脊髓的一种非特异性炎性病变,多因各种感染后引起自身免疫反应所致,又称急性横贯性脊髓炎,是临床上最常见的一种脊髓炎。病变常局限于脊髓的数个节段,胸髓最常受累,以病损水平以下肢体瘫痪、传导束性感觉障碍和尿便障碍为临床特征。可见于任何年龄,但以青壮年多见,男女发病率无明显差异。

(一)病因

病因目前尚不明确,多为感染后诱发,如发热、腹泻,个别为疫苗接种后或隐源性原因。外伤、劳累、受凉等亦可能为发病诱因。本病并非直接感染所致,为感染后的一种机体自身免疫反应引起的非感染性炎症性脊髓炎。

(二)临床表现

(1)运动障碍:以胸髓受损害后引起的截瘫最常见,如颈髓受损则出现四肢瘫,并可伴有呼吸肌麻痹。早期为脊髓休克期,出现肢体瘫痪、肌张力减低、腱反射消失、病理反射阴性。一般持续 2~4 周进入恢复期,肌张力、腱反射逐渐增高,出现病理反射,肢体肌力的恢复常始于下肢远端,然后逐步上移。脊髓严重损伤时,屈肌张力增高,稍有刺激可导致双下肢屈曲痉挛,伴有出汗、竖毛反应、大小便自动排出等症状。

(2)感觉障碍:受损节段以下肢体和躯干的所有感觉丧失,在感觉缺失平面的上缘可有感觉过敏或束带感;轻症患者感觉平面可不明显。随着病情恢复感觉平面逐步下降,但较运动功能的恢复慢且差。

(3)自主神经功能障碍:早期表现为尿潴留,当膀胱充盈过度尿液不自主外溢,出现充盈性尿失禁。恢复期膀胱容量缩小,少量尿液即引起不自主排尿,出现充溢性尿失禁。病变平面以下少汗或无汗、皮肤干燥脱屑及水肿、指(趾)甲松脆和角化过度等;病变平面以上可有发作性出汗过度、皮肤潮红、反射性心动过缓等。

(三)辅助检查

(1)影像学检查:脊柱 X 线平片、脊髓 MRI 检查。

(2)脑脊液检查。

(3)电生理检查:视觉诱发电位、下肢体感诱发电位、运动诱发电位、肌电图。

(四)治疗原则

(1)药物治疗:①皮质醇类激素;②大剂量免疫球蛋白;③B 族维生素;④抗生素;⑤其他:如血管扩张药、神经营养药等。

(2)防治并发症:①保持呼吸道通畅,防治肺部感染;②预防压疮;③尿潴留及泌尿系统感染的防治;④预防便秘;⑤预防肢体挛缩畸形。

(3)康复治疗。

二、健康教育实践指导

1.休息与活动指导

(1)急性期卧床休息,瘫痪肢体保持功能位,防止肢体、关节痉挛和关节挛缩。

(2)早期进行被动运动和局部肢体按摩,促进肌力恢复。

(3)肌力开始恢复后可进行日常生活活动训练,尽量利用残存功能代偿,独立完成各种生活活动和做力所能及的家务。

(4)活动遵循循序渐进的原则,康复时间缓慢增加,避免劳累;进行康复锻炼时注意防护,避免跌伤等意外。

2.饮食与营养知识指导

(1)加强营养,合理饮食,多进食瘦肉、奶制品、水果(香蕉、橘子等)等高热量、高蛋白以及含钙、钾丰富的食物。

(2)因自主神经功能紊乱,患者易发生腹胀和便秘,需多喝水,给予清淡易消化、富含纤维素食物,多进食新鲜蔬菜、水果等,刺激肠蠕动,保持大便通畅;注意避免进食甜食、豆类等,以免产气加重腹胀。

(3)不能自主进食患者及时留置胃管,供给足够的热量与水分。

3.疾病监测指导

(1)观察患者是否存在呼吸费力、吞咽困难和构音障碍。

(2)注意观察患者有无药物不良反应,如消化道出血(黑便等)。

(3)留置尿管患者应观察尿液的颜色、性质与量,注意有无血尿、脓尿或结晶尿。

4.并发症预防指导

(1)预防压疮:同"脑出血患者并发症预防指导"。

(2)预防感染:同"脑出血患者并发症预防指导"。

(3)急性期注意保持足部功能位,防止足下垂。

5.用药指导

(1)本病药物治疗以激素为主,应严格遵医嘱有规律地服药,严禁自行减少剂量或擅自停药,也不可随意更换药物的种类,以免发生停药反跳现象,加重病情。

(2)激素的副作用有肥胖、痤疮、多毛、消化道溃疡、骨质疏松等,应注意观察有无黑便等消化道出血倾向。服用激素会使骨质脱钙而疏松,可适量补充钙剂。

（3）如需用免疫球蛋白治疗，费用较高而不一定能达到预期目标，应调整心态，积极配合治疗，避免出现抑郁、悲观等负性情绪。

6. 出院指导

（1）宜加强营养，多食高热量、高蛋白、富含维生素、纤维素及钙的食物，保持大便通畅。

（2）保持皮肤清洁干燥，定时翻身拍背，防止压疮的发生。

（3）留置导尿患者应保持导尿管通畅及会阴部清洁，多喝水，定时放尿冲洗尿道，防止尿路感染。

（4）肌力尚未恢复的患者应协助进行被动活动及按摩，保持正常功能位；肌力恢复中的患者应加强康复锻炼，循序渐进，避免意外。

（5）需增强机体抵抗力，防寒保暖，预防并积极治疗感冒等感染，避免劳累、外伤等诱发因素。

（6）遵医嘱服药，定期复查，不适随诊。

第三节　脑梗死患者健康指导

一、疾病知识指导

脑梗死又称缺血性脑卒中，是俗称"中风"的一种，70%～80%是由于各种原因致使脑部血液供应障碍，造成局部脑组织缺血、缺氧性坏死而引起相应神经功能缺损的综合征。依据发病机制的不同分为脑血栓形成、脑栓塞和腔隙性脑梗死等主要类型。其中脑血栓形成和脑栓塞均是由于脑供血动脉急性闭塞或严重狭窄所致，约占全部脑梗死的80%～90%。

（一）病因

（1）血管病变因素：动脉粥样硬化、动脉硬化、动脉炎、血管畸形、高血压、糖尿病、高脂血症等。

（2）血液成分改变：血小板增高、纤维蛋白原增高等。

（3）机械因素：心脏病、大血管或外伤引起的脂肪等栓子脱落导致栓塞。

（4）血液灌流因素：慢性低血压等。

（二）临床表现

脑梗死的前驱症状通常无特殊性，部分患者可能有眩晕、一时性肢体麻木、无力等短暂性脑缺血发作的表现。局灶性体征多在发病后数小时或1～2天达到高峰。临床表现取决于梗死灶的大小和部位。

（1）运动障碍：主要表现为偏瘫，一侧胳膊或腿脚麻木乏力。也可能出现四肢瘫痪，共济失调、不自主运动和震颤。

（2）语言障碍：言语含糊、吐词不清甚至失语。

（3）眼部症状：单眼一过性黑矇，偶见永久性失明；偏盲，动眼神经麻痹，眼球向病灶侧凝视；脑桥病变出现针尖样瞳孔。

（4）其他：偏身感觉障碍、失读、失认、人格改变、昏迷、眩晕、呕吐、肺水肿、消化道出血、大小便失禁、高热等。

（三）辅助检查

（1）血液检查：血常规、血流变、血生化。

(2)心电图检查。

(3)影像学检查：CT、MRI、全脑血管造影、血管成像技术、磁共振血管成像。

(4)脑脊液检查。

(5)经颅彩色多普勒超声。

(6)超声心动图检查。

(四)治疗原则

(1)抗栓治疗：①静脉溶栓；②动脉溶栓；③抗血小板治疗；④抗凝治疗；⑤紧急血管内治疗：机械取栓等。

(2)对症治疗：①控制血压；②吸氧和通气支持；③控制血糖；④脱水降颅压；⑤防治并发症。

(3)脑保护治疗。

(4)外科手术治疗。

(5)原发病治疗。

(6)康复治疗。

二、健康教育实践指导

1. 休息与活动指导

(1)取去枕平卧或头低位，以保证脑部供血充足。

(2)卧床期应将患者摆放于良肢位，鼓励患侧卧位，适当健侧卧位，尽可能少采用仰卧位，尽量避免半卧位，保持正确的坐位。

(3)保持瘫痪肢体功能位，患肢手应张开且手中不应放任何物品，以避免引起抓握反射导致手呈屈曲痉挛；不在足底放置物品，以免因为硬物压在足底刺激伸肌模式的反射活动导致足跖屈畸形；避免被褥过重或太紧；不同的体位均应备数个不同大小和形状的软枕以帮助支撑。

(4)重视患侧刺激。加强患侧刺激可对抗其他感觉丧失，避免忽略患侧身体和患侧空间：如床头柜可置于患侧、协助患者洗漱和进食均可在患侧进行、与患者交谈时可握住患侧手、引导患者转向患侧等。但注意不可用热水袋热敷患肢，以免因患肢感觉障碍导致烫伤。

(5)适当按摩及被动运动患肢与关节，刺激患者神经机能，防止关节畸形、挛缩。患者病情稳定(生命体征平稳，症状体征不再进展)后，可在医师指导下进行床上及离床主动运动。康复锻炼过程注意循序渐进，避免过度劳累；建立舒适安全的环境，选用合适的辅助器具(如手杖、轮椅等)，并有人陪伴，谨防跌倒损伤。

(6)神志不清、躁动合并精神症状的患者，可适当约束，防止坠床、跌伤。

2. 饮食与营养知识指导

(1)进食高蛋白、富含维生素、低盐、低脂、低热量、清淡饮食，多食新鲜蔬菜水果、谷类、鱼类和豆类，少食动物内脏、脂肪等。戒烟戒酒，多饮温开水。

(2)选择软饭、半流质或糊状食物，避免粗糙、干硬食物，饮食规律，少量多餐。

(3)选择既安全又有利于进食的体位：能坐起的患者取坐位进食，头略前屈；不能坐起的患者选择半卧位(摇高床头约30°)，头下垫高使头部前屈。此种体位下进食，食物不易从口腔中漏出，又有利于食团向舌根运送，还可以减少向鼻腔逆流及误吸的风险。

(4)保证充足的进食时间，以利于充分咀嚼；就餐环境安静舒适，减少分散注意力的干扰因素，如关闭电视、不要边吃边讲话等；进食后坐立30分钟，防止食物反流。

(5)尽量避免使用吸水管，使用杯子饮水应至少保留半杯水，因为水过少时患者低头饮水会增加误吸的风险。

(6)不能吞咽的患者，应予鼻饲饮食。

3.疾病监测指导

（1）密切观察症状和体征的变化，如出现严重头痛、血压增高、脉搏减慢、恶心呕吐等，及时告知医护人员进行处理。

（2）观察有无栓子脱落导致其他部位栓塞的表现，如肠系膜上动脉栓塞引起的腹痛；下肢静脉栓塞所致皮肤肿胀、发红及肢体疼痛和功能障碍。若发现异常及时告知医护人员进行处理。

4.并发症预防指导

（1）预防压疮：同"脑出血患者并发症预防指导"。

（2）预防感染：同"脑出血患者并发症预防指导"。

（3）早期按摩患肢及协助患肢被动运动，尽早开始床上及离床康复运动，防止深静脉血栓形成。

5.用药指导

（1）严格遵医嘱服药，不可擅自调整药物剂量或换药等。

（2）久服抗血小板聚集的药物或抗凝药时，可能引起胃肠反应或溃疡，应注意观察有无恶心、呕吐、上腹不适等症状，宜在饭后服药或与碳酸钙等制酸剂同时服用，如出现黑便、牙龈出血、皮肤瘀点瘀斑等出血表现，应及时告知医护人员。

（3）应用脱水降颅压药物如甘露醇静脉滴注时，速度应快，尽可能125 mL甘露醇在15分钟内滴完，不要自行调节滴速；输液肢体防止乱动，以免液体外渗造成组织坏死。

6.出院指导

（1）少食富含脂肪、胆固醇、辛辣刺激的食物，如动物内脏、蛋黄、奶油、蛋糕、糖等；日常饮食宜选择低脂肪食物，如植物油、酸奶、豆类、鸡蛋蛋清、适量瘦肉、家禽、鱼类等；并注意增加纤维素的摄入，如各种蔬菜、瓜果、适量洋葱、大蒜、香菇、木耳等；限制钠盐的摄入，戒烟戒酒，少食含糖饮料。

（2）积极参与康复治疗，落实康复计划。克服急于求成的心理，做到坚持锻炼，循序渐进。

（3）从事力所能及的家务劳动，日常生活不过度依赖他人。改变不良生活方式，控制体重，平时适当参加锻炼活动，如散步、慢跑、太极拳等。避免重体力活动。

（4）积极治疗原发疾病，如高血压、心脏病等。对有短暂性脑缺血发作史的患者，在改变体位时应缓慢，避免突然转动颈部，外出时有人陪伴；洗澡时间不宜过长，水温不宜过高；气候变化时注意保暖，防止感冒。

（5）遵医嘱规律用药，控制血压、血糖、血脂，减少血小板聚集，注意观察有无出血倾向，定期复查，不适随诊。

第四节　短暂性脑缺血发作患者健康指导

一、疾病知识指导

短暂性脑缺血发作是由于脑、脊髓或视网膜局灶性缺血所致的、不伴急性梗死的短暂性神经功能障碍。好发于中老年人，男性多于女性。发病突然，临床症状一般不超过1小时，最长不超过24小时。常反复发作，每次发作表现相似，不留后遗症状。

（一）病因

短暂性脑缺血发作的发病原因有多种因素，包括动脉粥样硬化、动脉狭窄、心脏病、血液成分改变及血流动力学变化等。

(二)临床表现

(1)面瘫和舌瘫：单侧或双侧面部、口周麻木，嘴角歪斜，左右脸不对称。

(2)偏瘫：缺血对侧肢体单瘫、轻偏瘫；一侧肢体无力，站立或行走不稳，亦可见跌倒发作(转头或仰头时，双下肢无力而跌倒，常可很快自行站起，无意识丧失)。

(3)语言障碍：言语含糊、吐词不清、一过性的失语。

(4)眼部症状：患侧单眼出现一过性黑矇、眼震、视力丧失(和)或对侧同向性偏盲。

(5)其他：一过性眩晕，或失用或失读或失写，亦可出现人格和情感障碍、偏身感觉障碍、空间定向障碍、短暂性全面遗忘症(发作时出现短时间记忆丧失，对时间、地点定向障碍，但对话、书写和计算能力正常，无意识障碍，持续数分钟或数小时)等。

(三)辅助检查

(1)一般检查：心电图、血常规、生化检查等。

(2)影像学检查：CT、MRI、弥散加权 MRI。

(3)血管检查：血管成像技术、磁共振血管成像、全脑血管造影、经颅彩色多普勒超声。

(4)神经心理学检查。

(四)治疗原则

(1)短暂性脑缺血发作短期卒中风险评估。

(2)药物治疗：①抗血小板聚集治疗；②抗凝治疗；③扩容治疗；④溶栓治疗；⑤其他：如降纤酶治疗、中药制剂等。

(3)外科手术治疗。

(4)控制危险因素：如高血压、脂代谢异常、糖代谢异常和糖尿病、吸烟、睡眠呼吸暂停等。

二、健康教育实践指导

1.休息与活动指导

(1)发作时去枕卧床休息，以免影响头部血流供应。

(2)仰头或头部转动时缓慢且转动幅度不宜太大。

(3)避免重体力劳动，可以选择散步、慢跑等体育运动以改善心肺功能，增加脑部供血，改善脑循环。

(4)频繁发作者沐浴和外出需有人陪伴，以防发生跌倒和外伤。

2.饮食与营养知识指导

(1)选择低盐、低脂、足量蛋白质和富含维生素的饮食，多食谷类、鱼类、新鲜蔬菜、水果、豆类、坚果等。

(2)限制钠盐的摄入量，每天不超过 6 g。

(3)少吃糖类和甜食，忌食辛辣、刺激、油炸食物。

(4)避免暴饮暴食，戒烟戒酒。

3.疾病监测指导

(1)频繁发作者，注意观察每次发作的持续时间、间隔时间和伴随症状，做好记录。

(2)观察肢体麻木、乏力等症状有无加重或减轻，有无头痛、头晕以及其他脑功能受损的表现，警惕完全性缺血性脑卒中的发生。

4.并发症预防指导

(1)发作时卧床休息，预防跌倒受伤。

(2)密切关注患者病情变化，警惕脑梗死的发生。

5. 用药指导

(1)服用降压药时，严格遵医嘱服药，勿自行调整剂量、停药或换药等。

(2)久服抗血小板聚集药物或抗凝药时，可能引起胃肠反应或溃疡，注意观察有无恶心、呕吐、上腹不适等症状，宜在饭后服药或与碳酸钙等制酸剂同时服用，如出现黑便、牙龈出血、皮肤瘀点瘀斑等出血表现，应及时告知医护人员。

6. 出院指导

(1)起床、坐起、仰头或头部转动、低头系鞋带等体位变换时应缓慢，且转动幅度不宜太大；沐浴时间不宜过长，水温不宜过高；外出有人陪伴，以防发生跌倒和外伤。

(2)选择低盐、低脂、足量蛋白质和富含维生素的饮食，限制钠盐的摄入，少吃糖类和甜食。忌食辛辣、刺激、油炸食物，避免暴饮暴食，戒烟戒酒。

(3)改变不良生活习惯，进行合理休息和适当运动，选择散步、慢跑等改善心肺功能，增加脑部供血，改善脑循环。注意避免重体力劳动。

(4)气候变化时注意保暖，防止感冒。

(5)遵医嘱正确服用降压、降脂、降糖药物，定期复查，动态了解血压、血脂、血糖的情况。

(6)密切关注病情变化，当出现头晕、头痛、一侧肢体麻木乏力、讲话吐词不清或进食呛咳等时，立即就医。

第五节　癫痫患者健康指导

一、疾病知识指导

癫痫是多种原因导致的脑部神经元高度同步化异常放电所致的临床综合征，临床表现具有发作性、短暂性、重复性和刻板性的特点。异常放电神经元的位置不同及异常发电波及的方位差异，导致患者的发作形式不一，可表现为感觉、运动、意识、精神、行为、自主神经功能障碍或兼而有之。

(一)病因

癫痫不是独立的疾病，而是一组疾病或综合征。引起癫痫的病因十分复杂，根据病因学不同，可分为三大类。

(1)症状性癫痫：又称继发性癫痫。由于各种明确的中枢神经系统结构损伤或功能异常所致，如：脑外伤、脑血管疾病、中枢神经系统感染、寄生虫、遗传代谢性疾病、药物、脑肿瘤等。

(2)特发性癫痫：又称为原发性癫痫。病因不明，可能与遗传因素密切有关，常在某一特定的年龄段起病，具有特征性临床及脑电图表现。

(3)隐源性癫痫：临床表现提示为症状性癫痫，但现有的检查手段不能发现明确的病因。

(二)临床表现

癫痫的临床表现形式多样，但均具有以下共同特征：

(1)发作性：症状突然发生，持续一段时间后迅速恢复，间歇期正常。

(2)短暂性：每次发作持续时间为数秒或数分钟，很少超过30分钟(癫痫持续状态除外)。

(3)刻板性：每次发作的临床表现几乎一样。

(4)重复性：第一次发作后，经过不同间隔时间会有第二次或更多次的发作。

1.痫性发作

依据发作时的临床表现和脑电图特征可将痫性发作分为不同临床类型。

(1)部分性发作：痫性发作的最常见类型，源于大脑半球局部神经元的异常放电。

1)单纯部分性发作：以局部症状为特征，无意识障碍，发作持续时间一般不超过1分钟，可分为以下四种类型：

①部分运动性发作：表现为身体的某一局部发生不自主抽动，多见于一侧眼睑、口角、手指或足趾，也可波及一侧面部肢体。若发作从局部开始，沿大脑皮质运动区移动，临床表现抽搐自手指-腕部-前臂-肘-肩-口角-面部逐渐扩展，称为Jackson发作；严重的患者发作后可遗留短暂性(30分钟~36小时)肢体瘫痪，称为Todd麻痹。

②部分感觉性发作：躯体感觉性发作表现为一侧肢体麻木感和针刺感，多发生于口角、手指、足趾等部位；特殊感觉性发作可表现为视觉性(闪光和黑蒙)、听觉性、嗅觉性和味觉性发作；眩晕性发作表现为坠落感或飘动感。

③自主神经性发作：出现全身潮红、多汗、呕吐、腹痛、面色苍白、瞳孔散大等，易扩散出现意识障碍，成为复杂部分性发作的一部分。

④精神性发作：表现为各种类型的记忆障碍(似曾相识、强迫思维等)、情感障碍(无名恐惧、忧郁、愤怒等)、错觉(视物变形、声音变强或变弱)、复杂幻觉等。精神性发作虽可单独出现，但常为复杂部分性发作的先兆，也可继发全面性强直-阵挛发作。

2)复杂部分性发作：占成人癫痫发作的50%以上，有意识障碍，发作时对外界刺激无反应，以精神症状及自动症为特征，也称为精神运动性发作。病灶多在颞叶，故又称颞叶癫痫。有以下几种表现形式：

①仅表现为意识障碍：多为意识模糊，意识丧失少见。

②表现为意识障碍和自动症：自动症是指在癫痫发作过程中或发作后意识模糊状态下出现的具有一定协调性和适应性的无意识活动，在意识障碍的基础上发生，表现为反复咀嚼、舔唇、流涎或反复搓手、不断穿衣、解衣扣，也可表现为游走、奔跑、乘车上船，还可出现自言自语、唱歌或机械重复原来的动作。

③表现为意识障碍和运动症状：发作开始即出现意识障碍和各种运动症状，特别是在睡眠中发生。运动障碍可为局灶性或不对称强直、阵挛、各种特殊姿势如击剑样动作等。

3)部分性发作继发全面性发作：先出现上述部分性发作，继之出现全身性发作。

(2)全面性发作，起源于双侧脑部，多在发作初期就有意识丧失。

1)全面强直-阵挛发作：意识丧失、双侧强直后出现阵挛为此类型的主要临床特征，过去称为大发作。发作前可有瞬间疲乏、麻木、恐惧或无意识动作等先兆表现。早期出现意识丧失、跌倒在地，其后的发作过程分为三期：

①强直期：全身骨骼肌持续收缩，眼肌收缩致上眼睑上牵，眼球上翻或凝视；咀嚼肌收缩出现张口，随后突然闭合，可咬伤舌尖；喉部肌肉和呼吸肌收缩致患者尖叫一声，呼吸停止；颈部和躯干肌肉收缩使躯干先屈曲，后反张，上肢由上举后旋转为内收前旋，下肢先屈曲后猛烈伸直。常持续10~20秒转入阵挛期。

②阵挛期：不同肌群收缩和松弛交替出现，由肢端延及全身。阵挛频率逐渐减慢，松弛期逐渐延长，在一次剧烈阵挛后发作停止，进入发作后期。此期持续30~60秒。以上两期均可发生舌咬伤，并伴心率增快、血压升高、唾液和支气管分泌物增多、瞳孔扩大及对光反射消失等自主神经征象。

③发作后期：此期尚有短暂阵挛，造成牙关紧闭和大小便失禁。呼吸首先恢复，心率、血压和瞳孔渐至正常。肌张力松弛，意识逐渐清醒。从发作开始至意识恢复历时5~10分钟。醒后患者常感头痛、头晕和疲乏无力，对抽搐过程不能回忆。部分患者有意识模糊，如强行约束患者可能发生自伤或伤人。

2）失神发作：儿童期起病，青春期前停止发作。发作时患者意识短暂丧失，停止正在进行的活动，呼之不应，两眼凝视不动，可伴咀嚼、吞咽等简单的不自主动作，或伴失张力如手中持物坠落等。发作过程持续 5~10 秒，清醒后无明显不适，继续原来的活动，对发作无记忆，每天发作数次至数百次不等。

3）强直性发作：多见于弥漫性脑损害的儿童，睡眠中发作较多。表现为与强直-阵挛性发作中强直期相似的全身骨骼肌强直性收缩，常伴有面色苍白或潮红、瞳孔散大等自主神经症状，发作时处于站立位者可突然倒地，发作持续数秒至数十秒。

4）阵挛性发作：几乎都发生于婴幼儿，特征为重复阵挛性抽动伴意识丧失，之前无强直期，持续 1 分钟至数分钟。

5）肌阵挛发作：可见于任何年龄，常见于预后较好的特发性癫痫患者。表现为快速、短暂、触电样肌肉收缩，可遍及全身或限于某个肌群、某个肢体，声、光刺激可诱发。

6）失张力发作：部分或全身肌肉张力突然降低导致垂颈、张口、肢体下垂和跌倒，持续数秒至 1 分钟。

（3）癫痫持续状态：指一次癫痫发作持续 30 分钟以上，或连续多次发作致发作间期意识或神经功能未恢复至通常水平。可见于任何类型的癫痫，但通常是指大发作持续状态。可因不适当地停用抗癫痫药物或治疗不规范、感染、精神刺激、过度劳累、饮酒等诱发。

2.癫痫综合征

由特定症状和体征组成的特定癫痫现象。

（1）与部位有关的癫痫：

1）特发性：发病与年龄有关，多为儿童期癫痫。有部分性发作和局灶性脑电图异常，无神经系统体征和智能缺陷，常有家族史，脑电图背景活动正常。痫性表现不尽相同，但每个患儿的症状相当固定。

①伴中央-颞部棘波的良性儿童癫痫：好发于 3~13 岁，可不经治疗于 16 岁前自愈。通常为局灶性发作，表现为一侧面部和口角的阵挛性抽搐，常伴舌部僵硬、言语和吞咽困难。多在夜间发作，使患儿易惊醒，数月至数年发作 1 次。

②伴有枕区放电的良性儿童癫痫：好发于 3~14 岁。发作开始表现为视物模糊和幻视等视觉症状，继之出现眼肌阵挛、偏侧阵挛，也可合并全面强直-阵挛性发作及自动症。

③原发性阅读性癫痫：由阅读诱发，无自发性发作。表现为阅读时出现下颌阵挛，常伴手臂痉挛，继续阅读会出现全面强直-阵挛性发作。

2）症状性：病灶部位不同可致不同类型的发作。

①颞叶癫痫：可表现为单纯或复杂部分性发作及继发全身性发作。

②枕叶癫痫：表现为伴有视觉症状的单纯部分性发作，可有或无继发性全身性发作。

③顶叶癫痫：为单纯部分性发作，主要表现为感觉刺激症状，偶有烧灼样疼痛。

④持续性部分性癫痫表现为持续数小时、数日甚至数年，仅影响躯体某部分的节律性阵挛。

（2）全面性癫痫和癫痫综合征：

1）特发性：与发病年龄有关，临床症状和脑电图变化开始即为双侧对称，无神经系统阳性体征。

①良性婴儿肌阵挛癫痫：1~2 岁发病，有癫痫家族史。表现为发作性、短暂性、全身性肌阵挛。

②儿童期失神癫痫：6~7 岁发病，女性多见，与遗传因素关系密切。表现为频繁的典型失神发作，每天达数十次。

③青少年期失神癫痫：青春早期发病，男女间无明显差异。80% 以上的患者出现全身强直-阵挛发作。

④青少年肌阵挛性癫痫：好发于 8~18 岁，表现为肢体阵挛性抽动，多合并全身强直-阵挛发作和失神发作。

2）症状性：根据有无特异性病因分为：

①无特异性病因：如早期肌阵挛脑病，在出生后3个月内发病，表现为肌阵挛和肌强直发作，伴智能障碍，病情严重，第一年即可死亡。

②有特异性病因：脑发育畸形如脑回发育不全和先天性代谢障碍如苯丙酮尿症。

3）隐源性或症状性：推测其是症状性，但病史及现有检测手段未能发现病因。

①West综合征：又称婴儿痉挛症，出生后1年内发病，男孩多见。波及头、颈、躯干或全身的频繁肌痉挛、智力低下和脑电图高度节律失调构成了本病特征性的三联征。发作表现为快速点头状痉挛、双上肢外展、下肢和躯干屈曲。60%~70%在5岁前停止发作，40%转为其他类型。

②Lennox-Gastaut综合征：好发于1~8岁，少数出现在青春期。多种发作类型并存、精神发育迟缓、脑电图显示棘-慢波和睡眠中10Hz的快节律是本病的三大特征，易出现癫痫持续状态。

（三）辅助检查

（1）EEG检查。

（2）血液检查：血常规、血糖、血寄生虫等检查。

（3）CT及MRI。

（四）治疗原则

（1）积极治疗原发疾病。

（2）掌握发作时症状，积极予以发作救治。

（3）药物治疗。

二、健康教育实践指导

1.休息与活动指导

充分休息，保持病室环境安静舒适，光线柔和。卧床时予以床栏保护，防止坠床或跌倒。远离危险物品，如床头柜勿放水果刀、暖瓶、热水杯等。限制探视。

2.饮食与营养知识指导

（1）制定科学合理的饮食方案，给予高蛋白、低脂、低糖、富含维生素、高热量、易消化、易吸收的饮食，少食刺激性食物如辣椒、芥末等，禁食可乐、咖啡等，禁忌酗酒、暴饮暴食。

（2）有意识障碍、严重舌咬伤者暂禁食，酌情给予鼻饲流质，如牛奶、肠内营养粉剂、豆浆、蒸蛋或混合匀浆等，4~5次/天，每次约200 mL。

3.疾病监测指导

（1）保持呼吸道通畅。取头低侧卧位或平卧位头偏向一侧，松开领带和衣扣，解开腰带，取下活动性义齿，及时清除口腔和鼻腔分泌物；放置压舌板，必要时用舌钳将舌拖出，防止舌后坠阻塞呼吸道；癫痫持续状态者插胃管鼻饲时防止误吸；床旁备好吸引器和气管切开包。

（2）密切监测生命体征及意识、瞳孔变化，观察发作过程中有无心率增快、血压升高、呼吸减慢或暂停、瞳孔散大、牙关紧闭、大小便失禁等情况；观察并记录发作的类型、发作的频率与发作持续时间；观察发作停止后患者意识完全恢复的时间，有无头痛、疲乏及行为异常。

4.并发症预防指导

（1）安全护理：发作时将患者缓慢置于平卧位，不可用力按压抽搐肢体，迅速移开周围硬物、锐器，用棉垫或软垫保护关节，以防发生骨折、脱臼或外伤；有义齿者立即取出，将压舌板、纱布、筷子等置于患者上下臼齿间，防止舌、口唇和颊部咬伤，禁止测量口腔温度；保持呼吸道通畅，给予吸氧，对呼吸功能不恢复者，及时人工辅助通气；癫痫持续状态、躁动患者专人守护，加保护性床档，必要时用约束带适当约束。

（2）心理护理：长期用药加之疾病的反复发作，可能会带来沉重的精神负担，易产生紧张、焦虑、抑郁、淡漠、易怒等不良心理问题。护士应仔细观察患者的心理反应，鼓励患者表达自己的心理感受，关心、理解、尊重患者，鼓励患者与他人多沟通交流，积极主动地寻求社会支持和帮助。

5. 用药指导

（1）知晓遵医嘱长期甚至终身用药的重要性，建立正确的用药观念，勿自行减量、停药和更换药物。

（2）观察用药不良反应（表1）。餐后服用药物，可减少胃肠道反应；用药前进行血、尿常规和肝、肾功能检查；首次服药后 5~7 天查抗癫痫药物的血药浓度，每 3 个月至半年复查 1 次；每月检查血常规和每季检查肝、肾功能。

表1 常用抗癫痫药物的不良反应

药物	不良反应
苯妥英钠	胃肠道症状、毛发增多、齿龈增生、小脑征、粒细胞减少、肝损害
卡马西平（CBZ）	胃肠道症状、小脑征、嗜睡、体重增加、骨髓与肝损害、皮疹
苯巴比妥（PB）	嗜睡、小脑征、复视、认知与行为异常
丙戊酸钠（VPA）	肥胖、毛发减少、嗜睡、震颤、骨髓与肝损害、胰腺炎
托吡酯（TPM）	震颤、头痛、头晕、小脑征、胃肠道症状、体重减轻、肾结石
拉莫三嗪（LTG）	头晕、嗜睡、恶心、皮疹
加巴喷丁	嗜睡、头晕、复视、健忘、感觉异常

6. 出院指导

（1）日常生活指导：应养成良好的生活习惯，避免劳累、睡眠不足、饥饿、饮酒、便秘、情绪激动、强烈的声光刺激、惊吓、心算、阅读、书写、下棋、外耳道刺激、长时间看电视、洗浴等诱发因素。外出时随身携带写有姓名、年龄、所患疾病、住址、家人联系方式的信息卡，在病情未得到良好控制时，室外活动或外出就诊应有人陪伴。

（2）用药指导与病情监测：告知患者遵医嘱坚持长期、规律用药，当患者癫痫发作频繁或症状控制不理想，或出现发热、皮疹时应及时就诊。

（3）工作指导：不适于从事高空作业、驾驶员、电焊工、礼花炮手、车工（操作机器或大型电器）、有强光电刺激、易疲劳、生活不规律的职业。

（4）婚育指导：特发性癫痫且有家族史的女性患者，婚后不宜生育，双方均有癫痫，或一方有癫痫，另一方有家族史者不宜结婚。

第六节 自身免疫性脑炎患者健康指导

一、疾病知识指导

自身免疫性脑炎是一类自身免疫机制介导的针对中枢神经系统抗原产生免疫反应所导致的脑炎，约占所有脑炎病例的 10%~20%，其中以抗 N-甲基-D-天冬氨酸受体脑炎最为常见，约占所有自身免疫性脑炎病例的 80%。

(一)临床表现

自身免疫性脑炎发病时主要表现为精神行为异常、认知功能障碍、近事记忆力下降、急性或亚急性癫痫发作、语言功能障碍、运动障碍、不自主运动、自主神经功能障碍以及不同程度的意识障碍甚至昏迷等，部分患者还可伴随睡眠障碍，主要表现为嗜睡、睡眠觉醒周期紊乱和白天过度睡眠等，抗 N-甲基-D-天冬氨酸受体脑炎患者常有发热、头痛等前驱症状。

(二)辅助检查

(1)脑脊液检查。
(2)影像学检查：头颅 MRI。
(3)脑电图检查。

(三)治疗原则

(1)免疫治疗：①糖皮质激素；②免疫球蛋白。
(2)对症支持治疗。

二、健康教育实践指导

1.休息与活动指导

急性期患者卧床休息，提供安静舒适的休息环境，温度、光线适宜，护理操作尽量集中进行，减少刺激；有精神症状者专人看护，协助完成日常生活照顾。

2.饮食与营养知识指导

(1)给予高热量、清淡、高蛋白、易消化、富含维生素的饮食。

(2)有精神症状者需提供安全的进餐用具，协助进餐；意识障碍者，遵医嘱给予鼻饲饮食，保障能量供给。

(3)向患者解释加强营养的重要性，观察营养状况的改善及进食情况。

3.疾病监测指导

(1)精神症状护理：注意观察病人有无烦躁不安，冲动和行为失控，睡眠过度或睡眠颠倒等情况，了解有无激惹因素，一旦出现精神症状，应采取灵活机动的方法，安慰患者并转移患者注意力，加强安全管理，防止自伤、伤人、毁物和逃跑，必要时采取保护性约束，卧床时加床栏保护。

(2)癫痫样发作护理：应保持病室环境安静，限制探视，稳定患者情绪，避免不良刺激。密切观察癫痫发作的先兆表现，备抢救物品及药品于应急处置箱，发作时按癫痫发作处理，防止咬伤、跌倒、摔伤等意外伤害。

(3)自主神经功能紊乱护理：抗 N-甲基-D-天冬氨酸受体脑炎患者可有自主神经受累，常见高热、心动过速、心动过缓、唾液分泌过多、高血压、低血压、尿失禁、多汗、勃起障碍。密切监测生命体征，记录出入水量，做好基础护理。高热者遵医嘱降温处理，鼓励患者多饮水，每日约2000 mL，必要时静脉补液；小便失禁、排尿困难的患者予以导尿；大便失禁的患者及时清洁肛周皮肤；便秘患者予以高纤维素饮食，适当增加饮水量，顺时针按摩腹部，必要时予以通便药物。

4.并发症预防指导

防止出现中枢性通气障碍。应密切观察病人生命体征，出现呼吸费力、血氧饱和度下降或颜面、口唇及甲床发绀应及时进行动脉血气分析，呼吸衰竭患者需行气管插管及机械通气治疗。及时吸痰保持呼吸道通畅，定时翻身、叩背，促进痰液排除，必要时给予震动排痰或吸痰。医护人员严格执行手卫生及减少病房人员流动，保持室内空气流通，每日至少通风 2 小时。

5. 用药指导

(1)免疫球蛋白：最常见的不良反应有头痛、胸闷、肌痛、呼吸急促、恶心等，极少发生哮喘和过敏性休克。输注前应测量体温，当腋温高于37.5℃者禁止使用，输注前后用生理盐水冲管，输注时控制滴速(5 g/h)，使用过程中严密观察有无不良反应的发生。

(2)抗癫痫药物：应结合患者癫痫病史和脑炎引起的癫痫发作情况，遵医嘱按时、定量给予氯硝西泮、卡马西平等口服药，不得擅自停药或者更改剂量，严格观察用药后反应。

(3)糖皮质激素：使用保护胃黏膜的药物后再使用激素，可预防药物性消化道溃疡的发生。需观察患者有无上腹疼痛、呕吐咖啡色胃内容物或者黑便的发生。大剂量应用激素后，机体抵抗力下降，易发生各种感染，治疗过程中注意观察口腔黏膜有无溃疡或由于舌咬伤而出现粘膜破损。同时需观察患者有无头晕头痛、恶心呕吐、剧烈眼痛、视力下降等高血压、高眼压症状以及有无骨质疏松、血糖变化等内分泌紊乱副作用。

(4)利妥昔单抗：利妥昔单抗在滴注过程中极易发生严重不良反应，包括过敏性休克、支气管痉挛、呼吸困难、低氧血症等，输注前准备好抢救物品和药品，输注过程严格控制滴速，密切监测生命体征。

6. 出院指导

(1)应加强肢体功能锻炼和言语能力训练，促进康复；同时告知患者疾病的预后，增强患者的信心和自理能力。

(2)给予高热量、易消化、富含纤维素、维生素的食物，保证充足营养。

(3)告知药物的作用和副作用，切勿私自停药或减量服药，定期门诊复查。

第七节 重症肌无力患者健康指导

一、疾病知识指导

重症肌无力是乙酰胆碱受体抗体介导的细胞免疫依赖及补体参与的神经-肌肉传递障碍的获得性自身免疫性疾病，由神经-肌肉接头突触后膜上乙酰胆碱受体受损引起。任何年龄均可发病，常见于20~40岁和40~60岁，40岁以前女性多见，40岁以后男性居多。年龄大者多合并胸腺瘤，少数患者有家族史。

(一)病因

重症肌无力是获得性自身免疫性疾病，具体病因不甚明确，与机体免疫系统紊乱有关，患者常合并甲状腺功能亢进、甲状腺炎、系统性红斑狼疮、类风湿关节炎和天疱疮等其他自身免疫性疾病。部分初发或复发患者有感染、精神创伤、过度劳累、手术、妊娠和分娩等诱因。

(二)临床表现

主要临床表现为骨骼肌极易疲劳，活动后症状加重，休息后或应用胆碱酯酶抑制药治疗后症状明显减轻。

(1)起病形式：多数起病隐匿，呈进展性或缓解与复发交替性发展。

(2)肌无力分布：全身骨骼肌均可受累，以脑神经支配的肌肉更易受累。多数患者的首发症状为眼外肌麻痹，包括上睑下垂、斜视和复视、眼球活动受限甚至固定，但瞳孔不受影响；面部和口咽肌肉受累时出现表情淡漠、连续咀嚼无力、饮水呛咳和发音障碍；四肢肌群受累以近端无力为主，表现为抬臂、上楼梯困难，腱反射不受影响，感觉功能正常。

（3）肌无力特点：多数表现为肌肉持续收缩后出现肌无力甚至瘫痪，休息后症状减轻或缓解，晨起肌力正常或肌无力症状较轻，下午或傍晚肌无力明显加重，称为"晨轻暮重"现象；首次采用抗胆碱酯酶药物治疗有明显效果。

（4）肌无力危象：累及呼吸肌出现咳嗽无力和呼吸困难，需用呼吸机辅助通气称为重症肌无力危象，是本病主要死因。口咽肌和呼吸肌无力者易发生危象，可由感染、手术、精神紧张、全身疾病等所诱发。

（三）辅助检查

（1）疲劳试验。
（2）新斯的明试验。
（3）重复神经电刺激。
（4）AChR-Ab 测定。

（四）治疗原则

（1）药物治疗：①糖皮质激素；②抗胆碱酯酶药物；③免疫抑制药。
（2）胸腺摘除和放射治疗。
（3）血浆置换。
（4）危象处理。

二、健康教育实践指导

1. 休息与活动指导

急性期应卧床休息，康复期适当活动。宜选择清晨、休息后或肌无力症状较轻时进行，自我调节活动量，以不感到疲劳为原则。

2. 饮食与营养知识指导

（1）给予高蛋白、富含维生素、高热量、低糖、富含钾和钙的半流或软食，避免干硬或粗糙食物，注意营养均衡；

（2）进餐时尽量取坐位，避免患者单独进食，餐前充分休息，选择服药后 15～30 分钟产生药效时进食为佳。用餐过程中，咀嚼肌无力患者会感到疲劳，可让患者适当休息后继续进食，鼓励少量慢咽，勿催促患者；咽喉、软腭和舌部肌群受累出现饮水呛咳、吞咽困难时，不能强行服药和进食，以免导致窒息或吸入性肺炎，应尽早留置胃管。

（3）观察营养状况，出现食物摄入明显减少、体重减轻或消瘦、精神不振、皮肤弹性减退等营养不良表现时，及时告知医生。

3. 疾病监测指导

（1）病情观察：密切观察病情，注意呼吸频率、节律与深度的改变，观察有无呼吸困难加重、发绀、咳嗽无力、腹痛、瞳孔变化、出汗、唾液或喉头分泌物增多等现象。

（2）保持呼吸道通畅：可抬高床头，鼓励患者咳嗽和深呼吸；及时吸氧、吸痰，清除口鼻分泌物，防止误吸和窒息；备好新斯的明、气管切开包、人工呼吸机等抢救药品和器材；必要时行气管插管、气管切开和人工辅助呼吸。

（3）心理支持：患者因病程长、病情重、且常有反复，容易产生恐惧、焦虑、抑郁或自卑情绪，应加强心理状况观察，多与患者沟通，及时疏导，消除焦虑和恐惧心理，树立战胜疾病信心。

4. 并发症预防指导

重症肌无力危象包括肌无力危象、胆碱能危象、反拗危象是重症肌无力最危急状态，病死率

15.4%~50%，一旦发生，应保持呼吸道通畅、积极控制感染、应用糖皮质激素。发生呼吸肌麻痹时，立即行气管切开，应用人工呼吸器辅助呼吸，并依危象的不同类型采取相应处理方法。肌无力危象者加大新斯的明用量，胆碱能危象和反拗危象者暂停抗胆碱酯酶药物的应用并对症治疗。

5. 用药指导

(1)抗胆碱酯酶药物应从小剂量开始，以保证最佳效果和维持进食能力为度。严格掌握用药剂量和时间，以防用药不足或用药过量导致的肌无力危象或胆碱能危象。如出现恶心、呕吐、腹痛、腹泻、出汗、流涎等不良反应时，可用阿托品拮抗，发生感染等应激情况时，需遵医嘱增加药物用量。

(2)糖皮质激素可多从大剂量开始。患者在用药早期(2周内)可能会出现病情加重，甚至发生危象，应严密观察呼吸变化，并作好气管切开和使用人工呼吸机的准备。长期服药者，要注意有无消化道出血、骨质疏松、股骨头坏死等并发症。

(3)免疫抑制药使用期间需定期检查血象，并注意肝、肾功能的变化，若出现白细胞减少、血小板减少、胃肠道反应、出血性膀胱炎等不良反应则停药，加强对患者的保护性隔离，减少医源性感染。

(4)注意用药禁忌。避免应用可能使肌无力症状加重甚至诱发危象的药物，包括阻滞神经-肌肉传递的药物如氨基糖苷类抗生素、奎宁、普鲁卡因胺、普萘洛尔、氯丙嗪和各种肌肉松弛剂如氨酰胆碱、琥珀胆碱及镇静剂。

6. 出院指导

(1)正确认识疾病，建立健康的生活方式，保证充分休息和睡眠，注意劳逸结合，加强营养，保持情绪稳定。告知家属要理解和关心患者，给予精神支持和生活照顾，帮助患者树立战胜疾病的信心，减轻心理负担。

(2)遵医嘱正确服药，知晓所用药物的名称、剂量、常见不良反应等，避免漏服、自行停服和更改药量；掌握抗胆碱酯酶药物在注射后15分钟进食、口服者在饭前30分钟服药的原则；避免使用影响神经-肌肉接头传递的药物及肌肉松弛药，因其他疾病就诊时主动告知患有本病，以免误用药物加重病情。

(3)避免诱发和加重疾病的相关因素。避免如感染、外伤、过度劳累和精神创伤、手术等相关因素，注意防寒保暖，育龄妇女应避免妊娠及人工流产，出现感染症状或病情加重时及时就诊。

第八节　吉兰-巴雷综合征患者健康指导

一、疾病知识指导

吉兰-巴雷综合征是一种自身免疫引起的周围神经病，损害多数神经根和周围神经，也损伤脑神经。任何年龄、季节都可发病。起病较急，一般2周左右达到高峰，表现为多发神经根急性周围神经损害，常有脑脊液蛋白-细胞分离现象。

(一)病因

病因未明。临床及流行病学资料显示可能与空肠弯曲菌感染有关。以腹泻为主要症状的吉兰-巴雷综合征患者该菌的感染率为85%，引起急性运动轴索性神经病；此外，也与巨细胞病毒、EB病毒、水痘-带状疱疹病毒、肺炎支原体、乙型肝炎病毒、HIV感染有关。白血病、淋巴瘤、器官移植后使用免疫抑制药或患者有系统性红斑狼疮、桥本甲状腺炎等自身免疫疾病常合并吉兰-巴雷综合征。

(二)临床表现

发病前 1~3 周有呼吸道或胃肠道感染或疫苗接种史，起病急，多在 2 周左右达到高峰。表现为肢体对称性迟缓型肌无力、远端向近心端发展或近端向远端加重，双下肢逐渐累及躯干肌、脑神经。发病时有肢体感觉异常如烧灼感、麻木、刺痛、和不适感等，感觉缺失相对轻，如手套、袜套样分布。

(三)辅助检查

(1)脑脊液检查。
(2)血清学检查。
(3)粪便培养。
(4)神经电生理。
(5)腓肠神经活检。

(四)治疗原则

(1)辅助呼吸。
(2)病因治疗：①血浆置换：有条件者尽早应用；②免疫球蛋白静脉注射；③糖皮质激素。
(3)抗生素治疗。
(4)营养支持。
(5)康复治疗。

二、健康教育实践指导

1. 休息与活动指导
(1)患者软瘫期时良肢位摆放，对上下肢关节做被动屈伸、外展、内收训练，2~3 次/天，15~30 分钟/次。
(2)肢体被动和主动运动均应保持关节的最大活动度。

2. 饮食与营养知识指导
(1)进食高蛋白、高维生素、高热量且易消化的软食，多食水果蔬菜，补充足够的水分。
(2)吞咽困难或气管切开、呼吸机辅助呼吸者应及时鼻饲流质以保证机体摄入足够的营养，维持水、电解质平衡。
(3)留置胃管的患者在进食时以及进食后 30 分钟内应抬高床头，防止食物反流引起窒息和吸入性肺炎。

3. 疾病监测指导
(1)需保持呼吸道通畅，预防窒息。监测患者生命体征，观察痰液的颜色，量、味等，警惕呼吸肌麻痹，必要时呼吸机辅助呼吸。安置呼吸机时确保各参数准确。气管切开者每天更换切口敷料，防止移位脱落，气道内气囊确保压力适当。
(2)应观察患者有无消化道出血、营养失调、压疮、下肢静脉血栓形成及其他等并发症的发生，如出现胃部不适、腹痛、柏油样大便、肢体肿胀疼痛以及咳嗽、咳痰、发热、外伤等情况时立即报告。

4. 并发症预防指导
(1)窒息：进食时摇高床头，防止食物反流引起窒息。
(2)深静脉血栓形成：协助患者活动肢体，必要时穿弹力袜。

（3）压疮：使用气垫床或者乳胶床，保持床单位整洁、干燥，定时翻身、拍背，做好骨突处保护。

（4）便秘：多进食富含纤维素的食物，顺时针按摩腹部，促进肠蠕动。

（5）废用综合征：勤按摩瘫痪肢体，保持关节功能位。

（6）肺部感染：取半坐位，鼓励患者咳嗽和深呼吸，每2小时翻身拍背一次。

5. 用药指导

（1）教会患者遵医嘱正确服药，告知药物的作用、不良反应、使用时间、方法及注意事项。如使用糖皮质激素治疗时，可能因应激性溃疡出现消化道出血，应观察有无胃部疼痛不适和柏油样大便等，并不可随意停药，以防反跳现象。

（2）使用免疫球蛋白时，可出现发热面红等反应，控制输液速度可减轻症状。

（3）某些镇静安眠类药物可产生呼吸抑制，不能轻易使用，以免掩盖或加重病情。

6. 出院指导

（1）疾病知识指导：指导患者及家属了解本病的病因、进展、常见并发症及预后；应保持情绪稳定和健康心态；加强营养，增强体质和机体抵抗力，避免受凉、疲劳和创伤，防止复发。

（2）预后指导：告知患者及家属本病预后大多良好，通常在病情稳定后2~4周开始恢复，多数病例2个月至1年内可完全或接近完全康复，10%的患者可遗留神经功能缺损。

（3）康复指导：吉兰-巴雷综合征恢复过程长，需要数周或数月，告知家属应理解和关心患者、督促患者坚持运动锻炼，运动锻炼过程应有家属陪同，防止跌倒、受伤。

（4）需定期复查，不适随诊。

第九节　帕金森病患者健康指导

一、疾病知识指导

帕金森病，又叫震颤麻痹，是中老年的神经系统变性疾病，以肌强直和姿势平衡障碍、静止性震颤、运动迟缓为主要特征。由英国詹姆士·帕金森1817年首次报道。我国65岁以上患病率为1700/10万人，与欧美国家相似，患病率随年龄增加而升高，男性稍高于女性。

（一）病因

病理改变为黑质多巴胺能神经元变性死亡，死亡原因未可知。

（1）神经系统老化：有资料显示30岁后，随着年龄增长，黑质多巴胺能神经元呈退行性变渐进性减少。但其程度不足以导致发病，老年人中患病者也只有少数，神经系统老化只是促发因素。

（2）遗传因素：基因易感性是帕金森病发病的易感因素。约有10%的患者有家族史，绝大多数为散发性。

（3）环境因素。

（4）多因素交互作用。

（二）临床表现

1. 运动症状

始于一侧上肢，逐渐累及同侧下肢，再波及对侧上肢及下肢，呈"N"型进展。

（1）静止性震颤：典型表现为大拇指与食指呈"搓丸样"动作，患者一侧肢体运动如握拳或松拳时，另一侧肢体震颤更明显。

（2）肌强直：关节被动运动时阻力增高，呈一致性，类似弯曲软铅管的感觉，称"铅管样强直"。

（3）运动迟缓：随意运动减少，动作缓慢、笨拙。出现"面具脸""小字征"。

（4）姿势步态障碍：在疾病早期，走路时患侧肢体上肢摆臂幅度减小或消失，下肢拖曳。行走中全身僵住，不能动弹，称"冻结"现象。有时迈步后，以极小的步伐越走越快，不能及时止步，称为前冲步态或慌张步态。

2. 非运动症状

（1）感觉障碍：疾病早期出现嗅觉减退或睡眠障碍。

（2）自主神经功能障碍：常见便秘、多汗、溢脂性皮炎，吞咽活动减少时可导致流涎。

（3）精神和认知障碍：近半数患者伴有抑郁、焦虑，约15%~30%在疾病晚期发生认知障碍如痴呆、幻觉、视幻觉。

（三）辅助检查

（1）血、唾液、脑脊液检测。

（2）嗅棒及经颅超声检查。

（3）分子影像：PET 或 SPECT。

（四）治疗原则

（1）首选药物原则。

（2）手术及干细胞治疗。

（3）中医、康复及心理治疗。

二、健康教育实践指导

1. 休息与活动指导

（1）运动的目的在于防止和推迟关节强直与肢体挛缩。

（2）疾病早期可参加社交活动，坚持适当运动锻炼，如养花、下棋、散步、体操、太极拳等，注意保持身体各关节的活动强度和最大活动范围。

（3）疾病中期，对于已出现某些功能障碍或起坐已感到困难的患者，要有计划有目的地锻炼，应做一些力所能及的事（完全不做只会加速其功能衰退），如患者走路、入座有难度，应在安全的状态下反复练习。

（4）疾病晚期因显著的运动障碍而卧床不起时，采取舒适体位，被动活动关节，按摩四肢时，注意动作轻柔，勿造成患者疼痛和骨折。

2. 饮食与营养知识指导

（1）饮食禁忌：由于高蛋白饮食会降低左旋多巴类药物的疗效，不可给过多的蛋白质；槟榔为拟胆碱能食物，可降低抗胆碱能药物的疗效，也应避免食用；并注意戒烟戒酒。

（2）饮食品种：以五谷类为主，多选粗粮，多食新鲜蔬果。多喝水，每日 2000 mL 以上。摄入适量的奶制品和肉类、家禽、蛋、豆类，少吃油、盐、糖含量高的食物。由于钙质有利于预防老年人骨质疏松，每天应补充 1000~1500 mg 钙质。

（3）进食方法：进食或饮水时抬高床头，保持坐位或半坐位；注意力集中，给患者充足进食时间；保持进食环境安静，不催促、打扰患者进食；对流涎患者可使用吸管吸食。

3. 疾病监测指导

（1）"开-关现象"：指症状在突然缓解（开期，常伴异动症）与加重（关期）两种状态之间波动。一般"关期"表现为严重的帕金森症状，持续数秒或数分钟后突然转为"开期"，多见于病情严重者，一般与服药时间和剂量无关，不可预料，处理比较困难。适当加用多巴胺受体激动剂，可以防止或减少发生。

（2）剂末恶化：又称疗效减退，指每次服药后药物作用时间逐渐缩短，表现为症状随血药浓度发生规律性波动，可以适当增加服药次数或增加每次服药剂量，或改用缓释剂预防。

（3）"异动症"：表现为舞蹈症或手足徐动样不自主运动、肌强直或肌阵挛，可累及头面部、四肢和躯干，有时表现为单调刻板的不自主动作或肌张力障碍。睡前加用复方左旋多巴控释片或起床前服用复方左旋多巴标准片可缓解。

4. 并发症预防指导

（1）便秘：多进食富含纤维素的食物，多吃蔬果，顺时针按摩腹部，促进肠蠕动。

（2）压疮：使用气垫床或者按摩床，保持床单位整洁、干燥，定时翻身、拍背，并做好骨突处保护。

（3）外伤：对下肢行动不便、起坐困难者，可配备马桶，高脚椅等，日常生活用具放置于伸手可及处，方便取用，以防意外。

（4）尿路感染：对于排尿困难的患者应评估有无尿潴留和尿路感染的症状体征，指导患者精神放松。腹部按摩、热敷以刺激排尿，膀胱充盈无法排尿时留置尿管。

5. 用药指导

（1）长期或终生服药，治疗应从小剂量开始，逐步加量至有效维持量。

（2）服药过程中要仔细观察震颤、肌强直和其他运动功能、语言功能的改善程度，以确定药物疗效。熟悉"开-关现象"、"剂末现象"和"异动症"的表现及应对方法。

（3）了解并监测药物的不良反应，服药期间避免使用维生素 B_6、氯氮草、利血平、氯丙嗪、奋乃静等药物，以免降低药物疗效或导致直立性低血压。

6. 出院指导

（1）家属关心体贴患者，协助日常生活。

（2）指导患者遵医嘱正确服药，防止错服、漏服。

（3）指导患者及家属积极预防并发症，及时识别病情变化。

（4）出现发热、外伤、骨折、吞咽困难或运动障碍、精神智能障碍加重时及时就诊。

第十节　阿尔茨海默症患者健康指导

一、疾病知识指导

阿尔茨海默症是中老年人进行性认知障碍和行为损害的中枢神经系统退行性病变，是最常见的痴呆类型，约占痴呆的 50%~70%。临床上表现为失语、失用、失认、记忆障碍、视空间能力损害、抽象思维和计算力损害、人格和行为改变。目前尚无阻止或逆转阿尔茨海默症病情进展的方法，但可预防、控制危险因素，利用保护因素，可降低发病率和患病率。

（一）病因

（1）遗传因素。

（2）脑血管功能。

（3）其他危险因素：如高同型半胱氨酸、吸烟、低教育程度、女性雌激素水平下降、"三高"、血管因素等。

(二)临床表现

1. 痴呆前阶段

轻微的记忆力减退、受损，学习和保存新知识的能力下降，其他认知领域如注意力、执行能力、语言能力和视空间能力也可轻度受损。此阶段不影响基本日常生活能力。

2. 痴呆阶段

(1)轻度：主要为记忆障碍。面对生疏或复杂的事物容易疲乏、焦虑、出现消极情绪，甚至暴躁、易怒、自私多疑。

(2)中度：对原已掌握的知识和技巧出现陌生感，如失语、失用、失认。

(3)重度：在中度症状的基础上并有情感淡漠、哭笑无常、言语能力丧失、以致日常简单的动作如穿衣、进食都不能完成。最终因合并全身系统疾病如尿路感染、压疮及全身性衰竭等而死亡。

(三)辅助检查

(1)实验室检查：血、尿常规、血生化、脑脊液。

(2)脑电图。

(3)影像学：CT、头颅 MRI、SPECT。

(4)神经心理学检查。

(5)基因检查。

(四)治疗原则

(1)生活护理。

(2)非药物治疗。

(3)药物治疗。

(4)支持治疗。

二、健康教育实践指导

1. 休息与活动指导

(1)保证足够的睡眠时间，保持室内整洁、安静、舒适，阳光充足，定时通风。

(2)加强日常活动，如循序渐进地料理家务、适度锻炼，使身体运动技能和自理能力得到提高。

(3)培养个人兴趣，多和朋友邻居交往，改善其社会功能，提高生活质量。

2. 饮食与营养知识指导

(1)加强营养，以蛋白质丰富，低盐、低脂、多纤维素及易消化食物为主。

(2)对于吞咽困难或活动不便患者，应减慢进食速度，延长进食时间，避免噎呛。

(3)严格定时定量饮食，注意饮食卫生。

3. 疾病监测指导

阿尔茨海默症患者认知功能治疗有困难，综合治疗和护理可缓解病情和延缓疾病进展。在用药期间观察患者认知功能和精神状态改善情况，病情进展者及时报告。

4. 并发症预防指导

(1)防止意外：条件允许的安置坐便器、防滑地板。设有专人陪护，防跌倒、防走失、防独居。

(2)卧床患者防止并发症：注意大小便保持通畅，防止大小便失禁。定时变换体位，翻身拍背，防止皮肤压力性损伤、呼吸系统感染、泌尿系感染等并发症。

5. 用药指导

（1）观察患者服药情况，尽量"看服到口"。精神症状严重者，应检查其口腔，确保药物已经吞下。

（2）定期评估、随访、调整治疗方案，延缓疾病进展，提高生命质量。

6. 出院指导

（1）疾病知识指导：需指导患者及家属了解本病的病因、进展、常见并发症及预后。保持情绪稳定和健康心态。

（2）生活能力训练：需给予充分的照顾，但不要全部代替患者，且要防止其自伤、伤人、毁物等意外事故；对于患者外出活动时，应佩戴定位手表或防走失腕带，保障患者活动安全；对于完全丧失生活能力的患者，要预防躯体疾病的发生。

（3）提供家庭支持：配偶子女和患者关系最亲近，加强生活照顾及情感交流，可增强患者的适应性行为，减轻心理压力，提高免疫能力，改善患者生活质量。

第十一章

感染科患者健康教育

第一节　麻疹患者健康指导

一、疾病知识指导

麻疹是由麻疹病毒引起的急性呼吸道传染病，属于我国法定传染病的乙类传染病。麻疹多见于小儿，临床上以发热、咳嗽、眼结膜充血为主要症状。

(一)病因

麻疹是由麻疹病毒引起的，麻疹病毒经空气飞沫到达上呼吸道或眼结膜，在局部上皮细胞内复制，并从原发病灶处侵入局部淋巴组织，引起毒血症及一系列临床表现。

(二)临床表现

1. 典型麻疹

有潜伏期、前驱期、出疹期和恢复期。典型症状是高热、皮疹及上呼吸道卡他症状等。

(1)潜伏期：平均为 10~14 天，在潜伏期末可出现轻度发热、精神萎靡、全身不适等中毒症状。

(2)前驱期：2~4 天，主要表现为上呼吸道炎症，有发热、咳嗽、流涕、打喷嚏、流泪、畏光、结膜充血和眼睑水肿等上呼吸道卡他症状；还可有头痛、全身乏力、食欲缺乏、呕吐和腹泻，婴幼儿偶有惊厥。约 90%以上患者在双侧第二磨牙对面的颊黏膜上出现麻疹黏膜斑。

(3)出疹期：多在发热 4~5 天后出现，持续 2~5 天不等，皮疹为玫瑰色丘疹，自耳后、发际、前额、面、颈部开始逐渐波及躯干和四肢、手掌、足底；出疹时体温达到高峰，皮疹出齐后体温开始下降。

(4)恢复期：皮疹出齐后病情缓解，发热开始减退，体温在 12~24 小时内降至正常，上呼吸道卡他症状减轻，皮疹按出疹顺序隐退，留浅褐色色素斑，伴糠麸样脱皮，持续 1~2 周消失。

2. 非典型麻疹

(1)轻型麻疹：临床症状为一过性低热，轻度卡他症状及少量皮疹，症状轻，无明显并发症。

(2)重型麻疹：中毒症状严重，常有严重并发症，死亡率高。分中毒性、休克性、出血性、疱疹性 4 种类型。

(3)异型麻疹：此为非典型麻疹，接种灭活疫苗后可引起。国内不用麻疹灭活疫苗，故此类型少见。典型症状是持续高热、不典型皮疹、伴有四肢水肿、全身头疼等，经常伴有严重的肺炎。

(三)辅助检查

(1)血液检查：血常规、血清特异性 IgM 和 IgG 抗体等检测。

（2）鼻咽分泌物、痰液检测。

（3）血细胞病毒学检查等。

（四）治疗原则

（1）一般治疗：①呼吸道隔离；②保持室内空气新鲜，温湿度适宜；③眼耳鼻保持清洁；④饮食清淡，多饮水，适当补充维生素 A。

（2）对症治疗：①高热时酌情给予小剂量退热药物或物理降温；②咳嗽时使用祛痰镇咳药；③体弱危重儿可早期注射丙种免疫球蛋白。

（3）积极治疗并发症。

二、健康教育实践指导

1.休息与活动指导

（1）卧床休息，保持被褥衣服宽松柔软，切忌紧衣厚被"捂汗发疹"。如出疹瘙痒，遵医嘱给予外用药涂擦，避免抓伤皮肤引起感染。

（2）保持室内空气清新，温度不宜过高，18～20℃为宜，相对湿度维持在50%～60%，光线不宜太强，避免刺激眼睛。麻疹病毒对干燥、日光、高温均敏感，紫外线、过氧乙酸等对麻疹病毒均有杀灭作用，房间可每天用紫外线消毒。

（3）需进行呼吸道隔离，隔离至出疹后5日，有并发症者延迟至出疹后10日。有接触史的易感者隔离观察21日。

2.饮食与营养知识指导

（1）给予清淡易消化、富含维生素的流质和半流质饮食，特别要补充维生素 A。

（2）出疹前期及出疹期多饮水。

（3）禁食刺激性食物及鱼虾等海产品。

3.疾病监测指导

（1）观察体温、脉搏，麻疹的发热与出疹有一定关系。若出疹高峰时体温骤降、或发热不出疹等、或脉搏超过160次/分，提示可能有并发症的发生。

（2）观察皮疹情况如出疹是否顺利，皮疹分布、色泽等。若发热3～5日及以上仍不出疹或出疹先后无序、分布不均匀、疹色紫暗等提示病情危重。

（3）观察有无呼吸道症状。若咳嗽频繁、呼吸急促或伴有鼻翼煽动、口唇发绀等缺氧现象，应给予低流量吸氧。

4.并发症预防指导

（1）支气管肺炎：遵医嘱使用抗菌药物治疗，注意观察咳嗽呼吸情况。若咳嗽频繁、呼吸急促、或伴有鼻翼煽动、口唇发绀等缺氧现象，应给予低流量吸氧。

（2）心肌炎：有心力衰竭者，卧床休息，遵医嘱尽早静脉注射毒毛花苷 K 或毛花苷 C，同时应用利尿药。重症者可用肾上腺皮质激素保护心肌。

（3）喉炎：尽量使患儿安静，给予蒸汽吸入，稀释痰液。遵医嘱使用抗菌药物。

5.用药指导

（1）对麻疹病毒尚无特异性抗病毒药物，高热时可给予小剂量退热药，咳嗽剧烈时予以镇咳药，并发喉炎时使用抗生素等。

（2）体弱病重者可予丙种球蛋白肌内注射，少量多次输血或血浆。

（3）在处理麻疹发热时需兼顾透疹。在前驱期，如体温不超过 39.0℃不予处理，降温时禁用冷敷及乙醇擦浴。如体温过高为防止惊厥可给予物理降温和小剂量退热，使体温略降为宜。

6. 出院指导

(1)管理好传染源。对患者行呼吸道隔离至出疹后5天,伴呼吸道并发症者应延长至出疹后10天。

(2)需切断传播途径。流行期间避免去公共场所或人多的地方,出入应戴口罩,患者房间开窗通风、暴晒被褥,室内物品应消毒。

第二节　流行性腮腺炎患者健康指导

一、疾病知识指导

流行性腮腺炎是由腮腺炎病毒感染引起的急性呼吸道传染病。以腮腺非化脓性炎症、腮腺区肿痛为临床特征,主要发生在儿童和青少年。本病为自限性疾病,绝大多数预后良好,极少发生死亡,感染后可获得终身免疫。

(一)病因

流行性腮腺炎由腮腺炎病毒感染引起,腮腺炎病毒通过呼吸道侵入人体后,在上呼吸道黏膜上皮细胞和局部淋巴结中复制,导致局部炎症和免疫反应,然后进入血液,引起病毒血症,播散到腮腺和中枢神经系统,引起腮腺炎和脑膜炎。病毒进一步繁殖复制后,再次进入血液,形成第二次病毒血症,侵犯第一次毒血症时未累及的器官,如颌下腺、舌下腺、睾丸、胰腺等,从而引起相应的临床表现。

(二)临床表现

大多无前驱症状,常以腮腺肿大为首发体征。往往先一侧肿大,然后波及对侧。肿大的腮腺以耳垂为中心,向前、后、下发展,边缘不清,表面发热但多不红,触之有弹性并有触痛。腮腺肿大可持续5天左右,再逐渐消退。腮腺管口早期有红肿。在腮腺肿胀时,可同时或单独累及颌下腺和舌下腺。可伴有发热、头痛、乏力、食欲减退等。累及其他脏器时,可出现相应的炎症表现如脑膜脑炎、睾丸炎、胰腺炎等。

(三)辅助检查

(1)尿液检查:尿常规、尿淀粉酶。

(2)血液检查:血常规、肾功能、血淀粉酶、腮腺炎病毒特异性抗体检查等。

(3)病毒检查:脑脊液、唾液、尿液或血液标本中均可分离出病毒。

(四)治疗原则

(1)对症治疗。

(2)抗病毒治疗。

(3)肾上腺皮质激素的应用。

(4)降低颅内压。

(5)预防睾丸炎。

二、健康教育实践指导

1. 休息与活动指导

(1)发热伴有并发症者应卧床休息至体温下降。

(2)保持室内空气流通,患者的口鼻分泌物及污染物品均应进行消毒。腮腺炎病毒对物理及化学因素均敏感。来苏、甲醛等均能在 2~5 分钟内将其灭活,紫外线照射、加热至 56℃ 也可将其灭活。

(3)对患者进行呼吸道隔离,直至腮腺肿胀完全消退为止。与患者有接触史的易感者应观察 3 周。

2.饮食与营养知识指导

(1)进食营养丰富、易消化的流质、半流质或软食。

(2)不食酸、辣、甜、干硬的食物。

(3)注意保持口腔清洁,进食后漱口,防止口腔感染。

3.疾病监测指导

(1)密切监测生命体征。

(2)注意观察腮腺部位肿大程度、颜色、腮腺导管有无红肿及脓性分泌物。

(3)注意观察有无脑膜炎、睾丸炎、急性胰腺炎的表现。

4.并发症预防指导

(1)脑膜脑炎:注意观察有无急性高热伴剧烈头痛、呕吐、嗜睡或意识障碍、脑膜刺激征阳性等表现。对头痛及颅内高压者可给予甘露醇或醒脑静,并观察药物作用及不良反应,防止药物外渗;对烦躁不安者加床栏、约束带等防护措施,必要时给予镇静药;呕吐严重者,应适当补充体液。

(2)睾丸炎:注意观察睾丸肿胀及消退情况,有无鞘膜积液及阴囊皮肤颜色的变化,嘱患者卧床休息至睾丸肿胀完全消退为止。保持会阴部清洁干燥,用丁字带将阴囊托起,睾丸肿大患者可给予凉毛巾冷敷,每日 3 次,每次 20 分钟,但禁用冰敷,以免引起睾丸萎缩。

(3)胰腺炎:注意观察有无中上腹剧痛和触痛,伴发热、呕吐、腹胀、腹泻或便秘等临床表现。保持口腔的清洁,可采用温盐水漱口,每日 3~4 次。选择合适卧位如右侧卧位,有利于胰腺水肿的减退。

5.用药指导

(1)有腮腺肿大的早期予以局部冷敷,使局部血管收缩,从而减轻炎症充血的程度,减轻疼痛与肿胀,也可用青黛散与蜂蜜调成糊状敷局部,并做好患儿及亲属的解释工作,减轻对疼痛的恐惧。

(2)高热时可采用 32~34℃ 的温水进行全身擦浴。降温效果不好时可采用药物降温,以逐步降温为宜,防止虚脱,儿童要防止惊厥。

(3)遵医嘱使用抗病毒药物,密切观察药物疗效及不良反应。

(4)重症病例使用肾上腺皮质激素时,注意观察有无胃肠道反应、血压升高、心悸等不良反应。

6.出院指导

(1)无并发症的患者一般在家中进行隔离治疗以防止疾病传播,隔离患者至腮腺肿胀完全消退为止。

(2)居室应每日通风,保持空气流通。

(3)对患者口鼻分泌物及生活污染用品都应进行消毒处理。

(4)保护易感人群,对易感者可预防性地应用腮腺炎减毒活疫苗,90% 接种者可产生抗体,有接触史的易感者应观察 3 周。

第三节 百日咳患者健康指导

一、疾病知识指导

百日咳是由百日咳杆菌引起的急性呼吸道传染病。临床以阵发性、痉挛性咳嗽以及咳嗽终止时伴有鸡鸣样吸气吼声为主要特征,病程较长,可达 2~3 个月,故有"百日咳"之称。

(一)病因

百日咳杆菌侵入呼吸道，黏附于纤毛上皮处并在局部繁殖，产生多种毒素，引起上皮细胞纤毛的麻痹和细胞变性坏死。纤毛受损影响黏液的排除，引起支气管黏膜广泛炎症，黏液分泌增多，潴留的黏液不断刺激支气管黏膜的感觉神经末梢，兴奋咳嗽神经中枢，从而引起反射性剧烈、连续、痉挛性咳嗽。

(二)临床表现

典型临床经过分为三期。

(1)痉咳前期(卡他期)：从起病至阵发性痉咳出现，可持续7~10天。起病时有咳嗽、喷嚏、流涕、流泪、低热或中度发热，类似感冒症状。2~3天后热退，但咳嗽加剧，尤以夜间为重。

(2)痉咳期：一般持续2~6周，此期一般不发热，但有百日咳特征性的阵发性、痉挛性咳嗽。多次反复发作，直至排出大量黏稠痰液和胃内容物为止。

(3)恢复期：阵发性痉咳次数逐渐减少至消失，一般持续2~3周后好转痊愈，若有并发症时常迁延不愈。

(三)辅助检查

(1)血常规检查。
(2)细菌学检查：鼻咽拭子或鼻咽吸出物。
(3)血清检查：检测特异性抗体IgM。
(4)分子生物学检查：分子杂交或PCR检查。

(四)治疗原则

(1)对症治疗。
(2)抗菌治疗。
(3)控制并发症。

二、健康教育实践指导

1. 休息与活动指导
(1)痉咳频繁、体质虚弱及有并发症者卧床休息，避免冷风、劳累、情绪激动、吸入烟尘等刺激因素。
(2)病室保持适宜温湿度、清洁、通风。百日咳杆菌对理化因素抵抗力弱，加热至56℃或干燥3~5分钟即死亡，一般消毒剂及紫外线均可将其灭活，患者的分泌物及污染物品均应进行消毒。
(3)对患者进行呼吸道隔离，隔离患者至病后40天。

2. 饮食与营养知识指导
(1)给予营养丰富、易消化、高维生素、较浓稠的饮食。
(2)进食不可过急或强迫，以免引起呕吐。

3. 疾病监测指导
(1)观察痉咳情况，如痉咳次数、发作表现、严重程度及有无痉挛。
(2)排痰及呕吐的次数、量、性状。
(3)有无呼吸暂停、并发症等表现。

4. 并发症预防指导
(1)支气管肺炎：密切观察有无高热、呼吸困难、发绀等情况。高热者可给予物理降温，呼吸困难者取半坐位，发绀者给予氧疗，咳喘严重者及时清除呼吸道分泌物。根据医嘱给予抗生素、止咳祛痰等药物治疗。

(2)百日咳脑病：观察生命体征、意识及瞳孔的变化；备好吸痰器及急救药品，及时给予吸痰、吸氧；保持病室安静，治疗护理操作集中进行，动作要轻，防止引发惊厥、抽搐；加强护理安全管理。

5.用药指导

(1)使用抗生素时首选红霉素，也可选用罗红霉素，疗程不少于10天。除有严重继发感染，一般不采取抗生素联合使用。乳糖酸红霉素可引起胃肠不良作用，输液速度宜慢，滴注时间大于1小时以上。

(2)使用肾上腺皮质激素和高价免疫球蛋白时，重症婴幼儿可应用泼尼松每日1~2 mg/kg，能减轻症状，疗程3~5天。亦可应用高价免疫球蛋白，能减少痉咳次数和缩短痉咳期。大剂量激素输注可导致系列不良反应，应密切观察患者有无感染征象、消化道不适及黑便等情况。免疫球蛋白为异体蛋白，输注时注意观察皮肤有无红斑、丘疹、风团等过敏症状及一过性头痛、恶心、心慌、喉头水肿、休克等不良反应。

(3)痰液黏稠且不能咳者常采用小雾量、短时间、间断性的雾化治疗，雾化前勿涂抹油脂类面霜，雾化时采用半卧位或坐位，根据年龄大小调节雾量，雾化喷头直立，避免倾斜药液流出，雾化后助患儿漱口、洗脸，以防止药液沉积在口鼻腔。

6.出院指导

(1)注意休息，咳嗽频繁、体质虚弱及有并发症者应卧床休息。

(2)避免疲劳、情绪激动、吸入烟尘等刺激性因素，防止呼吸道感染及百日咳疾病复发。

第四节 白喉患者健康指导

一、疾病知识指导

白喉是由白喉杆菌引起的急性呼吸道传染病，临床以咽、喉、鼻部黏膜充血、肿胀伴灰白色假膜形成和全身毒血症状为主要特征。重者可发生中毒性心肌炎及周围神经麻痹等并发症。

(一)病因

白喉杆菌侵入上呼吸道后，在黏膜表层组织内繁殖，其分泌的外毒素渗入局部，引起组织坏死和急性假膜性炎症。从血管渗出的液体中含有易凝固的纤维蛋白，将黏膜坏死组织、炎性细胞和白喉杆菌凝固在一起而形成特征性假膜，覆盖于病变表面。少数患者病变可侵入深层组织形成溃疡。喉、气管及支气管黏膜上皮具有纤毛，形成的假膜与黏膜粘连不紧，易脱落而引起梗阻窒息。外毒素由局部吸收入血可引起全身毒血症状。

(二)临床表现

1.咽白喉

(1)普通型：起病缓慢，表现为咽痛、中度发热、食欲下降、全身不适等。咽部充血，扁桃体肿大，24小时后即有灰白色假膜形成，假膜边缘清楚，不易剥离，强行剥离则基底面出血。常有颌下淋巴结肿大及压痛。

(2)轻型：全身症状轻，仅有轻微发热、咽痛。假膜限于扁桃体，呈点状或小片状，假膜也可不明显而白喉杆菌培养阳性。

(3)重型：全身症状重，有高热、面色苍白、恶心、呕吐。假膜范围较广而厚，可扩大至腭弓、腭垂及咽后壁。假膜颜色灰黄污秽，伴口臭。可有周围软组织水肿、心肌炎或周围神经麻痹。

（4）极重型：假膜范围更广泛，呈污黑色，口腔有腐臭味。颈部因软组织水肿而似"牛颈"。全身中毒症状极为严重，体温可高达40℃，伴有烦躁不安、呼吸急促、面色苍白、口唇发绀，脉细数，血压下降，甚至心脏扩大、心律失常或中毒性休克等，抢救不及时常易死亡。

2.喉白喉

特征性表现为"犬吠样"咳嗽，声音嘶哑或失音，甚至吸气时有喉梗阻，表现为鼻翼扇动、"三凹"现象、发绀等。假膜可延伸至气管、支气管，假膜脱落可导致窒息而死亡。

3.鼻白喉

表现为鼻塞、浆液血性鼻涕，鼻孔周围皮肤发红、糜烂及结痂，鼻前庭可有假膜。全身症状轻，有张口呼吸或觅乳困难。

4.其他部位白喉

皮肤白喉多见于热带地区，眼结膜、耳、口腔、食管、外阴、宫颈、新生儿脐带等部位偶尔也可发生白喉，多为局部假膜，全身症状轻。

（三）辅助检查

（1）血常规检查。

（2）细菌学检查：假膜与黏膜交界处取标本涂片镜检和培养。

（四）治疗原则

（1）抗毒素治疗。

（2）抗生素治疗。

（3）对症治疗。

二、健康教育实践指导

1.休息与活动指导

（1）卧床休息，一般不少于3周，假膜广泛者延长至4~6周，合并心肌炎应绝对卧床休息。病情好转后逐渐恢复日常活动，避免劳累。

（2）对患者采取呼吸道隔离，居室温湿度适宜，保持室内通风，空气清新。

（3）白喉杆菌对寒冷、干燥抵抗力较强，对湿热及一般消毒剂敏感，加热至56℃持续10分钟或5%苯酚1分钟，即可灭活。

2.饮食与营养知识指导

（1）急性期给予高热量、丰富维生素、易消化的流质或半流质饮食。

（2）不能进食者给予鼻饲或静脉补充营养。

（3）保持水与电解质平衡，注意补充足够的液体，每天摄水量约2000 mL。

3.疾病监测指导

（1）密切观察生命体征。

（2）注意观察假膜的增减及喉白喉患者有无喉梗阻的表现。

（3）注意观察患者面色、末梢循环血运情况。

4.并发症预防指导

（1）中毒性心肌炎：给予氧疗，绝对卧床休息6周以上，饮食不可过饱，保持大便通畅。保持环境安静，限制探视，减少不必要的干扰，保证充分的休息和睡眠。

（2）周围神经麻痹：遵医嘱予大剂量维生素 B_1 及维生素 B_{12} 肌内注射，并配合针灸、理疗、按摩。咽肌麻痹者给予鼻饲，呼吸肌麻痹伴呼吸衰竭者，应用呼吸机辅助治疗。

5.用药指导

（1）抗毒素是本病的特异性治疗方法。应早期使用，用量按假膜部位、中毒症状及治疗早晚决定，注射前必须询问有无马血清注射史、过敏史,并作皮试,皮试阳性者必须按操作步骤进行脱敏疗法。

(2)抗生素使用首选药物为青霉素 G,对各型白喉均有效。过敏反应是其严重不良反应,使用前进行皮内试验,用药期间加强观察,注意患者的主诉,如麻木、瘙痒、呼吸困难等,对过敏性休克反应,及早发现,分秒必争抢救患者的生命。

6. 出院指导

(1)出院后需注意休息,避免疲劳、受凉等。

(2)采取呼吸道隔离,室内注意通风及空气消毒。

(3)严重心肌炎患者 1 年以内禁止剧烈活动。

第五节　肺结核患者健康指导

一、疾病知识指导

肺结核是结核分枝杆菌引起的肺部慢性传染性疾病。病理特点是结核结节、干酪样坏死和空洞形成。

(一)病因

(1)痰中带菌的肺结核患者可以通过咳嗽、打喷嚏等方式将结核分枝杆菌传播给他人,接触者直接吸入带菌飞沫而感染。

(2)首次吸入结核分枝杆菌的人是否感染取决于吸入结核分枝杆菌的数量、毒力及人体肺泡内巨噬细胞固有的吞噬杀菌能力。

(二)临床表现

(1)全身症状:午后低热、乏力、食欲减退、盗汗及体重减轻。

(2)呼吸系统症状:咳嗽咳痰、咯血、胸痛、呼吸困难。

(三)辅助检查

(1)痰液检查:痰涂片抗酸染色镜检、痰培养、痰结核聚合酶链反应(PCR)检查。

(2)影像学检查:胸部 X 线、CT 检查。

(3)结核菌素试验。

(4)其他检查:血常规、血沉、结核感染 T 淋巴细胞干扰素释放试验、支气管纤维镜检查。

(四)治疗原则

(1)化学治疗:早期、联合、适量、规律、全程。

(2)对症治疗。

(3)手术治疗。

二、健康教育实践指导

1. 休息与活动指导

(1)保证适当的休息时间。肺结核进展期,全身毒性症状明显,发热、乏力者应卧床休息。毒性症状消失,精神状态好时可适当恢复体力活动,但应避免剧烈运动。

（2）有条件者独居一室，保证室内空气新鲜，定时开窗通风换气，不随地吐痰。痰液用纸盒收集后焚烧处理。

2. 饮食与营养知识指导

（1）开始营养治疗前进行营养筛查和营养评定。建议摄入能量为 35～150 kal/（kg·d），摄入蛋白质 1.2～12.0 g/（kg·d），如鱼、肉、蛋、牛奶、豆类等。饮食以适合口味、清淡为原则。

（2）如出现咯血症状，等食物温凉时再进食。出现大咯血时应禁食，咯血停止后给半流饮食。

3. 疾病监测指导

（1）午后低热是肺结核患者的常见症状，需及时监测体温；如体温在 38.5℃ 以下，可采取多喝温水、温水擦浴、冰袋降温等物理措施降温。

（2）观察咳嗽咳痰情况，注意有无痰中带血，少量痰中带血丝可不处理，咯血量较多时应到医院就诊。

（3）每周需测一次体重并做好记录，判断营养状况。

（4）需定期复查胸片和肝肾功能，了解治疗效果、药物不良反应和病情变化。

4. 并发症预防指导

肺结核的患者出现咯血时可并发大咯血、窒息。出现咯血时不要紧张，及时就医处理；保持心态平和，不要屏气，要将血液吐出；取头低足高患侧卧位，有利于血液排出。

5. 用药指导

（1）规律、全程、合理用药，随意停药或漏服药物不仅影响疗效还有可能产生耐药结核分枝杆菌，增加治疗的难度和经济负担。

（2）抗结核药物有一定不良反应，如服用利福平后体液及分泌物会呈橘黄色；服用吡嗪酰胺后可能导致尿酸增高、关节痛；服用异烟肼后可出现周围神经炎；服乙胺丁醇后可出现视觉灵敏度及颜色辨别能力下降；异烟肼、吡嗪酰胺均可导致消化道反应如恶心、反胃、呕吐等。发生不良反应不要自行停药，及时与医生联系，大部分不良反应经过处理后可完全消失。

（3）抗结核药大多数有肝脏损害的不良反应，因此应遵医嘱同时服用护肝药物，并定时复查肝功能，自我监测肝功能受损的症状如皮肤、巩膜黄染等，出现异常时应及时就医。

6. 出院指导

（1）积极防止疾病传播，尽量独居一室，不随地吐痰，不面对他人打喷嚏或咳嗽，打喷嚏或咳嗽时用双层纸巾捂住口鼻，纸巾焚烧处理；餐具煮沸消毒或用消毒柜消毒均可，尽量使用分餐；被褥、日常用品可在烈日下暴晒 6 小时消毒；外出戴口罩。

（2）应合理安排作息时间，避免劳累、熬夜，保证足够的睡眠和休息时间。戒烟戒酒。

（3）痰涂片阳性时有传染性，应做好家庭成员的防护工作。痰涂片阴性则没有传染性或传染性很低，可以过正常的家庭和社会生活，但应避免劳累和重体力劳动。

第六节　流行性脑脊髓膜炎患者健康指导

一、疾病知识指导

流行性脑脊髓膜炎简称流脑，是由脑膜炎奈瑟菌引起，经呼吸道传播的急性化脓性脑膜炎，全年散发，冬春季可出现季节性发病高峰。

（一）病因

脑膜炎奈瑟菌自鼻咽部侵入人体，侵犯脑膜，进入脑脊液，释放内毒素，引起脑膜和脊髓膜化脓性炎症及全身施瓦茨曼反应，产生相应症状。

(二)临床表现

1.普通型

(1)前驱期：主要表现为上呼吸道感染症状，如低热、鼻塞、咽痛等，持续1~2天。

(2)败血症期：表现为高热、寒战、体温迅速升高达40℃以上，伴明显的全身中毒症状，头痛及全身痛，精神极度委靡，部分患者皮肤黏膜出现瘀点，常见于四肢、软腭、眼结膜及臀等部位。多数患者起病后迅速出现此期表现。

(3)脑膜炎期：除败血症期高热及中毒症状外，同时伴有剧烈头痛、喷射性呕吐、烦躁不安以及颈项强直、克氏征和布氏征阳性等脑膜刺激征，重者谵妄、抽搐及意识障碍。

(4)恢复期：经治疗体温逐渐下降至正常，意识及精神状态改善，皮肤瘀点、瘀斑吸收，神经系统检查恢复正常。

2.暴发型

(1)休克型：为严重中毒症状，表现为急起寒战、高热，严重者体温不升，伴头痛、呕吐，短时间内出现瘀点、瘀斑，随后出现面色苍白、唇周与肢端发绀、皮肤花斑、四肢厥冷、脉搏细速、呼吸急促等。

(2)脑膜脑炎型：主要表现为脑膜及脑实质损伤，常于1~2天内出现严重的神经系统症状，表现为高热、头痛、呕吐、意识障碍，可迅速出现昏迷，有惊厥，锥体束征阳性，严重者可发生脑疝。

(3)混合型：可先后或同时出现休克型和脑膜脑炎型的症状。

(三)辅助检查

(1)血液检查：血常规、血清免疫学检查

(2)脑脊液检查：脑脊液生化、脑脊液常规、脑膜炎奈瑟菌的DNA特异性片段检测等

(3)瘀斑组织液或脑脊液涂片、培养等。

(四)治疗原则

(1)尽早使用有效抗菌药物。

(2)对症治疗：①纠正休克；②应用肾上腺皮质激素，减轻毒血症；③积极治疗弥散性血管内凝血；④减轻脑水肿，降低颅内压；⑤控制高热惊厥；⑥保持呼吸道通畅。

二、健康教育实践指导

1.休息与活动指导

(1)注意休息，保持环境舒适、安静，尽量减少搬动患者，避免惊厥发生。

(2)脑膜炎奈瑟球菌对外界抵抗力弱，对寒冷、湿热、干燥、阳光、紫外线、一般消毒剂均敏感，注意室内通风，勤晒衣被。

(3)对患者采取呼吸道隔离，直至症状消失后3天，且不少于发病后7天。

2.饮食与营养知识指导

(1)症状明显期，给予高热、高蛋白、富含维生素、清淡易消化的流质或半流质饮食，鼓励患者尽可能多进食。

(2)频繁呕吐无法进食者静脉补充营养，意识障碍48小时以上者遵医嘱鼻饲流质。

3.疾病监测指导

(1)密切监测生命体征。

(2)注意观察意识障碍是否加重。

（3）注意观察瞳孔大小、形状变化。

（4）注意观察抽搐先兆及表现。

（5）观察皮疹是否继续增加、融合。

（6）记录出入水量。

4. 并发症预防指导

（1）脑疝：遵医嘱快速静脉滴注 20% 的甘露醇或 50% 葡萄糖注射液，必要时使用糖皮质激素等药物减轻脑水肿和降低颅内压。注意观察呼吸、心率、血压、瞳孔变化，监测电解质平衡情况。

（2）呼吸衰竭：给予吸氧，密切观察呼吸频率、节律、深度的变化以及血压、脉搏情况。遵医嘱使用洛贝林等药物，必要时配合医生做气管切开或气管插管，进行机械通气。

5. 用药指导

（1）抗生素使用以青霉素为例，需注意药物剂量、间隔时间、疗程及过敏反应。使用磺胺类应了解肾功能情况，注意观察尿量、颜色、性状，有无磺胺结晶尿、血尿，每日查尿常规，多饮水，同时应用碳酸氢钠碱化尿液。使用氯霉素应定期查血常规，注意有无骨髓抑制、皮疹及胃肠道反应。

（2）甘露醇等脱水剂定时给药，快速输入，严防药液外渗。同时关注颅内高压和脑膜刺激征表现有无改善。还应监测尿量，注意有无水、电解质失衡及心功能状态。

（3）肝素使用需注意用法、剂量、间隔时间。警惕过敏反应，观察有无自发性出血如皮肤及黏膜出血、注射部位渗血、血尿及便血等情况。

6. 出院指导

（1）进行呼吸道隔离，直至症状消失后 3 天，且不少于发病后 7 天。

（2）做好环境与个人卫生，居室注意通风换气。

（3）出现神经系统损害后遗症的患者，继续进行按摩和功能锻炼

第七节　病毒性肝炎患者健康指导

一、疾病知识指导

病毒性肝炎是由多种肝炎病毒引起的以肝脏损害为主的一组传染病。目前确定的有甲型、乙型、丙型、丁型及戊型肝炎病毒。各型病原不同，但临床表现基本相似。甲型及戊型肝炎病毒主要表现为急性肝炎，而乙型、丙型及丁型肝炎病毒可转化为慢性肝炎并可发展为肝硬化，且与肝癌的发生密切相关。人类对各型肝炎普遍易感，各型肝炎之间无交叉免疫，可重叠感染、先后感染。

（一）病因

甲型肝炎传染源是急性患者或隐性患者，通过粪-口传播；乙型肝炎的传染源是急慢性患者和病毒携带者，通过血液体液传播；丙型肝炎的传播途径与乙型肝炎相似，但以输血及血制品传播为主；丁型肝炎的传染源是急慢性患者和病毒携带者，乙型肝炎表面抗原携带者是丁型肝炎的保毒宿主和主要传染源。戊型肝炎的传染源是急性及亚临床型患者，通过粪-口传播。

（二）临床表现

1. 急性肝炎：急性肝炎分为两型，急性黄疸型肝炎和急性无黄疸型肝炎。

（1）急性黄疸型肝炎：典型的临床表现有阶段性，分 3 期，病程 2~4 个月。

1）黄疸前期：平均 5~7 天，表现为：①病毒血症：畏寒、发热、疲乏及全身不适等。甲型及戊型

肝炎起病较急，发热多在 38℃ 以上。乙型肝炎起病较缓慢，多无发热或发热不明显；②消化系统症状：食欲减退、厌油、恶心、呕吐、腹胀、腹痛和腹泻等；③其他症状：部分乙型肝炎病例可出现荨麻疹、斑丘疹、血管神经性水肿和关节痛等。本病期末可出现尿黄。

2）黄疸期：持续 2~6 周。前期症状好转，而黄疸逐渐加深，尿色深如浓茶，巩膜、皮肤黄染，1~3 周达到高峰。部分患者可有短暂粪便颜色变浅、皮肤瘙痒、心动过缓等阻塞性黄疸的表现。体检常见肝大、质软，有轻压痛及叩击痛。部分患者有轻度脾大，血清胆红素和转氨酶升高，尿胆红素阳性。

3）恢复期：本期平均持续 4 周，上述症状消失，黄疸逐渐消退，肝、脾回缩，肝功能逐渐恢复正常。

（2）急性无黄疸型肝炎：较黄疸型肝炎多见，主要表现为消化道症状，多较黄疸型肝炎轻，因不易被发现而成为重要的传染源。

2. 慢性肝炎

急性肝炎病程超过半年或原有乙、丙、丁型肝炎急性发作再次出现肝炎症状、体征及肝功能异常，根据病情轻重，分为轻度、中度和重度。

（1）轻度慢性肝炎：反复出现疲乏、纳差、厌油、肝区不适、肝大伴轻压痛，也可有轻度脾大，部分患者无症状、体征，肝功能指标仅有 1 或 2 项异常，病程迁延，只有少数发展为中度慢性肝炎。

（2）中度慢性肝炎：症状、体征和实验室检查介于轻度和重度之间。

（3）重度慢性肝炎：有明显或持续出现的肝炎症状、体征，包括疲乏、纳差、厌油，腹胀、腹泻，面色灰暗、蜘蛛痣、肝掌或肝脾大，肝功能持续异常。

3. 重型肝炎（肝衰竭）

重型肝炎是最严重的临床类型，占全部病例 0.2%~0.5%，病死率高达 50%~80%。

此病临床表现为：

（1）黄疸迅速加深，血清胆红素高于 171umol/L。

（2）肝脏进行性缩小，出现肝臭。

（3）出血倾向，凝血酶原活动度低于 40%。

（4）腹水、中毒性鼓肠。

（5）精神-神经系统症状（肝性脑病）：早期可出现计算能力下降、定向障碍、精神行为异常、烦躁不安、嗜睡和扑翼样震颤等，晚期可发生昏迷，深反射消失。

（6）肝肾综合征：出现少尿甚至无尿，电解质、酸碱平衡紊乱以及血尿素氮升高等。

4. 淤胆型肝炎

淤胆型肝炎以肝内胆汁淤积为主要表现的一种特殊临床类型，又称毛细胆管炎型肝炎。

该病临床表现类似急性黄疸型肝炎，黄疸较深但自觉症状较轻，具有以下特点：

（1）"三分离"特征：黄疸深，但消化道症状轻，谷丙转氨酶升高不明显，凝血酶原活动度下降不明显。

（2）"梗阻型"特征：在黄疸加深的同时，伴全身皮肤瘙痒、粪便颜色变浅或灰白色，血清碱性磷酸酶、谷氨酰转移酶和胆固醇显著升高，尿胆红素增加，尿胆原明显减少或消失。

5. 肝炎后肝硬化

在肝炎基础上发展为肝硬化，表现为肝功能异常及门静脉高压。

（三）辅助检查

（1）血液检查：检测血清酶、血清蛋白、血清、血氨、凝血酶原活动度。

（2）尿液检查：尿胆红素检测。

（3）肝炎病毒病原学（标志物）检查。

(四)治疗原则

(1)抗病毒治疗。

(2)促进肝细胞再生。

(3)中医中药治疗。

(4)人工肝治疗(血浆置换)。

(5)肝移植。

(6)干细胞治疗。

二、健康教育实践指导

1.休息与活动指导

急性肝炎、慢性肝炎活动期、肝衰竭者应卧床休息。待症状好转、黄疸减轻、肝功能改善后,可逐渐增加活动量,以不感疲劳为度。肝功能正常1~3个月后可恢复日常活动及工作,但应避免过度劳累和重体力劳动。

2.饮食与营养知识指导

(1)肝炎急性期不宜强调"高营养"或强迫进食,宜进食清淡、易消化、富含维生素的流质,如进食量太少,不能满足生理需要,可遵医嘱静脉补充葡萄糖、脂肪乳和维生素。

(2)黄疸消散期可逐渐增加饮食,少食多餐,避免暴饮暴食。注意调节饮食的色、香、味,保证营养摄入。饮食原则如下:卧床或休息者能量摄入以 84~105 kJ/(kg·d)为宜,恢复期以 126~147 kJ/(kg·d)为宜。蛋白质 1.5~2.0 g/(kg·d),以优质蛋白为主,如牛奶、瘦猪肉、鱼等;糖类(碳水化合物)300~400 g/d,以保证足够热量;脂肪 50~60 g/d,多选用植物油;多食水果蔬菜等含维生素丰富的食物。

(3)肝炎后肝硬化、肝衰竭:血氨偏高时,应给予高热量饮食,每天热量供应 5~6.7 MJ(1200~1600 kcal),入液总量以不超过 2500 mL 为宜,肝硬化腹水患者入液量每天 1000 mL 左右。脂肪可延缓胃的排空,应尽量少用。肝性脑病急性期首日禁蛋白饮食,慢性肝性脑病无禁食蛋白质必要,可口服或静脉使用支链氨基酸制剂,植物和奶制品蛋白优于动物蛋白。

(4)各型肝炎者需禁酒、勿食腌制食品;不宜长期摄入高糖高热饮食,尤其有糖尿病倾向和肥胖者。腹胀者减少产气食品(牛奶、豆制品)的摄入。

3.疾病监测指导

(1)观察消化系统症状、皮肤黄疸情况。

(2)急性肝炎患者加强生命体征观察,监测有无病毒血症表现。重型肝炎患者密切观察出血倾向、精神-神经系统症状、腹水以及有无电解质、酸碱失衡,观察尿量并做好出入水量监测。

(3)定期检测肝功能、病毒血清学指标、肝脏 B 超等,判断疾病治疗效果。

4.并发症预防指导

(1)出血:注意观察患者出血表现,结合患者的疾病基础及相关实验室或辅助检查结果,及时发现先兆。做好休息与饮食指导,保持大小便通畅。保持床单平整,衣着轻软宽松,避免肢体的碰撞或外伤。

(2)肝性脑病:密切注意肝性脑病的早期征象,避免触发诱发因素,如避免快速利尿和大量放腹水、避免应用催眠镇静药麻醉药等,需防止及控制感染,保持排便通畅,防止便秘。

(3)肾衰竭:禁用肾毒性药物,注意个人清洁卫生,注意保暖,防止受凉,教会患者测量和记录尿量的方法,指导患者定期复查尿常规、肾功能及双肾 B 超。

5.用药指导

及时发现和处理干扰素治疗引起的不良反应。

（1）发热反应，多在注射后 2~14 小时出现，反应随治疗次数增加逐渐减轻。应嘱患者多饮水，卧床休息，必要时对症处理。

（2）出现恶心、呕吐、食欲减退、谷丙转氨酶增高，甚至黄疸、脱发、甲状腺功能减退等症状，大多不需停药，待治疗终止后，症状可逐渐好转，肝功能恢复。

（3）大剂量干扰素皮下注射时，部分患者出现局部触痛和红斑，一般 2~3 天可消失，用药时适当增加溶媒的量，缓慢推注，可减轻或避免上述反应发生。

（4）需定时检查血常规，若有粒细胞减少、血小板和网状细胞下降，视情况调整使用干扰素治疗量。

6. 出院指导

（1）实施切断传播途径的隔离预防，其中，甲型和戊型肝炎隔离期为自发病起 4 周。

（2）树立战胜疾病的信心，应正确对待疾病，避免焦虑、愤怒等不良情绪，保持心情舒畅。

（3）注意饮食及休息，可进行适当的有氧运动，如慢走、太极拳等。肝硬化患者限制蛋白饮食，尽量多卧床，避免屏气、突然提重物等。

（4）遵照医嘱按时用药，忌滥用药物，以免增加肝的负担。

（5）急性肝炎患者出院后第 1 个月复查 1 次，以后每 1~2 个月复查 1 次，半年后每 3 个月复查 1 次，定期复查 1~2 年。慢性肝炎患者定期复查肝功能、病毒的血清学指标、肝脏 B 超与肝纤维化有关的指标，以指导调整治疗方案。

第八节　伤寒及副伤寒患者健康指导

一、疾病知识指导

伤寒是由伤寒沙门菌经肠道引起的全身性急性传染病，副伤寒包括副伤寒甲、副伤寒乙及副伤寒丙三种，分别由副伤寒（甲、乙、丙）沙门菌引起。二者的主要传播途径为粪-口传播，人群普遍易感，全年均可发生，夏秋季更为高发。其耐低温、对热及含氯消毒剂较敏感，60℃加热 30 分钟即可将其杀灭。

（一）病因

伤寒沙门菌在回肠下段通过肠黏膜侵入回肠集合淋巴结，在单核-巨噬细胞内繁殖形成初发病灶，进一步侵犯肠系膜淋巴结并经胸导管进入血液循环，形成第一次菌血症。第一次菌血症后伤寒沙门菌进入肝脾、胆囊、骨髓等组织器官内，继续大量繁殖后再次进入血流，引起第二次菌血症，释放脂多糖内毒素，引起全身反应。随血流播散至胆囊的伤寒沙门菌，部分通过小肠黏膜，再次入侵肠道淋巴组织，使原已致敏的肠道淋巴组织产生严重炎症反应。

（二）临床表现

伤寒潜伏期为 3~21 天，一般 7~14 天。典型伤寒的自然病程为 4 周，分为 4 期。

1. 初期（侵袭期）

病程第 1 周。体温呈阶梯形上升，可在 5~7 天内高达 39~40℃。发热前可有畏寒，少有寒战，可伴有全身疲倦、乏力、头痛、干咳、食欲减退、恶心、呕吐、腹痛、轻度腹泻或便秘等表现。

2. 极期

病程第 2~3 周。常有伤寒的典型表现，肠出血、肠穿孔等并发症较多在本期出现。

(1)发热：以稽留热为主要热型，少数呈弛张热型或不规则热型，发热一般持续10~14天，长者可达3~4周。

(2)消化道症状：食欲缺乏明显，腹部不适、腹胀、多有便秘，少数以腹泻为主，右下腹可有轻压痛。

(3)神经系统症状：表现为精神恍惚、表情淡漠、呆滞、反应迟钝，称之为伤寒面容。部分患者可听力减退，重者出现谵妄、昏迷、出现病理反射等中毒性脑病表现。

(4)循环系统症状：常有相对缓脉或有重脉，如并发心肌炎，则相对缓脉不明显。

(5)肝脾肿大：病程第1周末可有脾肿大，质软有压痛。肝脏亦可见肿大，质软，可有压痛。并发中毒性肝炎时，可出现肝功能异常，部分患者可有黄疸。

(6)皮疹：多见于病程6~13天，部分患者皮肤出现淡红色小斑丘疹，常分布于胸腹部，偶可见于背部或四肢，多在2~4天内消退。出汗较多者，可见水晶型汗疹。

3.缓解期

病程第3~4周。体温逐步下降，食欲渐好，腹胀逐渐消失，肿大的脾脏开始回缩。本期仍有可能出现肠出血、肠穿孔等各种并发症。

4.恢复期

病程第5周。体温恢复正常，食欲好转，常在1个月左右完全康复。

(三)辅助检查

(1)血常规检查。
(2)伤寒沙门菌培养。
(3)肥达试验。

(四)治疗原则

(1)病原治疗。
(2)对症治疗。
(3)并发症的治疗。

二、健康教育实践指导

1.休息与活动指导

(1)发热期间严格卧床休息，慎用发汗退热剂，以免引起大汗虚脱。退热后2~3天可在床上稍坐，退热后1周下床轻微活动，再逐渐过渡到正常活动量。

(2)按肠道传染病隔离处理，排泄物彻底消毒。临床症状消失后，每隔5~7天送粪便培养，连续2次阴性才可解除隔离。

2.饮食与营养知识指导

(1)发热期给予高热量、高维生素、易消化的无渣流质或半流质饮食，可选用米粥、清肉汤、蛋汤、鲜果汁等，少用糖、牛奶等产气食物。注意少量多餐、多饮水，必要时静脉补充营养。

(2)退热5天后，改用少渣软食，逐渐增加食量，可选用面条、馒头、瘦肉汤、豆腐等。

(3)退热2周后才能恢复正常饮食，此时患者常有饥饿感，注意避免饮食过量而激惹肠出血或肠穿孔。

3.疾病监测指导

注意观察体温、脉搏、血压、腹部情况及大便性状的变化，及早发现并发症。

4.并发症预防指导

(1)避免肠出血、肠穿孔的诱因，严格控制饮食。便秘者应多饮水，可使用甘油灌肠剂或生理盐水低压灌肠，禁用泻药和高压灌肠。腹胀时可用松节油腹部热敷(有肠出血者禁用)或肛管排气，禁用新斯的明等促进肠蠕动的药物。

(2)肠出血是伤寒最常见的并发症。患者如果出现腹胀、腹泻及肠蠕动亢进，应严格卧床休息，暂禁饮食，严密观察有无便血情况以及血压、脉搏、神志变化，警惕休克发生。

(3)肠穿孔是伤寒最严重的并发症。注意肠穿孔的早期征象。一旦发生，应禁食，经鼻插胃管减压，静脉补充热量及维持水、电解质和酸碱平衡。并发腹膜炎者，做好术前准备。

5. 用药指导

(1)氟喹诺酮类为首选药物。第三代喹诺酮类药物不良反应用轻，可有胃肠不适、失眠等，用药后一般在3~5天内退热。体温正常后均应继续服用10~14天。

(2)氯霉素总疗程约为2~3周，最初可用静脉滴注给药的方法，病情改善后改为口服。可引起骨髓抑制等不良反应，用药期间应定期检查血常规，目前已不推荐用于伤寒首选治疗。

(3)氨苄西林用于敏感菌株的治疗，使用之前需要做皮肤过敏试验。如果出现皮疹应及时停药，更换其他抗菌药物。

6. 出院指导

(1)保证足够的休息和睡眠，出院后应继续休息1~2周，逐渐增加活动量，恢复期应避免粗纤维饮食。

(2)对患者实施消化道隔离，体温正常后15日或每隔5~7日粪便培养一次，连续2次阴性后方可解除隔离。

(3)注意个人卫生，勤洗手，避免食用不洁饮食，消灭苍蝇、蟑螂等。

第九节　阿米巴痢疾、阿米巴肝脓肿患者健康指导

阿米巴痢疾

一、疾病知识指导

阿米巴痢疾是溶组织阿米巴侵入结肠内引起的疾病。以热带、亚热带多见，秋季发病多，其次为夏季。主要经粪-口途径，通过进食被包囊污染的水和食物等造成传染。人群普遍易感，婴儿和儿童发病机会少，10岁以下儿童很少出现有症状的阿米巴病，病后产生的抗体对机体无保护作用，故可反复感染。

(一)病因

溶组织阿米巴包囊随被污染的食物和饮水进入体内到达小肠，在胰蛋白酶作用下小滋养体脱囊而出，随粪便移行到盲肠、结肠、直肠等部位寄生。在适宜条件下，如肠腔受损、抵抗力下降、饮食不当等，转变为大滋养体，凭借其伪足的机械运动和所分泌酶的水解作用侵入肠壁，在较为疏松的肠黏膜下层繁殖、扩散并释放各种水解酶，导致组织的进一步损害。

(二)临床表现

潜伏期约3周，短至4天，长达1年以上。急性阿米巴痢疾分为轻型、普通型、暴发型，未经彻底治疗者常转为慢性阿米巴痢疾。

（1）轻型：占90%以上，粪检时可查到溶组织阿米巴滋养体和包囊，但无临床症状或临床症状较轻。肠道病变轻微，有特异性抗体形成。

（2）普通型：起病大多缓慢，全身中毒症状较轻，多无发热或仅有低热，以腹痛、腹泻开始，排便每天可达10次左右，量中等，为暗红色果酱样的黏液脓血便，腥臭，有时仅表现为血便或单纯性腹泻，多无里急后重。腹痛和腹部压痛常限于右下腹。上述症状可持续数天至数周自行缓解。粪检常只能检查到滋养体，而无包囊。

（3）暴发型：此型少见，起病急骤，全身中毒症状重，极度衰竭。表现为寒战、高热，先有较长时间的剧烈肠绞痛，随之排出黏液血性或血水样粪便，奇臭，含大量滋养体。频繁腹泻，排便次数迅速增多至每天15次以上，甚至失禁。同时伴恶心、呕吐、腹痛、里急后重、腹部压痛。患者可出现不同程度的脱水、电解质紊乱，甚至循环衰竭。易出现肠穿孔及肠出血等并发症。如治疗不及时，可在1~2周内死亡。本型多见于体质衰弱、重度营养不良、孕妇或免疫功能低下者。

（4）慢性阿米巴痢疾：症状可持续存在或反复发作，腹痛、腹泻或便秘交替出现。粪便呈黄色糊状，带少量黏液及血，腐臭，每天3~5次，可检出滋养体或包囊。间歇期间可无任何症状，常因疲劳、饮食不当、受凉等诱因而发作，久病患者可有贫血、乏力、消瘦及神经衰弱等。

（三）辅助检查

（1）血常规。
（2）病原学检查：粪便检查、免疫学血清试验。
（3）结肠镜检查。
（4）X线钡剂灌肠检查。

（四）治疗原则

（1）病原治疗。
（2）对症支持治疗。
（3）并发症的治疗。

二、健康教育实践指导

1. 休息与活动指导

急性期或暴发型卧床休息，减少机体消耗，取舒适体位，实施消化道隔离措施。

2. 饮食与营养知识指导

给予流质或半流质、少渣、高热量、高蛋白、富含维生素饮食，避免刺激性食物。

3. 疾病监测指导

（1）观察生命体征的变化，关注排便次数、量、颜色、性状、气味，以及是否伴有出血；严密监测有无突发的腹痛、腹肌紧张、腹部压痛等肠穿孔表现；重症患者由于频繁腹泻，可导致水和电解质大量丢失，甚至并发休克，密切观察血压的变化和脱水的征兆，及时发现病情变化。

（2）合理有效采集粪便标本。为提高粪便检查阳性率，采集时应注意：

1）采新鲜脓血便送检以提高阳性率。

2）低温、尿液、消毒液可使滋养体失去活力，阿米巴滋养体排出体外2小时即死亡，因此，留取标本的容器应清洁，不应混入尿及消毒液。留取标本后应注意保温，并立即送检。气温低时，便盆应先用温水冲洗。

3）若服用油类、钡剂及铋剂，应在停药3天后留取标本。

4. 并发症预防指导

（1）肠出血：需严格卧床休息，禁食或只给少量流质。严密观察血压、脉搏、神志变化及便血情况。适当输液并注意水电解质平衡。使用一般止血剂，视出血量之多少适量输入新鲜红细胞。患者烦躁不安时，可适当使用地西泮等药物。大量出血经积极的内科治疗无效时，可考虑手术处理。

（2）肠穿孔：早诊断、早处理。禁食、经鼻胃管减压，加强抗菌药物治疗，控制腹膜炎，视具体情况予手术治疗。

5. 用药指导

硝基咪唑类是目前治疗阿米巴病的主要药物，伴发细菌感染时可加用氟喹酮药物。告知患者药物的使用方法、疗程及不良反应。抗阿米巴药物不良反应轻，以胃肠道反应为主，可有恶心、腹痛、腹泻、口中金属味等，应注意观察。注意服药前后不能饮酒。

6. 出院指导

（1）严格执行消化道隔离措施，患者应坚持用药，在症状消失后连续 3 次粪检，滋养体或包囊阴性方可解除隔离。出院后 3 个月内应每月复查粪便 1 次，以追踪有无复发。

（2）在治疗期间禁饮酒、加强营养、防止暴饮暴食，避免受凉及劳累，以防止复发或肝阿米巴病等并发症出现。

（2）注意个人卫生，饭前便后洗手，避免不洁饮食。

阿米巴肝脓肿

一、疾病知识指导

（一）病因

阿米巴肝脓肿由溶组织阿米巴通过门静脉、淋巴管或直接蔓延至肝脏，引起细胞溶化坏死，形成脓肿，又称阿米巴肝病，是阿米巴肠病最常见的并发症。部分阿米巴肝脓肿患者可无阿米巴痢疾病史。

（二）临床表现

起病大多缓慢，体温逐渐升高，热型以弛张热居多，常伴食欲减退、恶心、呕吐、肝区疼痛、腹泻及体重下降等。肝区疼痛为本病的重要症状，深吸气或咳嗽时可使疼痛加重。脓肿位于肝的中央部位时症状较轻，脓肿靠近包膜时较为疼痛且易穿破，脓肿向肝脏顶部发展时疼痛向右肩部放射，脓肿位于右肝下部时出现右上腹痛或腰痛，脓肿压迫右肺下部出现气急、咳嗽、右侧胸腔积液等肺炎及反应性胸膜炎表现，少数患者因脓肿压迫胆管或肝脏受损范围较大而出现轻度黄疸。

（三）辅助检查

（1）血常规检查。
（2）粪便或十二指肠引流液检查。
（3）病原学检查：肝穿刺液检查、免疫学血清试验。
（4）影像学检查：B 超、CT、磁共振成像。

（四）治疗原则

（1）病原治疗：可选用硝基咪唑类衍生物，如甲硝唑。
（2）外科治疗：①经皮肝脓肿穿刺引流术；②手术治疗：腹腔镜引流、肝脓肿切开引流术、肝部分切除术。

二、健康教育知识指导

1. 休息与活动指导

急性期应卧床休息，避免剧烈活动而致脓肿溃破。取舒适体位，以缓解肝区疼痛，若疼痛影响休息与睡眠，可遵医嘱给予镇静剂或止痛剂。

2. 饮食与营养知识指导

应予以低脂肪、高营养、富含维生素、易消化饮食。养肝的首选食物为谷类，如黑米、高粱、黍米，其次为红枣、桂圆、核桃、栗子，还有肉类、鱼类也对肝有保健作用。

3. 疾病监测指导

观察生命体征，尤其注意体温的变化；观察肝脏肿大及疼痛情况，注意疼痛的部位、性质、有无放射痛和持续时间，有无脓肿向周围组织破溃的征兆，如咳嗽、气急、局部软组织水肿、腹膜刺激征等。

4. 并发症预防指导

(1)肝脓肿向右侧胸腔溃破可致脓胸；向腹腔溃破可致急性腹膜炎；向心包破溃可发生心包压塞和休克；穿破至胃、胆等处可引起膈下脓肿、肾周脓肿和肝-肺支气管瘘。应了解脓肿的位置、减少穿刺次数、避免腹压增高的因素，观察疼痛部位、性质及伴随的症状体征。

(2)合并细菌感染时全身中毒症状重。观察患者有无寒战、高热、烦躁不安等表现，监测外周血白细胞总数及中性粒细胞有无显著增多，及早加用有效抗生素。

5. 用药指导

参见阿米巴痢疾治疗原则。

6. 出院指导

参见阿米巴痢疾出院指导。

第十一节　细菌性痢疾患者健康指导

一、疾病知识指导

细菌性痢疾简称菌痢，是由志贺菌(也称痢疾杆菌)引起的肠道传染病。痢疾杆菌各组及各血清型之间无交叉免疫，但有交叉耐药性，且病后免疫力差，故可反复感染。主要通过消化道传播，终年散发，夏秋季可流行。

(一)病因

志贺菌随患者或带菌者粪便排出后，通过污染的饮食经口感染，另外，还可因接触患者或带菌者的生活用具而感染。志贺菌侵袭结肠黏膜上皮细胞后，经基底膜进入固有层并在其中繁殖、释放毒素，引起炎症反应和小血管循环障碍，炎性介质的释放使志贺菌进一步侵入并加重炎症反应，结果导致肠黏膜炎症、坏死及溃疡。

(二)临床表现

潜伏期一般为1~4天，短者数小时，长者可达7天。一般为急性，少数迁延成慢性，急性菌痢根据毒血症及肠道症状轻重，可以分为4型：

(1)普通型(典型)：急起畏寒、高热，伴头痛、乏力、食欲减退，并出现腹痛、腹泻，多先为稀水样便，1~2天后转为黏液脓血便，每日10余次至数十次，里急后重明显，部分病例以脓血便开始。患者常伴肠鸣音亢进，左下腹压痛。自然病程为 1~2 周，多数可自行恢复，少数转为慢性。

（2）轻型（非典型）：全身毒血症状轻微，无发热或仅低热，急性腹泻每日 10 次以内，稀便有黏液，可无脓血，里急后重较轻或缺如。有轻微腹痛及左下腹压痛。1 周左右可自愈，少数转为慢性。

（3）重型：多见于老年、体弱、营养不良者，急起发热，腹痛、腹泻，每天大便30次以上甚至失禁，为稀水脓血便，偶尔排出片状假膜，里急后重明显。后期可出现严重腹胀及中毒性肠麻痹，常伴呕吐，严重失水可引起外周循环衰竭。部分病例表现为中毒性休克，体温不升，常有酸中毒和水、电解质失衡，少数患者可出现心、肾功能不全。肠道病变严重者，偶见志贺菌侵入血液循环，引起败血症。

（4）中毒性菌痢：以 2~7 岁儿童为多见，成人偶发。起病急骤，突起畏寒、高热，体温39~41℃或更高，同时出现烦躁、谵妄、反复惊厥，继而出现面色苍白、四肢厥冷，迅速发生中毒性休克。肠道症状很轻或缺如，开始时可无腹痛及腹泻症状，常于发病数小时后才出现痢疾样大便。

（三）辅助检查

（1）血常规。
（2）粪便常规。
（3）病原学检查：粪便细菌培养、特异性核酸检测、免疫学检查。
（4）乙状结肠镜检查。

（四）治疗原则

（1）抗菌治疗。
（2）对症治疗。
（3）中毒性菌痢：综合急救、早期治疗、抗休克治疗。
（4）脑型菌痢：减轻脑水肿，改善脑部循环，防止呼吸衰竭。
（5）慢性菌痢：全身治疗与局部治疗相结合。

二、健康教育实践指导

1. 休息与活动指导
腹泻频繁、全身症状明显者卧床休息，症状减轻后或症状不重者可适当活动。
2. 饮食与营养知识指导
能进食者给予高热量、富含维生素、易消化、纤维素含量少的流质或半流质饮食，如面条、稀饭等。避免辛辣、生冷、硬、油腻及刺激性食物，多饮水及含钾、钠高的果汁及饮料。不能进食者给予静脉补充营养。
3. 疾病监测指导
（1）观察生命体征的变化，做好体温监测。高热时应给予物理降温，必要时给予退烧药，高热伴惊厥者，可用冬眠疗法。
（2）注意排便次数、量、颜色、性状等；严密监测有无腹痛、严重腹胀、呕吐等表现。频繁腹泻可导致水和电解质大量丢失，甚至并发休克，应密切观察血压的变化和脱水的征兆。
4. 并发症预防指导
细菌性痢疾的肠外并发症并不多见，尽早治疗以及足量应用抗菌药可预防并发症，症状较轻者一般不会出现并发症。极少数重症患者，可出现败血症、关节炎、溶血性尿毒症。
5. 用药指导
（1）使用抗生素需注意轻型细菌性痢疾患者可不用抗菌药物，严重病例则需应用抗生素；喹诺酮类药物可作为首选药物，但儿童、孕妇及哺乳期妇女不宜使用。抗生素治疗的疗程一般为3~5 天。
（2）小檗碱（黄连素）因其有减少肠道分泌的作用，故在使用抗生素时可同时使用，每日 3 次，每次 0.1~0.3 g，7 天为一疗程。

（3）可口服补液。只要有水和电解质丢失，无论有无脱水表现，均应口服补液，只有对严重脱水者，才可考虑先静脉补液，然后尽快改为口服补液。

（4）合理选择灌肠液。慢性细菌性痢疾保留灌肠，可选用 0.3% 小檗碱液、5% 大蒜素液或 2% 磺胺嘧啶银悬液等灌肠液，每次 100~200 mL，每晚 1 次、10~14 天为一疗程，灌肠液中添加小剂量肾上腺皮质激素可提高疗效。

（5）其他：如高热则以物理降温为主，必需使用退热药时注意用药后反应，观察面色、脉搏，注意有无虚脱。腹痛剧烈者可用颠茄片或阿托品。慢性菌痢由于长期使用抗菌药物，常有菌群失调，可服用微生物制剂，如乳酸杆菌或双歧杆菌制剂治疗。

6. 出院指导

（1）需养成良好的卫生习惯，特别注意饮食和饮水卫生。抓好"三管一灭"，即饮水、饮食、粪便的管理，消灭苍蝇。

（2）急、慢性患者和带菌者应消化道隔离至临床症状消失并坚持彻底治疗，隔日 1 次大便培养，连续 2 次阴性才可解除隔离。

第十一节　细菌性食物中毒患者健康指导

一、疾病知识指导

细菌性食物中毒是指因进食被细菌或细菌毒素所污染的食物而引起的急性感染中毒性疾病。据国内外统计，各类食物中毒中，细菌性食物中毒最多见，主要病原菌有沙门氏菌、志贺氏菌、致病性大肠埃希菌、副溶血弧菌、变形杆菌、空肠弯曲菌、金黄色葡萄球菌、溶血性链球菌等。近年来出现了许多新的致病菌，如"O157"大肠埃希菌、"O139"霍乱弧菌等。全年均可发生，潜伏期短，突然发病，对人类健康可构成广泛影响。临床上以胃肠型食物中毒最为多见，本节主要阐述此类型。

（一）病因

病原菌在污染的食物中繁殖并产生毒素，细菌和毒素通过进食进入人体内，引起人体剧烈的胃肠道反应。

（二）临床表现

临床表现以急性胃肠炎为主，表现为恶心、呕吐、腹痛、腹泻等。葡萄球菌和蜡样芽胞杆菌食物中毒呕吐较明显，呕吐物含胆汁，有时带血和黏液。腹痛以上腹部及脐周多见。腹泻频繁，多为黄色稀便和水样便。侵袭性细菌引起的食物中毒，可有发热、腹部阵发性绞痛和黏液脓血便；鼠伤寒沙门菌食物中毒的粪便呈水样或糊状，有腥臭味，也可见脓血便；副溶血弧菌食物中毒的部分病例大便呈血水样；莫根变形杆菌会导致颜面潮红，并且出现头痛、荨麻疹等过敏表现，重腹泻时会脱水、酸中毒、休克。

（三）辅助检查

（1）血常规。
（2）粪便常规。
（3）血清学检查。

（4）病原学检查：细菌培养、特异性核酸检查。

（四）治疗原则

（1）对症治疗。
（2）抗菌治疗。

二、健康教育与实践指导

1. 休息与活动指导

急性期卧床休息，以减少机体消耗，频繁腹泻伴发热、疲乏无力、严重脱水者协助患者床边排便。

2. 饮食与营养知识指导

（1）呕吐严重者应暂停进食，待呕吐停止后给予清淡、易消化的流质或半流质饮食，避免生冷、多渣、油腻或刺激性食物，少食多餐，腹痛者注意腹部保暖。

（2）多饮温开水或淡盐水，以补充丢失的水分、电解质。呕吐明显者应少量多次饮水，有脱水者及时口服补液盐或静脉补液。

3. 疾病监测指导

（1）严密观察呕吐物和腹泻物性状、量、次数，及时将呕吐物和粪便送检。

（2）注意关注伴随症状，如畏寒、发热以及腹痛的部位、性质。

（3）病情严重的患者严密监测生命体征，注意血压、神志、面色、皮肤黏膜弹性及温湿度，记录出入量，监测血液生化，及时发现脱水、酸中毒、周围循环衰竭等征象。

4. 并发症预防指导

（1）酸中毒、电解质紊乱：①呕吐者一般不予止吐处理，腹泻早期不用止泻剂，以便清除肠道内残留的毒素。腹痛者应注意腹部保暖，禁用冷饮。剧烈吐泻、腹痛者遵医嘱使用解痉药；②多饮温开水或淡盐水以补充丢失的水分、电解质。脱水者及时使用口服补盐液，或遵医嘱静脉滴注生理盐水和葡萄糖盐水。

（2）休克患者迅速建立静脉通道，加快输液速度，采取休克体位，密切观察患者的血压、脉搏、神志、面色等的变化。

5. 用药指导

需遵医嘱使用抗生素，以便及早控制炎症，减少内毒素释放；同时还需观察用药后疗效及不良反应。应用喹诺酮类抗生素时要密切监测血象变化与白细胞减少症的发生，关注患者有无胃肠不适、失眠等，因其影响骨骼发育，孕妇、儿童、哺乳期妇女慎用。氯霉素使用期间必须监测血象变化，尤其是粒细胞减少症的发生，偶见再生障碍性贫血。

6. 出院指导

（1）不暴饮暴食，不食用不洁和腐败变质食物。
（2）消灭蟑螂、苍蝇、老鼠等传播媒介。

第十二节　流行性乙型脑炎患者健康指导

一、疾病知识指导

流行性乙型脑炎简称乙脑，又称日本脑炎，是由乙脑病毒引起的以脑实质炎症为主要病变的中枢神经系统急性传染病。本病经蚊虫叮咬传播，常流行于夏、秋季，多发生于儿童，主要分布于亚洲和西太平洋地区。临床上以高热、意识障碍、抽搐或惊厥、病理反射及脑膜刺激征为特征，部分病例可留有严重后遗症、重症患者病死率高。

(一) 病因

携带乙脑病毒的蚊虫叮咬人后，病毒随蚊虫唾液进入人体，疾病的严重程度除取决于病毒的数量与毒力外，更主要取决于机体的免疫力。免疫力强者表现为隐性感染或轻型病例，并可获得持久免疫力。当被感染者免疫力低下或者因患高血压等疾病，6 个月后仍无法完全恢复者，进入后遗症期。若有脑外伤、脑血管疾病、癫痫、脑寄生虫病等原因削弱血-脑屏障，感染的病毒量大且毒力强，则病毒容易侵入中枢神经系统，引起脑实质病变。

(二) 临床表现

乙脑潜伏期为 4~21 天，一般为 10~14 天。典型的临床表现可分为四期。

(1) 初期：病程的第 1~3 天，相当于病毒血症期。起病急，一般无明显前驱症状，以发热为主要表现，体温在 1~2 天内升至 39℃~40℃且持续不退，伴有精神萎靡、嗜睡、食欲缺乏，儿童可诉有头痛，婴幼儿可出现腹泻，少数患者出现神志淡漠，激惹或颈项强直。

(2) 极期：病程的第 4~10 天，除初期的病毒血症加重外，出现脑实质受损的症状。本期表现为高热、意识障碍、惊厥或抽搐、呼吸循环衰竭等。

(3) 恢复期：体温逐渐下降，神经系统症状、体征逐渐好转。此期表现可有持续低热、痴呆、失语、流涎、多汗、面瘫、吞咽困难、肢体痉挛性瘫痪、肢体不自主运动、癫痫发作等。一般于 2 周左右完全恢复，重型患者可能需 1~6 个月时间逐渐恢复。

(4) 后遗症期：有 5%~20% 的重型患者留有后遗症，主要为意识障碍、痴呆、失语、瘫痪，癫痫、精神障碍等，经治疗可有不同程度恢复，部分患者癫痫会持续终生。

(三) 辅助检查

(1) 血常规。
(2) 脑脊液检查。
(3) 血清学检查：特异性 IgM 抗体测定、补体结合试验、血凝抑制试验。
(4) 病原学检查：病毒分离、病毒抗原或核酸检测。

(四) 治疗原则

(1) 处理高热、抽搐和呼吸衰竭等危重症状。
(2) 控制脑水肿与颅内高压。
(3) 维持水、电解质及酸碱平衡。

二、健康教育实践指导

1. 休息与活动指导
(1) 卧床休息持续 1 周，避免体力活动至少 2 周。
(2) 加强翻身、拍背、吸痰，防止发生肺部感染和压疮，昏迷、抽搐患者应防坠床。
(3) 刚清醒的患者其思维能力及接受外界刺激的能力较差，应保持环境安静，避免不良刺激，帮助患者适应环境，直至恢复正常。
(4) 有神经系统功能损伤者尽早加强肢体、语言、智力、吞咽、大小便等功能锻炼。
2. 饮食与营养知识指导
按不同病期给予不同的饮食。初期及极期给予清淡流质饮食，如西瓜汁、绿豆汤、菜汤、牛奶等；高热期应以糖类为主；昏迷及有吞咽困难者给予鼻饲或静脉输液，保证每日入量 1500～2000 mL，并注意电解质平衡；恢复期应逐渐增加高热量、富含营养饮食。

3. 疾病监测指导

(1)关注体温的变化，注意热型、发热持续时间、伴随症状、身心反应，结合实验室检查，以综合评估病情。

(2)注意观察患者意识形态、瞳孔大小、对光反射和血压的变化，及时发现惊厥先兆。若有烦躁、喷射性呕吐、双侧瞳孔不等大、血压升高等症状，多为合并脑疝。

(3)密切观察患者呼吸频率、节律、深度以及血压、脉搏的改变，及时发现呼吸衰竭。

4. 并发症预防指导

(1)支气管肺炎、肺不张：密切观察患者呼吸频率、节律、深度，以及血压、脉搏的改变，及时发现呼吸衰竭。保持呼吸道通畅，鼓励并协助患者多翻身、拍背，痰液黏稠者可予雾化吸入。若有突然发生的呼吸停止、深昏迷或痰液阻塞、呼吸肌麻痹等，经一般处理仍不能维持换气功能时，可行人工呼吸机辅助呼吸。

(2)抽搐、惊厥：减少环境及医源性操作对患者的刺激，避免诱发惊厥或抽搐。密切观察患者的意识、瞳孔、血压，及时发现惊厥先兆，并警惕脑疝发生。一旦出现惊厥或抽搐，应注意保持呼吸道通畅，防止舌咬伤，防止坠床，必要时使用床档或约束。

(3)发热：高热患者应及时给予降温处理，脑水肿、颅内压增高者及时给脱水剂，遵医嘱使用止惊药物并注意药物的呼吸抑制作用。

5. 用药指导

(1)高热时，以物理降温为主，效果欠佳时使用药物降温者，应注意观察药物的作用和不良反应，防止大量出汗引起脱水和循环衰竭。

(2)对于持续高热伴反复抽搐者，可采用亚冬眠疗法，氯丙嗪和异丙嗪各 0.5～1 mg/kg 肌内注射，每 4～6 小时 1 次，持续 3～5 天，该类药物可抑制呼吸中枢及咳嗽反射，用药过程应保持呼吸道通畅，密切观察生命体征变化。

(3)呼吸衰竭者可用呼吸兴奋药，如尼可刹米等，还可使用山莨菪碱及东莨菪碱改善脑内微循环、解痉及兴奋呼吸中枢。大剂量呼吸兴奋剂可诱发惊厥，应予注意。

(4)颅内压增高者应早期足量给予脱水治疗，常用 20% 甘露醇或 25% 山梨醇快速静滴，还可合用呋塞米、肾上腺皮质激素。

6. 出院指导

(1)注意环境卫生，消除蚊虫滋生，人畜居地分开，使用防蚊驱蚊用品，有效防止被蚊叮咬。

(2)加强康复锻炼，恢复期患者神志清醒后仍有恢复期症状者，应尽早以针灸理疗、按摩、功能锻炼、语言训练等，配合药物治疗，帮助患者尽快康复。有肢体瘫痪者，协助使肢体保持功能位，进行按摩及被动运动，防止肌肉挛缩和功能障碍。

第十三节　疟疾患者健康指导

一、疾病知识指导

疟疾是经按蚊叮咬或输入带疟原虫者的血液而感染疟原虫所引起的虫媒传染病。寄生于人体的疟原虫共有四种，即间日疟原虫、三日疟原虫、恶性疟原虫和卵形疟原虫。在我国主要是间日疟原虫和恶性疟原虫，其他两种少见，近年偶见于一些国外的输入病例。不同的疟原虫分别引起间日疟、三日疟、恶性疟及卵形疟。

(一)病因

传染源为疟疾现症患者或无症状带虫者,其血液中具有配子体者便成为传染源。血液中原虫密度越高,配子体的密度也会越高,传播的机率也越大。

(二)临床表现

(1)潜伏期:从人体感染疟原虫到发病(口腔温度超过37.8℃),称潜伏期。潜伏期包括整个红外期和红内期的第一个繁殖周期。一般间日疟原虫和卵形疟原虫14天,恶性疟原虫12天,三日疟原虫30天。感染原虫量、株的不一,人体免疫力的差异,感染方式的不同均可造成不同的潜伏期。温带地区有所谓长潜伏期虫株,可长达8~14个月。输血感染潜伏期7~10天。胎传疟疾,潜伏期就更短。有一定免疫力的人或服用过预防药的人,潜伏期可延长。

(2)发冷期:畏寒,先为四肢末端发凉,迅觉背部、全身发冷。皮肤起鸡皮疙瘩,口唇、指甲发绀,颜面苍白,全身肌肉关节酸痛。进而全身发抖,牙齿打颤,持续约10分钟至1小时,寒战自然停止,体温上升,此期患者常有重病感。

(3)发热期:冷感消失以后,面色转红,发绀消失,体温迅速上升,通常发冷越显著,则体温就愈高,可达40℃以上。患者面赤、气促、口渴欲饮冷、结膜充血,发作数次后唇鼻常见疱疹,皮灼热而干燥、脉洪而速、尿短而色深,多诉心悸。部分患者出现辗转不安、呻吟不止、谵妄甚至抽搐、不省人事,部分患者出现剧烈头痛、顽固呕吐。此期持续2~6小时,个别达10余小时。

(4)出汗期:高热后期,颜面手心微汗,随后遍及全身,大汗淋漓,衣服湿透,2~3小时体温降低,常至35.5℃。患者感觉舒适,但十分困倦,常安然入睡,一觉醒来,精神轻快,食欲恢复,又可照常工作,此刻进入间歇期。

(三)辅助检查

(1)血常规检测。
(2)疟原虫检查:血涂片、骨髓涂片。
(3)血清学检查:间接免疫荧光试验、间接血凝试验、酶联免疫吸附试验。

(四)治疗原则

1.病原治疗
常用氯喹与伯氨喹联合治疗,快速高效抗疟药可选用青蒿素和青蒿琥酯等。

2.抢救凶险发作
(1)迅速杀灭疟原虫无性体。
(2)改善微循环,防止毛细血管内皮细胞崩裂。
(3)维持水、电解质平衡。

3.对症支持治疗
(1)循环功能障碍者,按感染性休克处理。
(2)高热惊厥者,给予降温、镇静止惊处理。
(3)脑水肿给予脱水;心衰肺水肿给予强心利尿;呼衰应用呼吸兴奋药或人工呼吸器;肾功能损害严重者行血液透析。
(4)黑尿热首先停用奎宁及伯喹,继之给予激素,碱化尿液,利尿等。

二、健康教育实践指导

1. 休息与活动指导

（1）发作期及退热后 24 小时应卧床休息。寒战时注意保暖；大汗及时用干毛巾或温湿毛巾擦干，并随时更换衣被，以免受凉；高热时宜采用物理降温，过高热患者可药物降温。

（2）保持环境舒适、安静，按虫媒传染病做好隔离。

2. 饮食与营养知识指导

（1）注意水分的补给。发热期间或食欲不佳者给予清淡素净的流质或半流质饮食，如米粥、面条、菜汤、果汁、牛奶、蛋汤等，吐泻不能进食者则适当静脉补液。

（2）温疟高热口渴、尿赤、便秘者，忌辛辣或温燥等刺激性食物，如烟、酒、大蒜、辣椒、胡椒、韭菜等；寒疟胸闷纳呆、泛恶者，忌食用油腻甘甜等食物，如油炸食品、肥肉、番薯、饴糖、糯米、甜食等。

（3）疟疾反复发作者，忌食用海鲜发物及醋、糟腌食物，如黄鱼、带鱼、海虾、糟鱼、酸辣菜、南瓜等。饮食宜选用清淡爽口，并且易于消化吸收的高蛋白质饮食，有贫血者可辅以铁剂。

3. 疾病监测指导

疟疾发病过程中应严密观察病情，凶险发热者应严密监测生命体征，详细记录出入量，及时纠正和抢救严重并发症，痊愈后定期复查。

4. 并发症预防指导

疟疾可治愈，治疗周期数月到数年不等，偶有复发及并发症的发生。疟疾发现后及时进行系统治疗并且应定期复诊。

5. 用药指导

（1）氯喹是治疗疟疾急性发作和控制疟疾症状的首选药物。口服可能出现头昏、眼花、耳鸣、皮疹等症状以及消化道反应，大多症状较轻，停药后可自行消失。

（2）奎宁主要作用于疟原虫红内期，控制疟疾症状。目前不作为疟疾治疗首选药物，主要用于恶性疟疾。奎宁每日用量超过 1 g 或连用较久，常致金鸡纳反应，有耳鸣、头痛、恶心、呕吐，视力听力减退等症状，严重者产生暂时性耳聋，停药后常可恢复。当 24 小时内剂量大于 4 g 时，可直接损害神经组织并收缩视网膜血管，大剂量中毒时可引起呼吸麻痹。奎宁致死量约 8 g。

（3）青蒿素及其衍生物对各种疟原虫红内期无性体均有作用，抑制原虫蛋白质合成，但妊娠早期妇女慎用。在治疗疟疾的过程中可能会出现消化道不良反应及头痛、耳鸣、皮疹等情况，还可能会出现红细胞下降、血清转氨酶异常等情况。应该根据患者情况综合判断，选用口服、肌内注射或者静脉注射治疗。

（4）伯氨喹对间日疟继发性红细胞外期和各种疟原虫的配子体有较强的杀灭作用。不良反应为有较大毒性，需注意使用剂量。治疗量不良反应较少。可引起头晕、恶心、呕吐、腹痛等，停药后可恢复。

（5）乙胺嘧啶能抑制疟原虫的叶酸合成酶类，对恶性疟和间日疟有抑制作用，也可用于控制耐氯喹的恶性疟症状发作。此类药物不良反应少，口服一般抗疟治疗量的毒性很低，应用安全，大剂量可引起巨幼红细胞性贫血，儿童误服可引起惊厥、死亡。

6. 出院指导

及时消灭蚊虫，避免蚊虫叮咬。注意室内通风，保持卫生干净整洁。生活工作在疟区人群应长期服用抗疟药，预防疟疾感染。治愈后患者一定时期具有免疫力，但有复发可能，应定期复诊。

第十四节　钩端螺旋体患者健康指导

一、疾病知识指导

钩端螺旋体病(简称钩体病)是由各种不同型别的致病性钩端螺旋体(简称钩体)所引起的一种急性全身性感染性疾病,属自然疫源性疾病,鼠类和猪是两大主要传染源。其流行几乎遍及全世界,在东南亚地区尤为严重。

(一)病因

致病性钩体为本病的病原。钩体经皮肤与黏膜侵入人体后,进入血液繁殖,产生毒素,形成钩端螺旋体血症,引起感染中毒症状。其后钩体进入内脏器官,使其受到不同程度损害,后期因免疫反应可出现后发热和一系列后发症。

(二)临床表现

潜伏期2~20天,因受染者免疫水平的差别以及受染菌株的不同,可直接影响其临床表现。

(1)早期(钩体血症期):多在起病后3天内,本期突出的表现是:发热、头痛、全身乏力、眼结膜充血、腓肠肌压痛、全身浅表淋巴结肿大;还可同时出现消化系统症状如恶心、呕吐、纳呆、腹泻;呼吸系统症状如咽痛、咳嗽、咽部充血、扁桃体肿大。部分患者可有肝、脾肿大及出血倾向,极少数患者有中毒精神症状。

(2)中期(器官损伤期):起病后3~14日,此期患者经过了早期的感染中毒败血症之后,出现器官损伤表现,如咯血、肺弥漫性出血、黄疸、皮肤黏膜广泛出血、蛋白尿、血尿、管型尿和肾功能不全、脑膜脑炎等。依据临床表现的不同将钩体病划分为:流感伤寒型、肺出血型、黄疸出血型、肾衰竭型、脑膜脑炎型。

(3)恢复期或后发症期:患者热退后各种症状逐渐消退,但也有少数患者退热后经几日到3个月左右再次发热,出现症状,称后发症。表现为后发热、眼后发症、神经系统后发症、胫前热等症状。

(三)辅助检查

(1)血液检查:血常规、血生化、血培养。
(2)尿液检查:尿蛋白。
(3)免疫检查:显微凝集试验、酶联免疫吸附试验测钩体特异性抗体。
(4)脑脊液检查:脑脊液常规、脑脊液生化。

(四)治疗原则

尽量做到"三早一就",即早发现、早休息、早治疗、就地治疗,不宜长途转送。
(1)一般治疗与对症治疗。
(2)病原治疗。
(3)肺弥漫性出血型的治疗:采取抗菌、解毒、镇静、止血、强心为主的综合措施。
(4)黄疸出血型的治疗:病原治疗和其他治疗参见病毒性肝炎章节。
(5)肾衰竭型的治疗:参阅流行性出血热的治疗。
(6)脑膜脑炎型的治疗:病原治疗和参阅流行性乙型脑炎的治疗章节。

（7）发热、反应性脑膜炎等后发症，一般仅采取对症治疗，短期即可缓解。必要时，可短期加用肾上腺皮质激素，恢复更快。

二、健康教育实践

1. 休息与活动指导

日常需要注意休息，患者出现呕血时，应绝对卧床休息。

2. 饮食与营养知识指导

（1）发热患者要予以高热量、易消化饮食。

（2）少尿、无尿患者予以低钾、低钠饮食。

（3）深度黄疸患者予以低脂、低蛋白、易消化的半流质饮食。

（4）患者出现呕血时应禁食。

3. 疾病监测指导

深度黄疸出血型患者，着重观察患者的精神状态，观察是否有定向力改变及出血倾向，若发现有出血征象，如腹胀、恶心等症状，应警惕上消化道大出血，及时就医。

4. 并发症预防指导

钩体病起病急而重，患者的紧张情绪可加重病情，特别是病情较重、出血倾向明显的患者，可加重消化道出血，并可诱发和加重肺大出血。因此，家属应多关心和陪伴患者，给予心理上的安慰，让患者在患病期间有信心和安全感。

5. 用药指导

轻症者可应用多西环素、阿莫西林、氨苄西林或阿奇霉素口服，重症者可应用青霉素、头孢曲松或头孢噻肟钠静脉注射治疗。由于个体差异大，不存在绝对的最好、最快、最有效药物，除常用非处方药外，应在医生指导下充分结合个人情况选择最合适的药物。

6. 出院指导

患者出院后嘱其注意休息，如出现发热、胫前皮肤发红、视野减退、视野缺损、偏瘫、语言障碍等眼部、神经系统等并发症时，及时复诊。

第十五节　流行性出血热患者健康指导

一、疾病知识指导

出血热是由汉坦病毒引起的，是以鼠类为主要传染源的自然疫源性疾病。其发病区域集中在农村和城市边缘地带，城市居民染上此病主要是因为在野外、草地或者其他潮湿的地方接触携带汉坦病毒的革螨，或食入被野鼠排泄物污染的食物、吸入被污染的尘埃形成的气溶胶以及被野鼠咬伤所致。出血热不仅会造成肝肾功能的损害，严重者还可危及生命。

（一）病因

流行性出血热是由汉坦病毒属的各型病毒引起，主要传染源是野鼠及家鼠，通过直接接触这些动物的血及唾液、尿、便而传染。汉坦病毒侵入人体后直接作用于全身毛细血管和小血管引起广泛的血管壁损伤，使血管壁的通透性增高导致组织或器官的水肿，从而出现全身皮肤黏膜的充血或出血引起多器官损害，严重时危及生命。

(二)临床表现

(1)发热期:起病急,典型病例有高热、畏寒,体温在 39℃~40℃ 之间,伴头痛、腰痛、眼眶痛(三痛)及四肢关节酸痛、乏力。多数患者食欲减退,重者有恶心、呕吐、呃逆等,患者眼球结膜及颜面部、颈部和上胸部皮肤出现显著的潮红、充血,似酒醉貌,皮肤出血好发于双侧腋下及胸背部,多为出血点或搔抓样、条索样出血斑点。重症患者有鼻出血、咯血、呕血、便血及血尿等,水肿多见于眼球结膜,为早期特有表现。中度、重度水肿常伴有眼睑和颜面部水肿,可出现蛋白尿、血尿和少尿倾向。

(2)低血压休克期:发热 4~6 日后体温下降,部分患者出现低血压或休克。表现为血压下降与脉搏增快、心率增快、脉搏细速或扪不清,伴呼吸浅快。面色与口唇苍白或发绀、肢端发凉、皮肤发花;意识障碍,初为烦躁不安继之可出现谵妄及嗜睡、昏睡、昏迷。中心静脉压<0.8 kPa(6 mmHg),此期患者渗出体征特别突出,出血倾向也十分明显,低血压休克期一般不超过 24 小时。

(3)少尿期:少尿期是本病的极期,与低血压休克期常无明显界限,两期也可重叠发生或完全缺如。轻型、中型患者常无低血压休克期而直接进入少尿期,部分轻型患者可直接进入多尿期。本期一般出现于第 5~8 病日,持续 3~5 天,长者可达 2 周以上。临床表现除少尿外,有头昏、头痛、嗜睡、烦躁、谵妄,以至抽搐、昏迷,但皮肤、黏膜出血往往加重,伴呕血、咯血、便血和血尿。少尿期持续超过 1 周的患者多有轻重不等的贫血和高血压,本期多数出现电解质紊乱,易合并各种严重并发症,如严重感染、急性呼吸窘迫综合征、心衰、肺水肿等。

(4)多尿期:每日尿量超过 3000 mL 为多尿,但尿量增至每日 2000 mL 即开始进入多尿期,重者 24 小时尿量可达 5000~10000 mL。本期多出现于病程第 2 周,持续 1~2 周。轻症患者可无低血压休克和少尿期而直接进入多尿期,也有极少数患者可无多尿期。大量排尿如不及时补充水和电解质极易发生脱水、低血钾和低血钠,甚至发生二次休克而导致继发性肾衰竭,重者可危及生命,因此仍需加强监护和治疗。

(5)恢复期:多数患者病后 3~4 周开始恢复。尿量逐渐减至每日 2000 mL 左右,精神、食欲和体力亦渐恢复。但少数重症患者恢复时间较长,需 1~3 个月或更久,患者仍感无力、头晕、头痛、食欲减退、腰痛,以及持续多尿及夜尿增多等。

(三)辅助检查

(1)血液检查:血常规、血生化、凝血功能。
(2)尿液检查:尿常规、尿沉渣。
(3)免疫检查:特异性抗体检测。
(4)其他检查:心电图、眼压测定。

(四)治疗原则

出血热的治疗原则为"三早一就",即早发现、早诊断、早治疗和就地治疗。典型临床经过分为五期,即发热期、低血压休克期、少尿期、多尿期及恢复期。应针对不同时期的特点进行预防性治疗。

二、健康教育实践指导

1. 休息与活动指导
发热期应卧床休息,恢复期患者需逐渐增加活动量。

2. 饮食与营养知识指导
流行性出血热无需特殊饮食调理,平时多摄入优质蛋白质,合理搭配营养元素,忌食辛辣刺激食物即可。

3. 疾病监测指导

(1)定时测量生命体征，观察有无持续高热；有无呼吸频率及节律的改变；有无脉搏细速、节律不整；有无血压进行性下降；有无嗜睡、昏迷等病情危重征象。

(2)密切观察出血情况，如有无皮肤黏膜出血、尿血、便血、呕血、咯血等，警惕剧烈头痛、视力模糊、血压增高等颅内出血的表现。

(3)严格监测患者24小时出入量，多数患者于病后3~4周肾的浓缩功能开始恢复，尿量逐渐降至3000 mL/d以下，一般需1~3个月体力及精神才能全面恢复。

4. 并发症预防指导

出血热患者定期复查，如有并发症者，如高血压、肾功能障碍等应按时去医院复诊，根据病情遵医嘱行血常规、血生化等检查。

5. 用药指导

(1)发热期可以使用肾上腺皮质激素，可缓解炎症反应、保护血管壁，并能稳定溶酶体膜，降低体温中枢对内源性致热原的敏感性等。早期应用对降热、减轻中毒症状、缩短病程均有一定效果。疗程用药时不可突然停药或减量过快，应逐步减量。

(2)发热期可给予利巴韦林抗病毒治疗，一般不超过7天。静脉或口服给药后主要的不良反应有溶血性贫血、血红蛋白降低及贫血、乏力等，停药后可消失。

(3)平衡盐溶液可在发生低血容量休克时使用，此时应迅速补充血容量，补充足够的液体和电解质，补液应以等渗液和盐液为主。快速大量给药时，可能出现肺水肿、脑水肿、肢体水肿。

(4)少尿初期可用甘露醇注射液静脉快速滴注以减轻肾间质水肿，血压稳定12~24小时后开始利尿，首选呋塞米，根据前一日的尿量决定当日利尿药剂量。使用期间监测有无水、电解质失衡。

(5)对合并有弥散性血管内凝血时可用肝素进行抗凝治疗。用药期间观察有无自发性出血表现、血小板减少症等不良反应。

6. 出院指导

出血热的预防主要是以控制传染源、切断传播途径、保护易感人群、加强疫情监测为主。其中，防鼠、灭鼠是关键。要做好食品、环境以及个人卫生，必要时接种出血热疫苗提高抗疫力。需定期复查，如有并发症，如高血压、肾功能障碍等应按时去医院复诊。

第十六节　霍乱及副霍乱患者健康指导

一、疾病知识指导

霍乱是由霍乱弧菌引起的烈性肠道传染病，发病急、传播快，属国际检疫传染病，在我国属于甲类传染病。典型患者由于剧烈的腹泻和呕吐，可引起脱水、肌肉痉挛，严重者导致外周循环衰竭和急性肾衰竭。一般以轻症多见，重症及典型患者治疗不及时可致死亡。

副霍乱是由副霍乱弧菌引起，临床表现与霍乱相似，主要通过一般治疗和药物治疗改善，预后较佳。

(一)病因

霍乱主要是由霍乱弧菌感染引起的，患者和带菌者的粪便或排泄物污染水源或食物后引起霍乱暴发流行，霍乱弧菌能通过污染鱼、虾等水产品引起传播。日常生活接触和苍蝇亦起传播作用。

副霍乱的病因比较明确，主要是由副霍乱弧菌感染引起的，可通过粪-口途径传播。副霍乱好发于去过副霍乱疫区或与副霍乱患者接触人群，可由食用不洁食物诱发。

(二)临床表现

霍乱典型病程分为三期。

1. 吐泻期

以剧烈的腹泻开始，继而出现呕吐。一般不发热，仅少数有低热。

(1)腹泻：是起病的首发症状，其特点为无里急后重感，多数不伴腹痛，排便后自觉轻快感。少数患者有腹部隐痛，个别病例可有阵发性腹部绞痛。排出的粪便初为黄色稀便，后为水样便，以黄色水样便多见。腹泻严重者排出白色混浊的"米泔水"样大便，有肠道出血者排出洗肉水样大便。出血多者则呈柏油样便，以埃尔托生物型霍乱弧菌引起者多见。腹泻次数由每天数次至数十次不等，重者则大便失禁。

(2)呕吐：一般发生在腹泻之后，不伴恶心，多为喷射性呕吐。呕吐物初为胃内食物，继而为水样，严重者亦可呕吐"米泔水"样物，与粪便性质相似，轻者可无呕吐。

2. 脱水期

由于剧烈的呕吐与腹泻，使体内大量水分和电解质丧失，因而出现脱水、电解质紊乱和代谢性酸中毒，严重者出现循环衰竭。本期病程长短，主要决定于治疗是否及时和正确与否，一般为数小时至2~3天。

(1)脱水：可分轻、中、重三度。轻度脱水，可见皮肤黏膜干燥，皮肤弹性力差，一般约失水1000 mL，儿童70~80 mL/kg体重；中度脱水，见皮肤弹性差，眼窝凹陷，声音轻度嘶哑，血压下降和尿量减少，失水3000~3500 mL，儿童80~100 mL/kg体重；重度脱水，出现皮肤干皱，没有弹性，声音嘶哑，并可见眼眶下陷、两颊深凹、神志淡漠或不清的"霍乱面容"，甚至出现循环衰竭和酸中毒者。重度脱水患者约失水4000 mL，儿童100~120 mL/kg体重。

(2)循环衰竭：是严重失水所致的失水性休克。临床表现为当血容量明显减少后，出现四肢厥冷，脉搏细速、甚至不能触及，血压下降或不能测出。继而由于脑部供血不足，脑缺氧而出现意识障碍，开始为烦躁不安，继而呆滞、嗜睡甚至昏迷。

(3)尿毒症酸中毒：临床表现为呼吸增快，严重者除出现库斯莫尔呼吸外，可有神志意识障碍，如嗜睡、感觉迟钝甚至昏迷。

(4)肌肉痉挛：呕吐、腹泻使大量的盐丢失，引起严重的低血钠导致腓肠肌和腹直肌痉挛。临床表现为痉挛部位的疼痛和肌肉呈强直状态。

(5)低血钾：腹泻使钾盐大量丢失，血钾可显著降低。临床表现为肌张力减弱、膝反射减弱或消失、腹胀等。

3. 恢复期或反应期

腹泻停止，脱水纠正后多数患者症状消失，尿量增加，体力逐步恢复。但亦有少数病例由于血循环的改善，残留于肠腔的内毒素被吸收进入血流，引起轻重不一的发热。一般患者体温高达38℃~39℃，持续1~3天后自行消退。

副霍乱症状以腹泻和呕吐为主，部分患者可出现烦躁不安、口渴、声音嘶哑、小腿肌肉痉挛的症状，本病可合并脱水、周围循环衰竭的表现。

(三)辅助检查

(1)血液检查：血常规、血生化。

(2)尿液检查：尿常规、尿沉渣。

(3)粪便检查：常规镜检、涂片染色、悬滴检查、制动试验、增菌培养、分离培养。

（4）PCR 检测。

（5）霍乱快速诊断。

（6）鉴别试验。

（7）血清免疫学检查。

（四）治疗原则

霍乱的治疗原则：

（1）严密隔离。

（2）及时补液：①静脉输液；②口服补液。

（3）抗菌治疗。

（4）对症治疗。

二、健康教育实践指导

1. 休息与活动指导

患病期间多卧床休息，泻吐期、脱水期患者绝对卧床休息。在反应恢复期，患者脱水纠正后，大多数患者症状消失，尿量增加，体力逐渐恢复，可下床稍许活动。

2. 饮食与营养知识指导

（1）对于剧烈的呕泻者，暂时禁食，注意静脉营养补充。

（2）饮食清淡、易消化，可给予果汁、淡盐水、稀饭等。忌食辛辣刺激食物，避免刺激胃肠道，加重呕吐和腹泻的症状。

3. 疾病监测指导

（1）密切观察生命体征和神志变化，每 0.5~1 小时记录一次。

（2）观察和记录呕吐物和排泄物的颜色、性质、量及次数，严格记录 24 小时出入水量。

4. 并发症预防指导

（1）休克：发病初期由于剧烈呕吐、腹泻导致脱水，重者引起休克。患病期间应严密观察病情，及时补液，发生休克时积极抗休克治疗。

（2）肾衰竭：由于休克得不到及时纠正和低血钾所引起。患病期间需积极补液治疗，抽血检查肾功能、电解质情况，尽早发现并加以纠正。

（3）肺水肿：代谢性酸中毒可导致肺循环高压，后者又因补充大量不含碱的盐水而加重。需严密观察生命体征变化、意识状态、皮肤颜色及温度、呼吸状况、咳嗽、咳痰情况、肺部呼吸音的变化并监测血气分析结果。

5. 用药指导

（1）磺胺甲噁唑/甲氧苄啶（复方磺胺甲噁唑）使用过程中过敏反应较为常见，也可致中性粒细胞减少或缺乏症、血小板减少症、肝肾功能损害等。用药期间须注意全血常规检查，定期尿液检查，不可任意加大剂量或增加用药次数。

（2）多西环素常见可引起恶心、呕吐、腹痛等胃肠道反应，并可发生耐药菌的过度繁殖，一旦发生二重感染，立即停药并予以相应治疗。长期用药时应定期检查血常规、肝功能等。

（3）使用诺氟沙星时胃肠道反应较为常见，当发生严重不良反应时应立即停药。此药可能会加重重症肌无力患者肌无力的症状，已知有重症肌无力病史的患者应避免使用该药。

6. 出院指导

（1）患者每周需复诊一次，以大便细菌学检查为主，了解大便霍乱弧菌是否持续阴转。

（2）养成良好的卫生习惯，不吃不干净的食物，不饮用不卫生的水。

（3）适当运动，合理锻炼，养成规律的作息习惯，增强自身免疫力。

第十七节　艾滋病患者健康指导

一、疾病知识指导

艾滋病又称为获得性免疫缺陷综合征。该疾病是一种危害性极大的传染病，由感染人类免疫缺陷病毒，也称艾滋病病毒或人乳头瘤病毒引起，导致免疫系统被破坏，逐渐成为许多伺机性疾病的攻击目标，进而促成多种临床症状。

(一)病因

艾滋病是由人类免疫缺陷病毒感染引起的全身性的疾病，人类免疫缺陷病毒感染者和获得性免疫缺陷综合征患者都是本病的传染源，其感染途径主要有性行为传播、血液传播、母婴传播。人体感染后经过数年、甚至长达 10 年或更长时间的潜伏期才发展成为艾滋病患者。

(二)临床表现

(1)一般症状：持续发烧、虚弱、盗汗，持续广泛性全身淋巴结肿大，特别是颈部、腋窝和腹股沟淋巴结肿大更明显，淋巴结直径在 1 cm 以上，质地坚实，可活动，无疼痛。体重下降，在 3 个月之内可达 10% 以上，最多可降低 40%。

(2)呼吸道症状：长期咳嗽、胸痛、呼吸困难、严重时痰中带血。

(3)消化道症状：食欲下降、厌食、恶心、呕吐、腹泻，严重时可便血，使用抗消化道感染的药物无效。

(4)神经系统症状：头晕、头痛、反应迟钝、智力减退、精神异常、抽搐、偏瘫、痴呆等。

(5)皮肤和黏膜损害：单纯疱疹、带状疱疹、口腔和咽部黏膜炎症及溃烂。

(6)肿瘤：可出现多种恶性肿瘤，如卡波济肉瘤、淋巴瘤等。

(三)辅助检查

(1)HIV 抗体检测：HIV 抗体筛查试验、HIV 补充试验。

(2)HIV 核酸检测。

(3)免疫功能检测：CD4+T 淋巴细胞检测。

(4)病原体检测。

(四)治疗原则

目前在全世界范围内仍缺乏根治人类免疫缺陷病毒感染的有效药物。现阶段的治疗目标是：最大限度和持久的降低病毒载量；获得免疫功能重建和维持免疫功能；提高生活质量；降低人类免疫缺陷病毒相关的发病率和病死率。本病的治疗强调综合治疗包括以下几点。

(1)一般治疗。

(2)抗病毒治疗。

(3)恢复或改善免疫功能的治疗。

(4)机会性感染和恶性肿瘤的治疗。

二、健康教育实践指导

1. 休息与活动指导

(1)保持充足的休息和睡眠。

(2)发热期多卧床,疾病稳定期可进行适当的有氧运动。

2. 饮食与营养知识指导

(1)注意饮食卫生,且要注意健康、均衡饮食。

(2)多吃新鲜蔬菜水果和其他高纤维食品,补充高蛋白的食物,比如鸡蛋、牛奶、瘦肉、鱼肉等。

(3)禁饮酒,勿食过于辛辣的食物及过咸、油腻的食物。

3. 疾病监测指导

出现危急重症,应注意密切观察生命体征和神志变化。

4. 并发症预防指导

遵医嘱规律口服阻断药物治疗。病情控制稳定防止体内器官损伤能够减少并发症,还可以提高患者寿命,具体用量和用药时间需谨遵医嘱。

5. 用药指导

(1)抗病毒治疗常用的药物有齐多夫定、病毒唑,二者可能会出现消化道反应、中性粒细胞减少症等不良反应,用药期间须监测血常规、肝肾功能等,对于中性粒细胞计数异常低下者禁用。

(2)免疫疗法包括 α 干扰素、白细胞介素 2(IL-2)等,二者可能会引起发热、中性粒细胞减少、消化道反应等不良反应,使用过程中应定期检查血象,注意血小板数值变化。有器质性心脏病患者,尤其充血性心衰及房颤患者慎用。

6. 出院指导

(1)遵医嘱按时按量用药,若出现发热、腹泻等症状应及时就医。

(2)抗病毒治疗的初期,每 1 个月复查。经观察患者能够耐受抗病毒药物,以后可以每 3 个月复查 1 次。

(3)避免危险行为和不良生活方式,预防感染。

(4)调整好心态,保持情绪稳定。

第十八节　新型冠状病毒肺炎患者健康指导

一、疾病知识指导

新型冠状病毒肺炎简称"新冠肺炎",世界卫生组织命名为"2019 冠状病毒病",英文名称为"COVID-19"。

与其他病毒一样,新型冠状病毒基因组也会发生变异。世界卫生组织提出的"关切的变异株"有5 个,分别为阿尔法(Alpha)、贝塔(Beta)、伽玛(Gamma)、德尔塔(Delta)和奥密克戎(Omicron)。《新型冠状病毒肺炎诊疗方案(试行第九版)》文件指出,2022 年 Omicron 株感染病例已取代 Delta 株成为主要流行株,且 Omicron 株传播力强于 Delta 株,致病力有所减弱。

冠状病毒对紫外线和热敏感,56℃ 30 分钟、乙醚、75%乙醇、含氯消毒剂、过氧乙酸和氯仿等脂溶剂均可有效灭活病毒,氯己定不能有效灭活病毒。

(一)病因

传染源主要是新型冠状病毒感染者，在潜伏期即有传染性，发病后 5 天内传染性较强。传播途径主要为经呼吸道飞沫和密切接触传播。病毒可在相对封闭的环境中经气溶胶传播，接触被病毒污染的物品后可造成感染。

人群普遍易感，感染后或接种新型冠状病毒疫苗后可获得一定的免疫力。

(二)临床表现

潜伏期 1~14 天，其中大多为 3~7 天，以发热、干咳、乏力为主要表现。部分患者可以鼻塞、流涕、咽痛、嗅觉味觉减退或丧失、结膜炎、肌痛和腹泻等为主要表现。重症患者多在发病 1 周后出现呼吸困难和(或)低氧血症，严重者可快速进展为急性呼吸窘迫综合征、脓毒症休克、难以纠正的代谢性酸中毒和出凝血功能障碍及多器官功能衰竭等。极少数患者还可有中枢神经系统受累及肢端缺血性坏死等表现。

重型、危重型患者病程中可为中低热，甚至无明显发热。轻型患者可表现为低热、轻微乏力、嗅觉及味觉障碍等，无肺炎表现。在感染新型冠状病毒后也可无明显临床症状。

曾接种过疫苗者及感染 Omicron 株者以无症状及轻症为主。有临床症状者主要表现为中低度发热、咽干、咽痛、鼻塞、流涕等上呼吸道感染症状。

多数患者预后良好，少数患者病情危重，多见于老年人、有慢性基础疾病者、晚期妊娠和围产期女性、肥胖人群。

儿童病例症状相对较轻，部分儿童及新生儿病例症状可不典型，表现为呕吐、腹泻等消化道症状或仅表现为反应差、呼吸急促。极少数儿童可有多系统炎症综合征，出现类似川崎病或不典型川崎病表现、中毒性休克综合征或巨噬细胞活化综合征等，多发生于恢复期。主要表现为发热伴皮疹、非化脓性结膜炎、黏膜炎症、低血压或休克、凝血功能障碍、急性消化道症状等。一旦发生，病情可在短期内急剧恶化。

(三)辅助检查

1. 血液检查

血常规、肝酶、心肌酶、肾功能、C 反应蛋白、血沉、降钙素原、D-二聚体、凝血功能、动脉血气分析。

2. 病原学及血清学检查

(1)病原学检查：采用核酸扩增检测方法在鼻咽拭子、口咽拭子、痰和其他下呼吸道分泌物、粪便等标本检测新型冠状病毒核酸。

(2)血清学检查：新型冠状病毒特异性 IgM 抗体、IgG 抗体阳性，发病 1 周内阳性率均较低。

3. 胸部影像学

早期呈现多发小斑片影及间质改变，以肺外带明显。进而发展为双肺多发磨玻璃影、浸润影，严重者可出现肺实变，胸腔积液少见。

(四)治疗原则

1. 根据病情确定隔离管理和治疗场所

(1)轻型病例实行集中隔离管理，具备居家隔离条件的采取居家隔离，隔离期间加强健康监测，如病情加重，应转至定点医院治疗。

(2)普通型、重型、危重型病例和有重型高危因素的病例应在定点医院集中治疗，其中重型、危重型病例应当尽早收入 ICU 治疗，有高危因素且有重症倾向的患者也宜收入 ICU 治疗。

2. 一般治疗

（1）卧床休息，加强支持治疗。

（2）及时给予有效氧疗措施。

（3）抗菌药物治疗。

（4）抗病毒治疗。

（5）免疫治疗。

（6）中医治疗。

（7）俯卧位治疗。

（8）心理干预。

3. 重型、危重型病例支持治疗

在一般治疗的基础上，积极防治并发症，治疗基础疾病，预防继发感染，及时进行器官功能支持。

（1）呼吸支持：①鼻导管或面罩吸氧；②经鼻高流量氧疗或无创通气；③有创机械通气；④气道管理；⑤体外膜肺氧合。

（2）循环支持：危重型患者可合并休克，应在充分液体复苏的基础上，合理使用血管活性药物，密切监测患者生命体征的变化。

（3）急性肾损伤和肾替代治疗：危重型患者可合并急性肾损伤，应积极寻找病因如低灌注和药物等因素。在积极纠正病因的同时，注意维持水、电解质、酸碱平衡。连续性肾替代治疗的指征包括：①高钾血症；②严重酸中毒；③利尿剂无效的肺水肿或水负荷过多。

（4）营养支持：应加强营养风险评估，首选肠内营养，保证热量 $25\sim30$ 千卡/（kg·d）、蛋白质>
1.2 g/（kg·d）摄入，必要时加用肠外营养。可使用肠道微生态调节剂，维持肠道微生态平衡，预防继发细菌感染。

（5）重型或危重型妊娠患者：应多学科评估继续妊娠的风险，必要时终止妊娠，剖宫产为首选。

4. 儿童多系统炎症综合征

治疗原则是多学科合作，尽早抗炎、纠正休克和出凝血功能障碍、脏器功能支持，必要时抗感染治疗。

二、健康教育实践指导

1. 休息与活动指导

（1）保持良好的个人及环境卫生。

（2）适量运动、充足休息，避免过度疲劳。

（3）具有重症高危因素、病情进展较快的普通型、重型和危重型患者，予规范的俯卧位治疗，建议每天不少于 12 小时。

2. 饮食与营养知识指导

（1）保证充分能量摄入，注意水、电解质平衡，维持内环境稳定。

（2）均衡营养。

3. 疾病监测指导

（1）密切观察重症患者生命体征和意识状态，重点监测血氧饱和度。

（2）危重症患者 24 小时持续心电监测，每小时测量患者的心率、呼吸频率、血压、血氧饱和度，每 4 小时测量并记录体温。

（3）合理、正确使用静脉通路，并保持各类管路通畅，妥善固定。

4. 并发症预防指导

（1）及时给予有效氧疗措施，有创机械通气者防止误吸。

（2）卧床患者定时变更体位，预防压力性损伤。

（3）注意口腔护理和液体出入量管理。

（4）及时评估清醒患者心理状况。

5. 用药指导

（1）避免盲目或不恰当使用抗菌药物，尤其是联合使用广谱抗菌药物。

（2）PF-07321332/利托那韦片适用人群为发病 5 天以内的轻型和普通型且伴有进展为重型高风险因素的成人和青少年。300 mg PF-07321332 与 100 mg 利托那韦同时服用，每 12 小时一次，连续服用 5 天。不得与哌替啶、雷诺嗪等高度依赖 CYP3A 进行清除且其血浆浓度升高会导致严重和/或危及生命的不良反应的药物联用。

（3）安巴韦单抗/罗米司韦单抗注射液联合用于治疗轻型和普通型且伴有进展为重型高风险因素的成人和青少年。二药的剂量分别为 1000 mg，在给药前两种药品分别以 100 mL 生理盐水稀释后，经静脉序贯输注给药，以不高于 4 mL/min 的速度静脉滴注，之间使用生理盐水 100 mL 冲管。在输注期间和输注完成后 1 小时需行临床监测。

（4）COVID-19 人免疫球蛋白可在病程早期用于有高危因素、病毒载量较高、病情进展较快者。使用剂量为轻型 100 mg/kg，普通型 200 mg/kg，重型 400 mg/kg，使用方式为静脉输注，根据病情改善情况次日可再次输注，总次数不超过 5 次。

（5）康复者恢复期血浆可在病程早期用于有高危因素、病毒载量较高、病情进展较快者。输注剂量为 200～500 mL（4～5 mL/kg），可根据个体情况及病毒载量等决定是否再次输注。

（6）对于氧合指标进行性恶化、影像学进展迅速、机体炎症反应过度激活状态的重型和危重型者，酌情短期内（不超过 10 日）使用糖皮质激素，建议地塞米松 5 mg/日或甲泼尼龙 40 mg/日，避免长时间、大剂量使用糖皮质激素，以减少副作用。

（7）对于重型、危重型且实验室检测 IL-6 水平升高者可试用托珠单抗。首次剂量 4～8 mg/kg，推荐剂量 400 mg，生理盐水稀释至 100 mL，输注时间大于 1 小时；首次用药疗效不佳者，可在首剂应用 12 小时后追加应用一次，累计给药次数最多为 2 次，单次最大剂量不超过 800 mg。注意过敏反应，有结核等活动性感染者禁用。

（8）抗凝治疗用于具有重症高危因素、病情进展较快的普通型、重型和危重型患者，无禁忌证情况下可予治疗剂量的低分子肝素或普通肝素。

6. 出院指导

（1）解除隔离管理或出院后继续健康监测，佩戴口罩。

（2）有条件者居住通风良好的单人房间，减少与家人近距离密切接触。

（3）分餐饮食，做好手卫生，避免外出活动。

（4）提高健康素养，养成"一米线"、勤洗手、戴口罩、使用公筷等卫生习惯和生活方式，打喷嚏或咳嗽时应掩住口鼻。出现呼吸道症状时应及时到发热门诊就医。

（5）如去过高风险地区或与新型冠状病毒感染者有接触史者，应主动进行新型冠状病毒核酸检测。

（6）接种新型冠状病毒疫苗可以减少新型冠状病毒感染和发病，是降低重症和死亡发生率的有效手段，符合接种条件者均应接种。符合加强免疫条件的接种对象，应及时进行加强免疫接种。

第十二章

肿瘤患者健康教育

第一节　鼻咽癌患者健康指导

一、疾病知识指导

鼻咽癌是一种发生于鼻咽部黏膜上皮的恶性肿瘤，多发生于鼻咽顶壁及侧壁，尤其是咽隐窝，是我国常见的恶性肿瘤之一。

(一)病因

(1)EB病毒感染：大量血清流行病学研究证明EB病毒与鼻咽癌密切相关，但EB病毒导致鼻咽癌一般需要20~30年。

(2)环境与饮食：食用咸鱼及腌制食物是中国南方鼻咽癌致癌高危因素，这与咸鱼及腌制品中高浓度亚硝酸胺化合物有关。

(3)遗传因素：鼻咽癌病人有种族及家族聚集现象，其中以父母、兄弟、姐妹患鼻咽癌者患病概率明显多于无家族史者。

(二)临床表现

1.鼻咽局部症状

(1)涕血与鼻出血：70%的患者有此症状，其中23.2%的患者以此为首发症状来就诊。常表现为回吸性血涕，重者可引起鼻咽大出血。

(2)鼻塞：约占48%，鼻咽顶部的肿瘤常向前方浸润生长，从而导致同侧鼻孔或鼻腔的机械性阻塞。临床上大多呈单侧性鼻塞且日益加重，一般不会出现时好时差现象。

(3)耳鸣与听力下降：分别占51.1%~62.5%和50%，位于鼻咽侧壁和咽隐窝的肿瘤浸润，压迫咽鼓管，造成鼓室负压，引起分泌性中耳炎所致。听力下降常表现为传导性耳聋，多伴有耳内闷塞感。

(4)头痛：约占初发症状的20%，确诊时50~70%的患者伴有头痛，以单侧颞顶部或枕部的持续性疼痛为特点。

2.眼部症状

鼻咽癌侵犯眼部或与眼球有关的神经时已属较晚期，可以引发的体征有视力障碍(可致失明)、视野缺损、突眼、眼球活动受限、神经麻痹性角膜炎，眼底检查可见神经萎缩与水肿。

3.颅神经损害的症状

人体的12对颅神经均可受鼻咽肿瘤的压迫或侵犯，其发生率在确诊时为34%。不同颅神经受损会引起相应的症状,如视矇、复视、眼睑下垂、眼球固定、面麻、声嘶、言语障碍或吞咽困难等。

4.颈部淋巴结转移

18%～66%的病例因颈部肿块就诊,60%～87%的首诊患者体格检查发现有颈淋巴结转移,40%～50%的患者发生双侧颈淋巴结转移。

5.远处转移

肺转移多为双侧性,患者可有咳嗽、血丝痰、胸痛等症状。肝转移主要表现为肝区压痛,肝大硬实或呈结节状,与原发性肝癌相似。

(三)辅助检查

(1)影像学诊断:增强 MRI 和(或)CT 检查、胸部正侧位 X 线、B 超、放射性核素骨显像、正电子发射断层扫描。

(2)EB 病毒血清学检查:EB 病毒 VCA-IgA 和 EA-IgA、血浆 EB 病毒游离 DNA 检测。

(3)间接鼻咽镜检查及内镜检查。

(4)病理学诊断:病理组织学检查、鼻咽脱落细胞检查、细针穿刺细胞学检查。

(四)治疗原则

(1)放射治疗:是鼻咽癌的主要治疗手段,分为远距离和近距离放射治疗。

(2)化学治疗:对于复发或转移性鼻咽癌,化疗是非常重要的手段。

(3)手术治疗:对于放疗后原转移颈部淋巴结仍有残留,可行手术切除。

(4)其他治疗:干细胞输注生物治疗、分子靶向治疗等。

二、健康教育实践指导

1.休息与活动指导

(1)保持良好的情绪,注意休息,预防感冒。

(2)参加适当的体育运动,如打太极拳、散步等。活动应循序渐进,量力而行,注意劳逸结合,不宜过度劳累。

2.饮食与营养知识指导

(1)补充足够的水分,少量多次饮水,每日饮水 3000 mL,可避免口干舌燥,并增加尿量促进放疗后产生的毒素排出体外。

(2)进清淡、高热量、高蛋白、高维生素饮食,以清热泻火、富含水分的食物为主,少量多餐。

(3)避免进食过冷过热食物,避免酸性或刺激性食物,戒烟酒。

3.疾病监测指导

关注鼻咽癌症状是否出现改善,关注治疗相关的不良反应,放化疗患者监测血常规变化。

4.并发症预防指导

(1)鼻出血:量少者,可用生理盐水清洁鼻腔后用1%麻黄素及0.25%氯霉素溶液交替滴鼻。中等量时,用1%麻黄素、0.1%肾上腺素浸润纱条或凡士林油纱条填塞后鼻孔。大出血时,立即让患者平卧、头偏向一侧,嘱患者及时将血吐出,防止凝固窒息,密切观察生命体征的变化,保持呼吸道通畅。鼻上部置冰袋或用手指压迫颈外动脉止血,必要时输血,纠正休克。

(2)放射性皮肤反应:放疗后放射区内可出现皮肤萎缩、变薄、软组织纤维化毛细血管扩张。应保持局部皮肤清洁干燥,出汗后及时擦干,照射野皮肤不宜用肥皂、粗毛巾热水擦洗。不穿高领或硬领衣服,避免冷热的刺激,外出时避免阳光直晒。有脱皮时,切勿用手撕剥、抓痒。还应保持放射野标记的清晰,切不可私自涂改。

(3)口腔炎:饭前、饭后、晨起、睡前均用淡温热盐开水或朵贝氏液漱口,保持口腔清洁,口腔黏膜有溃疡时遵医嘱涂擦药物，疼痛时可喷雾 1% 地卡因，口唇干燥时可涂石蜡油。有龋齿的应先拔除龋齿，待伤口愈合 7~10 天后方可放疗。

（4）头颈部颌颞关节的功能障碍：例如张口困难，颈部活动受限。为了预防这些并发症，放疗期间应根据身体情况，作颈前后左右手缓慢旋转运动，进行张口练习运动如口含小圆形的塑料瓶或光滑的小圆木等，并按摩颌颞关节。

5. 用药指导

放疗期间多数患者会出现恶心、呕吐，轻者可给予健胃、镇静药，必要时给予补液治疗。放疗期间每周查血常规一次，必要时停止放疗或遵医嘱给予升白治疗。

6. 出院指导

定期检查，一般放疗后前 3 年每 3 个月复查一次，以后可延长至每 6 个月复查一次，如出现原有症状加重，应及时来医院复查，以免延误病情。

第二节　喉癌患者健康指导

一、疾病知识指导

喉癌发生于喉腔，是头颈部常见的恶性肿瘤之一，占头颈部恶性肿瘤的 3.3%~8.1%。近年来，喉癌的发生率有增高的趋势，好发年龄多集中在 50~70 岁，其中以男性多见，男、女比例为 4：1。

（一）病因

（1）吸烟：喉癌的发生与吸烟有密切关系，长期大量吸烟者患喉癌的风险最大。

（2）饮酒：酒精会损伤喉黏膜上皮，可致维生素 B_2 缺乏、营养不良，还可影响免疫球蛋白的合成，抑制免疫功能，加速癌变。

（3）职业与环境因素：研究表明，接触铜、铅、铝、石棉、砷的工人发生喉癌的风险高，并与接触时间长短明显相关。芥子气被认为与喉癌的发生有较强的相关性。近年来，国内、外均有重工业集中的城市的居民喉癌发病率明显高于农村居民的报道，这表明大气和环境污染与喉癌发病密切相关。

（4）离子辐射：研究认为能够消灭第一原发癌的放射剂量即足以诱发第二原发癌，大剂量镭辐射致癌率最大。

（5）喉癌与性激素：喉癌多发生于男性，实验证明雌激素能抑制喉癌生长。喉癌病因是否受睾酮的影响，经实验证明血清睾酮水平在Ⅳ期喉癌中明显升高。

（6）遗传因素：由于遗传差异，个体间体内芳烃羟化酶诱导力程度不同。具有高芳烃羟化酶诱导力的长期吸烟者，促进人体的多环芳香烃在芳烃羟化酶的作用下终导致癌变，故喉癌致病和遗传有关。

（二）临床表现

（1）声门上型喉癌：多原发于会厌舌面根部。早期无任何症状，甚至肿瘤发展至相当程度时，仅有轻微或非特异的感觉，如咽痒、异物感、吞咽不适感等，往往在肿瘤发生淋巴结转移时才引起警觉。该型肿瘤分化差，发展快，出现深层浸润时可有咽痛，向耳部放射。如肿瘤侵犯勺状软骨、声门旁或喉返神经可引起声嘶。晚期患者会出现呼吸及咽下困难、咳嗽、痰中带血、咳血等。因此，中年以上患者，出现咽喉部持续不适者，应重视，及时检查以及早发现肿瘤并治疗。

（2）声门型喉癌：由于原发部位为声带，早期症状为声音的改变，如发音易疲倦、无力，易被认为是"咽喉炎"，因此 40 岁以上、声嘶超过 2 周者，应当行喉镜检查。随着肿瘤的进展，可出现声嘶加重甚至失声，肿瘤体积增大可致呼吸困难。晚期随着肿瘤向声门上区或下区发展，可伴有放射性耳痛、呼吸困难、吞咽困难、咳痰困难及口臭等。最后可因大出血、吸入性肺炎或恶病质死亡。该型一般不易发生转移，但肿瘤突破声门区则很快出现淋巴转移。

（3）声门下型喉癌：该型少见，原发部位位于声带平面以下，环状软骨下缘以上。因位置隐蔽，早期症状不明显，易误诊。在肿瘤发展到相当程度时可出现刺激性咳嗽、咳血等，声门下区堵塞可出现呼吸困难，当肿瘤侵犯声带则出现声嘶。对于不明原因吸入性呼吸困难、咳血者，应当仔细检查声门下区及气管。

（4）跨声门型喉癌：指原发于喉室，跨越声门上区及声门区的喉癌。早期不易发现，肿瘤发展慢，从首发症状出现到明确诊断需要六个月以上。

（三）辅助检查

（1）颈部查体：喉外形和颈淋巴结的望诊和触诊。
（2）喉镜检查：间接喉镜检查、直接喉镜检查、纤维喉镜检查、频闪喉镜检查。
（3）影像学检查：X 线片、CT、MRI、B 超。
（4）活检：活体组织病理学检查是喉癌确诊的主要依据。

（四）治疗原则

目前喉癌的治疗包括手术治疗、放射治疗、化学治疗及生物治疗等，有时多种方式联合治疗，使喉癌 5 年生存率得以提高，最大限度的保留了患者喉的发声功能，提高了患者的生活质量。
（1）手术治疗。
（2）放射治疗：^{60}钴和线性加速器是目前放射治疗的主要手段。
（3）手术与放射治疗联合疗法。
（4）化学治疗。
（5）生物治疗。

二、健康教育实践指导

1. 休息与活动指导
（1）环境与休息：尽量避免严寒或炎热的环境，不宜在废气、烟雾和尘埃污染的公路旁、公共场所及重工业区活动，防止吸入污染较重的空气。室内要保持空气清新、湿润，冬天空气干燥时，可使用空气加湿器，以避免造口周围的皮肤、黏膜干燥，出现出血或结痂。

（2）活动与锻炼：适当运动有助于尽快恢复体力，提高机体抗病能力。可以根据个人情况及爱好选择，比如散步、打球、慢跑、太极拳、跳舞、下棋、垂钓等，运动量由小到大，逐渐适应，不可急于求成。行颈部淋巴结清扫者坚持颈肩部功能锻炼。

2. 饮食与营养知识指导
（1）少食多餐，摄入富含蛋白质和维生素、易消化的饮食。可给予软食，并增加汤类，尽量采用蒸、炖方式烹饪，忌油腻、坚硬、煎炒及刺激性食物。对于进食困难的患者，给予静脉营养治疗或鼻饲营养液。

（2）给予鼻饲者，鼻饲管固定要牢固，防止脱出，并保持鼻饲管清洁。在鼻饲操作过程中，注意鼻饲管是否通畅、食物的温度及卫生是否符合要求。每次鼻饲前后用 20 mL 温开水冲鼻饲管，防止堵管。一般每日鼻饲 5~8 次，鼻饲的量因人而宜，一般日总量为 1500~2500 mL。适当补充水分，保持大便通畅，防止便秘。

3.疾病监测指导

学会简单的自我触摸颈部的方法，早期发现肿大的淋巴结、包块等，关注是否出现出血、呼吸困难、吞咽困难、造口有新生物或颈部触及肿块等情况。

4.并发症预防指导

（1）喉水肿：予以超声雾化，必要时予以抗生素及激素治疗。一般而言，喉水肿在放疗后3个月内消退，对于超过半年仍未消退者应排除肿瘤的可能。

（2）喉软骨坏死：一旦出现只能手术切除，尚无有效的保守治疗方法。

5.用药指导

喉癌化疗一般为诱导化疗和同步化疗。常用的诱导化疗方案为：第1天奈达铂/顺铂+5-氟尿嘧啶，第2~5天5-氟尿嘧啶。常用的同步化疗方案为：第1天奈达铂+5-氟尿嘧啶，第2~5天5-氟尿嘧啶或者奈达铂/顺铂1次/周。观察不良反应及相关注意事项，出现不良反应及时对症处理。

6.出院指导

（1）气管套管的护理：长期佩戴气管套管患者，需教会患者及亲属掌握气管套管的家庭护理。必要时家中备吸痰器并掌握吸痰方法，预防痰液堵塞气道。患者外出时用纱布遮挡气管造口，避免用棉签等伸入造口内擦拭，防止异物进入气管造口。

（2）语言训练：全喉切除未行手术发音重建的患者，可根据个体情况选择食管发音、电子喉发音等发音重建的方法，到正规的训练协会学习。多与他人交流，树立自信心。譬如可以打电话给亲朋好友，打电话前将要讲的话提前准备好，讲话时口与话筒或手机的距离近一些，使声音集中，并用另一只手按住气管造口，以减少杂音。

（3）嗅觉功能：喉切除术后由颈部气管造口呼吸，口腔和鼻腔没有气流，因此失去了嗅觉功能，学会食管发声可恢复嗅觉功能。

（4）洗浴：在颈部围上一条毛巾，头略低，防止水进到气管造口。盆浴时不要将双肩进入水中，也不要到不了解水深的公共浴池泡澡，以免水进入气管。

（5）独自外出：应随身携带安全身份卡。在卡片上注明姓名、年龄、地址、联系电话，并注明手术方式、呼吸口在颈部造口，以防发生意外。

（6）自我形象改变的适应：照镜子观察造口，逐步适应自己的形象改变。学习一些遮掩缺陷的技巧，如自制围巾、饰品，保持自我形象整洁等，但勿穿高领毛衫，以免影响呼吸道通畅。

（7）家庭支持：亲属应多关心、鼓励患者，加强沟通交流，注意观察患者心理动态，帮助患者树立战胜疾病的信心。

（8）复查：一般出院后1个月、3个月、6个月、12个月各复查一次，1年后每年复查一次。

第三节 甲状腺癌患者健康指导

一、疾病知识指导

甲状腺癌是内分泌系统最常见的恶性肿瘤，可发生在各个年龄阶段，包括乳头状癌、滤泡状癌、未分化癌和髓样癌四种病理类型。据中国肿瘤登记中心数据显示，2010年我国甲状腺癌在女性的发病率为5.62%，占女性恶性肿瘤的第9位，与过去相比，女性甲状腺癌上升趋势明显。

（一）病因

（1）碘缺乏：碘是人体必需的微量元素，碘缺乏导致甲状腺激素合成减少，促甲状腺激素水平增高，刺激甲状腺滤泡增生肥大，发生甲状腺肿大，出现甲状腺激素，使甲状腺癌发病率增加。但目前意见尚不一致，有研究显示高碘饮食也可能增加甲状腺乳头状癌的发生率。

（2）放射线照射：用 X 线照射实验鼠的甲状腺，能促使动物发生甲状腺癌，使细胞核变形，甲状腺素的合成大为减少，导致癌变；另一方面使甲状腺破坏而不能产生内分泌素，由此引起的促甲状腺激素大量分泌也能触发甲状腺细胞癌变。

（3）促甲状腺激素慢性刺激：血清促甲状腺激素水平增高，诱导出结节性甲状腺肿，给予诱变剂和促甲状腺激素刺激后可诱导出甲状腺滤泡状癌，而且临床研究表明，促甲状腺激素抑制治疗在分化型甲状腺癌手术后的治疗过程中发挥重要的作用，但促甲状腺激素刺激是否是甲状腺癌发生的致病因素仍有待证实。

（4）性激素的作用：在分化良好甲状腺癌患者中，女性明显多于男性。研究者在甲状腺癌组织中发现性激素受体，并发现甲状腺组织中存在性激素受体：雌激素受体和孕激素受体，但性激素对甲状腺癌的影响至今尚无定论。

（5）生甲状腺肿物质：凡能干扰甲状腺激素正常合成，而产生甲状腺的物质，就成为生甲状腺肿物质，包括木薯、萝卜、卷心菜、硫脲嘧啶、硫氰酸盐、对氨基水杨酸钠、保泰松、过氯酸钾、钴、锂盐等食物和药物，以及含硫碳氢化物、钙、氟过多的饮用水。

（6）其他甲状腺疾病：在一些甲状腺良性疾病，如结节性甲状腺肿、甲状腺增生、甲状腺功能亢进症的患者中，有少数合并甲状腺癌。甲状腺腺瘤也有发生癌变的可能。

（7）家族因素：有 5%～10% 的甲状腺髓样癌患者有明显家族史，呈常染色体显性遗传。临床上也可以见到一个家庭中两个以上成员同患乳头状癌者。

（二）临床表现

（1）早期多无明显症状和体征，通常在体检时通过甲状腺触诊和颈部超声检查而发现甲状腺小肿块。

（2）典型的临床表现为甲状腺内发现肿块，质地硬而固定、表面不平是各型癌的共同表现。腺体在吞咽时上下移动性小。未分化癌可在短期内出现上述症状，除肿块增长明显外，还伴有侵犯周围组织的特性。

（3）晚期可产生声音嘶哑、呼吸和吞咽困难、交感神经受压引起霍纳综合征及侵犯颈丛出现耳、枕、肩等处疼痛和局部淋巴结及远处器官转移等表现。颈淋巴结转移在未分化癌发生较早。

（4）髓样癌由于肿瘤本身可产生降钙素和 5-羟色胺，从而引起腹泻、心悸、面色潮红等症状。

（三）辅助检查

（1）颈部超声检查：是诊断甲状腺肿物性质的首先检查。
（2）核素扫描。
（3）CT 和 MRI。
（4）甲状腺穿刺活检。
（5）血液检查：促甲状腺激素、甲状腺激素、甲状腺球蛋白、降钙素、甲状腺素结合力。

（四）治疗原则

甲状腺癌的治疗原则是以手术为主的综合治疗。治疗方法主要取决于患者的年龄、肿瘤的病理类型、病变的程度以及全身状况等，以手术为首选，术后辅以内分泌治疗，必要时选用放疗、化疗在内的综合治疗。

二、健康教育实践指导

1. 休息与活动指导

(1)保持良好的情绪,保证充足的休息和睡眠,术后3个月内避免重体力劳动。

(2)行颈部淋巴结清扫术患者应进行颈肩部功能锻炼,至少持续至出院后3个月,以促进颈肩部功能的恢复。

2. 饮食与营养知识指导

(1)疾病恢复期应选择含丰富维生素、蛋白质的饮食,以增强体质。

(2)养成良好的饮食习惯,禁烟酒、辛辣刺激性食物。

(3)甲状旁腺功能低下患者服用钙剂的同时,应限制蛋类、乳类、肉类食物的摄入,以免影响钙的吸收。

3. 疾病监测指导

掌握颈部自行体检的方法,观察颈部有无结节、肿块或其他异常情况。

4. 并发症预防指导

(1)呼吸困难和窒息:床头常规准备气管切开包、吸引器等,观察呼吸、血压、脉搏及切口渗血情况,关注有无呼吸困难和窒息等症状。如切口内出血,应拆线清除血肿;黏痰阻塞,应给予吸痰、雾化吸入;喉头水肿者,应给予糖皮质激素;必要时则行气管切开。

(2)喉返神经损伤:表现为声音嘶哑或失音。暂时性损伤3~6个月内可逐渐恢复;一侧永久性损伤也可由对侧代偿,6个月内发音好转;双侧喉返神经损伤造成严重呼吸困难者,应行气管切开。

(3)喉上神经损伤:如喉上神经外支损伤,可表现为音调降低;如内支损伤,则在进食时,特别是饮水时容易误咽发生呛咳。进食时可取坐位,进半流质饮食,一般经理疗后可自行恢复。

5. 用药指导

(1)甲状腺癌术后患者大部分需长期服用甲状腺素替代治疗,应定时服药,早餐前30分钟空腹服用,勿擅自停药或改变剂量。还应定期复查甲状腺功能,服药过程中注意观察用药后反应,如出现心慌、失眠、多汗等不适,提示可能为用药过量,应及时就医。甲状腺素片是一种胰岛素拮抗药,可减少胰岛素和口服降糖药的效果,糖尿病患者服用甲状腺素时,应定期监测血糖,调整降糖药的剂量。

(2)应用碘治疗的患者,在服碘后头3~5天应住隔离病房,碘治疗3~6个月后需进行复查。有生育要求者,需在碘治疗结束一年以后方可考虑怀孕。治疗期间要停用甲状腺素制剂和限制含碘饮食。

6. 出院指导

(1)行^{131}I治疗的患者在人体内^{131}I剂量<1.11 GBq 时可出院,但不能到公共场所活动,且应避免与孕妇及婴幼儿接触。当体内剂量<0.31 GBq 时,可以在公共场所或医院内自由活动。^{131}I治疗2个月内禁服碘剂、溴剂,以免影响^{131}I的重吸收而降低疗效。女性患者一年内、男性患者半年内需避孕。

(2)定期复查,一般于出院后1个月、3个月、6个月、1年复查一次,以后每年复查一次,共5年,此后可每2~3年复查一次。

第四节　口腔癌患者健康指导

一、疾病知识指导

口腔癌指发生于口腔的恶性肿瘤。包括唇癌、牙龈癌、舌癌、软硬腭癌、颌骨癌、口底癌、口咽癌、涎腺癌和上颌窦癌以及发生于颜面部皮肤黏膜的癌症等,以舌活动部癌最常见,其次为颊粘膜癌。口腔癌是头颈部较常见的恶性肿瘤之一,以男性多见。

(一)病因

(1)长期嗜好烟、酒。

(2)口腔卫生差:口腔卫生习惯差为细菌或真菌在口腔内滋生、繁殖创造了条件,有利于亚硝胺及其前体的形成。加之口腔炎,一些细胞处于增生状态,对致癌物更敏感,可能促进口腔癌发生。

(3)异物长期刺激:牙齿根或锐利的牙尖、不合适的假牙长期刺激口腔黏膜,产生慢性溃疡乃至癌变。

(4)黏膜白斑与红斑:口腔黏膜白斑与增生性红斑常是一种癌前期病变。Silveman 等报道257 例口腔黏膜白斑病,平均追踪 7.2 年,45 例经活检证实为鳞癌(17.5%),比以往报道的0.13%~6%高。Silverman 等还指出癌前变除黏膜白斑病外,增生性红斑更危险,其恶变概率达白斑患者的 4 倍。有学者认为红斑实际上已是早期癌,其红色是肿瘤血管生成及机体对肿瘤发生免疫反应的结果。

(5)紫外线和电离辐射:从事户外工作者,长期暴露在日光直接照射下,其唇癌和皮肤癌的发病率都较高。

(6)其他:诸如维生素 A_1 和维生素 B_2 以及微量元素锌和砷的缺乏等都会增加机体对致癌物的敏感性。另外,慢性肝炎、肝硬化及病毒感染等导致机体免疫力低下的疾病也与口腔癌的发生有一定的关系。

(二)临床表现

(1)疼痛:临床上最常见的症状,肿瘤继发的急性炎症,可引起阵发性或可持续性疼痛,炎症消退后疼痛可缓解。

(2)麻木:口腔肿瘤侵犯颏神经时,可出现下唇麻木。

(3)肿块:肿块是口腔癌患者常见的主诉症状,多对周围组织浸润破坏,后期可出现疼痛、破溃、转移。

(4)溃烂:在溃疡的基础上破溃加重,癌细胞向深层浸润,可有疼痛、臭味或病变器官运动障碍。

(5)牙齿松动:口腔癌在发展过程中侵犯骨组织时可使齿槽逐渐吸收破坏,使牙齿松动甚至脱落。

(6)言语不清、吞咽困难、呼吸困难、发热以及肺、肝、皮肤转移。

(三)辅助检查

(1)影象学检查:X 线、B 超、MRI。

(2)穿刺细胞学检查。

(3)活体组织检查。

(4)肿瘤标志物检查:癌胚抗原、纤维结合蛋白、血清唾液酸和脂。

(四)治疗原则

治疗方式分为手术切除、放射线治疗及化学治疗。早期的口腔癌如未见颈部淋巴转移,则单独使用手术或放射治疗均有不错的治疗成效。中晚期的口腔癌,较适合使用外科手术合并术后与放射线治疗。

二、健康教育实践指导

1. 休息与活动指导

做舌前伸、上翘、侧伸和下抵转动的训练。康复期可口含话梅、口香糖等练习舌的搅拌和吞咽功能，同时进行发音训练。同期进行颈部淋巴结清扫术的患者，伤口愈合后开始进行颈肩部功能锻炼。

2. 饮食与营养知识指导

(1)合理安排饮食，少食多餐，选择营养丰富的流质或半流质，勿进食过硬、过辣、过烫及刺激性食物，进食后用软毛牙刷刷牙，使用漱口液漱口，保持口腔清洁。

(2)口腔癌化疗患者因骨髓造血系统功能抑制，导致贫血及白细胞下降。可多食用升血食品如红枣、桂圆等，还可选择牛肉、黄鳝、泥鳅等作为辅食。

3. 疾病监测指导

关注是否出现颈部肿块或伤口有无红肿、硬结、疼痛等。

4. 并发症预防指导

(1)皮肤损伤：内衣选用全棉柔软开衫，勿用肥皂擦洗，勿自行涂药及搔抓摩擦刺激，皮肤脱屑忌用手剥撕，禁贴胶布，避免冷热刺激及日晒雨淋，照射区皮肤不宜做供皮区。保持放射野体表画线标记清晰。

(2)口腔炎：保持口腔清洁，减少刺激，使用含氟牙膏，放疗期间用淡盐水或复方硼酸液含漱4~6次。忌用牙签剔牙，进食宜慢，避免口腔粘膜及牙龈受损。

5. 用药指导

口腔护理时用1%过氧化氢棉球及生理盐水棉球擦洗口腔各一遍，每日两次，面部及唇部创面用酒精擦拭，保持干燥、清洁，促进伤口愈合。

6. 出院指导

(1)体育锻炼：适当参加体育锻炼，预防感冒，增强机体抵抗力，可进行散步、打太极拳等。

(2)心理护理：口腔癌患者治疗后大多数有不同程度的外形改变及社交功能障碍，特别是语言功能障碍，可因此而影响心理及精神状态。家属尽量体贴、关心患者，鼓励患者参与康复训练。

(3)赝复体的护理：使用赝复体的患者伤口愈合后即开始佩戴。由口腔进食后，要摘下赝复体彻底清洗并漱口，再重新带好赝复体，以清除食物残渣，防止感染。下颌骨切除后的患者使用斜面导板应维持半年以上；上颌骨切除者预成赝复体要佩戴至口腔内情况良好、咬合关系恢复时(2~3个月)，再制作永久性赝复体，以防止瘢痕挛缩，减轻面部畸形，恢复语言及进食功能。

(4)出院后1个月、3个月、6个月、12个月复查。

第五节　腮腺癌患者健康指导

一、疾病知识指导

腮腺癌是发生于腮腺的恶性肿瘤，属于涎腺癌中发生率最高的一种恶性肿瘤。腮腺肿瘤大多数(80%以上)发生于浅叶，少数(15%左右)发生于深叶，极少数(1%)可发生于副腮腺。

(一)病因

1. 外在因素

(1)物理性因素：接受放射性照射已明确为腮腺肿瘤的病因之一。

（2）化学毒性物质：可能与腮腺肿瘤的发生有关。

（3）生物性因素：有实验研究证明，腮腺肿瘤可由病毒引起。致瘤病毒包括多形性腺瘤病毒、腺病毒、猿猴空泡病毒。

2. 内在因素

（1）内分泌因素：机体的内分泌状态异常可能与腮腺癌的发生有关。

（2）遗传因素：一些肿瘤家族史资料显示，腮腺肿瘤与遗传有关。

（二）临床表现

（1）耳部无痛性肿块：绝大多数在无意中发现以耳垂为中心出现无痛性缓慢生长的肿块，多呈结节状，表面平整或略圆，质地硬度不一，活动，有包膜。病期不定，长者可达数年甚至20~30年。

（2）疼痛：疼痛尤以持续性痛为主，并进行性加重。

（3）麻木不适：面神经功能障碍或麻痹，是腮腺恶性肿瘤的征象之一。因生长较快，导致病变区疼痛，从而出现麻木不适等症状。肿块与深部组织粘连时，可出现张口困难。部分患者可有部分或者全部面神经瘫痪。

（三）辅助检查

（1）影像学检查：B超、CT、MRI、放射性核素闪烁图。

（2）针吸细胞学检查。

（四）治疗原则

现代医学对本病的治疗主要采用外科手术切除，据报道腮腺癌术后的5年生存率在95%左右。当患者的恶性肿瘤已侵犯周围组织，术后边缘遗留有残存癌时，则应考虑辅加放射治疗。

二、健康教育实践指导

1. 休息与活动指导

（1）生活规律，保持充分的休息和充足的睡眠。

（2）适当加强体育锻炼，增强体质，但应劳逸结合，避免重体力劳动。

（3）保持积极乐观的心态，避免情绪激动和一切不良刺激。

2. 饮食与营养知识指导

（1）手术后伤口加压包扎，导致患者伤口疼痛，张口即咀嚼困难，患者因此减少进食，这是暂时性的，松开包扎后可恢复。

（2）饮食的总原则要营养平衡、数量充足、种类齐全、比例适当、制备软烂、清淡易消化。主食可选择馒头、发糕、面包、面条、面片和各种粥类（如白米粥、肉末粥、肉糜碎菜粥、枣泥粥等）。蔬菜一般要切碎制软，选择含粗纤维少的嫩叶、胡萝卜、冬瓜、西葫芦等。

（3）适当增加摄入富含优质蛋白的食物，如牛奶、蒸蛋羹、卧鸡蛋、肉丸、鱼片、虾丸、豆腐脑等。禁用西红柿、醋、酸奶等过酸的食物以及粗硬、大块、不便于咀嚼吞咽的食物，禁用油腻、霉变、腌制或过冷过热、辛辣刺激性食物。

3. 疾病监测指导

观察疾病临床症状的改善情况、手术伤口愈合情况以及是否出现相应的并发症。

4. 并发症预防指导

（1）暂时性面瘫：一般进行腮腺肿瘤手术的时候都需要进行面神经解剖。然后将腮腺浅叶的肿瘤和部分腮腺组织，进行区段切除。如果肿瘤位于腮腺深叶，在切除了腮腺浅叶以后，还需要继续分离面神经才能将深叶的肿瘤和部分深叶组织摘除，所以术后有可能会出现暂时性的面瘫。

（2）耳垂区麻木：积极服用神经营养类药物，如腺苷钴胺片等，促进神经功能恢复。

（3）涎瘘：在手术当中需要切除部分腮腺组织，残余的腺泡继续分泌唾液，就有可能从创口流出形成涎瘘。术后应加压包扎1周，包扎期间随时观察患者面部血供及循环是否正常。拆线后仍应加压包扎1周~2周，促进残余腺体萎缩，以防涎腺瘘的发生。同时术后可口服阿托品，抑制涎液分泌。

（4）味觉出汗综合征：当咀嚼饮食或刺激分泌唾液时，术侧局部出汗并伴有发红现象，多数患者感觉不适，可能与手术中刺激神经、术后局部肿胀压迫神经及瘢痕粘连等因素有关。

5. 用药指导

（1）需遵医嘱使用阿托品等药物时，注意观察用药反应。

（2）术后可使用丹参、维生素 B_1、维生素 B_{12} 注射液、烟酸等增加面神经周围微血管的供血量，改善局部微循环，营养神经。此外，针灸、理疗、推拿、热敷也可促进神经功能恢复。

6. 出院指导

（1）伤口的护理：保持伤口皮肤的清洁、干燥，预防感染。

（2）口腔护理：保持口腔清洁，可用口灵漱口液或洗必泰漱口液漱口。

（3）并发症的观察：面瘫未完全恢复者，继续用热毛巾热敷并以轻柔、缓慢的手法按摩患侧，绝大多数3~6个月可以恢复。眼睑闭合不全者，应注意眼的保护，出门可戴墨镜。术后如出现味觉出汗综合征，仅造成感觉不适，影响不大，不必过于紧张。

（4）拆线或拆除绷带后，切口处防晒，避免摩擦，尽量减少瘢痕增生或色素沉着影响美观。

（5）1~2年内每3个月来院复查一次，2~3年每6个月复查一次，以后每年复查一次。

第六节　下咽癌患者健康指导

一、疾病知识指导

下咽癌是发生于下咽部的恶性肿瘤。95%的下咽肿瘤为鳞状细胞癌，少数为腺癌或肉瘤。梨状窝为下咽癌最常见的部位，肿瘤好发于梨状窝的侧壁或内壁。下咽癌初诊时超过75%有颈部淋巴结转移，超过15%的下咽癌患者可合并有同时或异时发生的第二原发癌。

（一）病因

（1）烟酒嗜好：研究证实过量饮酒、每日大量吸烟超过40支的人群，其下咽癌发病率是普通人群的35倍。

（2）营养因素：胡萝卜素的缺乏、缺铁性贫血等营养因素与发病也是相关的。

（3）遗传因素：下咽癌可发生于有恶性肿瘤家族史的家系。

（4）环境因素：若患者所处的环境中有致癌因素的存在也可诱发该疾病。

（二）临床表现

下咽癌临床症状隐蔽，可很长时间无任何症状。一般早期症状为咽部异物感，继之吞咽不畅，咽部疼痛，常偏于一侧，反射至耳部。当侵犯杓状软骨或喉返神经时可出现声嘶、呼吸困难。早期可出现颈部淋巴结转移，可有肺、肝和骨等远处转移。

（三）辅助检查

（1）颈部查体。

(2)间接喉镜或纤维喉镜检查。

(3)影像学检查：常规 X 线、喉 X 线体层拍片、食管 X 线造影、CT、MRI。

(4)细胞学及活组织病理检查。

(四)治疗原则

下咽癌的治疗方法有单纯放疗、单纯手术、手术加放疗、化疗和免疫治疗等。早期下咽癌可单纯放疗或单纯手术，单纯手术的疗效优于单纯放疗。对Ⅲ及Ⅳ期患者，应采用综合治疗。目前普遍认为，在综合治疗中，手术加放疗是最有效的治疗方法，其疗效明显优于单纯放疗和单纯手术。

二、健康教育实践指导

1. 休息与活动指导

(1)生活规律，保持充分的休息和充足的睡眠。

(2)加强体育锻炼，增强体质。

(3)良保持好的心态，劳逸结合，避免过度疲劳，避免受凉。

2. 饮食与营养知识指导

(1)清淡易消化的饮食，以流质、半流质为主，多食优质蛋白食物。

(2)避免食用过硬、过酸、过辣的食物以及煎炸肥腻的食物。

3. 疾病监测指导

关注是否出现颈部肿块、伤口红肿、硬结、疼痛等。

4. 并发症预防指导

(1)出血：可有伤口渗血甚至大出血，术后应避免过早进食过硬的食物，以流质、半流质为主，如出现大出血应及时进行止血和抢救。

(2)咽瘘：下咽癌手术切除范围比较多，如行全喉、全下咽以及胃食道全切除，做胃上提的，可能出现吻合口感染或吻合口裂开，引起咽瘘。如出现咽瘘，应做好瘘道护理，并进行抗感染并对症处理。

(3)纵隔感染或(和)肺部感染：应积极预防感染。

5. 用药指导

遵医嘱使用相关药物，预防感染，活血化瘀等。

6. 出院指导

(1)掌握清洗、消毒和更换气管套管或全喉套管的方法。

(2)保护造瘘口，外出时可用有系带的清洁纱布垫系在颈部，遮住气管造口入口，防止异物吸入。盆浴时水深不可超过气管套管，沐浴时注意勿使水流入气管套管。

(3)自我观察、清洁、消毒造瘘口。用镜子观察造瘘口是否有痰液或痰痂附着，可用湿润棉签进行清洁，必要时用酒精棉球消毒造瘘口周围皮肤。

(4)湿化气道，预防痂皮。根据具体情况定时向气道内滴入抗生素湿化液，以稀释痰液防止痰液干燥结痂。多饮水，保证体内水分供给充足，室内过于干燥时注意对室内空气进行加湿。如果气道内有痂皮形成，应及时求医。

(5)不去人群密集的地方，锻炼身体，增强抵抗力，防止上呼吸道感染。

(6)加强恢复头颈部功能的锻炼。

(7)1 个月、3 个月、6 个月、12 个月定期复查。

第七节　扁桃体癌患者健康指导

一、疾病知识指导

扁桃体癌是指发生在扁桃体的恶性肿瘤，为口咽部最常见的肿瘤。除累及扁桃体本身，还会局部累及口咽，亦可转移至颈部淋巴结、纵隔、腋下，乃至全身各个器官。

(一)病因

扁桃体恶性肿瘤的病因尚不清楚，和上呼吸道的其他恶性肿瘤一样，可能与烟草或酒精接触、嚼食槟榔、免疫功能缺陷、病毒感染等有关。男性多见，男女之比为 2~3：1，绝大多数发病年龄大于 45 岁，最常发病年龄为 50~70 岁间。

(二)临床表现

扁桃体癌在早期可无明显症状或出现一侧咽痛、咽部异物感、口臭、颈部肿块等症状，随着病情进展可出现吞咽困难、呼吸困难、痰中带血、耳痛、下颌痛、牙齿松动、牙关紧闭和不适感、颈部淋巴结转移等症状，晚期可引起营养不良、全身多器官衰竭等并发症。

(三)辅助检查

(1)口咽部检查。
(2)颈部触诊。
(3)电子鼻咽镜或纤维鼻咽喉镜检查。
(4)影像学检查：CT、MRI。
(5)活组织病理检查。

(四)治疗原则

(1)手术治疗：①扁桃体肿瘤扩大切除术；②经口激光手术；③机器人手术切除扁桃体癌；④颈部淋巴结清扫术；⑤口咽缺损修复重建术。
(2)化学治疗。
(3)放射治疗。

二、健康教育实践指导

1. 休息与活动指导
(1)积极锻炼身体、增强机体的抵抗力。
(2)按时作息，注意劳逸结合。
(3)保持良好的心态。
2. 饮食与营养知识指导
(1)减少烟酒等的刺激，养成良好的生活习惯。
(2)注意口腔卫生，减少或尽量不要嚼食槟榔。
(3)饮食保持清淡，建立良好的饮食结构。
3. 疾病监测指导
观察是否出现咽部异物感、咽痛、痰中带血、口臭及颈部包块的情况。

4. 并发症预防指导

(1)伤口感染:可致植入的皮瓣部分坏死,使修复的创面出现瘘孔或裂隙。应加强口腔清洁、每日伤口换药、清除创面上的棉絮状腐烂物,延长鼻饲时间,做细菌培养,根据药物敏感结果选用有效抗生素。

(2)出血:为颈淋巴结廓清术后常见的并发症。扁桃体癌手术后出血是比较严重的并发症,患者可因失血过多引起休克或因血液呛入气道而窒息。应做好扁桃体切除后出血的预防,及时发现及时处理,防止意外的发生。

5. 用药指导

(1)针对患者扁桃体受损的情况,常采用镇痛药、糖皮质激素以及非甾体抗炎药物治疗,对症治疗有利于患者的健康恢复,降低扁桃体癌的危害性。

(2)必要时配合放化疗,结合肿瘤分期,选择最为适宜的放疗以及化疗方案。

6. 出院指导

(1)养成良好的生活规律,注意口腔卫生。

(2)合理安排饮食,多进食富含高蛋白饮食,避免过硬、过烫、辛辣以及刺激性食物,戒烟戒酒。

(3)定期复查,治疗后第1~2年每2~4个月复查一次,第3~5年每3~6个月复查一次,5年以上每12个月复查一次。

第八节　肺癌患者健康指导

一、疾病知识指导

肺癌全称为原发性支气管肺癌,是我国最常见的恶性肿瘤之一,起源于支气管黏膜或腺体,常有区域性淋巴结转移和血行播散。从病理和治疗角度,肺癌大致可以分为非小细胞肺癌和小细胞肺癌两大类,其中非小细胞肺癌约占80%~85%,主要包括鳞癌和腺癌两个亚型,其余为小细胞肺癌。据全国肿瘤登记中心2016年发布数据显示,2015年我国新发肺癌病例73.33万(男性50.93万,女性22.40万),居恶性肿瘤首位(男性首位,女性第2位),占恶性肿瘤新发病例的17.09%(男性20.27%,女性12.59%)。同期,我国肺癌死亡人数为61.02万(男性43.24万,女性17.78万),占恶性肿瘤死因的21.68%(男性23.89%,女性17.70%)。地区分布上,我国城市肺癌死亡率均高于农村地区,东、中部城市和农村肺癌死亡率明显高于西部。发病年龄>40岁人群死亡率快速升高。

(一)病因

(1)吸烟:大量研究发现,吸烟是导致肺癌的首位危险因素,90%肺癌的发病与吸烟相关,吸烟初始年龄越早、吸烟时间越长,吸烟总量和每日吸烟量越大,发生肺癌的危险性就越大。

(2)接触致癌物质:在工业区和矿区的工作者,其肺癌的发病率较高,可能与长期接触石棉、铬、砷等致癌物质有关。

(3)环境因素:统计发现城市居民肺癌的发病率高于农村,可能与城市大气污染有关。众多研究表明厨房油烟是导致女性肺癌发生的关键因素。

(4)不良饮食习惯:缺乏或减少食物中维生素A的摄入或血清维生素A含量低时,患肺癌的危险性增高。维生素A及其衍生物β胡萝卜素能抑制化学致癌物诱发的肿瘤。

(5)人体内在因素:人体的免疫状态、代谢活动、呼吸系统疾病等影响肺癌的发生发展。美国癌症学会将肺结核列为肺癌的发病因素之一，有肺结核病的患者肺癌的危险性是正常人群的 10 倍。

（6）其他：病毒感染、真菌毒素（黄曲霉）、遗传和基因的改变等与肺癌的发生也有一定的相关性。

（二）临床表现

（1）咳嗽：肺癌最常见的早期症状，由于肿瘤刺激支气管黏膜而出现阵发性干咳、刺激性呛咳。当肿瘤增大导致支气管狭窄时，咳嗽可带高调金属音。

（2）咯血：以中央型肺癌多见。肿瘤炎症导致组织坏死、毛细血管破损时会有少量出血，往往与痰混合在一起，表现为痰中带血，呈间歇或持续出现。如果表面糜烂严重，侵蚀大血管，则可引起大咯血。

（3）胸闷、气促：多与肿瘤阻塞气管及并发肺炎、肺不张或胸腔积液等有关。

（4）发热：多数发热的原因是由于肿瘤引起的阻塞性肺炎所致。

（5）体重下降：为恶性肿瘤的常见症状之一，肿瘤发展到晚期，可表现为消瘦或恶病质。

（6）肺外胸内扩展引起的症状：可表现为胸痛、声音嘶哑、吞咽困难、呼吸困难、胸水、上腔静脉阻塞综合征、霍纳综合征。

（三）辅助检查

（1）影像学检查：X 线、CT、MRI、单光子发射计算机断层显像、正电子发射计算机体层显像。

（2）脱落细胞学检查。

（3）纤维支气管镜检查和电子支气管镜检查。

（4）针吸细胞学检查。

（5）胸腔镜检查。

（6）纵隔镜检查。

（7）肿瘤标志物检查：癌胚抗原、神经元特异性烯醇化酶、细胞角蛋白片段 19 和胃泌素释放肽前体、鳞状上皮细胞癌抗原。

（8）开胸肺活检或其他病理检查。

（四）治疗原则

主要治疗有外科手术治疗、放射治疗和化学治疗以及这三种方法的综合应用，早期肺癌以外科手术为主。其他治疗手段还包括免疫治疗、生物靶向治疗、中医药治疗。

二、健康教育实践指导

1. 休息与活动指导

（1）注意休息，保证睡眠，但应避免长时间卧床。

（2）散步是比较合适的锻炼方式，可在饭后、睡前散步，选择空气清新的场所，根据体力循序渐进，避免过度疲劳。

（4）居住环境空气清新，保持呼吸道畅通。加强个人卫生，勤漱口、勤换衣物，注意保暖，避免低温刺激。

2. 饮食与营养知识指导

（1）摄入高蛋白、高维生素、高热量饮食，如牛奶、鸡蛋、豆制品、新鲜的绿色蔬菜、谷物、水果等。在基本饮食的基础上加餐两次，如为普通饮食可在三餐之间加牛奶、豆浆、鸡蛋、蛋糕等。

（2）适量饮水：肺癌患者通过呼吸道丢失水分较多，一般每天饮水 2000 mL 左右，以保持呼吸道黏膜的湿润，有利于痰液的排出。

（3）出现食欲减退、消化功能减弱时，选择易消化食物，减少油煎，增加焖煮、蒸炖的烹饪方式，并尽量少食辣椒、桂皮、茴香等刺激性食物。

3. 疾病监测指导

（1）定时监测血常规、肝肾功能测定和相关肿瘤抗原及酶。

（2）观察有无咳嗽、咳痰、咳血、便血等情况。

（3）肺癌晚期患者常有不同部位的转移，引起不同的症状，应注意观察并及时处理。如肝、脑转移患者，应防止突然倒地昏迷、抽搐；骨转移患者应加强肢体保护；腹部转移患者常发生肠梗阻，要注意有无腹胀、腹痛等症状。

4. 并发症预防指导

（1）癌性疼痛：关注疼痛的特点、性质、加重或缓解因素以及对日常生活的影响，关注镇痛治疗的疗效和副作用。遵循止痛基本原则：首选口服给药、按阶梯给药、按时给药、个体化治疗，并注意镇痛治疗时可能影响镇痛效果的所有因素。

（2）呼吸困难：注意观察呼吸频率、节律和幅度的改变。有针对性地给予抗肿瘤、抗感染治疗。遵医嘱使用支气管扩张剂、糖皮质激素、放疗、化疗或置入支架等，胸腔积液时给予胸腔穿刺引流术。非药物治疗包括吸氧、呼吸锻炼、姿势和体位训练、心理疗法等，宜在症状出现的早期就予以实施。进行腹式呼吸训练，每次锻炼 2~4 小时，以便增强肺功能。有效咳嗽或叩击震动胸部、背部使肺内痰液排出。雾化和湿化处理，使分泌物保持适当的黏稠度，促使机体发挥防御机能。

（3）放射性肺炎：是肺癌放疗最常见的并发症之一，发生率为 5%~36%，常发生在放疗开始后 6 个月内。仅有影像学表现而无症状的轻度放射性肺炎对患者生活多无影响，可自行缓解，无需特殊处理。Ⅱ~Ⅳ级放射性肺炎需要对症、抗感染等临床干预治疗。此外，还应加强呼吸功能锻如腹式呼吸训练、唇式呼吸训练、心肺保健操等。

5. 用药指导

（1）肺癌患者可适当服用一些中成药抗肿瘤药物，如乌苯美司、胸腺肽胶囊、复方斑蝥胶囊等，以提升患者免疫力。

（2）根据病理类型及家庭情况，选择合适的化疗方案。如患者属于肺腺癌合并基因突变，可选择一些靶向治疗药物。

（3）治疗间歇期注意血象的变化，及时用药，纠正骨髓抑制。使用免疫药物时，注意观察有无免疫相关性药物反应。

6. 出院指导

（1）戒烟，避免接触布满灰尘、烟雾及化学刺激物品的环境，注意个人卫生，保持口腔清洁，防止口腔疾病。

（2）进行深呼吸运动、扩胸运动、有效咳嗽和腹式呼吸训练，锻炼肺功能，增加通气功能，改善胸腔的有效容量和呼吸功能。

（3）养成良好的饮食习惯，进食高热量、高蛋白、高维生素、清淡易消化的饮食，以增加机体的抵抗力。

（4）尽量避免去人员密集的公众场所，以防交叉感染。

（5）定期复查，治疗后 2 年内每 3~6 个月复查一次，2~5 年内每 6 个月复查一次，5 年后每年复查一次。

第九节　纵隔肿瘤患者健康指导

一、疾病知识指导

纵隔肿瘤是一组起源于纵隔的肿瘤，包括原发性肿瘤和转移性肿瘤，前者指纵隔内各种组织发生的肿瘤与囊肿，但不包含食管、气管及支气管等部位所产生的良、恶性肿瘤；继发性肿瘤是身体其他部位肿瘤转移所致，多为淋巴结节、纵隔淋巴结转移，如肺癌等。纵隔肿瘤，有良性和恶性之分。纵隔肿瘤中有54%发生在前纵隔，20%发生在中纵隔，26%发生在后纵隔。成人以胸腺瘤、淋巴瘤多见，儿童则主要是神经源性肿瘤。前纵隔肿瘤以胸腺瘤、生殖细胞瘤多见，中纵隔肿瘤以心包囊肿、支气管囊肿、淋巴瘤多见，后纵隔肿瘤以神经源性肿瘤多见。常规查体发现的纵隔肿瘤，95%是良性，有症状者，良、恶性各占一半。

(一)病因

(1)原发性的纵隔肿瘤：大部分原发性纵隔肿瘤的病因尚不明确，异位细胞或者组织种植进入纵隔出现异常增生，形成原发性的纵隔肿瘤，原发性的纵隔肿瘤大多为良性，少部分为恶性。

(2)转移性的纵隔肿瘤：身体其他部位的恶性肿瘤晚期转移到纵隔，一般是通过淋巴转移，主要来源于肺癌。

(二)临床表现

(1)呼吸道症状：以胸闷、胸痛、咳嗽最为常见。

(2)神经系统症状：以声音嘶哑、胸痛、感觉异常、肢体瘫痪、霍纳综合征、膈肌运动麻痹等最为常见。

(3)感染症状以囊肿破溃为常见症状。

(4)压迫症状：以上腔静脉受压综合征、气急、下咽梗阻为常见症状。

(5)肿瘤伴发综合征

①重症肌无力：胸腺瘤中15%~50%的患者伴肌无力症状。

②红细胞发育异常(纯红细胞再生障碍性贫血)：约5%的胸腺瘤患者伴有此症，表现为红细胞减少、血红蛋白下降，发病机制可能是红细胞抗原的自身免疫反应，故也可给予免疫抑制治疗。

③丙种球蛋白减少症：胸腺瘤患者中4%~12%合并此症，易合并红细胞发育异常，胸腺切除后无改善。

(三)辅助检查

(1)X线。

(2)CT扫描和MRI检查。

(3)B超。

(4)核素扫描。

(5)肿瘤标志物检查：甲胎蛋白、人绒毛膜促性腺激素可与生殖细胞瘤鉴别。

(6)组织活检可明确细胞学或组织学诊断。

(四)治疗原则

良性纵隔肿瘤一般可手术完整切除。恶性纵隔肿瘤绝大多数仍以手术治疗为主，术后辅以放疗和化疗。

二、健康教育实践指导

1. 休息与活动指导

(1)术后指导患者进行肩关节活动锻炼，使其活动恢复到术前水平，防止肩下垂。

(2)鼓励患者咳嗽和深呼吸，可使用拍、打、捶、扣等手法，借助气道的冲击力使分泌物排除。

(3)指导患者做吹气活动，如吹气球，以利肺膨胀。同时维持纵隔固定，防止纵隔摆动影响呼吸循环生理功能。

(4)协助患者翻身、活动四肢，并扶助患者坐起拍背，借助重力和震荡力，使黏附在呼吸道的分泌物松动脱落，以利排出。

(5)适量运动，逐渐增加活动量，减少坐卧不动的时间，如长时间看电视、使用电脑等。

(6)注意休息，保证睡眠时间和质量，有助于身体恢复。

2. 饮食与营养知识指导

(1)保持良好的进食环境及口腔清洁，饮食上注意补充营养，给予高蛋白、高热量、丰富维生素、易消化的食物，以促进伤口愈合。

(2)多饮水、多吃蔬菜和水果，促进放化疗后的毒素排出体外，预防因卧床时间长而引起便秘。避免甜食和胀气食品，因甜食可促进呼吸道分泌物增加。

(3)保持患者饮食均衡，若手术涉及纵隔淋巴结及淋巴管等则术后恢复期间需控制脂肪摄入；适当补充营养，有利于术后恢复。

3. 疾病监测指导

(1)纵隔肿瘤术后患者应进入重症监护室由专人集中监护。观察面色、呼吸、血压、脉搏和体温，以及胸腔引流瓶波动情况。特别是行胸骨劈开手术的患者，应密切观察呼吸动度和频率，观察纵隔有无积液、积气现象。麻醉清醒前，患者头偏向一侧，预防误吸的发生。患者清醒后如生命体征平稳，可取半卧位，避免腹腔脏器影响膈肌的活动而影响呼吸。

(2)放化疗患者，注意观察有无放化疗副作用，如有不适，及时告知医务人员。

4. 并发症预防指导

(1)肺部并发症的预防：鼓励患者主动咳嗽咳痰、作深呼吸运动，并应用雾化吸入及持续低流量吸氧等措施，减少术后肺部感染和肺不张。对于不愿主动咳嗽患者，可用手指按压患者胸骨切迹上气管，刺激患者咳嗽排出痰液。对于咳嗽咳痰困难的患者，可采用纤维支气管镜吸痰以避免肺炎、肺不张的发生。同时应注意术后保暖，以避免受凉后引起的呼吸道感染，室温通常控制在24℃左右。

(2)压力性损伤的预防：由于留置胸腔引流管，患者活动受限，为了便于引流，常给采取半卧位，使骶尾部长期受压，可局部给予红花酒精按摩，促进局部血液循环，预防褥疮的发生。

(3)放疗并发症的预防：胸部照射时可出现肺水肿、肺炎、胸骨骨髓炎，可应用抗生素、肾上腺皮质激素、雾化吸入等治疗。合并放射性食管炎时，可口服思密达来缓解症状。放疗期间，还应注意放疗区皮肤的保护，尽量避免强光，冷热的刺激，并将伤口妥善处理。

(4)化疗并发症的预防：针对不同种类化疗药物的毒性反应，如静脉炎、胃肠道反应、骨髓抑制、心肝肾毒性、神经毒性、皮肤毒性及过敏反应等，给予对症治疗，定期检查血象。

5. 用药指导

(1)术后雾化吸入，每日2~4次，加入稀释痰液的药物(糜蛋白酶)和抗生素，预防感染。

(2)观察化疗药物的副作用，给予支持对症处理。

(3)局部疼痛明显的患者，则根据疼痛的性质和程度给予止痛药物。

6. 出院指导

(1)坚持呼吸功能锻炼,戒烟。

(2)避免创面感染,监测体温,预防感冒。

(3)出现发热、痰中带血、胸痛等不适,应及时就医。

(4)定期复查,防止肿瘤的复发和转移。复查时携带好肿瘤治疗前后的检查报告,有助于医生进行检查结果比较,采取合理的治疗方案。

第十节　胸腺瘤患者健康指导

一、疾病知识指导

原发(狭义的)胸腺肿瘤指来源于胸腺上皮细胞的肿瘤,是相对罕见的一类肿瘤,通常位于前纵隔,占前纵隔肿瘤的20%左右,世界卫生组织病理学分类将其划分为胸腺上皮肿瘤,发病率为1.3~3.2/100万,好发年龄为30~50岁,20岁以下者罕见,男性发病率高于女性。中国胸腺肿瘤的发病率约为4.09/100万,略高于欧美国家。

胸腺肿瘤包括胸腺瘤和胸腺癌。胸腺癌具有恶性细胞特征,常伴有远处转移,患者5年生存率约为55%,最常见的细胞组织类型为鳞状细胞癌、淋巴上皮癌和未分化癌。而胸腺瘤在细胞学角度一般被认为是偏良性病变,属于惰性肿瘤,即使疾病进展后,部分胸腺瘤患者的生存时间仍较长,5年生存率接近90%。

(一)病因

目前,胸腺瘤的发病原因尚不清楚,可能与基因遗传相关。

(二)临床表现

胸腺肿瘤起病隐匿,当肿瘤体积较小时,患者常无体感症状,随着肿瘤增大,患者首发表现为纵隔局部压迫症状,如胸闷、气短、头面部肿胀感等。1/3 的胸腺瘤患者伴自身免疫性疾病,1/3~1/2 的胸腺瘤患者伴重症肌无力,5%~10%患者存在红细胞发育不良即单纯红细胞再生障碍性贫血,5%患者伴低丙种球蛋白血症,还可合并多发性肌炎、系统性红斑狼疮、类风湿关节炎、甲状腺炎、溃疡性结肠炎等 10 余种疾病。

胸腺肿瘤压迫不同器官引起相应症状:肿瘤侵及肺和支气管时,患者可出现剧烈咳嗽、呼吸困难等症状。肿瘤压迫交感神经可引起同侧眼睑下垂、瞳孔缩小、眼球内陷、额部无汗,出现霍纳综合征。肿瘤压迫喉返神经可引起声音嘶哑。当上腔静脉受压时,可引起上腔静脉阻塞综合征。

(三)辅助检查

(1)通过神经系统检查以及实验室检查对自身免疫性疾病进行评估。

(2)影像学检查:X 线、CT、MRI。

(3)活组织检查。

(四)治疗原则

对于可手术切除的胸腺上皮肿瘤优先推荐手术完全切除,术后辅助以放化疗。而晚期不可切除的胸腺上皮肿瘤,治疗方式以放化疗为主,但是缺乏标准的一、二线治疗方案。

二、健康教育实践指导

1. 休息与活动指导

提供舒适、安全、温馨的病房环境，放化疗期间注意休息，合并重症肌无力时以卧床休息为主。

2. 饮食与营养知识指导

(1) 进食清淡、易消化和刺激性小的食物。

(2) 化疗时如感恶心，可少食多餐，合理安排进食时间。呕吐明显者，可遵医嘱应用止吐、护胃药。化疗后便秘者，可进食含粗纤维的食物，通过腹部环形按摩，促进胃肠蠕动，必要时使用缓泻剂。

(3) 有吞咽乏力者应给予静脉营养支持治疗以改善营养不足。

3. 疾病监测指导

(1) 观察有无咳嗽无力，进行有效咳嗽、咳痰和深呼吸，排除气道分泌物，保持呼吸道通畅。

(2) 观察有无肿瘤压迫症状，如咳嗽、气促、胸闷、胸痛等，或上腔静脉压迫综合征等。

4. 并发症预防指导

(1) 水肿：控制出入量，控制输液总量每日<2500 mL，记录 24 小时出入量。做好颜面部及上肢水肿护理，抬高患肢，防止受压时间过长及搔抓皮肤。观察水肿消退情况，使用激素、利尿药者，观察有无电解质紊乱。

(2) 胃肠道反应：遵循饮食与营养知识指导，胃肠道反应严重时使用止吐药物，腹泻时使用止泻药。

(3) 骨髓抑制：骨髓抑制是放疗及化疗药物引起的较常见、较严重的毒性反应，以外周血白细胞、血小板和红细胞迅速减少为主要表现。有条件者住隔离病房或增加病房消毒次数，监测体温，予必要的营养支持。血小板降低时应避免磕碰、便秘等，以防局部及颅内出血。应用升白细胞药物时，观察疗效。

(4) 局部皮肤反应：保持照射野皮肤清洁、干燥，不可冲洗和泡澡，勿涂擦肥皂、化妆品及刺激性药膏，勿冷热敷或搔抓皮肤，穿全棉、柔软的内衣。保护照射野标志清晰，

(5) 放射性肺炎：观察有无咳嗽、咳痰、呼吸困难、胸痛、发热等放射性肺炎的相关症状出现。放疗前后给予鼻导管 2 L/min 吸氧，监测血氧饱和度。指导患者进行有效咳嗽、缩唇呼吸、吹气球训练、呼吸功能操等呼吸功能锻炼。

(6) 预防血栓：肿瘤患者血液处于高凝状态，长期卧床、上腔静脉重建、利尿药的使用，更加容易形成血栓。在病情许可下，鼓励患者床上或床边活动，活动量以不引起胸闷、气促、乏力为宜，必要时应用抗凝治疗。

5. 用药指导

针对恶性胸腺瘤，首选的一线治疗方案是顺铂+多柔比星+环磷酰胺方案，许多研究证实该方案可以获得较好的疗效。

(1) 顺铂主要有肾脏毒性、耳毒性、消化系统反应大的特点，并具有神经毒性、骨髓抑制、过敏等不良反应。在使用顺铂时应用 2000 mL 以上的普通液体进行水化，同时多饮水，以减轻顺铂的毒副反应。

(2) 多柔比星具有心脏毒性，因此使用时应把握好剂量。多柔比星为红色药液，输注后小便会暂时变为红色。

(3) 环磷酰胺可导致出血性膀胱炎，表现为排尿困难、尿频和尿痛、可在给药后几小时或几周内出现，使用美司钠可预防泌尿道毒性。

6. 出院指导

(1) 积极戒烟，坚持呼吸功能锻炼。

（2）出院后应每周 1~2 次检测血象，不适随时就医。

（3）定期随访：术后 3~4 个月行胸部 CT 检查作为基线检查。Ⅰ期胸腺瘤（癌）完全性（R0）切除后，术后前 2 年每 6~12 个月行一次胸部增强 CT 检查，以后每年行一次胸部增强 CT 检查。其他部分切除，经规范化术后治疗的胸腺瘤（癌）患者，前 2 年每 6 个月行一次胸部增强 CT 检查，以后每年行一次胸部增强 CT 检查。不可切除局部晚期或晚期胸腺瘤（癌），根据所选治疗方式安排规范随访。胸腺癌和胸腺瘤术后应分别进行 5 年和 10 年的随访。

第十一节　乳腺癌患者健康指导

一、疾病知识指导

乳腺癌是女性常见的恶性肿瘤，发病高峰年龄主要集中在 50~59 岁之间，其发病率和死亡率分别位列我国女性恶性肿瘤的第 1 位和第 4 位。2015 年我国女性乳腺癌新发病例约 30.4 万例，占女性全部恶性肿瘤发病的 17.1%；死亡病例约 7.0 万例，占女性全部恶性肿瘤死亡的 8.2%。不同地域女性乳腺癌发病率和死亡率均存在差异，总体为城市乳腺癌发病率（54.3/10 万）高于农村（33.6/10 万），城市乳腺癌死亡率（12.2/10 万）高于农村（8.4/10 万）。

（一）病因

（1）良性乳腺疾病：如乳腺囊肿和乳腺上皮不典型增生的患者，乳腺癌发病风险增高。

（2）子宫内膜异位症：研究显示，子宫内膜异位症者患乳腺癌的风险为无子宫内膜异位症者的 1.04 倍。

（3）高内源性雌激素水平：无论是绝经前还是绝经后女性，高内源性雌激素水平均会增加乳腺癌的发病风险。

（4）月经生育因素：初潮较早或绝经较晚、未经产与初次妊娠的年龄较高、流产等均与乳腺癌的发病有关。

（5）乳腺癌家族史：有乳腺癌家族史人群患乳腺癌的风险为正常人群的 3.34~5.33 倍。

（6）肥胖：大量研究表明，肥胖会增加绝经后女性乳腺癌的发病风险。

（7）生活方式因素：饮酒、吸烟等均会增加乳腺癌的发病风险。

（8）暴露于治疗性电离辐射：长期接触电离辐射等因素，如长期从事美容、制药、化学、油漆工、理发师等工作的女性发生乳腺癌的危险性增加。

（二）临床表现

（1）无痛性肿块：乳腺癌的肿块呈浸润性生长，即使肿块很小，如累及乳腺悬韧带，可引起皮肤的粘连。较大的肿块可有皮肤水肿、橘皮样变、乳头回缩或凹陷、淋巴结肿大等症状，后期可出现皮肤卫星结节甚至溃疡。

（2）乳头溢液：乳腺癌以乳头溢液为唯一症状者少见，多数伴有乳腺肿块。

（3）乳头和乳晕异常：当病灶侵犯到乳头或乳晕下区时，乳腺的纤维组织和导管系统可因肿瘤侵犯而缩短，牵拉乳头，使乳头偏向肿瘤一侧。病变进一步发展可使乳头扁平、回缩、凹陷，直至完全缩入乳晕下，看不见乳头。少数病例以腋淋巴结肿大作为首发症状而就诊，其乳腺内原发病灶很小，临床上难以扪及，称为隐性乳腺癌。炎性乳腺癌时，局部皮肤呈炎症样表现，颜色由淡红到深红，开始时比较局限，不久即扩大到大部分乳腺皮肤，同时伴有皮肤水肿，触诊时感皮肤增厚、粗糙，表面温度升高。

(4)当肿瘤发生远处转移时出现相应症状。

(三)辅助检查

(1)影像学检查：X线、B超。

(2)血液检查：癌胚抗原、降钙素、铁蛋白、单克隆抗体。

(3)细胞学及组织学检查：脱落细胞学检查、细针吸取细胞学检查、活组织检查。

(四)治疗原则

(1)手术治疗。

(2)放射治疗。

(3)化学药物治疗。

(4)内分泌治疗。

二、健康教育实践指导

1.休息与活动指导

(1)保持良好积极的心态，避免紧张情绪，保持充足的睡眠。

(2)为减少术后瘢痕挛缩影响患肢功能，术后第1~2天开始做屈肘运动，第5天练习患侧手掌摸对侧肩及同侧耳郭，第7天可做肩部运动，坚持4次/天至拆线后，第9~12天可抬高患侧上肢，做手指爬墙运动。

2.饮食与营养指导

(1)适当补液，有助于产生尿液和减少便秘的发生，也可以预防肾脏和膀胱的损害，并补充由于呕吐及腹泻而丢失的水分，如白开水、无糖果汁、无咖啡饮料等。

(2)补充蛋白质，促进伤口愈合和帮助人体抵抗感染。

(3)补充热量。

(4)补充纤维素和维生素，多食瓜果蔬菜。

3.疾病监测指导

(1)每月自检，月经结束7~10天，自我检测一次，并与此前作对比。观察乳房有无水肿、凹陷，乳头有无溢液、溢血、抬高、偏斜，乳晕区有无湿疹样变，腋窝淋巴结有无肿大等情况。

(2)放疗期间及化疗结束后，定期监测血常规及肝肾功能等。

(3)内分泌治疗期间，观察有无容易烦躁或易怒、潮热、关节痛、对性生活失去兴趣、性交痛或不适等相关症状。

4.并发症预防指导

(1)骨髓抑制：定期监测血常规，如出现骨髓抑制尽早治疗，必要时可预防性使用药物。

(2)急性放射性皮肤损伤：多在放疗3~4周后出现，皮肤可出现色素沉着、毛囊扩张、汗毛脱落、红斑、水肿，严重者会出现水疱、破溃。预防措施：穿宽大柔软内衣、避免皮肤摩擦；保持胸壁、乳房及腋窝处皮肤清洁干燥；避免阳光及紫外线直射等。轻度的放射性皮炎不需要治疗，放疗结束后即可缓慢自行恢复。严重的放射性皮炎可以通过局部涂抹激素类药膏或者激素+抗生素联合治疗。

(3)急性放射性肺炎：通常发生于放疗后的1~6个月内，主要表现为发热（多为低热）、刺激性干咳、气短、胸痛和呼吸困难等，严重者会出现呼吸功能不全。多数患者只有影像学改变而无临床症状。主要预防方法：尽量降低正常肺组织受照剂量和体积。轻症者止咳对症处理。对于重症患者，糖皮质激素具有抑制免疫，减少渗出和抑制促纤维化因子产生的作用，应尽早、足量、足疗程使用，临床症状明显好转后逐渐减量至停用。合并感染时，合理使用抗生素，并给予止咳祛痰、吸氧等对症处理。

（4）上肢淋巴水肿：多发生于腋窝淋巴结清扫术后患者，主要与腋窝淋巴结清扫及手术范围有关，其次与淋巴引流区放疗和放疗剂量、患者体质因素及年龄等因素有关。临床表现为患侧上肢肿胀、疼痛，周径增粗，肢体变形，功能障碍。治疗上多采用保守治疗，包括患肢功能锻炼、弹力绷带压迫、理疗等，晚期重度淋巴水肿患者则需要手术治疗。

（5）内分泌治疗相关症状：有研究表明运动锻炼、瑜伽、针灸、饮食疗法等可以提高患者的治疗依从性和生活质量。

5. 用药指导

（1）乳腺癌常用化疗药物及不良反应、处理方法（表 12-1）。

表 12-1　乳腺癌常用化疗药物及不良反应、处理方法

化疗药物	常见不良反应	处理方法
紫杉醇类（紫杉醇/多西他赛）	骨髓抑制、胃肠道反应、脱发	监测血常规及肝肾常规、止吐、调整饮食
烷化剂（环磷酰胺）	骨髓抑制、胃肠道反应、卵巢损害、出血性膀胱炎	同上，卵巢功能保护
抗生素类（阿霉素/表阿霉素）	骨髓抑制、胃肠道反应、心脏毒性、脱发	同上，监测心脏功能
铂类（顺铂/卡铂）	肾毒性、胃肠道反应、耳毒性、神经毒性	同上，注意适量饮水

（2）内分泌治疗的患者可引起激素水平的变化，从而导致如血脂异常、心血管疾病、骨代谢异常、骨质疏松等需定期监测，切不可随意停药，随意停药会直接影响患者生存期。

6. 出院指导

（1）预防感染和出血。监测体温，加强个人卫生，避免交叉感染，适当锻炼。避免被尖锐的物品刺伤或划伤，避免进行有可能造成局部损伤的运动或活动。

（3）化疗期间可能会出现胃部的不适，宜少食多餐，细嚼慢咽，勿吃太热的食物。多饮水、多食高纤维素的食物以减轻腹泻和便秘。每次饭后使用柔软的牙刷刷牙，刷牙后用淡盐水或淡碱水漱口，预防口腔炎。

（4）适应个人形象变化，化疗可能会对头发和皮肤产生影响，注意防晒，可将长发剪短或佩戴假发。

（5）积极管理乳腺癌内分泌治疗相关症状，可以加强运动锻炼、做瑜伽等改善相关症状。

（6）需遵医嘱定期复查。

第十二节　食管癌患者健康指导

一、疾病知识指导

食管癌是指由于长期吸烟或缺乏营养和微量元素或其他因素引起的源于食管上皮组织的恶性肿瘤。2018 年全球癌症数据显示，食管癌新发和死亡病例分别为 57 万余例和 50 万余例，分别居所有恶性肿瘤的第九位和第六位。根据中国国家癌症中心发布的 2015 年全国最新癌症数据，中国食管癌的发病率在男性恶性肿瘤中居第五位，在女性中居第九位，死亡率在男性中居第四位，在女性中

居第六位。男性发病率高于女性，发病年龄多在 40 岁以上，以 60~64 岁年龄组发病率最高。在我国，食管癌的发生有地域和民族差异性，以太行山地区、秦岭东部地区、大别山区、四川北部地区、闽南和广东潮汕地区、苏北地区为高发区；新疆哈萨克族居民的食管癌发病率最高(33.90/10 万)，苗族最低(1.09/10 万)。不同民族中食管癌发病率的不同，可能与其生活习惯和遗传易感因素有关。

(一)病因

(1)亚硝胺及真菌：亚硝胺是公认的化学致癌物，在高发区的粮食和饮水中，其含量较高，且与当地食管癌和食管上皮重度增生的患病率成正相关。

(2)营养不良及微量元素缺乏：饮食缺乏动物蛋白、新鲜蔬菜和水果，摄入的维生素 A、维生素 B_1、维生素 B_2 以及维生素 C 的缺乏，是食管癌的危险因素。食物、饮水和土壤内的微量元素，如钼、铜、锰、铁、锌含量较低，亦与食管癌的发生相关。

(3)饮食习惯：吸烟、长期饮烈性酒者食管癌发生明显升高。进食粗糙或过热食物、进食速度过快等因素易致食管上皮损伤，增加对致癌物的敏感性。

(4)遗传因素和基因：食管癌的发病常呈家族聚集现象，河南林县食管癌有阳性家族史者占60%。在食管癌高发家族中，染色体数目及结构异常者显著增多。

(5)其他因素：食管慢性炎症、黏膜损伤及慢性刺激亦与食管癌发病有关，如食管腐蚀伤、食管慢性炎症、贲门失弛缓症及胃食管长期反流引起的巴雷特食管(食管末端黏膜上皮柱状细胞化)等均有癌变的危险。

(二)临床表现

(1)早期症状：食管癌早期无明显临床症状，仅有轻度胸骨后不适、食管烧灼感或疼痛，偶有局部异物感，进食时偶有梗阻感，下段食管癌可引起上腹部不适、呃逆等症状。症状间歇出现，常被忽视。

(2)中晚期症状：临床上食管癌的典型症状为进行性吞咽困难，先是硬食咽下缓慢，继而只能进半流质、流质，严重者滴水不进并频繁呕吐黏液，患者明显脱水、体重下降、营养不良。

①梗阻：当食管癌出现较为明显的进食梗阻时肿瘤常已侵犯食管周径 2/3 以上，长度已达3 cm。梗阻症状随着病情发展进行性加重且呈持续性。

②疼痛：胸骨后或背部肩胛区持续性钝痛常提示食管癌已有外侵，引起食管周围炎、纵隔炎，但也可以是肿瘤致食管深层溃疡所致。下胸段或贲门部肿瘤引起的疼痛可以发生在上腹部，常提示有腹腔淋巴结转移。

③出血：食管癌患者有时会因呕血和黑便而就诊。有肿瘤穿透性溃疡者可浸润大血管，特别是浸润胸主动脉，可造成致死性出血。

④声音嘶哑：常是肿瘤直接侵犯或转移淋巴结压迫喉返神经所致。

⑤体重减轻和厌食：患者在短期内体重明显减轻或出现厌食症状时，常提示肿瘤有广泛转移。

⑥其他：如恶病质、气管食管瘘及全身广泛转移的相应症状。

(三)辅助检查

(1)食管吞钡双重对比造影。
(2)内镜及超声内镜检查。
(3)放射性核素检查。
(4)气管镜检查。
(5)胸、腹部 CT。

（四）治疗原则

临床常见治疗方法包括手术治疗、放疗、化疗等，对于中晚期食管癌患者临床多主张同步放化疗。免疫治疗及中药治疗等亦有一定疗效。

二、健康教育实践指导

1. 休息与活动指导

（1）保证充分睡眠，劳逸结合，病情稳定后逐渐增加活动量。

（2）术后早期不宜下蹲大小便，以免引起直立性低血压或发生意外。

（3）由于开胸手术要切断胸部肌肉，术后应加强功能锻炼，防止肌肉粘连，预防术侧肩关节强直及肌肉失用性萎缩。

2. 饮食与营养知识指导

（1）营养补充原则应遵循"五阶梯"原则：首先选择营养教育，然后依次选择口服营养补充、完全肠内营养、部分胃肠外营养、全肠外营养。肠内营养需遵循"四阶梯"原则，肠胃功能正常者首选口服营养补充，当无法满足患者营养需要（持续 3~5 天摄入量小于目标需要量的 60%）或无法实施时，依次选择经鼻胃（肠）管、经皮内镜下胃（空肠）造瘘术、外科手术下胃（空肠）造瘘术给予肠内营养。除接受根治性或新辅助放疗的食管癌晚期患者外，对于吞咽困难、食物摄入不足的患者推荐使用自膨胀金属支架，以缓解恶性吞咽困难，保持经口摄入食物。

（2）手术患者饮食指导

1）术后早期吻合口处于充血水肿期，需禁饮禁食 3~4 日。拔除胃管前尽量不要将口水或痰液咽下，以减少食管吻合口感染的发生。避免进食生冷、坚硬食物（包括质硬的药片和带骨刺的鱼肉类、花生、豆类等），以防后期吻合口瘘。

2）禁食期间持续胃肠减压，予以肠内和肠外营养支持。停止胃肠减压 24 小时后，若无呼吸困难、胸内剧痛、患侧呼吸音减弱及高热等吻合口瘘的症状时，可开始进食。先试饮少量水，术后 5~6 日可进全清流质，每 2 小时给 100 mL，每日 6 次。术后 3 周病人若无特殊不适可进普食，但仍应注意少食多餐，细嚼慢咽，进食不宜过多、速度不宜过快。

3）食管癌、贲门癌切除术后，可发生胃液反流至食管，病人可有反酸、呕吐等症状，平卧时加重，嘱病人进食后 2 小时内勿平卧，睡眠时将床头抬高。

4）食管胃吻合术后病人，可由于胃拉入胸腔、肺受压而出现胸闷、进食后呼吸困难，应建议病人少食多餐，1~2 个月后症状多可缓解。

（3）放化疗患者的饮食指导：有呕吐的患者，遵医嘱应用止呕药物。对于轻、中、重度进食困难的患者，分别给予软食、半流质、流质饮食。对于食管粘膜损伤但能进食者的患者，给予清淡无刺激、高热量、高蛋白、丰富维生素、易消化的流质或半流质饮食，如稀饭、面条，不能进食粗、硬食物，少量多餐。对于食管粘膜损伤不能进口进食的患者，给予营养补充治疗。

（4）饮食选择：进食氨基酸丰富且营养价值高的蛋白质，如乳类、蛋类、动物瘦肉、鱼类等，并多食新鲜水果蔬菜及豆制品。避免进食过咸、酸性、辛辣等刺激性食物，禁烟酒，以免加重放射性食管黏膜反应。禁食硬、高纤维、油炸食物，并避免鱼刺、肉骨头刺伤食管。餐后饮用温开水冲洗食管，减轻食物滞留所致水肿、充血。进食时宜将食物捣碎，并细嚼慢咽。

3. 疾病监测指导

（1）观察局部疼痛性质、饮食过程中有无呛咳反应，是否有头晕、脉搏增快等现象，以便及时发现食管穿孔、出血等现象。

（2）放疗后 3~4 周观察有无放射性气管炎反应，如顽固性咳嗽、干咳等。

4.并发症预防指导

(1)吻合口瘘:积极预防感染、营养不良、贫血、低蛋白血症等,保持胃肠减压管通畅,避免吻合口张力太大,观察有无呼吸困难、胸痛、胸腔积液等症状。

(2)放射性食管炎:放疗易引起食管黏膜水肿、吞咽障碍等不良反应,严重者会出现放射性食管炎,影响到患者的正常进食,导致营养不良。

1)口腔护理指导:加强口腔卫生,餐前0.02%氯己定溶液、温盐水或抑菌漱口液漱口清洁,餐后及睡前刷牙,以免细菌侵入食管黏膜,加重食管炎反应。

2)下咽与胸骨后疼痛:食管损伤所致轻中度疼痛经抗炎治疗未减轻者,可采用消炎痛栓塞入肛门,缓解疼痛的同时减少口服止痛药对胃黏膜和食管刺激。多次少量服用思密达稀释液,可修复保护食管黏膜。针对疼痛剧烈者,可使用镇痛剂的同时指导患者转移注意力。

3)进食困难:生理盐水+利多卡因+维生素B_{12}餐前餐后缓慢口服,或甘露醇+2U庆大霉素饭后口服,用药30 min内不可饮水。

5.用药指导

食管鳞状细胞癌与食管腺癌的一线治疗手段仍是化疗,主要的治疗方案是5-氟尿嘧啶或卡培他滨联合顺铂或奥沙利铂。Ⅱ、Ⅲ期临床试验证实免疫治疗联合放化疗可以增强抗肿瘤作用。

(1)5-氟尿嘧啶及卡培他滨主要不良反应有恶心、食欲减退或呕吐,偶见口腔黏膜炎或溃疡、腹部不适或腹泻,周围血白细胞减少常见,极少见咳嗽、气急或小脑共济失调等,长期应用可导致神经系统毒性,偶见用药后心肌缺血,可出现心绞痛和心电图的变化,应加强不良反应观察。

(2)顺铂与奥沙利铂除了有上述5-氟尿嘧啶及卡培他滨两种药物的不良反应外,还有肾脏毒性、耳毒性的不良反应,较少出现过敏反应。化疗期间大量饮水,每天饮水2000毫升以上,可增加体内毒素的排出,减少肾脏损害。

(3)免疫药物易产生免疫相关性反应包括免疫相关性肺炎、免疫相关性肝炎、免疫相关性皮肤反应等等,其中皮肤反应最常见,反应性毛细血管增生症是卡瑞利珠单抗最常见的副作用。应加强不良反应观察,及时予以对症支持处理。

6.出院指导

(1)放化疗患者出院后遵每周复查一次血常规、肝肾功能。

(2)化疗患者需遵医嘱坚持后续治疗,按时复诊。

(3)放疗患者保护好放疗区域皮肤,以及定位记号,如记号被擦应及时由医师补记。

(4)出院后继续坚持家庭营养治疗。

(5)定期复查,若术后3~4周再次出现吞咽困难,及时就诊。

第十三节　胃癌患者健康指导

一、疾病知识指导

胃癌是起源于胃黏膜上皮的恶性肿瘤。其发病有明显的地域性差别,在我国的西北与东部沿海地区胃癌发病率比南方地区明显为高。好发年龄在50岁以上,男女发病率之比为2:1。

(一)病因

胃癌的病因包括地域环境及饮食生活因素、幽门螺杆菌感染、癌前病变、遗传和基因。

(二)临床表现

(1)症状：腹部胀痛、食欲减退和消瘦、进食梗阻和呕吐以及呕血、黑便、贫血。
(2)体征：上腹部压痛、淋巴结肿大、腹水、盆底种植结节、梗阻、黄疸以及贫血貌、消瘦、恶病质。

(三)辅助检查

(1)影像学检查：X线钡餐、腹部超声、螺旋CT、正电子发射成像检查。
(2)纤维胃镜检查。
(3)肿瘤标记物检测。

(四)治疗原则

(1)手术治疗：①根治性手术；②姑息性手术。
(2)放射治疗。
(3)化学药物治疗：①术前新辅助化疗；②术后辅助化疗；③姑息性化疗。
(4)靶向药物治疗。
(5)中医中药治疗。
(6)支持治疗。

二、健康教育实践指导

1.休息与活动指导
(1)提供良好的休息环境，清洁、安静无噪音。
(2)保持良好的生活规律，劳逸结合、活动适度，避免紧张、劳累。可进行散步、打太极拳、打门球等活动。
(3)自觉学会对活动反应的自我监测，如生命体征的变化等。

2.饮食与营养知识指导
(1)养成良好的饮食习惯，少食多餐，定时定量，细嚼慢咽，勿暴饮暴食。
(2)给予高热量、高蛋白、高维生素、易消化的饮食。
(3)避免高盐、过硬、过烫食物。尽量勿食用豆类、糖类等产气性食物，少饮碳酸饮料，以减少肠内气体的产生。少吃含纤维较多的蔬菜、水果(如橘子)或粘聚成团的食物(如糖葫芦、粘糕、糯米饭、柿饼)，易发生肠梗阻。勿饮酒抽烟。

3.疾病监测指导
观察有无上腹部不适、疼痛、恶心、呕吐、呕血、黑便、体重减轻、疲乏无力、食欲减退等症状。

4.并发症预防指导
(1)出血：术中残留或缝合创面少量渗血，可从胃管内流出少量暗红或咖啡色胃液，一般手术后24小时内可自行停止。密切观察胃肠减压中是否出现大量鲜血，患者是否出现呕血或黑便持续不止、脉搏增快、血压下降，趋向休克等情况。如果仅胃肠减压有鲜血，可采取禁食、应用止血药物、输新鲜血等保守治疗。若仍不见效，血压逐渐下降，应及时再次行手术止血。呕血时患者应平卧，头偏向一侧防止窒息。
(2)十二指肠残端破裂：多发生在术后24~48小时，密切观察患者是否出现右上腹突发剧痛和局部明显压痛、腹肌紧张等急性弥漫性腹膜炎症状，是否伴有发热、白细胞升高等表现。十二指肠残端破裂应立即禁食、胃肠减压，做好急诊手术准备，术后持续胃肠减压，纠正水、电解质失衡，给予静脉营养或空肠造瘘置管补充营养，以及抗感染治疗。

（3）胃肠吻合口破裂或胃肠吻合口瘘：少见，多发生在术后 5~7 日。组织愈合不良如缝合不够紧密，吻合处张力过大或因低蛋白血症、组织水肿等均可引起。发生较早的吻合口破裂有明显腹膜炎的症状，如发生较晚，多产生局部水肿或形成外瘘，应加强观察。诊断确定时，须立即手术进行修补。局部水肿或外瘘患者，除引流外，还应实施胃肠减压和支持疗法，促使吻合口瘘自愈，若经久不闭合，须再次行胃切除术。

（4）术后梗阻

1）急性完全性输入段梗阻：这类梗阻属急性闭襻性梗阻，容易发展为绞窄、肠段坏死和穿孔，病情极为严重，紧急手术治疗。

2）慢性不完全性输入段梗阻：如在数周或数月内不能缓解，亦需手术治疗。

3）机械性梗阻：须再次手术解除梗阻。

4）胃吻合口排空障碍：多见于术后 7~10 日后，进食流质情况良好的患者，

在改进半流质或不消化食物后突然发生呕吐，经禁食后，轻者 3~4 日自愈；严重者呕吐频繁，可持续 20~30 日。处理包括禁食、胃肠减压、输液、输血和应用皮质激素治疗。有时可肌内注射新斯的明，每次 0.5~1.0 mg，每日 1~2 次，有助于胃蠕动恢复。5%高渗盐水洗胃，有助于吻合口水肿的消退。

5）输出段梗阻：X 线吞钡检查可确认梗阻部位，如不能自行缓解，应立即手术解除。

（5）倾倒综合征：术后早期应少量多餐，避免进甜的过热流食，进餐后平卧 10~20 分钟。多数患者在半年到 1 年内能逐渐自愈。

（6）低血糖综合征：少食多餐可防止发生。

（7）胃瘫：经保守治疗可以恢复的一种胃手术后并发症。维持有效的胃肠减压是治疗本病的关键，肠外营养支持一直要维持到患者能够耐受半量以上肠内营养或正常进食后才逐渐停用。如果患者超过 2 周仍未恢复，可经置鼻饲营养管于空肠输出段进行肠内营养。宜用等渗营养液，滴注速度开始为 40~50 mL/小时，12~24 小时后再逐渐增加滴速，最多不超过 120 mL/小时，同时保证营养液无菌，避免污染。鼓励、协助患者下床活动，减少肺部感染等并发症。

5.用药指导

（1）慎用、忌用对胃黏膜有损伤的药物，如阿斯匹林、水杨酸类、保泰松、消炎痛、激素、红霉素、四环素、磺胺类、利血平等。

（2）遵医嘱按时服药，使用化疗药物期间注意肝功能和血常规的变化。

（3）严格按照说明书或遵医嘱，注意用药时间、方式、剂量和副作用。

6.出院指导

（1）出院后 1 月内仍需休息，但可自理生活，2 个月后参加轻体力劳动，3 个月后可根据恢复情况从事轻体力工作。

（2）饮食要规律，术后 1 月内应少食多餐，选择易消化、无刺激性、少渣高营养软食，以后视身体情况而逐渐正常进餐，戒烟戒酒。

（3）定期化疗，化疗后定期检测血常规。

（4）定期复查，术后 2 年内每 3 月复查一次，2 年后每 6 月复查一次，5 年后每年复查一次。血常规、生化常规、肿瘤标志物、腹部超声建议每 3 月复查一次；腹部 CT、胸部 CT 建议每 3~6 月复查一次；胃镜建议每年复查一次；PET-CT 不做常规推荐，当肿瘤标志物持续升高，而上述检查又没有发现问题时采用。

第十四节　肝癌患者健康指导

一、疾病知识指导

原发性肝癌是我国常见的恶性肿瘤之一，高发于东南沿海地区。我国肝癌病人的中位年龄为40~50岁，男性比女性多见，其病因和发病机制尚未确定，随着原发性肝癌早期诊断、早期治疗，总体疗效已有明显提高。

(一)病因

原发性肝癌的病因包括肝硬化、病毒性肝炎(以慢性乙型、丙型肝炎最为常见)以及黄曲霉素、饮水污染、乙醇、微量元素等化学致癌物质、环境因素等。

(二)临床表现

(1)典型症状：肝区疼痛、消化道症状、发热以及全身症状。
(2)体征：肝肿大和肝区肿块、黄疸以及肝硬化征象。

(三)辅助检查

(1)实验室检查：血清甲胎蛋白、血液酶学及其他肿瘤标记物检查。
(2)影像学检查：B超、CT、MRI、肝血管造影、放射性核素显影、肝穿刺活检。
(3)剖腹探查。

(四)治疗原则

(1)早期手术治疗：①肝切除术；②肝移植。
(2)非手术治疗：①介入治疗；②消融治疗；③放射治疗；④生物和分子靶向治疗；⑤中医治疗；⑥化学治疗。
(3)综合治疗。

二、健康教育实践指导

1.休息与活动指导
(1)保持情绪稳定，合理安排生活起居，适当进行体育锻炼，增强体质。
(2)参与正常人的生活，如轻松的工作、适量的学习。
2.饮食与营养知识指导
(1)给予高蛋白、高热量、高维生素、低脂肪食物，限制动物油的摄入。
(2)饮食多样化，注意食物搭配，做到色、香、味俱全，以利增进食欲。
(3)少量多餐，以进食易消化的软食为主。多食新鲜蔬菜水果，可用果汁饮料补充维生素，发热病人多饮水。忌坚硬、辛辣之品，少食煎炸食物避免有刺激性及植物纤维素多的食物，以免引起伴有肝硬化病人发生食管或胃底静脉破裂出血。
3.疾病监测指导
术后密切观察患者生命体征、神志，观察全身皮肤黏膜有无出血点、有无发绀及黄疸，观察切口渗血、渗液情况，监测尿量、尿糖、尿比重以及各种引流液的情况。

4. 并发症预防指导

(1)癌肿破裂出血：严密观察腹部体征。

(2)上消化道出血：保持情绪稳定，生活规律，饮食以少纤维的软食为主，加强肝功能的检测，及时纠正凝血功能异常。

(3)肝功能衰竭：是肝叶切除术后常见且最严重的并发症，也是导致患者死亡的主要原因。多发生在术后数日至 2 周内。应密切观察患者的神经系统症状、尿量、黄疸情况及肝功能的变化。清洁肠道，避免便秘，对术后 3 日仍未排便者，应给予灌肠，避免肠道内氨的吸收增多而致血氨升高。

(4)腹腔内出血：多发生于术后 24 小时内，观察引流液的颜色、性质和量，观察患者生命体征变化以及伤口渗血、尿量、腹胀等情况。如果引流量大于 200 mL/小时且引流管温暖或持续 8 小时超过 400 mL 以上，应怀疑有活动性出血的可能，立即给予加快输液、输血及其他处理措施。

(5)胆汁瘘：是肝切除术后常见的并发症。术后早期可有少量胆汁自肝断面渗出，随着创面愈合逐渐减少。应保持引流管通畅，充分引流胆汁到体外，观察引流液颜色、量及性质，观察患者有无剧烈腹痛、发热等胆汁漏、胆汁性腹膜炎症状。

(6)膈下脓肿：是肝叶切除术后的一种严重并发症。术后 1 周，患者持续高热不退，上腹部或季肋部疼痛，同时出现全身中毒症状，或伴有呃逆、黄疸、右上腹及右下胸部压痛等应考虑膈下脓肿。应密切观察体温、脉搏和全身情况的变化，注意腹部状况，保持引流管通畅，防止扭曲、受压，并加强支持治疗和抗菌药的应用护理。

5. 用药指导

(1)按时、按量用药，做好药品保管，知晓药物的作用、用法及使用注意事项，观察药物不良反应。

(2)增强对药物的认识，积极配合治疗，不可随意停药或者换药。

6. 出院指导

(1)注意休息，进行适当运动，摄入适宜的饮食。

(2)保持大便通畅，为预防血氨升高，可适量服用缓泻剂。

(3)知晓疾病相关知识，注意观察病情变化，如出现水肿、体重减轻、出血倾向、黄疸疲倦等症状，及时就医。

(4)定期复查：血清 AFP 等肿瘤标志发病 2 年之内每 3~6 个月检测一次，以后每 6~12 个月检测一次；病毒载量(HBV-DNA 和 HCV-RNA)和肝、肾功能每 3~6 个月检测一次；影像学检查(多期、断层扫描腹部和盆腔 CT 或 MRI 评估肝脏病灶，胸部 CT 视病情而定)发病 2 年之内每 3~6 个月复查一次，以后每 6~12 个月复查一次。肝炎病毒携带者需定期访视肝脏专科医生以制订抗病毒方案。

第十五节　胆囊癌患者健康指导

一、疾病知识指导

胆囊癌是胆道最常见的恶性肿瘤，90% 的病人发病年龄超过 50 岁，女性发病率是男性的 3~4 倍。

(一)病因

下列因素与诱发胆囊癌有关：胆结石、胆囊慢性炎症、胆囊的腺瘤样息肉、胆囊钙化、胆囊空肠吻合术后等。

(二)临床表现

胆囊癌的主要临床表现为右上腹疼痛、黄疸、消化道症状、消瘦和乏力，少数患者有发热，有时可扪及上腹部肿块。

(三)辅助检查

(1)影像学检查：B超、CT、MRI、MSCT、内镜超声、PET-CT。

(2)细胞学检查：胆囊穿刺活检。

(3)血液检查：肿瘤标志物。

(四)治疗原则

(1)手术治疗：①胆囊癌根治性切除术；②其他术式。

(2)化疗。

(3)放疗。

(4)免疫和靶向治疗。

二、健康教育实践指导

1. 休息与活动指导

(1)适当进行体育锻炼，避免劳累和受凉。

(2)静卧休息时应保持舒适的卧位，一般以左侧卧位、仰卧位为佳，以防胆囊部位受压。

(3)可从事力所能及的活动，如练气功、散步、听科普知识，做到动静结合，以转移不良情绪，自我调理心态。

2. 饮食与营养知识指导

(1)进食清淡、易消化的食物，少食油腻的食物。

(2)养成良好的饮食习惯，少食多餐，保证营养摄入。

3. 疾病监测指导

观察是否出现腹痛、恶心、呕吐以及伤口红、肿、热、痛等症状。

4. 并发症预防指导

(1)密切观察体温、脉搏、呼吸、血压的变化，防止并发症的发生。

(2)吻合口瘘：常出现于术后4~6日，表现为右上腹突然剧痛及腹膜刺激征，应密切观察患者腹部症状及体征的变化。

(3)出血：患者术后若出现血压下降、腹痛、引流管流出血性液体，考虑出血，应密切观察生命体征及引流液的变化。

(4)应激性溃疡：一般术后1~2周出现，表现为呕血或黑便。

5. 用药指导

(1)密切观察化疗后的反应，对于严重呕吐、腹泻者应遵医嘱予以水电解质补充，定期复查血常规等。

(2)常用药物有消炎利胆系列药物、止痛药、营养支持等药物，遵医嘱使用，知晓药物的作用、用法及使用注意事项，观察药物不良反应。

6. 出院指导

(1)饮食上注意低脂低糖清淡，易消化，补充适量的蛋白质及能量。

(2)根据化疗方案按时来院进行化疗。

(3)有腹痛、呕吐、发热症状，需及时就医。

(4)早期胆囊癌切除，与胆囊切除类似，术后无需随访复查。晚期胆囊癌病人，术后应每月复查，尤其是术后前半年，随访复查频率可稍密集。

第十六节　胰腺癌患者健康指导

一、疾病知识指导

胰腺癌是消化系统比较常见的肿瘤，包括胰头癌与胰体尾部癌，近几年发病率明显增高，男性高于女性，由于发现时均较晚期，故预后较差。

(一)病因

胰腺癌病因尚不明确，研究表明与吸烟、饮酒、高脂肪和高蛋白饮食、过量饮用咖啡、环境污染和基因表达异常有关。

(二)临床表现

(1)典型症状：包括上腹部饱胀不适或上腹疼痛、黄疸、消化道症状、发热、消瘦和乏力。

(2)体征：肝脏、胆囊肿大以及腹部肿块、腹水。

(三)辅助检查

(1)血液检查：血清生化学、免疫学、基因检测、肿瘤标志物。

(2)影像学检查：B超、CT、MRI、MSCT、内镜逆行胰胆管造影、经皮肝胆管穿刺造影、血管造影超声、PET-CT。

(3)细胞学检查。

(4)超声内镜。

(四)治疗原则

(1)外科治疗：①胰十二指肠切除术；②保留幽门的胰十二指肠切除术；③胰体尾切除术；④全胰腺切除术；⑤胰腺癌扩大切除术；⑥胰腺癌微创手术；⑦姑息性治疗。

(2)化疗。

(3)放疗。

(4)免疫和基因治疗。

(5)介入治疗。

(6)温热疗法。

二、健康教育实践指导

1.休息与活动指导

(1)术前取自由舒适卧位。术后回室如意识清楚、血压平稳即给予低半卧位15~30度以促进舒适，术后一日给予半卧位。鼓励病人早期活动，清醒后既可开始抬臀运动和踝泵运动，也可床上翻身，更换不同卧位。

(2)术后2~3天在协助下床边坐起、下床慢走，预防术后肠粘连和下肢血栓。

(3)恢复期保持良好的精神状态，生活规律，可从事适当活动如散步、打太极拳，以增加抵抗力。

2.饮食与营养知识指导

(1)进食高蛋白、高糖、低脂及富含脂溶性维生素的饮食。

(2)避免暴饮暴食，戒烟酒。

3.疾病监测指导

(1)监测血糖、尿糖，出现异常时及时药物治疗。

(2)观察有无发热、进行性消瘦、乏力、贫血等症状。

4.并发症预防指导

(1)胰瘘：表现为腹痛、腹胀、发热、腹腔引流液淀粉酶增高，应于早期持续吸引引流，周围皮肤涂以氧化锌软膏保护，多数胰瘘可以自愈。

(2)胆瘘：多发生于术后5~10天，表现为发热、腹痛及胆汁性腹膜炎症状，T型管引流量突然减少，但可见沿腹腔引流管或腹壁伤口溢出胆汁样液体。术后应保持T型管引流通畅，作好观察和记录。对胆瘘周围皮肤的护理同胰瘘护理。

(3)出血：术后早期1~2天内的出血可因凝血机制障碍、创面广泛渗血或结扎线脱落等引起。术后1~2周发生的出血可因胰液、胆汁腐蚀以及感染所致。表现为呕血、便血、腹痛，以及出汗、脉速、血压下降等。出血量少者可予止血药、输血等治疗，出血量大者应再次手术止血。

(4)胆道感染：多为逆行感染，若胃肠吻合口离胆道吻合口较近，进食后平卧时则易发生。表现为腹痛、发热，严重者可出现败血症。故进食后宜坐15~30分钟以利胃肠内容物引流。主要治疗为应用抗生素和利胆药物，同时防止便秘。

5.用药指导

(1)出现消化功能不良、腹泻等，多是由于胰腺切除后剩余胰腺功能不足，适当应用胰酶可减轻症状。

(2)遵医嘱按时用药，保证药物的有效血药浓度，观察用药反应。应用抑酶药物(如生长抑素)预防出血或胰瘘等并发症时，应24小时连续用药，中断时间超过5分钟必须给予首推剂量，以维持有效血药浓度，同时家属应避免在旁边就餐减少刺激。

6.出院指导

(1)少量多餐，进高蛋白、高维生素、低脂饮食，补充脂溶性维生素，禁烟酒。

(2)注意休息，适当户外运动，劳逸结合，恢复体力。

(3)淋浴时注意伤口的保护。

(4)掌握血糖过高或过低的征象，以及紧急处理措施。

(5)定期复查，每3~6个月复查一次。如出现黄疸加重、腹胀、腹痛加剧、发热、黑便等须立即就医。

第十七节　肠癌患者健康指导

一、疾病知识指导

大肠癌是常见的恶性肿瘤，包括结肠癌和直肠癌。大肠癌的发病率从高到低依次为直肠、乙状结肠、盲肠、升结肠、降结肠及横结肠，近年有向近端(右半结肠)发展的趋势。其发病与生活方式、遗传、大肠腺瘤等关系密切。发病年龄趋老年化，男女之比为1.65∶1。

(一)病因

大肠癌的致病因素包括生活方式和饮食因素、遗传因素、疾病因素。

(二)临床表现

大肠癌的主要临床表现为排便习惯及形状的改变、血便、腹痛和腹胀、腹部肿块、全身症状以及肿瘤外侵转移症状。

(三)辅助检查

(1)体格检查。
(2)直肠指检。
(3)实验室检查：大便隐血、癌胚抗原。
(4)内镜检查。
(5)影像学检查：X线、B超、CT、MRI、PET-CT。

(四)治疗原则

(1)外科手术治疗。
(2)放疗。
(3)化疗。
(4)分子靶向治疗。
(5)中医综合治疗。
(6)多学科综合治疗。

二、健康教育实践指导

1.休息与活动指导
(1)造口病人应做到起居规律、劳逸结合、饮食适度。在休养的同时注意进行适当的活动和运动以防止体重增加而导致一些造口并发症。
(2)衣物应柔软宽松,腰带不宜过紧。
(3)天气变化时注意保暖,防感冒咳嗽。
2.饮食与营养知识指导
(1)肠蠕动恢复后方可进食。以易消化食物为主,避免太稀或粗纤维太多的食物。多食豆制品、蛋、鱼类等,使大便干燥,便于清洁处理。
(2)多食高蛋白、低脂肪、高热量、高维生素、高纤维素的清淡易消化饮食,少量多餐,采用蒸、炖、煮的烹饪方式。出现便秘时应多喝水,如每日清晨喝一杯温热开水,适当吃蔬菜、水果、蜂蜜,适当运动。不宜食用羊肉、狗肉,避免食用盐腌食物、糯米类食物、容易产生臭味的食物如洋葱和大蒜等、辛辣刺激性食物,尤其是油炸、烟熏食物。禁烟酒、槟榔。
(3)注意饮食卫生,不吃变质食物和生冷食物,注意腹部保暖,防止腹泻。
(4)化疗期间遵医嘱多饮水,每日约 2000~3000 mL。
3.疾病监测指导
定期检查肝肾功能及血象,观察化疗疗效及不良反应。
4.并发症预防指导
(1)肠造口坏死:轻度坏死可予保守治疗,用生理盐水纱布湿敷,一般创面可自行愈合。重度坏死需手术治疗。

（2）造口脱垂：选用底盘较软的一件式造口袋，在造口袋内涂上润滑油，防止脱出肠管因摩擦而出血。底盘剪裁恰当，减少换袋次数。宜在患者平卧且造口回纳后更换造口袋，自行回纳困难者宜手法回纳，伴水肿时待水肿消退后回纳，回纳后宜使用无孔腹带包扎。若脱垂伴缺血坏死或不能手法回纳，应嘱患者平卧，考虑手术重做造口。

（3）造口出血：通常发生在术后 48 小时之内。轻度出血可用 1% 肾上腺素溶液湿敷，严重的应寻找出血点予以结扎止血。晚期造口出血常见于造口护理不当引起的造口黏膜糜烂出血。护理造口时应动作轻柔，防止损伤黏膜，破损黏膜可以在清洗后涂抹造口护肤粉以促进愈合。

（4）造口水肿：术后 2~5 日可见造口黏膜水肿，一般可自行消退，不必特殊处理。如果为造口黏膜皱褶完全消失的重度水肿，呈灰白色，则应检查造口肠管血运是否充足，并用 3% 高渗盐水或50% 硫酸镁浸湿纱布覆盖在造口黏膜上湿敷，2~3 次/天，20~30 分钟/次。

（5）造口狭窄：轻度狭窄者可进行扩肛，患者示指戴指套，涂上润滑油，徐徐插入造口至第 2 指关节处，停留 5~10 分钟，每日 1~2 次。重度狭窄不能正常排便者则需进行手术治疗。

（6）造口旁疝：小而无症状的造口旁疝首先应采取非手术治疗，可使用造口腹带或无孔腹带包扎，定时松解后排放排泄物，以减轻症状，提高生活质量。严重时需做手术修补。预防性措施：

1）术后 6~8 周内避免提举重物，积极治疗慢性咳嗽、前列腺增生等疾病。咳嗽时用手按压造口部位，减少腹压对造口部位的影响。

2）选择适合的造口袋，如底盘较软的一件式造口袋，并加用合适的造口腹带。

3）掌握自行换袋技巧，学会使用镜子，通过镜子的成像更换造口袋。

4）禁止进行造口灌洗，以免增加腹压，加重造口旁疝。

5）观察肠梗阻的症状，如出现腹胀、腹痛、呕吐、停止排气排便等症状时立即就医。

6）适当锻炼，减轻体重，正确锻炼腹肌，增加腹肌强度。

（7）造口回缩：轻度回缩（肠端尚在腹腔外）一般无须手术，但须严密观察回缩进展情况。重度回缩（造口处看不到结肠黏膜或已有腹膜刺激征）应立即手术。

（8）造口周围皮肤炎症

1）过敏性皮炎：因对造口袋及黏胶底板过敏而引起。处理：了解过敏史，如过敏严重且原因不明时可做过敏试验，剪一小块底板贴于耳后，观察 24 小时，局部红、痒、痛为阳性。选择其他类型的造口用品。局部皮肤可外用类固醇药物如地塞米松软膏，涂药 10 分钟后用清水洗净，干燥后贴造口袋。如情况无明显好转，可请皮肤科诊治。

2）粪水性皮炎：由于造口位置差、皮肤有皱褶使造口袋与皮肤粘贴困难或造口护理不当造成排泄物渗漏、腐蚀周围皮肤引起。处理：检查造口及造口袋使用情况，贴好造口底盘，去除刺激因素。更换造口袋时先用清水清洗造口周围的皮肤并擦干，再涂抹皮肤保护粉，喷上无痛型皮肤保护膜或使用防漏膏后贴上造口袋。

5. 用药指导

（1）化疗时有可能出现恶心、呕吐、腹泻、食欲下降等消化道反应，治疗前后的止吐剂可以减轻反应。

（2）化疗药物易致静脉炎，为了预防静脉炎的产生，建议使用中心静脉留置管接受化疗。

（3）遵医嘱按时用药，保证药物的有效血药浓度，观察用药反应。

（4）口服化疗药宜饭后及睡前服用。

6. 出院指导

（1）人工肛门患者学会其适应新的排便方式，掌握人工肛门袋的使用方法。

（2）定时进餐，注意饮食卫生，避免生冷、辛辣等刺激性饮食，避免易引起便秘、腹泻的食物，避免易引起产气的食物。

（3）掌握活动强度，避免过度增加腹内压而引起造口处的结肠粘膜脱出。

（4）定时扩张造口，防止造口狭窄，若发现造口狭窄或排便困难，及时就医。

（5）定期复查，化疗患者结束化疗2年内每3月复查一次，手术患者术后2~5年每半年随访一次，以后每年随访一次。每年1次肠镜检查。

第十八节　肛管癌患者健康指导

一、疾病知识指导

肛管癌属临床少见肿瘤，发病率占所有的消化道恶性肿瘤约1%~2%，近二十年来在全球范围内呈增高趋势。肛管癌是指起源于肛管或主要位于肛管的肿瘤。与低位直肠癌交错时按发生部位划分，肿瘤中心位于齿状线上2 cm以上，定义为直肠癌，2 cm以内为肛管癌。

（一）病因

肛管癌真正病因尚未明了，但有研究表明是多因素作用下多基因失控所致，长期慢性刺激如肛瘘、湿疣和免疫性疾患与肛管癌发生亦有关。

（二）临床表现

（1）肛门部刺激症状：早期肛管癌可无症状，至溃疡形成后可出现局部疼痛，疼痛常是肛管癌的主要特征，疼痛呈持续性，便后加重。另外常有肛门不适、异物感、瘙痒等。累及肛门括约肌时可出现便意频频、里急后重、排便困难、大便失禁，同时有粪条变细变窄，粪中有粘液及脓血等，随着病情发展而逐渐加重。

（2）肛门部肿块表现：初起时肛管部出现小的硬结，逐渐长大后表面溃烂，形成溃疡，其边缘隆起，并向外翻转，呈紫红色，有颗粒结节，底部不平整，呈灰白色，质地较硬，有触痛。也有的呈息肉状或蕈状。

（3）晚期消耗衰竭及转移症状：晚期病人有消瘦、贫血、乏力等恶病质表现。腹股沟淋巴结肿大。若转移至肝脏、肺及侵犯前列腺、膀胱、阴道后壁、宫颈等周围组织器官时，可出现相应症状。

（三）辅助检查

（1）肛门部视诊、肛门指诊、肛门镜检查。

（2）病理组织检查。

（3）影像学检查：MRI、PET-CT、B超、腔内B超、CT。

（四）治疗原则

对于鳞癌和泄殖腔原癌，目前的治疗方式是以放疗和化疗为主的综合治疗。手术治疗适用于疾病的组织病理活检确诊或者在综合治疗效果不佳的情况下的补救措施。单纯放疗在有明显的化疗禁忌症的情况下采用，一般不将化疗单独作为肛管癌的治疗方法。

二、健康教育实践指导

1.休息与活动指导

（1）术后应卧床休息，避免剧烈活动，以免造成伤口撕扯。取仰卧位时，臀部垫气圈，以防伤口受压。

(2)术后根据体力恢复情况，逐渐增加活动量，以不感疲劳为度。

(3)恢复期应加强锻炼，以增强体质，提高免疫力。

2.饮食指导

(1)术前3日进少渣饮食，并口服缓泻剂或肠道杀菌剂，预防感染，术前1日进流质饮食，手术前晚清洁灌肠。

(2)术后予禁食，静脉补液。术后3日待肠蠕动恢复之后可进流质。手术1周后可予以半流质，选择易消化的少渣饮食。

(3)忌食辛辣刺激之物，以流质或半流质少渣饮食为宜，可进食酸牛奶、果汁、豆浆等。保持大便通畅，若大便堵塞，可用温水灌肠，使之稀释以利排出。

3.疾病监测指导

(1)了解术中情况，术后监测生命体征直至平稳，关注伤口引流管及各种导管是否通畅，观察引流液的色、质、量。

(2)术后观察伤口敷料有无渗血，监测血压、脉搏，警惕发生内出血。

4.并发症预防指导

(1)疼痛：手术后因括约肌痉挛，或肛管内敷料填塞过多而加剧伤口疼痛。术后1~2天内应适当给予止痛剂，必要时放松肛管内填塞敷料。

(2)感染：坐浴是清洁肛门、改善局部血液循环、促进炎症吸收的有效方法，并有缓解括约肌痉挛、减轻疼痛的作用。坐浴的盆具应足够大，事先消毒，将沸水降温至43~46℃时盛于盆内，持续坐浴20~30分钟左右。术后可用0.02%高锰酸钾溶液坐浴，每日2~3次。排便后伤口被粪便污染，应立即用0.02%高锰酸钾溶液坐浴，然后再换药。

(3)尿潴留：术后因手术和麻醉刺激、切口疼痛或不习惯床上排尿可引起尿潴留，经过止痛、热敷按摩、诱导排尿等处理，多能自行排尿。若因肛管内填塞敷料刺激引起尿潴留者，应及时松解填塞的敷料。

(4)肛门狭窄：术后5~10天内可用示指扩肛，每日1次。

(5)肛门括约肌松弛：术后3天开始进行肛门收缩舒张运动。

5.用药指导

(1)术前口服肠道不吸收的抗生素，减少肠道内的细菌。术前3日口服甲硝唑0.4 g，每日3次，庆大霉素8万U，每日3次。服用肠道杀菌剂后抑制了肠道大肠埃希菌的生长，使维生素K的合成和吸收减少，因此需补充维生素K。可口服维生素K48 mg，每日3次，或予维生素$K_1$10~20 mg肌内注射。

(2)术后48小时内服阿片酊以减少肠蠕动，有控制排便的作用，避免术后3天内解大便，有利于手术切口愈合。3天后便秘者，口服液状石蜡等药物通便，但禁忌灌肠。

6.出院指导

(1)多食蔬菜水果及多饮水，纠正饮酒嗜好，少食辛辣等刺激性食物。

(2)保持大便通畅，养成每日定时排便的习惯，有便秘者可服用液状石蜡等润滑性泻药。

(3)坚持肛门坐浴，保持局部卫生。

(4)根据病情定期进行化疗或放疗。

(5)加强营养以促进机体康复。

(6)保证良好的休息和睡眠。

第十九节　宫颈癌患者健康指导

一、疾病知识指导

宫颈癌是妇科最常见的恶性肿瘤之一，发病率位居女性恶性肿瘤第 2 位，仅次于乳腺癌。在中国，主要集中在中部地区，并且农村高于城市，山区高于平原。我国自 20 世纪 50 年代开展宫颈癌普查普治以来，某些地区及城市宫颈癌的发病率和死亡率均显著下降，但在世界范围内宫颈癌仍是高发恶性肿瘤之一，我国宫颈癌发病率仍居妇科生殖系统恶性肿瘤首位。

(一)病因

宫颈癌确切的病因至今尚不清楚，目前认为是多因素综合作用的结果。发病的相关因素有：性生活过早(指小于 18 岁)及早婚、早育者；性生活紊乱者，即有多个性伴侣者；生殖道患梅毒、湿疣等性传播疾病(指男女双方)；丈夫有疱疹、HPV 感染及患阴茎癌、包茎等疾病 HPV 阳性(主要指 HPV 的高危型 16、18 等)；宫颈糜烂、白斑；宫颈不典型增生等。

(二)临床表现

(1)症状：宫颈癌的主要临床表现是阴道流血、阴道排液。晚期根据癌灶累及范围出现不同的继发性症状，如尿频、尿急、便秘、下肢肿痛等，癌肿压迫或累及输尿管时可引起输尿管梗阻、肾盂积水及尿毒症。晚期还可出现贫血、恶病质等全身衰竭症状。

(2)体征：外生型宫颈癌可见息肉状、菜花状赘生物，常伴感染，肿瘤质脆易出血。内生型宫颈癌表现为宫颈肥大、质硬、宫颈管膨大。晚期癌组织坏死脱落，形成溃疡或空洞伴恶臭。阴道壁受累时，可见赘生物生长于阴道壁或阴道壁变硬。宫旁组织受累时，双合诊、三合诊检查可扪及宫颈旁组织增厚、结节状、质硬或形成冰冻状盆腔。

(三)辅助检查

(1)宫颈刮片细胞学检查。
(2)宫颈碘试验。
(3)阴道镜检查。
(4)宫颈和宫颈管活组织检查。
(5)宫颈锥切术。

(四)治疗原则

(1)手术治疗：适用于 Ⅰa~Ⅱa 的早期病人。
(2)放射治疗：适用于各期病人。
(3)手术及放射综合治疗：适用于宫颈病灶较大者，术前进行放疗待病灶缩小后再行手术。
(4)化学治疗：适用于晚期或复发转移的宫颈癌病人。

二、健康教育实践指导

1.休息与活动指导
(1)若无累及呼吸、循环系统，病人可自行活动，但应注意避免过度劳累。
(2)化疗期间应多休息，减少外出避免交叉感染。

（3）发热或晚期应卧床休息以减少体力消耗。

2. 饮食与营养知识指导

（1）给予高蛋白、高热量、高维生素、适当纤维素的富营养饮食，以少盐、清淡、少辛辣为宜。平时可多喝清热解毒的菊花茶、金银花茶等。

（2）放疗病人常表现为口干舌燥、干咳、身疲乏力、纳少便溏等，食谱应以清淡可口又含高蛋白质和高维生素为宜。

3. 疾病监测指导

关注阴道有无充血溃疡和新生物等改变，必要时进行阴道细胞学、阴道镜检查和组织活检。出现主观症状而病理检查阴性或怀疑有盆侧壁病变时，则需要进行血清肿瘤标志物检查和影像学检查。

4. 并发症预防指导

（1）尿潴留

1）留置导尿，术后保持长期开放导尿管 5~7 日，然后定时关、开导尿管，机械性地充盈、排空以刺激膀胱，最后拔除导尿管，患者试行自尿。

2）预防感染，每周更换导尿管 1 次，每日用 0.1% 的新洁尔行会阴擦洗，多饮水。

3）膀胱冲洗，对于发生感染或顽固性尿潴留者可用 0.9% 的生理盐水 250 毫升+庆大霉素 8 万单位、地塞米松 5 mg 行膀胱冲洗，每日 2 次。

4）测残余尿量，通过对残余尿量的测试，可帮助推测膀胱功能的恢复情况。一般残余尿量超过 50~75 毫升者须重复训练。75%~95% 的患者均在 3 周内恢复膀胱功能。

5）心理护理，长期卧床，精神高度紧张的患者，应做好术前、术后的健康宣教。知晓术后尿潴留发生的可能性，正确认识解除思想顾虑，调整好个人心态。

（2）输尿管阴道瘘及膀胱阴道瘘

1）及时观察，如出现一侧或双侧肢体肿胀疼痛、腹股沟部有软性包块形成、伴感染时体温升高到 38℃ 以上，说明已有淋巴囊肿形成，应及时采取措施。

2）抬高患侧肢体，促进淋巴回流，局部可用中药大黄或芒硝热敷，也可物理热疗，以利炎症消散。

3）积极抗炎治疗，也可配合中药汤剂口服，活血化瘀，软坚散结。

4）个别囊肿较大者要及时切开引流，做好引流后的伤口护理。

（3）出血

1）术后严密观测生命体征变化，尤以血压、脉搏为主。

2）观察阴道引流液的量、性质、色泽，准确判断拔管指征，一般于术后 48~72 小时可拔除。

4）术后伤口加压砂袋，包扎胶带，也可达到止血的目的。砂袋一般于术后 8 小时去除，严密观察伤口敷料有无渗出，准确判断出血量，及时更换敷料。

（4）静脉栓塞

1）了解术后早日活动的重要性及意义，做好身心准备。

2）术后及早在床上活动下肢，术后 2~3 日可下床适当活动，避免血栓的形成。

5. 用药指导

输注化疗药物时，输液侧的肢体不宜过多活动，以免穿刺针头移位，造成药物外渗，引起局部组织坏死，最好使用中心静脉通道进行化疗。使用铂类药物治疗时多饮水以达水化作用，避免膀胱损伤。

6. 出院指导

（1）保持乐观情绪，进行适当规律的运动，劳逸结合。

（2）加强个人卫生，注意防寒保暖，少到公共场所，防止感染。

（3）注意休息，3~6 个月内避免重体力劳动，未经医生允许，避免从事增加盆腔充血的活动，如跳舞、久站等。

（4）保持外阴及阴道清洁卫生，勤换内裤及卫生护垫，术后 3 个月内禁止性生活及盆浴。

（5）定期复查，首次治疗出院后应于 1 个月内复查一次，之后可每 3 个月复查一次。至第 2 年开始可每半年复查一次。至第 5 年以后每年复查一次。

第二十节　卵巢癌患者健康指导

一、疾病知识指导

卵巢癌是女性生殖道三大恶性肿瘤之一，虽然发病率位于子宫颈癌、子宫内膜癌之后，但其死亡率居女性生殖道恶性肿瘤的首位。究其原因：一是卵巢肿瘤深藏于盆腔，初期不易被检查出；二是卵巢癌的生长相对迅速，确诊时往往已属晚期。近二十年来，有效化疗方案的应用使卵巢恶性生殖细胞肿瘤的治疗效果有了显著提高。经过规范治疗的 I 期卵巢癌 5 年生存率可达 90%，但 70% 患者就诊时已属晚期，不仅治疗难度大、易复发，而且难以治愈，其 5 年生存率不足 20%，严重威胁妇女健康。

（一）病因

卵巢癌的发病原因与下列因素有关：少育、不育、初潮早、闭经晚、A 型血、性格压抑或愤怒、卵巢癌家族史、社会经济地位等。子宫内膜癌史、乳腺癌史、不育、绝经是卵巢高危因素。除此之外，X 线照射、病毒感染（腮腺炎、感冒）、化学致癌物及动物脂肪摄入过多等也是可能导致卵巢癌的因素。

（二）临床表现

1. 症状

（1）主要症状：腹胀、腹部肿块及腹水。

（2）播散及转移症状：包括腹膜种植引起的腹水、肠道转移引起的下腹不适等消化道症状。

（3）压迫症状：肿瘤伴腹水可引起压迫症状，如横膈抬高，可引起呼吸困难、不可平卧、心悸等；肿瘤压迫膀胱、直肠，可感觉排尿困难、肛门坠胀及大便改变等。

（4）急腹症症状：肿瘤破裂、扭转等所致。

（5）内分泌症状：在某些卵巢肿瘤所分泌的雌激素、睾酮的刺激下，可出现性早熟、闭经、男性化、月经紊乱及绝经后出血。

（6）晚期可出现贫血、消瘦等恶液质现象。

2. 体征

三合诊检查在阴道后穹窿及盆腔内发现硬结节，肿块多为双侧、实性或半实性，表面凹凸不平，不活动，常伴腹水。有时在腹股沟、腋下或锁骨上可触及肿大淋巴结。应强调盆腔肿块的鉴别，以下情况应注意为恶性：（1）实性；（2）双侧；（3）肿瘤不规则、表面有结节；（4）粘连、固定、不活动；（5）腹水，特别是血性腹水；（6）子宫直肠窝结节；（7）生长迅速，恶液质晚期可有大网膜肿块、肝脾肿大及消化道梗阻表现。

（三）辅助检查

（1）超声波检查。

（2）细胞学检查。

（3）腹腔镜检查。

（4）肿瘤标记物测定：CA125、CEA、AFP、HE4。

（5）影像学检查：MRI、CT、PET-CT、X 线。

（四）治疗原则

以手术治疗为主，辅以化学治疗、放射治疗、免疫治疗等。

（1）手术治疗：全面分期手术、再分期手术、肿瘤细胞减灭术、间歇性肿瘤细胞减灭术、再次肿瘤细胞减灭术、保留生育功能的手术、辅助性姑息手术、腹腔镜手术。

（2）化学治疗：多用 TP、BEP、VPB 方案。因卵巢癌多为腹腔内扩散，除常规的静脉途径给药外，也可能进行腹腔给药化疗。

（3）放射治疗。

（4）免疫治疗：靶向药物治疗是目前改善晚期卵巢癌预后的主要趋势。

二、健康教育实践指导

1. 休息与活动指导

（1）术后 6 小时禁饮食，去枕平卧，必要时给予氧气吸入。卧床期间应床上活动，翻身可起到防止肠粘连，促进早排气。在术后第 2 天应视个人情况早下床活动。

（2）体能恢复后，劳逸结合，保证充足的睡眠和休息时间，适当运动。

2. 饮食与营养知识指导

（1）进高蛋白、高营养、高维生素、清淡易消化食物。不食用烟熏、霉变、含有亚硝酸盐食物，少吃油炸、辛辣、腌制的食物，忌葱、蒜、椒、桂皮等刺激性食物以及忌肥腻、油煎、霉变、腌制食物。

（2）卵巢肿瘤术后应注意多服用养身调经、滋补肝肾之品，如石榴、枇杷、无花果、香蕉、柠檬、桂圆、葡萄、核桃、桑椹、黑芝麻、西瓜、冬瓜、黑木耳、米粥、淮山粉、莲藕、菱角、绿豆、鲤鱼、鲫鱼、鸡蛋、牛奶等。

3. 疾病监测指导

定期进行妇科检查，关注有无腹部增大、胀痛、肿块、消瘦等情况，监测血清肿瘤标志物（CA125、CA19-9、CEA、AFP、LDH 等）、影像学检查（胸部 X 线片、超声、CT、MRI、骨扫描、PET-CT 等）、腹盆腔超声检查等。

4. 并发症预防指导

（1）蒂扭转：应立即手术切除肿瘤。术时勿将扭转之蒂转回，宜在蒂扭转部近侧钳夹切断，防止血栓脱落进入血循环。

（2）肿瘤破裂：应立即剖腹探查，切除囊肿，清洗腹膜。

（3）感染：应积极控制感染，择期手术探查。

5. 用药指导

（1）输注免疫治疗药物前给予抗过敏药物。严格控制输液速度，在输注开始的 10 分钟内速度宜慢，若无不适，可将滴速调快，一般在 3 小时内滴完。严密观察生命体征变化，询问病人有无不适，以及时发现过敏反应。

（2）需要时在用药前 2 小时和给药后 6 小时内大量补液，注意出入量平衡，并保证排尿方便和安全。

（3）使用化疗药物时，观察有无药物外渗、静脉炎及其他不良反应，及时处理。

（4）疼痛者给予止痛药物，遵循给药原则，并观察用药效果及不良反应。

6.出院指导

(1)加强营养,注意休息,术后全休3月,以后可视个体情况恢复部分工作,避免重体力劳动。

(2)术后禁性生活、盆浴3个月,术后1月来院复诊。

(3)卵巢术后需行化疗及其他综合治疗者,定期来院治疗。

(4)经治疗获得完全缓解后,前2年每3个月复查一次,后3年每3~6个月复查一次,5年之后每年复查一次。

第二十一节　子宫内膜癌患者健康指导

一、疾病知识指导

子宫内膜癌是发生于子宫内膜的一组上皮性恶性肿瘤,为最常见的女性生殖系统肿瘤之一。好发于围绝经期和绝经后女性,每年有接近20万的新发病例,并是导致死亡的第三位常见妇科恶性肿瘤(仅次于卵巢癌和宫颈癌)。其发病与生活方式密切相关,发病率在各地区有差异。在北美和欧洲其发生率仅次于乳腺癌、肺癌、结直肠肿瘤,高居女性生殖系统癌症的首位。在我国,随着社会的发展和经济条件的改善,子宫内膜癌的发病率亦逐年升高,目前仅次于宫颈癌,居女性生殖系统恶性肿瘤的第二位。

(一)病因

子宫内膜癌的原因迄今尚不明确。一般认为,子宫内膜癌根据发病机制和生物学行为特点可分为雌激素依赖型(Ⅰ型)和非雌激素依赖型(Ⅱ型)。雌激素依赖型子宫内膜癌绝大部分为子宫内膜样癌,少部分为黏液腺癌;非雌激素依赖型子宫内膜癌包括浆液性癌,透明细胞癌等。

(二)临床表现

(1)症状:包括阴道出血、阴道异常排液以及下腹疼痛或其他症状。下腹疼痛可由宫腔积脓或积液引起,晚期癌肿扩散可导致消瘦、下肢痛,贫血等。

(2)体征

①全身表现:早期可无临床症状,但很多患者同时合并肥胖、高血压和/或糖尿病,长期出血可继发贫血,合并宫腔积脓者可有发热。晚期可出现腹部包块、下肢水肿、恶病质状态,还可于锁骨上、腹股沟等处触及肿大或融合的淋巴结等转移灶。

②妇科检查:早期病人常无明显异常,宫颈常无特殊改变,如果癌灶脱落,有时可见癌组织从宫颈口脱出,子宫可正常或大于相应年龄,合并肌瘤或宫腔积脓时子宫可有增大,晚期宫旁转移时子宫可固定不动。有卵巢转移或合并分泌雌激素的卵巢肿瘤时卵巢可触及增大。

(三)辅助检查

(1)B超检查。

(2)分段诊刮检查。

(3)宫腔镜检查。

(4)细胞学检查。

(5)放射学诊断:MRI、CT、PET-CT、X线。

(6)肿瘤标记物测定:CA125。

(四)治疗原则

治疗以手术为主，其他尚有放疗、化疗以及激素治疗、分子靶向治疗和保留生育功能的治疗。早期以手术为主，按照手术–病理分期的结果及复发高危因素选择辅助治疗。晚期采用手术、放疗与化疗综合治疗。联合化疗的疗效优于单药治疗，目前多采用 AP、TP、TAP 等化疗方案。

二、健康教育实践指导

1. 休息与活动指导

(1)适当休息，保证每天睡眠 7~8 小时，避免不良刺激。

(2)术后第二天可在床上活动，如下肢、上肢屈伸、握拳、腕部活动等。

(3)术后第三天，可适当下床，每次活动时间不超过 15 分钟，避免活动幅度过大引起不适。

(4)术后第四天可在室内活动、禁食、入厕、洗漱等。

(5)治疗后根据体力恢复情况，逐渐增加活动量，以不引起疲劳为度。

(6)恢复期应加强锻炼，以增强体质，提高免疫力。

2. 饮食与营养知识指导

(1)以营养丰富，清淡易消化为原则。

(2)蛋白质 1.5~2 g/(kg·d)为宜，选择优质蛋白质如海参、鲍鱼、畜肉、禽肉、蛋、乳类等，可促进细胞再生及修补，增强机体免疫力。

(3)糖类每天 250~300 g 为宜，以补充能量的消耗，增强体力。

(4)脂肪应适量，摄入量以不超过总热量的 30% 为原则，但避免胆固醇高的食物如鱼卵，蛋黄等。

(5)维生素与矿物质：目前认为维生素 A、C、E 有较好的抗癌作用，其含量高的食物如胡萝卜、青椒、菠菜、肉、蛋、乳制品、豆类及柿子、杏、番茄、柠檬等。

(6)有恶心、呕吐、食欲缺乏者，少食多餐，经常变换烹调方法，避免煎炸及过于油腻的食物。呕吐较重者，在清晨起床后及运动前先吃点饼干、点心等含水量少的食物，但应注意避免过甜的食物。

(7)避免产气多的食物，忌烟酒及刺激性如辛辣、过咸、过酸、过冷的食物。

3. 疾病监测指导

观察是否出现月经期外或绝经后阴道不规则出血，定期进行妇科三合诊检查、阴道细胞学涂片检查、CA125 检查等。

4. 并发症预防指导

(1)疼痛：子宫内膜癌手术之后最先会出现的并发症。此时家属可采用沟通、触摸、安慰，分散患者注意力，增强对疼痛的耐受性。必要时适当应用镇痛剂，以缓解痛苦、保证休息。

(2)直肠刺激：术后 2 日禁饮食，肠蠕动恢复后给流质饮食，禁牛奶与含糖食物，以避免产气过多加重腹胀。病人排气后再给予高蛋白、富含维生素、易消化饮食。

(3)感染：术后每日 2 次擦洗外阴及尿道口以保持外阴清洁，每周更换尿袋 2 次，保留导尿管 7~10 天。拔管前 2 日每 2~3 小时开放尿管一次，热敷按摩膀胱，进行腹式呼吸锻炼及提肛训练，增强尿道肌、尿道括约肌的收缩能力，促使膀胱受损神经逐渐恢复，促进自主排尿。

5. 用药指导

(1)治疗子宫内膜癌主要是应用高效孕激素来调节内分泌，如甲羟孕酮、甲地孕酮这一类药物，通常是在子宫内膜癌手术治疗后应用该药，疗效无法确定。对于需要保留生育的早期病人，使用高效孕激素转化内膜可以争取再生育的条件，这类药物相对来说是比较安全的，不过也会产生一定的副作用，所以用药时一定要谨慎并注意观察。

(2)治疗子宫内膜癌也可以应用具有抗癌效果的中药,尤其是不适合手术和放、化疗的病人,可通过中药的调理来缓解病症。适用的中药有活血化瘀药、清热解毒药和抗肿瘤药物等,血热型患者可以选用方药丹栀逍遥散,气虚型选用益元煎,血瘀型选血府逐瘀汤,肾虚型选左归丸。

6. 出院指导

(1)保持良好的心理状态、充足保证的休息和睡眠。

(2)加强营养以促进机体康复。

(3)保持室内空气新鲜,温湿度适宜,避免受凉感冒。

(4)从事力所能及的家务活动,避免长期卧床。加强体育锻炼,如室外散步、太极拳等,以增强体质,促进康复。

(5)根据病情定期化疗或放疗。

(6)定期复查,出院后应于1个月内复查一次,以后可每3个月复查一次至第2年,再以后可每半年随访一次至第5年,之后可每年随访一次。

第二十二节　外阴癌及阴道癌患者健康指导

一、疾病知识指导

外阴癌是源于外阴部皮肤、黏膜及其附属器官和前庭大腺等的恶性肿瘤,是一种少见的妇科恶性肿瘤,占所有女性生殖系统恶性肿瘤的2%~5%,多发生于绝经后妇女。

阴道癌是指癌灶局限于阴道壁,无子宫颈癌、外阴癌的组织学证据,可分为原发性和继发性肿瘤。原发性阴道恶性肿瘤少见,人群发病率仅为0.6/10万,占妇科恶性肿瘤的1%~2%、阴道恶性肿瘤的10%。继发性阴道恶性肿瘤多来自相邻器官恶性肿瘤的直接蔓延、浸润以及淋巴转移。

(一)病因

目前暂未发现明确的外阴癌特殊致病因素,流行病学调查中发现可能与下列因素包相关:

(1)HPV感染:以16、18、31型多见。

(2)慢性外阴营养不良:如外阴硬化性苔藓、外阴增生性营养不良。

(3)性传播疾病:如梅毒、湿疣和淋巴肉芽肿。

(4)生殖道其他部位癌前病变、恶性肿瘤及外阴的上皮内瘤变。

(5)吸烟、肥胖、高血压、糖尿病、免疫功能低下可能与外阴癌的发生有一定关系,但不是独立的预后因子。

(6)子宫切除:尤其是40岁前的子宫切除史可能是发生阴道癌的高危因素之一。

(二)临床表现

1. 症状

(1)外阴癌:最多见的症状是外阴瘙痒,可持续较长时间,主要表现为不易治愈的外阴瘙痒,达5~20年之久。此外,还可出现疼痛、外阴结节和肿块,甚至出现红肿、溃疡、出血,病灶周围皮肤可以无变化,也可出现白斑或色素沉,有时可见疣状物。

(2)阴道癌:早期可出现阴道分泌物增多或不规则流血、接触性阴道出血。

晚期症状与子宫颈癌相似,可累及阴道旁,肿瘤侵犯附近组织器官如神经、骨质、尿道、膀胱和直肠等,可出现下腹部、腰骶部疼痛、排尿痛、血尿、肛门坠胀、排便困难、排便时疼痛等,还可出现腹股沟、锁骨上淋巴结肿大和远隔器官转移。

2.体征

(1)外阴癌：多数位于大阴唇，也可见于小阴唇、阴蒂和会阴等处。外阴癌早期病灶呈局部丘疹、结节或小溃疡，晚期见不规则肿块，伴破溃或呈乳头样肿物。若癌灶已转移至腹股沟淋巴结，可扪及增大、质硬、固定的淋巴结。

(2)阴道癌：早期病变外阴无肿瘤征象，可以窥见或扪及阴道壁病灶，呈结节状、菜花状、溃疡状或浅表糜烂状，也可以是阴道白斑或息肉状病变，但子宫颈外观无肿瘤性病变。晚期病变阴道可完全被肿瘤填塞、阴道旁组织浸润甚至形成冰冻骨盆。浸润较深的阴道前壁/后壁肿物若侵透尿道/直肠前壁，则可因尿瘘/肠瘘出现经阴道漏尿/漏便。阴道前壁病变因窥器遮挡容易漏诊。

(三)辅助检查

(1)病理学检查。

(2)肿瘤标志物检查：SCCA、CA125、CEA、AF。

(3)放射学诊断：MRI、CT、PET-CT、X线。

(4)内镜检查：阴道镜。

(四)治疗原则

采用手术治疗或放射治疗、化学治疗、免疫治疗等，强调个体化、多学科综合治疗。阴道上段癌可参照子宫颈癌的治疗，阴道下段癌可参照外阴癌的治疗。

(1)手术治疗：①激光手术；②根治性切除术；③根治性部分切除术；④单纯部分切除术。

(2)放射治疗：体外照射、腔内或近距离照射。

(3)同期化疗：采用顺铂或含铂类药物联合方案的同期化疗。

(4)免疫治疗：近年来文献报道针对常规化疗耐药或转移性的病人，靶向治疗可作为一种新的候选方法。

二、健康教育实践指导

1.休息与活动指导

(1)术后卧床休息，卧床期间床上活动，翻身可防止肠粘连、促进早排气。在术后第2天应视个人情况早下床活动。

(2)体能恢复后，注意劳逸结合，保证充足的睡眠和休息时间。适当运动，增强自身的机体抵抗力。

2.饮食与营养知识指导

(1)进高蛋白、富营养、清淡易消化食物。少吃油炸、辛辣等刺激性食物，忌肥腻、油煎、霉变、腌制食物。

(2)注意多食滋补食品，如红枣、鸡蛋、牛奶、葡萄、核桃、桑椹、黑芝麻、西瓜、冬瓜、黑木耳、米粥、淮山粉、莲藕、菱角、绿豆、鲤鱼、鲫鱼等。

3.疾病监测指导

密切观察生命体征，定期监测血常规，定期进行阴道细胞学涂片检查，必要时行阴道镜检查和必要的影像学检查。

4.并发症预防指导

(1)出血：观察切口渗血及引流液的量、颜色。

(2)切口感染：观察病人体温变化，遵医嘱使用抗生素。

(3)泌尿系统感染：留置导尿期间，做好会阴护理，鼓励病人多饮水。

（4）预防深静脉血栓形成：下肢伸缩运动，必要时穿弹力袜。

（5）预防慢性下肢淋巴水肿：避免长时间站立，注意休息。如发生下肢水肿，可抬高患肢，遵医嘱予以金黄散、硫酸镁外敷或复合理疗等治疗。

5. 用药指导

（1）为减少大便污染创面，一般手术后要求一周内不排大便，术后服用阿片酊，每次5滴，每天3次。

（2）术后一周给予1∶5000高锰酸钾溶液冲洗外阴伤口，每日2次，每次500 mL。每次大便后及时再冲洗一次，以防大便污染伤口。

（3）输注化疗药物时，观察穿刺部位有无药液外渗，出现外渗立即处理，并观察药物的其他不良反应。

6. 出院指导

（1）加强营养，注意休息，避免重体力劳动。

（2）禁性生活6个月，密切观察局部伤口情况，术后1月来院复诊。

（3）术后需行放疗及其他综合治疗，定期接受治疗。

（4）定期复查，第1年每1~3个月复查一次；第2、3年每3~6个月复查一次；3年后每年复查一次。

第二十三节　输尿管癌患者健康指导

一、疾病知识指导

输尿管癌是发生于输尿管尿路上皮的一种较为罕见的恶性肿瘤，据报道其约占所有泌尿系肿瘤的1%，占上尿路肿瘤的25%，多见于中老年男性，男女比例为(2~4)∶1，多为单侧。

（一）病因

输尿管癌病因尚未完全明了，与肾盂及膀胱肿瘤相似，吸烟、饮用咖啡、滥用镇痛药、某些特殊职业慢性炎症、积水、结石、使用环磷酰胺化疗等多种因素均与输尿管癌有关。

（二）临床表现

（1）血尿：最常见，约占75%，常是间歇性、无痛性、肉眼全程血尿，并可出现条索样血块，活动和劳累后加重。

（2）疼痛：60%左右的病例有患侧腹部疼痛，血块堵塞可发生剧烈绞痛。

（3）肿块压迫症状：癌肿阻塞输尿管引起肾盂积水。

（三）辅助检查

（1）泌尿系统B超检查。

（2）泌尿系CT造影（CTU）检查、静脉尿路造影（IVU）检查、泌尿系X线平片摄影（KUB）检查、荧光原位杂交（FISH）检查。

（3）输尿管镜检。

（4）病理活检。

（5）逆行肾盂造影检查。

（6）尿液检查。

(四)治疗原则

单侧应做包括患侧肾、全长输尿管及膀胱袖套状切除,双侧时可保留一侧功能较好的肾。由于输尿管癌复发率较高,且有肿瘤种植及多中心生长的特点,术后应按照膀胱癌治疗原则做全身化疗、膀胱灌注化疗及定期膀胱镜复查。

二、健康教育实践指导

1. 休息与活动指导

(1)卧床休息,保持室内适宜温湿度。

(2)适当锻炼,提高自身免疫力。

(3)注意清洁卫生,避免感染发生。

2. 饮食与营养知识指导

(1)进食高蛋白、富含维生素、清淡易消化的食物,保持大便通畅。忌吃发霉和变质的食物,不吃烧焦、烤制和腌制食物。

(2)摄入充足的水分,饮水量每日2000~3000 mL,忌浓茶、咖啡等刺激性食物。

3. 疾病监测指导

(1)监测生命体征,观察病人情况,注意有无血尿,有无尿频、尿急等膀胱刺激征,准确记录24小时出入水量。

(2)观察有无疼痛以及疼痛的部位、性质、持续时间等,遵医嘱使用解痉药或止痛药,并观察药物效果。

(3)观察患者重要脏器功能,有无转移病灶表现,有无恶病质等。

(4)各引流导管妥善固定,保持通畅,无扭曲、受压、滑落,观察并记录引流液的颜色、量、性质。

4. 并发症预防指导

(1)感染:采取有效的清洁、消毒、灭菌措施,尽量清除感染源。坚持手卫生,严格执行无菌操作规程,防止医源性交叉感染。多饮水,起到冲刷尿道的作用。

(2)出血:严密观察患者生命体征,观察引流液的颜色以及引流管是否通畅,若引流液为鲜红色提示有活动性出血。

(3)漏尿:观察局部伤口情况,观察患者有无腹胀、腹痛等症状,观察引流管是否通畅,及时发现漏尿。

(4)预防深静脉血栓形成:下肢伸缩运动,必要时穿弹力袜。

5. 用药指导

(1)使用化疗药物时按要求控制输液速度,观察有无药液外渗,一旦外渗及时处理。并观察药物的其他不良反应。

(2)膀胱灌注化疗药物时,嘱患者变换体位,最大限度地发挥药物的作用。灌注后注意有无疼痛、出血性膀胱炎等表现。监测血常规、尿常规。

(3)遵医嘱口服碳酸氢钠碱化尿液,注意病人出入量平衡。

6. 出院指导

(1)注意休息,合理饮食。

(2)保持良好心态,定期进行化疗或膀胱灌注。

(3)定期复查,出院一周后复查血常规及肝肾功能。如有发热、腹痛等不适,及时就医。

第二十四节　膀胱癌患者健康指导

一、疾病知识指导

膀胱癌是泌尿系统肿瘤中最常见的肿瘤之一，在发达国家或地区发病率较高。世界范围内，膀胱癌发病率居恶性肿瘤的第 11 位，男性恶性肿瘤中排名第 7 位，女性恶性肿瘤中排名第 10 位之后。在我国，男性膀胱癌发病率位居恶性肿瘤的第 7 位，女性恶性肿瘤中排名第 10 位之后。膀胱癌发病年龄多在 40 岁以上，男性和女性发病率之比约为 4∶1。近十年膀胱癌发病率均呈逐年上升的趋势，多数为移行上皮细胞癌，大多数膀胱癌患者在确诊时处于分化良好或中等分化的非肌层浸润性膀胱癌，其中约 10% 的患者最终发展为肌层浸润性膀胱癌或转移性膀胱癌。

(二) 病因

80% 以上的膀胱癌发病与致癌的危险因素相关。吸烟和长期职业接触芳香胺是目前明确的膀胱癌两大危险因素。除此之外，膀胱癌的发病因素还与以下因素有关：色氨酸代谢异常、膀胱黏膜局部长期遭受刺激、大量服用非那西汀类药物、寄生虫病、病毒、种族和环境因素。

(二) 临床表现

(1) 血尿：无痛性肉眼血尿是最常见的症状。

(2) 膀胱刺激征：表现为尿频、尿急、尿痛。

(3) 尿流梗阻症状：肿瘤较大及血块堵塞引起排尿不畅甚至尿潴留，肿瘤浸润输尿管口可引起上尿路梗阻，出现腰痛、肾积水和肾功能损害。

(4) 晚期肿瘤表现：晚期肿瘤侵犯膀胱周围组织、器官或有盆腔淋巴转移时导致膀胱区疼痛、尿道阴道瘘、下肢水肿等相应症状。远处转移也可出现转移器官功能受损等。

(三) 辅助检查

(1) 体格检查：经直肠、经阴道指诊、麻醉下腹部双合诊。

(2) 实验室检查：尿常规检查、尿脱落细胞学检查、尿液肿瘤标记物检查。

(3) 影像学检查：B 超、CT、MRI、核素骨扫描、PET-CT 等。

(4) 膀胱镜检查和活检：是诊断膀胱癌最可靠的方法。

(四) 治疗原则

以手术治疗为主，辅以放射治疗、化学治疗、免疫治疗等。

(1) 手术治疗：经尿道膀胱肿瘤电切术、根治性膀胱切除术、膀胱部分切除术、经尿道激光手术、光动力学治疗。

(2) 化学治疗：常用的化疗药物包括顺铂、甲氨蝶呤、长春碱、吉西他滨及紫杉醇。

(3) 放射治疗：根治性治疗和辅助性或姑息性放射治疗。

(4) 免疫治疗。

(5) 姑息治疗：全身情况差，无法耐受手术、化疗或放疗，以控制局部症状为主。

二、健康教育实践指导

1.休息与活动指导

(1)术后6小时禁食,去枕平卧。

(2)鼓励患者早期活动,促进肠蠕动的恢复。在术后第2天应视个人情况早下床活动。

2.饮食与营养知识指导

(1)饮食清淡,摄入高蛋白、高营养、富含维生素、易消化食物。多饮水,每日大于2000 mL,补充碱性食物,减少肠道黏液的产生。

(2)避免进食产气较多的食物如豆类等,避免过多吞入空气,如嚼口香糖、喝含气体饮料等。少吃含氯的食物,如酱油、虾米、榨菜、松花蛋等。不吃油炸、烟熏、霉变以及含有亚硝酸盐的食物。忌葱、蒜、椒、桂皮等刺激性食物。

3.疾病监测指导

(1)监测生命体征,监测电解质和肾功能,准确记录24小时出入水量。

(2)关注疼痛的部位、性质、持续时间等,遵医嘱使用解痉药或止痛药。

(3)关注各引流导管是否妥善固定,是否通畅,有无扭曲、受压、滑落,观察引流液的颜色、量、性质。

(4)有回肠代膀胱者观察造口乳头的血运情况,观察颜色及有无回缩等现象。

4.并发症预防指导

(1)出血:严密观察生命体征,观察引流液的颜色,是否通畅,若引流液为鲜红色提示有活动性出血,应立即处理。

(2)电切综合征:表现为血压下降、脉搏细数、呼吸快、神志淡漠,血钠<130 mmol/L,与术中大量冲洗有关,出现上述情况应处理。

(3)肠粘连或肠梗阻:早期活动,促进肠蠕动的恢复。

(4)肠瘘:一旦发现肠道吻合口瘘,应确保瘘口的有效引流,并通过静脉输注高营养液供给营养,促进肠瘘自行愈合。

(5)尿瘘:尿瘘一般不需要特殊处理,做好患者的心理支持,保守治疗后大多能愈合。

(6)尿失禁:以功能训练为主。

5.用药指导

(1)使用化疗药物按要求严格控制输液速度,观察有无药液外渗,出现外渗立即处理。观察有无其他不良反应。

(2)膀胱灌注化疗药物时,嘱患者变换体位,最大限度地发挥药物的作用。灌注后注意有无疼痛、出血性膀胱炎等表现。监测血常规、尿常规。

(3)需碱化尿液,可口服或静脉滴注碳酸氢钠。

6.出院指导

(1)术后休息3个月,劳逸结合,避免重体力劳动,保持心情舒畅。回肠代膀胱患者避免咳嗽、用力排便、提重物等腹压增加的动作,防止造口旁疝的形成。

(2)预防感染,养成多饮水的习惯,每日饮水2000~2500 mL,增加尿量以达到自身冲洗预防感染的目的。

(3)饮食清淡、营养丰富,忌食辛辣刺激性食物,防止便秘。

(4)定期治疗和复查,膀胱癌的特点是易复发,电切术后坚持定期膀胱灌注化疗和膀胱镜检查是预防膀胱癌复发的关键。

第二十五节　睾丸癌患者健康指导

一、疾病知识指导

睾丸癌是青年男性中常见的一种恶性肿瘤，多发生于 30~50 岁，占泌尿生殖系统肿瘤的 3%~9%，占男性恶性肿瘤的 1.0%~1.5%。睾丸肿瘤的发病率在不同地区有明显差异，发病率最高在北欧，而亚洲和非洲多国发病率小于 0.7/10 万人，我国的年发病率约为 1/10 万人。

睾丸癌在病理上分为生殖细胞瘤和非生殖细胞瘤，其中前者占绝大多数(95%)。生殖细胞瘤又可分为精原细胞瘤和非精原细胞瘤，其中前者约占 40%。发病部位右侧多于左侧，双侧同时发病者少见。隐睾患者睾丸肿瘤发生率较正常人群高 20~40 倍。大部分睾丸肿瘤可以治愈，各阶段睾丸肿瘤总的 5 年生存率可达 96.6%，睾丸肿瘤是少数几种即使有远处转移也可治愈的肿瘤之一。

(一)病因

睾丸癌的发生可能与睾丸创伤、内分泌障碍、遗传及感染诸多因素有关，但都缺乏足够证据。迄今为止，最具说服力的是睾丸下降不全(隐睾)与睾丸肿瘤的关系最为密切。大量资料表明，隐睾特别是腹腔隐睾恶变率大大高于正常睾丸。目前认为睾丸生殖细胞异常、温度升高、血供障碍、内分泌失调、性腺发育不全等因素可能与隐睾肿瘤发生有关。

(二)临床表现

(1)睾丸癌常见症状和体征是逐渐增大的无痛性肿块，急性疼痛少见，如有则表示肿瘤内急性出血或睾丸急性蒂扭转。

(2)约 25% 的患者是因为肿瘤转移引起的症状而就诊，腹膜后淋巴结转移压迫可致腹部和腰背部疼痛。

(3)体查时发现睾丸肿大，有实质性肿块，质硬，正常弹性消失，无明显压痛，透光试验阴性。异位睾丸发生恶变时，常于盆腔内或腹股沟内发现肿块，同侧睾丸缺如。

(三)辅助检查

(1)血清标志物检查：甲胎蛋白(AFP)、人绒毛膜促性腺激素(HCG)、乳酸脱氢酶检测。
(2)影像学检查：B 超、CT、MRI。

(四)治疗原则

以手术治疗为主，术后辅以放射治疗和化学治疗。手术治疗包括经腹股沟高位睾丸切除术、腹膜后淋巴结清扫术。

二、健康教育实践指导

1.休息与活动指导
(1)保持环境安静、舒适，室内空气清新、洁净。维持室温 18~20℃，湿度 50%~60%。
(2)加强深呼吸和咳嗽锻炼，适当活动。
2.饮食与营养知识指导
(1)宜高热量、富含蛋白质和维生素、适量纤维素、清淡易消化饮食、少量多餐。
(2)避免进食高糖、高脂、产气过多和辛辣生冷刺激食物。

（3）急性发作期应进流质或半流质饮食，必要时给予静脉高营养治疗。

3. 疾病监测指导

（1）严密监测脉搏、呼吸、血压和体温等，及时发现病情变化。

（2）放化疗期间，需定期监测血象，观察放化疗不良反应。

4. 并发症预防指导

（1）化疗药物的不良反应

1）静脉炎及药物外渗：合理使用静脉，首选中心静脉置管。静脉注射时先用 0.9%氯化钠注射液冲洗，确定针头在静脉内方可注入药物，输注完毕再用 0.9%氯化钠注射液 10~20 mL 冲洗后拔针，以减轻药物对局部血管的刺激。联合化疗时，先输注对血管刺激性小的药物。使用多磺酸粘多糖乳膏等药物外敷保护外周静脉，鼓励患者多做肢体活动，以促进血液循环。

2）肝肾功能损害：用药期间定期监测肝功能、肾功能情况。

3）骨髓抑制：多数化疗药物骨髓抑制作用最强的时间为化疗后第 7~14 天，恢复时间为之后的 5~10 天。应加强感染的预防，定期检查血象，避免应用其他抑制骨髓的药物。

4）消化道反应：提供安静、舒适、通风良好的休息与进餐环境，避免不良刺激。选择胃肠道症状最轻的时间进食，避免在治疗前后 2 小时内进食。

（2）放射性皮炎：保持皮肤清洁干燥，沐浴时勿用肥皂，穿宽大、棉质衣服。皮肤瘙痒者，不能用手搔抓，不能使用乙醇或化学物品涂抹。

5. 用药指导

（1）对于伴有癌性疼痛的患者，疼痛明显时，应根据三阶梯止痛原则尽早给予止痛药物，评估用药效果，观察药物的不良反应。

（2）对于中高危睾丸生殖细胞肿瘤的患者，博来霉素+依托泊苷+顺铂、依托泊苷+顺铂方案是目前转移性睾丸癌常用的诱导化疗方案。顺铂具有肾毒性，应监测肾功能，化疗期间多饮水，维持在每日 3000 mL 以上。博来霉素使用时需及时警惕口腔炎、静脉炎、肺毒性。依托泊苷易引起体位性低血压，患者改变体位时应缓慢。

6. 出院指导

（1）保持心情平和稳定，避免不良刺激和情绪波动。

（2）注意检查患侧阴囊和对侧睾丸。

（3）坚持完成化疗或放疗，按时服药。

（4）加强营养支持，合理安排休息，适当锻炼增强体质。

（5）定期随访

1）精原细胞癌Ⅰ期，睾丸切除术后：体格检查和对侧睾丸 B 超检查，肿瘤标志物为可选项目，第 1~3 年每 6 个月一次，第 4~5 年每年一次。腹部盆腔 CT 或 MRI 检查、胸部 CT 检查：第 1 年 2 次，第 2~3 年每年一次，第 60 个月时再检查一次。5 年以后根据具体情况决定进一步随访方案。

2）非精原细胞癌Ⅰ期有或无危险因素（淋巴管血管受侵，精索受侵或阴囊受侵），睾丸切除术后：体格检查、对侧睾丸 B 超检查、肿瘤标志物检测、腹部盆腔 CT 或 MRI 检查和胸部 CT 检查，第 1~2 年每 3~6 个月一次，第 3~4 年每 6 个月一次，第 5 年每年一次。5 年以后根据具体情况决定进一步随访方案。

3）非精原细胞癌Ⅰ A/B，腹膜后淋巴结清扫术后：体格检查、对侧睾丸 B 超检查、肿瘤标志物检测、腹部盆腔 CT 或 MRI 检查和胸部 CT 检查，第 1~2 年每 3 个月一次，第 3~4 年每 6 个月一次，第 5 年每年一次。5 年以后根据具体情况决定进一步随访方案。

第二十六节　阴茎癌患者健康指导

一、疾病知识指导

阴茎癌是起源于阴茎头、冠状沟和包皮内板黏膜及阴茎皮肤的恶性肿瘤，随着肿瘤发展最终可达整个阴茎，包括海绵体及尿道，甚至浸润到周围组织、淋巴结，从而出现远处转移。是一种罕见的恶性肿瘤，其预后较差，多见于40~60岁患者。阴茎癌的组织学分类较多，其中最常见的组织学类型为鳞状细胞癌，约占95%。阴茎癌最常见于阴茎头(48%)，其次为包皮(21%)，阴茎头和包皮同时出现(9%)，冠状沟(6%)，还有少量为孤立肿瘤(小于2%)。

(一)病因

目前阴茎癌的病因仍不清楚，包茎、吸烟、炎症刺激、性伴侣数量和人乳头瘤病毒感染等均是促进阴茎癌变的因素，其中最主要的危险因素为人乳头瘤病毒感染和阴茎畸形(主要为包皮过长、包茎)。

(二)临床表现

阴茎癌大部分表现为阴茎头部丘疹、溃疡、疣或菜花样斑块，继之糜烂，边缘硬而不整齐，自觉刺痛或烧灼样痛，有脓性恶臭分泌物。早期病变主要局限于阴茎头部，症状轻时自觉龟头刺痛或烧灼样痛，晚期病变可侵犯整个阴茎，导致坏死、脱落，排尿困难及尿瘘。

(三)辅助检查

(1)淋巴造影。
(2)影像学检查：CT、MRI、B超、PET-CT。
(3)活组织检查：诊断金标准。
(4)肿瘤标志物检查。

(四)治疗原则

以外科手术治疗为主，放化疗及靶向治疗、放射性粒子植入治疗等为辅助措施。手术治疗又分为原发病灶切除及淋巴结清扫，包括阴茎局部切除术、阴茎部分切除术、阴茎全切除术加尿道会阴部造口术、腹股沟淋巴结清扫术。

(五)健康教育实践指导

1.休息与活动指导
(1)注意休息，避免劳累，根据病情早期下床活动，避免血流缓慢造成下肢水肿及下肢静脉血栓。
(2)卧床期间双下肢抬高15°~20°，在凝血功能(D二聚体)正常情况下按摩双下肢，每日2次，每次15~20分钟，促进血液循环，或在病情允许的情况下进行气压泵治疗。
2.饮食与营养知识指导
(1)进食高蛋白、高热量、富含维生素，清淡易消化饮食，如鸡肉、鸡蛋、瘦肉、鱼肉等，忌食霉变、腌制以及辛辣、油腻、刺激性食物。
(2)每日饮水2000 mL以上，预防尿路感染。多食用含水分多的新鲜蔬菜水果，无糖尿病的情况下可食用苹果、橙子、葡萄、梨、香蕉等。

3. 疾病监测指导

(1)术后观察导尿管是否通畅,有无扭曲、受压、脱落等情况,观察引流液的颜色、性质和量。

(2)观察患处病变情况,关注是否有腹股沟淋巴结肿大。

(2)放化疗期间,监测血常规。

4. 并发症预防指导

(1)感染:穿宽松纯棉裤子,保持会阴部清洁、干燥,避免大小便污染。

(2)尿道狭窄:术后定期扩张尿道外口。

5. 用药指导

(1)常用化疗药物有长春新碱、博莱霉素、甲氨蝶呤及顺铂。长春新碱主要毒性反应以周围神经病变为多见,应予以保护神经药物治疗。博莱霉素主要毒性反应是肺纤维化。甲氨蝶呤主要毒性反应是骨髓抑制,应定期复查血常规,预防感染。顺铂主要毒性反应是肾脏毒性,治疗期间多饮水,每日约 3000 mL 以上。

(2)阴茎部分切除术后的 3~5 天内需要遵医嘱口服镇静剂和雌激素,主要作用是防止阴茎疼痛勃起导致伤口出血。

6. 出院指导

(1)克服心理障碍,树立战胜疾病的信心,保持心情愉快。

(2)掌握必要的卫生常识,保持会阴部清洁,勤换内裤,使用柔软的毛巾,每日用温开水清洗会阴 1~2 次。

(3)养成良好的生活习惯,禁烟酒。注意休息,不过度劳累,根据病情适当运动,尽量避免提重物。

(4)保留性功能的患者,待病情稳定伤口愈合以后,在医生的指导下进行性生活。

(5)勿用力解小便,如果出现排尿困难,及时就医。

(6)定期随访

1)原发阴茎肿瘤:最短随访期限 5 年,随访频率如下:①阴茎保留治疗后,第 1~2 年每 3 个月一次,第 3~5 年每 6 个月一次。阴茎上皮内瘤变患者局部或激光治疗后根据临床具体状况接受重复活检。②阴茎切除术后,第 1~2 年每 3 个月一次,第 3~5 年每 12 个月一次。

2)腹股沟区域淋巴结:最短随访期限 5 年,随访频率如下:①监测患者,第 1~2 年每 3 个月一次,第 3~5 年每 6 个月一次;②淋巴结转移阴性患者,第 1~2 年每 3 个月一次,第 3~5 年每 12 个月一次,根据临床具体状况接受超声下细针穿刺活检;③淋巴结转移阳性患者,第 1~2 年每 3 个月一次,第 3~5 年每 6 个月一次。

第二十七节　前列腺癌患者健康指导

一、疾病知识指导

前列腺癌是发生在前列腺的上皮性恶性肿瘤,是男性常见的泌尿系统恶性肿瘤之一,据 2020 年世界癌症报告数据显示,前列腺癌位居男性恶性肿瘤发病率的第 6 位,病死率的第 9 位。前列腺癌进展非常缓慢,病理类型包括腺癌(腺泡腺癌)、导管腺癌、尿路上皮癌、鳞状细胞癌、腺鳞癌,其中腺癌占 95% 以上。

(一)病因

(1)激素与基因因素：性激素与前列腺癌关系密切，体内雄激素水平升高是前列腺癌的诱因之一，可促进前列腺癌的进展。

(2)遗传因素：遗传是前列腺癌的重要危险因素之一。

(3)年龄因素：据流行病学研究表明，年龄是最明显的危险因素，随着年龄的增加，男性患前列腺癌的风险也随之增加。基于中国人群的研究表明，50~59、60~69和70~79岁的前列腺癌发病率分别是11.6%、16.4%和23.1%。

(4)饮食习惯与环境因素：饮食与环境因素在前列腺癌的发生中有重要作用。有研究显示，经常食用高动物脂肪食物的男性是前列腺癌的易发人群。其他重要危险因素还包括肥胖、吸烟、饮酒及膳食纤维、维生素、植物蛋白摄入不足等。

(5)不适当的性生活：首次遗精年龄越小，危险性越大；有手淫习惯者危险性较高；有多名性伴侣者，其感染人乳头瘤病毒及其他性传播疾病的概率将会增加，患前列腺癌的危险性可增加2~3倍。

(6)职业因素：前列腺癌的发生与接触镉有关，从事相关职业的工人，患前列腺癌的机会较大。

(二)临床表现

大多数前列腺癌发生在前列腺的外周带，呈潜伏性缓慢生长，因此，早期多数无明显症状。前列腺癌的临床表现和良性前列腺增生类似，以排尿障碍为主，晚期则以局部浸润或远处转移症状为主。

(1)当肿瘤压迫其包绕的前列腺部尿道引起后尿道或膀胱颈梗阻时，出现渐进性或短期内迅速加重的排尿功能障碍，表现为尿频、尿急、尿痛、尿线变细、尿流分叉、排尿不尽感、充溢性尿失禁、勃起功能障碍等，严重时可发生尿潴留。

(2)肿瘤转移到邻近区域淋巴结时，常无明显症状。当淋巴结肿大压迫髂静脉，阻塞下肢血液及淋巴回流时可导致下肢及阴囊水肿。腹主动脉旁淋巴结肿大压迫时，可导致单侧或双侧输尿管梗阻引起单侧或双侧肾积水，出现少尿或无尿、腰背痛、恶心呕吐、尿毒症等。当肿瘤侵犯直肠时则可导致排便变细、排便困难或结肠梗阻。

(3)肿瘤发生骨转移时，常表现为腰部、背部、骶部、髋部疼痛及坐骨神经痛，严重时引发病理性骨折。肿瘤转移至脊柱，可引发脊柱病理性骨折。肿瘤侵犯脊髓导致脊髓压迫时，可导致下肢瘫痪影响预后。

(4)晚期患者可出现消瘦、食欲不振、乏力、进行性贫血等症状及体征，最终发展为恶病质。

(三)辅助检查

(1)直肠指检。

(2)实验室检查：前列腺特异性抗原、碱性磷酸酶、血清酸性磷酸酶、DNA重组修复基因检测、免疫相关标志物检测等。

(3)影像学检查：直肠前列腺超声检查、CT、MRI、放射性核素骨扫描、PET-CT。

(4)前列腺穿刺活检。

(四)治疗原则

(1)早期前列腺癌患者：可采用根治性治疗方法，包括放射性粒子植入、根治性前列腺切除术、根治性外放射治疗。

(2)中期前列腺癌患者：应采用综合治疗方法，如手术+放疗、内分泌治疗+放疗等。

（3）对激素敏感型晚期前列腺癌患者：以内分泌治疗为主，内分泌治疗的方法包括去势（手术去势或药物去势）和/或抗雄激素治疗（比卡鲁胺或氟他胺）。

（4）其他局部治疗：局部冷冻治疗（氩氦刀）、高能聚焦超声治疗、组织内肿瘤射频消融治疗。

二、健康教育实践指导

1.休息与活动指导

（1）养成良好的作息规律，保证充足的睡眠。

（2）适度运动，选择合适的体育锻炼项目，如散步、太极拳等，增强自身免疫力。

（3）手术后 3~6 周内，应避免久坐不动，久坐会在重力作用下使盆腔静脉血回流受阻，腹内压增加，不利于手术部位的恢复，甚至增加出血的风险。

2.饮食与营养知识指导

（1）控制每日总能量摄入，坚持低脂饮食，脂肪在日常饮食总热量中所占比例控制在 10%~20%，减少红肉、加工肉制品等摄入。

（2）清淡饮食，少食多餐，避免摄入辛辣刺激性食物及咖啡因，禁烟酒。

（3）增加富含植物蛋白、硒元素、番茄红素、维生素 C、维生素 E、茶多酚食物的摄入，如大豆及豆制品、蒜、蘑菇、芝麻、番茄、红葡萄等。

（4）如晚期患者营养缺乏，出现恶病质，给予肠内或肠外营养支持。

3.疾病监测指导

（1）术后密切观察病情变化，关注生命体征，观察切口部位是否有渗血、渗液、肿胀、疼痛等，观察引流管是否通畅，引流液的颜色、性质和量。

（2）放化疗期间，监测血常规、肝功能、肾功能、电解质等。

4.并发症预防指导

（1）出血：术后取半坐卧位，减少伤口张力，保持引流通畅，勿用力解大便，加强对手术切口及引流液的观察，发现出血及时处理，必要时手术探查。

（2）尿失禁：术后进行盆底肌肉训练，促进外括约肌功能的增强和盆底肌力量，预防尿失禁的发生，严重时可行尿道周围注射治疗或尿道悬吊手术。

（3）感染：术后及时更换伤口敷料。如无禁忌，每日饮水 1500~2000 mL，预防尿路刺激征及膀胱炎症。化疗期间，增加饮水量，使尿量维持在每日 2000~3000 mL，减轻泌尿系统毒性反应。

（4）放疗并发症：接受放疗时充分憋尿充盈膀胱，减少膀胱及直肠所接受的放射剂量。多饮水，多排尿，注意低纤维素饮食，避免坚硬粪便反复摩擦肠道内壁。

（5）深静脉血栓：每日进行踝泵运动，必要时穿抗血栓压力袜或运用气压泵治疗。

5.用药指导

（1）内分泌治疗常用药物为促性腺释放激素类似物戈舍瑞林注射液（诺雷得），注射方法为腹前壁皮下注射，注射时需捏起皮肤及部分皮下组织，以 30°~45°进针，消瘦患者可适度减小进针角度，注射时需避开腹壁下动脉及其分支动脉。长期的内分泌治疗会引起潮红、骨质疏松、骨痛、女性型乳房、贫血、性功能障碍等。在内分泌治疗期间，应适当补充钙和维生素 D_3，预防性使用唑来膦酸及托米瑞芬增加骨密度，雌激素类药物则可有效缓解潮红现象。

（2）多西他赛是前列腺癌常用化疗药物，推荐剂量为多西他赛 75 mg/m²，每 3 周一疗程，接受治疗前一天开始每天两次口服地塞米松 8 mg，连服 3 天，减少体内水钠潴留及过敏反应的发生。如发生过敏反应需立即停止输注并予以对症治疗，有严重过敏反应的患者不可再次使用多西他赛。治疗期间需监测肝肾功能及血常规。

6.出院指导

（1）树立战胜疾病的信心，保持良好的心态，积极参与社会活动。

（2）合理安排作息时间，保证充足的睡眠。参加适宜的体育锻炼活动，以不疲劳为度，提高自身免疫力。

（3）建立健康的生活方式，限制含咖啡因、乙醇等利尿性食物的摄入，戒烟。

（4）注意个人卫生，保持生活环境的清洁舒适，尽量减少出入人员聚集的场所，预防感染的发生。

（5）坚持膀胱功能训练，根据病情定时排尿或延迟排尿，制定饮水计划，记录排尿日记，详细记录每天的饮水量、排尿时间及间隔时间，并根据排尿情况逐渐延迟排尿时间。纠正憋尿等不良的排尿行为，调整液体摄入时间，睡前适当减少摄入，转移注意力，尽量等尿急感觉消失后再排尿。采用行为疗法联合规律服用 M-受体阻滞剂来改善夜尿症状。

（6）监测血清前列腺特异性抗原，根治性前列腺切除术后 6 周、术后第 3、6、12 个月检测一次，随后改为每 6 个月检测一次直到 3 年，之后每年检测一次。怀疑局部复发时，进行影像学检查（盆腔 MRI），没有生化复发迹象，不常规为无症状患者进行骨扫描和其他影像学检查。有骨痛或其他可能进展的症状，无论血清前列腺特异性抗原水平如何，都应进行骨扫描和其他影像学检查。

第二十八节　肾癌患者健康指导

一、疾病知识指导

肾癌是起源于肾实质泌尿小管上皮系统的恶性肿瘤，又称"肾细胞癌""肾腺癌""肾上腺样瘤"，是最常见的肾脏实质恶性肿瘤，是一实体性癌，有假包膜，切面呈橙黄或灰色。大多数肾癌起源于近端肾曲管，少数可起源于集合管或 Bellini 管。按病理组织学可分为肾透明细胞癌、颗粒细胞癌、透明细胞颗粒细胞混合癌和肉瘤样或梭形细胞癌 4 种。

肾癌约占成人恶性肿瘤的 2%~3%，占成人肾脏恶性肿瘤的 80%~90%，世界范围内各国或各地区的发病率各不相同，总体上发达国家发病率高于发展中国家，城市地区高于农村地区，男性多于女性，男性患者比例约为 2∶1，发病年龄可见于各年龄段，高发年龄 50~70 岁。

（一）病因

肾癌的发病原因不明。可能的原因有：

（1）吸烟。

（2）肥胖和高血压。

（3）遗传。

（4）饮食因素：调查发现高摄入乳制品、动物蛋白、脂肪，低摄入水果、蔬菜是肾癌的危险因素。

（5）职业：有报道长期接触金属镉、铅的工人、报业印刷工人、焦炭工人、干洗业和石油化工产品工作者肾癌发病和死亡危险性增加。

（6）放射线：长期暴露于某种弱放射源中可能增加患肾癌的风险。

（二）临床表现

（1）血尿：约 40% 的肾癌患者出现血尿，可为肉眼血尿，也可为镜下血尿。大量血尿有血块形成时可出现肾绞痛、排尿痛、排尿困难，甚至尿潴留。

（2）肿块：肾脏位于腹膜后，位置深，腹部触诊时摸不到，只有当肿瘤较大或位于肾下极才可触及到肿块，约10%~40%患者可扪及腹部肿块，有时可为唯一的症状。

(3)疼痛：腰痛是因肿瘤长大后肾包膜张力增加或侵犯周围组织而发生，表现为持续性钝痛。肿瘤出血致肾被膜下血肿也可出现钝痛或隐痛。肿瘤侵犯临近组织器官如腰大肌或神经可引起持续而严重的腰背部疼痛。

早期肾癌往往缺乏临床表现，当出现典型肾癌三联征(血尿、疼痛、肿块)时，约60%的患者至少已达临床T3期，当出现左侧精索静脉曲张时，提示可能合并左肾静脉瘤栓。

(4)发热：极为常见，有学者将发热和血尿、疼痛、肿块放在一起称为"四联征"。多数为低热，持续或间隙出现。

(5)高血压：由肾癌肿瘤引起高血压占20%~40%，主要是肿瘤压迫血管、肿瘤内动静脉短路、肿瘤组织产生的肾素高于正常肾组织引起。

(6)其他临床表现：患者还可出现贫血、血沉加快、肝功能异常、红细胞增多症、高血钙等。此外可出现消瘦、乏力、纳差等晚期肿瘤的表现。

(三)辅助检查

(1)实验室检查：尿素氮、肌酐、肝功能、全血细胞计数、血红蛋白、血钙、血糖、血沉、碱性磷酸酶和乳酸脱氢酶。

(2)影像学检查：B超、CT检查、腹部平片及肾盂造影、MRI检查、放射性核素检查、肾动脉造影。

(3)病理学检查：细胞学诊断、活组织检查。

(四)治疗原则

对局限性或局部进展性(早期或中期)肾癌患者采用以外科手术为主的治疗方式，对转移性肾癌(晚期)应采用以内科为主的综合治疗方式。

(1)外科治疗：①根治性肾癌切除术；②保留肾单位手术。

(2)肾动脉栓塞术。

(3)药物治疗：①免疫治疗；②化疗。

(4)放疗。

二、健康教育实践指导

1.休息与活动指导

(1)保持病室的安静、整洁，定时开窗通风，减少陪人探视。

(2)嘱患者养成良好的作息规律，在睡前可用热水泡脚、听舒缓的音乐、喝一杯热牛奶，使身心处于放松状态，提高睡眠质量。鼓励适当的有氧运动，可以包括步行，做操，打太极拳，上下楼梯等。

(3)在活动前根据自身身体条件，选择适宜的运动项目，如慢跑、散步等，注意劳逸结合，逐渐增加运动负荷，避免劳累和重体力活动，注意自我保护。

2.饮食与营养知识指导

(1)饮食清淡、易消化，营养丰富、搭配合理，做到全面、均衡的营养摄入。每日饮水1500~2000 mL。忌食油腻、难消化、有刺激性的食物。

(2)食欲较差或呕吐反应较大的患者，可口含姜糖片或饮用山楂陈皮水，少量多餐，每日5~6餐。进食较少者应口服肠内营养制剂来补充能量。为减轻胃肠道反应，若化疗药物经静脉注射，则可在治疗开始前约3小时进食；若口服药物，则应在服药前半小时进食。

(3)贫血者多吃瘦肉(尤其是猪肉、牛肉、羊肉等红肉)、动物肝脏、动物血制品、水产品、蛤类、蛋、奶制品等富含铁和维生素 B_{12} 的食物，并多吃新鲜蔬果，补充维生素 C。贫血较严重时应口服铁剂补充。

（4）腹泻者饮食应尽量精细，不吃粗硬、生冷、油腻的食物及牛奶等易导致腹泻的食物。腹胀患者应少吃豆类、红薯等容易引起肠胀气的食物，不喝含气饮料。

3. 疾病监测指导

（1）监测体温及时复查血象，观察白细胞变化情况，预防感染的发生。

（2）定期复查，以了解疾病治愈情况及有无复发和转移的迹象。

4. 并发症预防指导

（1）对于疼痛的患者，根据 WHO 的三阶梯止痛方案，配合音乐疗法，放松疗法和中医疗法，对缓解疼痛有一定的帮助。此外耐心倾听患者诉说，与其交谈，争取家属亲友对患者的关心体贴，可以减轻患者的痛苦，提高耐受性。

（2）对于恶心呕吐的患者，应重视评估。全面收集患者化疗时和有关恶心呕吐的病史，对即将使用的化疗药物的制度强度做评估，了解患者的心理状态。

（3）对于癌因性疲乏的患者，应帮助患者正确认识癌性疲乏，帮助其提高睡眠质量。为患者提供一个良好的睡眠环境，消除精神因素对睡眠的影响，患者需要养成良好的作息习惯，避免白天长时间睡眠。

5. 用药指导

（1）主要的化疗药物有吉西他滨、顺铂。

1）吉西他滨：主要毒性反应以贫血，中性粒细胞、血小板减少常见，遵医嘱按时查血常规，了解血象下降的情况，遵医嘱给予升血药物，如粒细胞-单核细胞集落刺激因子或粒细胞集落刺激因子并观察疗效，必要时输注全血或成分血。

2）顺铂：具有肾脏毒性，易致肾小管坏死，使用顺铂前充分水化，每天补液 3000 mL，促进毒素排出。

（2）对于消化道反应，如食欲减退、恶心、呕吐等，在化疗前及时准确的予以止吐药，可选择使用甲氧氯普胺、昂丹司琼等，必要时可以使用镇静药物辅助治疗，同时针刺合谷、曲池、足三里穴位，中草药对防止消化道反应亦有较好的效果。

（3）输注免疫药物时，注意观察是否发生免疫相关不良反应，并对症处理。

（4）靶向药物治疗：晚期肾癌患者，常口服索拉非尼治疗。其最突出的是皮肤毒性。如出现皮肤毒性反应，应加强对患者皮肤护理，尽量避免压力或者摩擦。其次，患者尽量选择软底鞋袜，不要长时间站立。告知患者出现不良反应后，一段时间内便会消失，减轻患者心理压力。

6. 出院指导

（1）遵医嘱按时服用药物，并注意服药后有无不良反应，切勿在医生未批准的情况下随意断药，出现不良反应如发热或呕吐等症状后立即就医。

（2）进食富有营养、宜消化、清淡可口、色香味均佳的膳食，以增进食欲，补充营养，增强机体的抵抗力，禁忌高脂饮食，禁止吸烟。

（3）注意休息，术后 3 个月内不做剧烈运动，可以进行一些轻微活动，促进术后早日康复。适当进行户外活动及轻度体育锻炼，以增强体质，预防感冒，避免过度劳累及受凉。

（4）禁烟忌酒，避免接触化工产品、染料等致癌物质及使用对肾脏有害的药物，如庆大霉素、卡那霉素、磺胺类药物。对高血压、糖尿病的患者要控制血压、血糖。

（5）加强病情的自我监测，如发现如血尿、排尿异常、高血压、乏力、消瘦、腰腹部肿块等，应迅速就诊。

（6）保持充足的水分摄入，每天饮水 2000~3000 mL，保证有足够的尿量，以促进毒素的排出，维持良好的肾功能。

（7）需定期随访

1）低危患者，术后 3 个月、术后 6 个月腹部 B 超检查，术后 1 年腹部 CT 或 MRI 检查；术后第 2 年腹部 B 超检查；术后第 3 年进行腹部 CT 或 MRI 检查。3 年后每 2 年一次腹部 CT 或 MRI 检查。胸部 CT 每年一次，与腹部 CT 检查同时进行，至少 5 年。

2）中/高危患者，术后 3 个月腹部 B 超检查，术后 6、12 个月腹部 CT 或 MRI 检查。术后第 2~3 年，每年一次腹部 CT 或 MRI 检查。3 年以上每年一次腹部 CT 或 MRI 检查。胸部 CT 每年一次，与腹部 CT 检查同时进行，至少 5 年。

3）每次门诊随访应监测患者肾功能水平，有肿瘤扩散到淋巴结或远处如骨、肺或肝的患者在常规随访方案的基础上进行更严密的随访。

第二十九节　颅内肿瘤患者健康指导

一、疾病知识指导

中枢神经系统的肿瘤可以起源于神经上皮组织、脑神经或脊神经、脑膜组织、淋巴细胞及造血组织、生殖细胞、腺垂体组织，同时还包括囊肿及类肿瘤病变、邻近组织肿瘤的颅内延伸、转移性肿瘤及少数未能分类的肿瘤。发生于颅腔内的中枢神经系统肿瘤称为颅内肿瘤，俗称"脑瘤"。颅内肿瘤依其原发部位可分为原发性颅内肿瘤和继发性颅内肿瘤。在脑肿瘤中，以神经上皮组织来源的肿瘤（包括胶质瘤）占多数，其次为脑膜瘤、垂体腺瘤、神经鞘瘤、转移瘤等。

（一）病因

颅内肿瘤的发病原因和身体其他部位的肿瘤一样，目前尚不完全清楚。大量研究表明，细胞染色体上存在着癌基因加上各种后天诱因可使其发生。诱发脑肿瘤的可能因素有：遗传因素、物理和化学因素、生物因素。

（二）临床表现

颅内肿瘤的临床表现视其病理类型、发生部位等不同而存在很大差异，可归纳为颅内压增高症状与局灶症状两大类，两者可先后或同时出现，此外，还有进行性病程。

（1）颅内压增高症状主要典型表现为头痛、呕吐与视乳头水肿"三主征"，还可引起复视，黑矇，头晕，猝倒，大小便失禁，意识障碍、呼吸减慢、脉搏徐缓及血压升高等临床表现。

（2）局灶症状因颅内占位病变可刺激、压迫及破坏邻近脑组织及脑神经，从而出现神经系统定位症状和体征，如精神症状、癫痫发作、运动障碍、感觉障碍、失语、视野改变、视觉障碍、内分泌功能紊乱、小脑症状、各种脑神经功能障碍等。

（三）辅助检查

（1）CT 扫描。

（2）磁共振成像。

（3）放射性核素扫描：正电子发射断层扫描。

（4）X 线检查：头颅平片、数字减影血管造影。

（5）脑脊液检查。

(四)治疗原则

(1)手术治疗:绝大多数脑肿瘤的治疗以手术为主,手术治疗是颅内肿瘤最基本的治疗方法之一。

(2)非手术治疗:辅以放射治疗、化学治疗、免疫治疗、基因治疗等方法的综合治疗。

二、健康教育实践指导

1.休息与活动指导

(1)休息1~3个月后恢复一般体力活动。

(2)坚持体能锻炼,如散步、打太极拳等,劳逸结合,避免过度劳累。肢体活动障碍者进行肢体的功能锻炼。

(2)保持个人卫生,每日开窗通风、保持室内空气清新。

2.饮食与营养知识指导

(1)进食高蛋白、富含维生素、清淡易消化饮食,增加营养,提高机体免疫力。适量进食富有纤维素食物,保持大便通畅,避免用力大便。

(2)戒烟限酒,禁忌辛辣食物,避免过热、过冷、变质的食物。癫痫患者避免过饱。

3.疾病监测指导

(1)监测生命体征、瞳孔变化、意识状态,观察是否有颅内压增高表现。

(2)观察肢体感觉及活动情况。

(5)观察是否出现原有症状加重,是否出现头痛、头晕、恶心、呕吐、抽搐,是否出现不明原因的持续高热,手术部位有无发红、积液、渗液等情况。

4.并发症预防指导

(1)颅内血肿:严密监测血糖及血压,防止血糖及血压过高。

(2)脑积水:积极进行脱水处理,加强血压和组织液体管理。

(3)癫痫:观察有无瞳孔、意识变化,是否出现神经系统体征。

(4)颅内感染:落实感染预防措施,遵医嘱应用抗生素。

(5)脑脊液漏:密切监测颅内压,避免患者情绪激动或用力排便、打喷嚏、咳嗽等,以避免颅内压急剧升高。观察有无耳鸣、恶心、头痛等现象,及时发现脑脊液漏。

(6)运动感觉障碍:注意患者肢体活动以及生命体征变化。

5.用药指导

(1)个体化给药,药物治疗根据肿瘤的手术位置、大小、恶性程度而不同,需要专业的医生确认方案。

(2)按时按量服药,不可突然增减药量、停药或改药,尤其是抗癫痫药物和激素类药物,以免病情加重。如有漏服,两次剂量不能同时服用,应按时间顺延。

(3)掌握正确的服药方法,缓释片应整片吞服,可以对半掰开服用,但不能研碎或咀嚼。

(4)观察药物疗效及不良反应。颅咽管瘤术后永久性尿崩症的患者需要终生使用去氨加压素或垂体后叶素,患者及家属应学会观察记录尿量的方法。去氨加压素常见的不良反应有头痛、疲劳、胃痛、恶心、短暂血压降低、反射性心动过速和面部潮红,少见的不良反应有眩晕,多见于应用剂量过大时。垂体后叶素有面色苍白、出汗、心悸、胸闷、腹痛、水样腹泻、过敏性休克等不良反应,若伴有精神、食欲差或者呕吐应进行血电解质检查。服用抗癫痫药期间应每月应监测血药浓度和肝功能、肾功能。

6.出院指导

(1)癫痫患者的安全指导:随身带有疾病卡(注明姓名、诊断)。发作时就地平卧、头偏向一侧,解开衣领及裤带，上下齿间放置手帕类物品，不要强行按压肢体，不喂水和食物。

(2)偏瘫患者的日常生活能力训练：早期利用健侧肢体进行穿衣、刷牙、洗澡等日常活动，上下楼梯时应健侧先上，下楼时应健侧先下，通过健侧的主动练习，带动和促进患侧肢体功能的恢复。训练要循序渐进，强度要从小到大，如患者安静时心率超过120次/分，收缩压超过180 mmHg，不宜锻炼，需卧床休息，若患者经过一天的训练，休息一夜后仍感觉疲劳，脉搏仍高于平日水平，则表示运动量过大，应适当减量。运动后切勿立即进行热水浴，以免导致循环血量进一步集中到外周，从而使血压骤降，甚至诱发心律失常等疾病。在锻炼过程中亲属应帮助患者树立信心，避免指责患者。

(3)语言康复训练：进行缩唇、叩齿、卷舌、鼓腮、吹气、咳嗽等训练。口腔操：患者噘嘴、鼓腮、呲牙、叩齿、弹舌等，每个动作做5~10次。舌运动：嘴张大，做舌的外伸后缩运动，将舌尖尽量伸出口外，舔上下嘴唇、左右口角，并做舌绕口唇的环绕运动、舌舔上颚的运动。每项运动重复5次，2~3次/天。

营造轻松安静的语言交流环境，家属多与患者交流，或者患者通过手势、卡片、唇语、表情等表达自己的意愿，尽量大声说话，克服羞怯心理。亲属与患者沟通时要有耐心，对于点滴进步要及时给予肯定和表扬。

(4)幕下肿瘤特殊护理指导：康复期患者体位活动时避免过猛，头部避免剧烈运动。仍存在步态不稳患者应进行平衡功能训练，外出需有人陪同，防止摔伤。听力障碍患者选择佩戴助听器，尽量不单独外出，以免发生意外。有面瘫的患者，术后半年到一年可有部分恢复。面神经功能Ⅲ级以上的患者，可选择针灸、理疗等以促进神经功能恢复，避免直接吹风，勿用冷水洗脸，可用温水毛巾热敷面瘫侧2~3次/天，以促进血液循环。眼睑闭合不全者减少用眼和户外活动，外出时戴墨镜保护。脑室-腹腔分流术患者，家属应坚持每天按压分流泵，保持引流通畅，注意保护切口及分流管走行区域，身体不可用力过猛，以免分流管损伤。采用可调压分流泵的患者，通常术后进行磁共振成像检查，某些厂家的可调压分流管可以进行磁共振成像检查，但磁共振成像场强不超过3T，检查后需要再调压。

(5)蝶鞍区肿瘤特殊护理指导：经鼻蝶入路患者，术后避免剧烈咳嗽，用力擤鼻，以防止脑脊液漏。视力及视野障碍的患者需有人陪伴，以免造成跌倒等意外事件的发生。

(6)定期复查。术后3个月复查一次，之后每半年复查一次，至少复查5年，每次就诊时携带CT、MRI片。

第三十节 恶性黑色素瘤患者健康指导

一、疾病知识指导

恶性黑色素瘤是一种起源于神经嵴黑色素细胞并由异常黑色素细胞过度增生引发的高度恶性肿瘤。可发生于皮肤、黏膜(消化道、呼吸道和泌尿生殖道等)、眼葡萄膜、软脑膜等不同部位或组织，是一种具有高度侵袭性的肿瘤类型，在肿瘤形成早期便可发生淋巴和血道转移，预后差，属严重威胁人类健康的恶性肿瘤之一。

(一)病因

目前病因尚未完全清楚，一般认为与种族、遗传、创伤、刺激、日光、免疫等因素均可能相关。

(二)临床表现

早期可表现为：皮肤上原有的痣，出现不明原因的快速生长，并且发生形状或颜色的改变；也可表现为，在无色素痣的部位，长出新黑褐色斑片或斑块。少部分恶性黑色素瘤无明显的色素沉着；晚期可有累及相应部位的表现。常见的有：皮肤黑色素瘤、眼黑色素瘤、黏膜黑色素瘤、泌尿道生殖黑色素瘤。

(三)辅助检查

(1)病理活检。

(2)超声检查：淋巴结超声、腹盆部超声。

(3)增强 CT 或 MRI：胸部 CT、头颅增强 CT 或增强 MRI。

(4)全身骨扫描。

(5)PET-CT。

(6)X 线：协助术前评估。

(7)基因检测。

(四)治疗原则

(1)手术治疗：手术治疗切缘的宽度取决于原发病灶的深度。

(2)药物治疗：

①化学治疗：化疗药物主要包括达卡巴嗪、替莫唑胺、紫杉醇、白蛋白紫杉醇、顺铂/卡铂、福莫司汀

②靶向治疗药物：常用药物包括达拉非尼、曲美替尼、伊马替尼，尼妥珠单抗等

③免疫检查点抑制药：使得黑色素瘤能被免疫系统正常识别和攻击，常用药物有 PD-1(一种免疫抑制药)或 PDL1 单抗，如帕博利珠单抗、纳武利尤单抗、度伐利尤单抗，阿特珠单抗等

(3)其他治疗：

①放射治疗：通过高能射线杀死癌细胞。包括近距离放疗、外照射等方法

②激光治疗：治疗无法手术和放疗的黑色素瘤

二、健康教育实践指导

1.休息与活动指导

(1)做好防晒，出门前 20 分钟，需提前涂抹防晒指数超过 30 级的防晒霜，并每隔 2 小时涂抹一次。此外，在紫外线辐射高峰时段(上午 10 点至下午 2 点)尽可能避免阳光直射。

(2)健康作息，规律运动，避免熬夜，保持愉快心情。

(3)尽量避免美黑。

2.饮食与营养知识指导

(1)合理膳食，平衡营养。多吃富含维生素 A、维生素 C 的饮食，多吃绿色蔬菜和水果。常吃含有抑制致癌作用的食物，如苤蓝、卷心菜、荠菜等。

(2)坚持低脂饮食，常吃瘦肉、鸡蛋及酸奶。

(3)食物尽量保持新鲜，不吃盐腌、烟熏、霉变的食物，不吃烤糊焦化的食物。

(4)不暴饮暴食，不过多摄入冷饮、冷食。戒烟限酒。

3.疾病监测指导

(1)有黑色素瘤家族病史的患者、因服用免疫抑制药或其他原因导致免疫力低下的人群、老年男性人群以及着色性干皮病患者应定期体检，警惕黑色素瘤的发生。

（2）术后动态进行胸部 X 线、腹腔及盆腔 B 超、患肢区域淋巴结 B 超等检查，监测有无重要脏器和区域淋巴结转移。

4.并发症预防指导

（1）淋巴结水肿：进行淋巴结清扫术的患者，术后可并发淋巴水肿，可采用淋巴引流、使用弹力绷带、进行功能锻炼或通过理疗改善水肿状态，并观察伤口有无发红、疼痛等症状，警惕感染发生。

（2）青光眼：避免过度劳累和睡眠不足，避免急躁焦虑等不良情绪，易诱发眼压升高，避免长时间在暗室环境里娱乐和工作。

（3）视网膜脱落：避免头部剧烈的撞击，避免剧烈运动，忌烟酒，避免熬夜等不良生活习惯。

（4）远处转移（肺、脑、肝、骨等）：观察有无远处转移的临床表现，进行常规随访。

5.用药指导

（1）正确使用免疫制剂。

（2）知晓药物不良反应。

6.出院指导

（1）加强营养，注意休息，缓解压力，不去公共场所，避免感冒。

（2）避免长时间暴露于太阳下、避免接触刺激性化学药物，做好自身防护。

（3）行皮瓣转位修复者，术后 3 周即可开始下地挂拐行走，6 周后去拐行走，在行走过程中应逐渐负重。术后 3 周可以用提捏法锻炼皮瓣，以促进皮瓣软化加速局部适应性。由于移植的皮肤神经受损，皮瓣感觉较差，此时应格外注意保护患肢，防止冻伤、烫伤及意外损伤。

（4）对于行腹股沟淋巴清扫术的患者，常出现下肢淋巴水肿，行走及劳动后加重，一般 1~2 年后可逐渐缓解。适当卧床休息，配合理疗，可促进侧支循环的建立，减轻水肿程度。

（5）定期复查。术后每 3 个月复查一次，连续 2 年，无特殊情况者可以延长至每 6 个月复查一次，连续 2 年，之后第 5 年开始每年复查一次。

第三十一节　骨肿瘤患者健康指导

一、疾病知识指导

骨肿瘤是发生于骨骼或其附属组织（血管、神经、骨髓等）的肿瘤。分为良性、交界性和恶性三种。其中恶性肿瘤称为肉瘤。恶性骨肿瘤可以是原发的，也可以是继发的，原发恶性骨肿瘤好发于青少年。骨肿瘤的发病率在成人中占全身肿瘤的 1%，儿童占 15%。股骨远端和胫骨近端是骨肿瘤的好发部位。

（一）病因

目前发病原因不明，以往认为损伤特别是慢性轻微损伤、慢性感染等急性及慢性刺激可导致骨细胞及周围组织增生诱发骨肿瘤，还可能与遗传因素、环境污染，接触放射线及化学物质刺激等有关。

（二）临床表现

良性骨肿瘤生长缓慢，疼痛轻，早期不易察觉，当肿瘤长大或压迫周围组织导致疼痛加重或发生病理性骨折时被发现。恶性骨肿瘤呈浸润性生长，发展迅速，骨皮质破坏后，可蔓延至周围软组织，患部呈梭形肿胀，肿块边界不清，质地较硬，局部血管扩张，皮肤温度升高，可有搏动感或血管杂音，早期出现疼痛并呈进行性加重，后期出现贫血及恶液质，可发生它处转移病灶，其中以肺部转移最为多见。

(三)辅助检查

(1)生化学检查：碱性磷酸酶、乳酸脱氢酶、血沉和 C 反应蛋白等。

(2)标志物检查：骨钙素、骨黏蛋白、骨桥蛋白等。

(3)影像学检查：X 线、CT、MRI、放射性核素骨显像。

(4)病理检查。

(四)治疗原则

(1)手术治疗：良性和交界性肿瘤采用肿瘤刮除术与骨水泥填充、肿瘤边缘性切除术。恶性肿瘤大约85%的患者可行保肢手术，保肢手术的重建方法有瘤骨骨壳灭火再植术、异体骨半关节移植术、人工假体置换术、关节融合术等

(2)化学治疗：包括全身化疗、局部化疗。局部化疗包括动脉内持续化疗及区域灌注，其中以区域灌注效果较好

(3)放射治疗：部分不能手术或手术切除不够彻底的恶性肿瘤患者可行放疗，如尤文肉瘤、脊索瘤等

二、健康教育实践指导

1.休息与活动指导

(1)常规指导：脱衣服先脱健侧后脱患侧，穿衣时与之相反。下床时先保持坐立位移至患侧床边，健侧腿先离床并使足部着地，患肢外展屈髋离床，足部着地，再扶拐站立，上床按相反顺序进行。下肢保肢术患者在患肢功能完全恢复之前，上楼时健侧先上，拐杖及患肢跟上，下楼时拐杖先下，患肢随后，健肢最后。下肢截肢术后患者一般采用"三点法"行走方式行走。

(2)髋关节置换术后活动指导：术后 6 周内不要交叉双腿，不要卧于患侧，不要坐沙发或矮椅，坐位时不要前倾，不要弯腰拾物，不要床上屈膝而坐。术后 3 个月内不能坐小凳，不能下蹲，不能爬陡坡。平卧位睡眠时两腿之间放一枕头，避免交叉双腿；侧卧位时两膝之间放置 2 枕头，尽量保持健侧卧位；坐位时要保持髋、膝关节弯曲不大于90度，避免坐矮椅或软沙发，若必须坐矮椅时，先将患肢伸直方可坐下；如厕时只能使用坐便器，保持膝关节低于髋部；穿鞋、袜时在伸髋屈膝下进行，穿无需系带的鞋，鞋底宜用软胶，不穿高跟鞋或滑底拖鞋。日常生活中保持患肢的正确位置，不做或少做提重物、爬山、爬楼梯、跑步等有损人工关节的运动，以免出现关节脱位。

2.饮食与营养知识指导

(1)多吃富含维生素 A、维生素 C 的食物，多吃绿色蔬菜和水果，常吃含有抑制致癌作用的食物，如苤蓝、卷心菜、荠菜等。

(2)少吃或不吃亚硝酸盐浓度高的酸菜、咸鱼等。

(3)少吃苯并芘含量高的烘烤熏制及油炸食品，少食带有较多黄霉曲素、发霉、发酵的食物。

(4)养成良好的生活习惯，戒烟限酒。

3.疾病监测指导

术后动态监测患肢和胸部 X 线片情况，化疗患者监测血常规、肝功能、肾功能等指标。

4.并发症预防指导

(1)骨痛：充分休息，切勿用力。如果肿瘤发生在股骨、胫骨等下肢骨骼上时，应卧床休息，如需出行尽量坐轮椅。如果骨癌发生在尺骨、桡骨、肱骨等上肢骨骼时，应避免劳动且不要突然间用力。长期不定时疼痛的患者应常备止疼药物，常用的止疼药物包括非甾体抗炎药和中枢性止痛药。

(2)溶骨病变：卧床休息，避免负重等劳动或运动以免发生病理性骨折。

(3)高钙血症：早期监测血清钙离子变化，及时进行药物干预。饮食宜清淡，主食要以粗粮为主；避免辛辣和油腻的食物，注意劳逸结合，保证充足的休息时间，可根据自己的身体情况进行适当的体育锻炼。

(4)脊髓压迫：生活中注意预防急性损伤，颈椎有问题的患者定期体检，不要做剧烈运动，同时加强体育锻炼，保持良好的生活习惯。

(5)骨转移瘤发生截瘫的患者需预防长期卧床的并发症。

1)压力性损伤：保持皮肤干燥，床单位平整、清洁，定时轴线翻身，翻身时避免拖、拉、拽等动作。

2)预防坠积性肺炎：加强翻身叩背，促进咳痰。

3)预防肌肉萎缩：有部分自主活动者，加强自主功能锻炼，无自主活动者以被动活动为主。

4)预防便秘：每日定时用开塞露或按摩等促进排便，养成规律大便的习惯。

5)预防尿路感染：留置尿管者应夹闭尿管，定时开放，以免膀胱挛缩。长期留置尿管患者，一般每3天更换一次尿袋，如果采用抗反流尿袋，可每周更换一次，如尿液混浊或呈血性尿液必须每日更换尿袋；普通导尿管每2周更换一次，硅胶材质尿管每月更换一次。

5.用药指导

(1)良性骨肿瘤术后一般不需要药物治疗。恶性骨肿瘤根据病理情况进行进一步治疗，化疗药物主要有阿霉素，环磷酰胺，顺铂，长春新碱，甲氨蝶呤等，需监测药物不良反应并及时处理。

(2)使用止痛药应遵循新三级止痛疗法。

(3)适当使用一些中医中药，如灵芝，冬虫夏草，党参，人参，当归，黄芪等。

6.出院指导

(1)保持居室通风良好，空气清新。注意保暖，防止受凉感冒。避免接触呼吸道感染患者，少去公共场所。适当锻炼，提高机体免疫力。

(2)加强营养，增进食欲，进食高热量、高蛋白、富含维生素的食物。

(3)配备拐杖或轮椅，患肢部位避免外伤及其他不良因素。

(4)骨转移瘤患者居家期间，活动时注意安全、预防病理性骨折的发生。下床活动时佩戴支具，量力而行，要有亲属陪同。按时服用止痛药，遵医嘱调整用量。腰椎、骶尾手术患者由于神经功能障碍，可能导致排尿不尽、尿潴留或尿失禁，应嘱患者注意观察小便的量及性质。

(5)调整心态，保持情绪稳定，亲属给予情感支持。

(6)化疗患者复查血常规每周1~2次并监测肝功能、肾功能，按时返院化疗。

(7)定期随诊，术后1年内每月复查一次患肢和胸部X线片，术后第2年则每2个月复查一次，以后每3个月复查一次。

参考文献

[1] 陈香美.血液净化标准操作规程[M].2020版.北京：人民军医出版社，2020.

[2] 陈璇.传染病护理学[M].第2版，北京：人民卫生出版社，2016.

[3] 陈孝平，汪建平.外科学[M].第9版.北京：人民卫生出版社.2018.

[4] 曹小萍，章皓.血液系统疾病病人护理[M].杭州：浙江大学出版社，2016.

[5] 符霞.血液透析护理实践指导手册[M].第1版.北京：人民军医出版社，2013.

[6] 丁炎明，郑一梅，高玲玲.心内科护理工作指南[M].第1版.人民卫生出版社，2016.

[7] 丁炎明，王兰，曹立云.肾脏内科护理工作指南[M].第1版.北京：人民卫生出版社，2015.

[8] 丁淑贞，朱旭芳.肾内科护理学[M].1版.北京：中国协和医科大学出版社，2015.

[9] 丁淑贞，郝春艳.血液科临床护理[M].北京：中国协和医科大学出版社，2016.07.

[10] 菲尔斯坦.凯利风湿病学[M].粟占国.译.第10版(下卷).北京：北京大学医学出版社，2020.

[11] 龚均，董蕾，王进海.实用结肠镜学[M].西安：世界图书出版西安有限公司，2018.

[12] 葛均波，徐永健，王辰.内科学第9版.[M].人民卫生出版社.2018.

[13] 黄金.李乐之.常用临床护理技术操作并发症的预防及处理[M].北京：人民卫生出版社，2013.

[14] 黄晓军，吴德沛.内科学.血液内科分册[M].北京：人民卫生出版社，2015.

[15] 胡伟，许伟文.医院健康教育与健康促进[M].北京：人民卫生出版社，2016.

[16] 胡大一，王乐民，丁荣晶.心脏康复临床操作实用指南[M].北京大学医学出版社，2017.10.

[17] 胡秀英，宁宁.肾脏内科护理手册[M].2版.北京：科学出版社，2015.

[18] 黄晓军.吴德沛.内科学.血液内科分册[M].北京：人民卫生出版社，2019.

[19] 姜平，姜丽华.传染科临床护理.[M].北京：中国协和医科大学出版社，2016.

[20] 黄津芳.住院病人健康教育指南[M].第2版.北京：人民军医出版社，2015.

[21] 贾建平.神经病学[M].第8版.北京：人民卫生出版社，2019.

[22] 姜平，姜丽华.传染科临床护理[M].北京：中国协和医科大学出版社，2016.

[23] 刘伏友，孙林.临床肾脏病学[M].北京：人民卫生出版社，2019.

[24] 林果为，王吉耀，葛均波.实用内科学下册[M].第15版.北京：人民卫生出版社，2017.

[25] 李小妹，陈立.高级护理药理学[M].人民卫生出版社，2018.03.

[26] 李乐之，路潜.外科护理学[M].第6版.北京：人民卫生出版社，2017.

[27] 李兰娟，任红.传染病学[M].第9版.人民卫生出版社，2018.

[28] 李兰娟，王宇明.感染病学[M].第3版.人民卫生出版社.2015.

[29] 李向平，许丹焰.心血管疾病防治康复护理全书[M].长沙：湖南科学技术出版社.2020.11.

[30] 李明松.如何应对克罗恩[M].北京：高等教育出版社，2021.6.

[31] 李鑫祥.常见传染病中医证治荟萃[M].北京：中国中医药出版社，2016：247-250.

[32] 李刚.传染病学[M].第3版.人民卫生出版社，2019.

[33] 强万敏，姜永亲.肿瘤护理学[M].天津：天津科技翻译出版有限公司，2016.

[34] 任宁.泌尿生殖系肿瘤诊疗经验与手术技巧[M].郑州：河南科学技术出版社，2019.

[35] 屠燕，腾中华，黄莹·心血管内科护理健康教育[M].北京：科学出版社，2017，12.

[36] 石远凯，孙燕.临床肿瘤内科手册[M].第6版.北京：人民卫生出版社，2018.

［37］石汉平，李涛，庄则豪，李薇，于世英.中国肿瘤营养治疗指南 2020［M］.北京：人民卫生出版社，2020.

［38］王卫平，孙锟，常立文.儿科学［M］.第 9 版.北京：人民卫生出版社，2018.

［39］王琛，王建安.内科学下册［M］.第 3 版.北京：人民出版社，2015.

［40］王玲娣.实习护士手册［M］.上海：上海科学技术出版社，2016.

［41］万学红，卢雪峰.诊断学［M］.第 9 版.北京：人民卫生出版社，2018

［42］吴志坚，奉建军，吴龙祥，等.水与健康［M］.北京：科学技术文献出版社，2018.

［43］余美芳，沈霞.血液透析护士层级培训教程［M］.北京：科学出版社，2019.

［44］徐波，陆宇晗.肿瘤专科护理［M］.北京：人民卫生出版社，2018：249-254.

［45］尤黎明，吴瑛.内科护理学［M］.第 6 版.人民卫生出版社，2017.

［46］岳丽青，匡雪春.肿瘤科护理查房［M］.北京：化学工业出版社，2021.

［47］郑振佺，王宏.健康教育学［M］.第 2 版.北京：科学出版社，2016

［48］章友康.中华医学百科全书：肾脏病学［M］.北京：中国协和医科大学出版社，2016.

［49］张学武.急诊内科学［M］.第 4 版.北京：人民出版社，2017.

［50］詹希美，吴忠道，诸欣平.人体寄生虫血［M］.第 3 版.人民卫生出版社，2015：99-105.

［51］朱霞明，童淑萍.血液系统疾病护理实践手册［M］.北京：清华大学出版社，2016.11.

［52］张之南.郝玉书.赵永强.王建祥.血液病学［M］.北京：人民卫生出版社，2015.

［53］中国临床肿瘤学会指南工作委员会.中国临床肿瘤学会（CSCO）淋巴瘤诊疗指南［M］.2019 版.北京：人民卫生出版社，2019.04.

［54］中国营养学会.中国居民膳食指南（2016）［M］.北京：人民卫生出版社.2016.05.

［55］中华医学会.血脂异常基层诊疗指南（2019）［M］.北京：中华医学会杂志社.2019.05.

［56］柏灵灵，刘作凤，练正秋.一例迟发性溶血性输血反应的诊断与治疗探讨［J］.中国输血杂志，2021，34（01）：85-88.

［57］鲍予顿，张辉，董雷等.局部进展期胃癌术后进行奥沙利铂联合替吉奥辅助化疗的安全性和有效性［J］.中华胃肠外科杂志，2021，24（02）：145-152.

［58］白君莲.流行性腮腺炎患儿的个体化护理干预效果［J］.实用临床医药杂志，2017，21（6）：206-207，211.

［59］毕娜.饮食护理干预对食道癌患者放疗期间营养状况的影响浅探［J］.中国卫生标准管理，2016，7（03）：244-245.

［60］陈亚红.2021 年 GOLD 慢性阻塞性肺疾病诊断、治疗及预防全球策略解读［J］.《中国医学前沿杂志（电子版）》2021，13（1）：16-37.

［61］崔亚楠，陈平，陈燕.2018 年版慢性阻塞性肺疾病全球倡议诊断及处理和预防策略解读［J］.中华结核和呼吸杂志，2018，41（03）：236-239.

［62］曹孟淑，蔡后荣.2018 年特发性肺纤维化临床诊断指南解读［J］.中国实用内科杂志，2019，39（5）：431-436.

［63］崔东岳，范西真，吴晓飞.急性心律失常识别与管理［J］.中华全科医学，2021，19（06）：892-893.

［64］陈巧，李玲，李素云等.脂肪肝营养治疗的研究进展［J］.中国医药导报，2021，18（12）：49-52.

［65］蔡丹嬿，于生友.急性肾小球肾炎的精细化营养管理［J］.现代医院，2019，19（8）：1238-1240+1243.

［66］陈程，张宽才.肾炎病因病机的相关研究进展［J］.临床医药文献电子杂志，2018，5（36）：187-189.

［67］程维，刘俏凡，周慧敏.1 例乳腺癌术后合并皮肌炎患者的护理［J］.护理学杂志，2018，33（13）：35-37.

［68］崔爽，王涛，张春燕.抗 MDA5 抗体阳性皮肌炎患者的护理［J］.护理学杂志，2019，34（21）：36-38.

［69］陈娟，李思江，蒲军，等.输尿管癌的早期诊断及影像学特点［J］.检验医学与临床，2018，15（01）：73-76.

［70］陈莉，汪涌，祝广峰，等.2020 年欧洲泌尿协会肌层浸润性膀胱癌诊断和治疗指南概要［J］.现代泌尿外科杂志，2020，25（11）：1025-1029.

［71］杜琳，高延征.强直性脊柱炎诊断及治疗新进展［J］.中华实用诊断与治疗杂志，2019，33（07）：629-631.

［72］邓波，陈向军.抗 N-甲基-D-天冬氨酸受体脑炎的病因及发病机制研究进展［J］.中华急诊医学杂志.2015（6）：33.

［73］冯娜，杜欣，张诚，等.嵌合抗原受体-T 细胞治疗复发难治型急性淋巴细胞白血病的护理［J］.重庆医学，2016，45（33）：4742-4743.

［74］冯伟平.急性肾小球肾炎的临床护理分析［J］.中国医药指南，2019，17（7）：170-171.

[75] 傅丹.急性肾小球肾炎患者的心理特点及心理护理干预效果[J].中国现代药物应用,2018,12(16):183-184.

[76] 方霖楷,黄彩鸿,谢雅,等.类风湿关节炎患者实践指南[J].中华内科杂志,2020,59(10):772-780.

[77] 风湿免疫病慢病管理全国护理协作组,王莉,高超,陈立红,姚鸿,黄晓玮,王燕燕,何菁.干燥综合征护理管理专家共识[J].护理管理杂志,2021,21(04):265-270+275.

[78] 付冰冰,钟艳宇.三种常见肾病术后饮食与调理[J].人民周刊,2019(07):78-79.

[79] 高毅滨,李翔,王斌.紧急体外电复律治疗室性心动过速的疗效和安全性[J].中国社区医师,2016,32(35):26+28.

[80] 关伟杰,袁婧婧,高永华,等.支气管扩张症患者咯血与疾病严重程度和急性加重的关系[J].中华结核和呼吸杂志,2017,40(1):16 - 23.

[81] 高岩等.意识障碍气管切开后肺部感染患者侧俯卧位体位引流效果探讨[J],中华护理杂志,2020,35(23):8-10.

[82] 郭娟,王化猛.肺源性心脏病临床证治研究新进展[J].中医临床研究,2020,12(31):146-148.

[83] 高血压合理用药指南(2版)[J].中国医学前沿杂志(电子版),2017,(07):28-126.

[84] 国家基层高血压防治管理指南2020版[J].中国医学前沿杂志(电子版),2021,13(04):26-37.

[85] 关维梅.个性化饮食护理+健康宣教对高脂血症患者血脂水平的影响[J].护理研究.2017.03.

[86] 郭跃平,张海莹,刘艳,等.右美托咪定抗缺血性心律失常作用及机制研究[J].海南医学院学报,2021,6,16.

[87] 国际中医临床实践指南·病毒性心肌炎[J].中国实验方剂学杂志,2020,26(18):91-97.

[88] 关海霞.2016版美国甲状腺协会《甲状腺功能亢进症和其他原因所致甲状腺毒症诊治指南》解读:诊断和内科治疗[J].中华核医学与分子影像杂志,2018,38(5):311-315.

[89] 高明珍.皮肌炎伴肺间质纤维化患者的护理体会[J].中国护理管理,2016,16(S1):85-87.

[90] 龚立超,刘芳,杨倩倩.抗NMDAR脑炎患者护理干预的研究进展[J].中华现代护理杂志,2015,21(10):1238-1240.

[91] 谷志涛,方文涛.胸腺癌的综合治疗进展[J].中华胸部外科电子杂志,2017,4(4):263-265.

[92] 甘志明,阳川华,汪晓东,等.高龄对超低位直肠或肛管癌病人行经内外括约肌间切除术后近期疗效的影响[J].中国普外基础与临床杂志,2018,25(07):807-811.

[93] 华琼.八段锦对老年腹膜透析患者微炎症状态及运动能力的影响[J].中国疗养医学,2021,30(07):700-703.

[94] 黄爱群,孙凯,陈惠红,等.输血不良反应的发生率及相关影响因素[J].实用医学杂志,2020,36(12):1665-1668.

[95] 郝贺,汪治宇.CAR-T细胞治疗肿瘤的脱靶效应及其预防策略[J].中国肿瘤生物治疗志,2017,24(3):317-322.

[96] 胡俞新.老年慢性气管炎患者治疗前后血清IL-6、IL-8、IL-10、TNF-α水平变化的临床意义[J].中国医药科学,2015,5(17):139-142.

[97] 韩婧,张帅,万钧.2018版中国《肺血栓栓塞症诊治与预防指南》解读之二:诊断策略[J].中国实用内科杂志,2018,38(10):926-930.

[98] 黄艳生,李红艳,翁恒,等.7例病理确诊肺淋巴管平滑肌瘤病临床分析[J].临床肺科杂志,2018,23(12):2139-3143.

[99] 黄维.信息回授法对慢性阻塞性肺疾病患者肺功能及健康状况的影响[J].实用临床护理学电子杂志,2020,5(20):78

[100] 胡大一,心房颤动患者心脏康复中国专家共识[J].中国内科杂志,2021,2,60.

[101] 黄榕,徐丽,刘映晨等.延续护理对克罗恩病患者生存质量的改善[J].现代消化及介入诊疗,2017,22(2):270-272.

[102] 韩莉,陈波.从脾论治早中期慢性肾衰竭的临床研究[J].湖北中医杂志,2020,42(09):30-32.

[103] 黄清昕,涂三芳,等.异基因造血干细胞移植治疗100例白血病的临床总结[J].中国实验血液学杂志,2016,24(2):556-561.

[104] 胡水寒,乔晨曦,于宗良,等.类风湿性关节炎发病机理研究概述[J].世界最新医学信息文摘,2019,19(98):52-53.

［105］黄燹，向阳.类风湿关节炎的饮食干预［J］.湖北民族学院学报（医学版），2018，35（04）：58-62.

［106］黄长形，姜泓，白雪帆.肾综合征出血热诊疗陕西省专家共识［J］.陕西医学杂志，2019.

［107］胡佳.临床护理路径在胸腺瘤伴重症肌无力手术患者的应用［J］.临床药学文献杂志，2018，5（19）：149-150.

［108］赫捷，陈万青，李霓，等.中国女性乳腺癌筛查与早诊早治指南（2021，北京）［J］.中华肿瘤杂志.2021.43（4）：357-382.

［109］侯传花.1例新生儿睾丸扭转术后护理体会［J］.当代护士（中旬刊），2021，28（02）：157-159.

［110］蒋家顺，雷绍奎.完全胃肠外营养在普外临床中的应用［J］.现代养生，2017（10）：153.

［111］姜伟.浅谈多参数监护仪的临床应用与故障维修［J］.中国医疗设备，2015，30（1）：158-161.

［112］贾俊海，张元元，刘爱萍，等.肺源性心脏病临床实践指南方法学和报告质量评价［J］.中国医药导刊，2018，20（12）：705-7090.

［113］金燕，瞿燕平.循证护理模式对降低鼾症患者术后并发症风险及改善睡眠质量的价值［J］.现代中西医结合杂志，2017，26（26）：2952-2954.

［114］景照地，运动心电图和动态心电图对器质性心脏病室性早搏的诊断价值［J］.中国卫生工程学.2021，20（02）：293-294.

［115］姜莹，王文红.利妥昔单抗在儿童肾病综合征中的应用［J］.医学理论与实践，2020，33（9）：1420-1422.

［116］金泉.阿尔茨海默病有了全球首个预防指南［J］.江苏卫生保健.2020，（12）.

［117］荆凤，邢唯杰，裘佳佳，等.乳腺癌患者内分泌治疗相关症状的调查研究［J］.中华护理杂志，2021，56（05）：737-743.

［118］李现杰，张润生，常新，董文通.电复律治疗心脏外科术后心律失常疗效观察［J］.中国医药导刊，2019，21（08）：457-461.

［119］廖玉华.中国扩张型心肌病诊断和治疗指南：创新与转化［J］.中国循环杂志，2019，34（S1）：120-121.

［120］刘丽萍，刘小丽，陈彩云，等.鼻咽癌放疗患者鼻腔冲洗相关因素的研究进展［J］.赣南医学院学报，2019，39（1）：105-108.

［121］刘晓霞.舒适护理应用于125I放射性粒子植入治疗恶性肿瘤患者的临床效果［J］.实用临床护理学电子杂志，2017，2（50）：156.

［122］刘玉玲，全程健康教育在高压氧治疗患者中的应用［J］.当代护士，2016，9：144-145.

［123］林淑芃.《中国高尿酸血症与痛风诊疗指南（2019）》解读［J］.临床内科杂志，2020，37（6）：460-462.

［124］刘巍.心电监护仪操作与维护保养的临床指导［J］.临床医药文献电子杂志，2017，4（53）：191-194.

［125］李潺，王冲，张娜，等.原发性血小板增多症患者行血细胞分离机血小板去除的护理［J］.护理实践与研究，2018，15（20）：52-53.

［126］林才瑶，MUHAMMADK，梁可莹，等.CAR-T疗法及其在肿瘤免疫治疗中的应用进展［J］.中国细胞生物学学报，2018，40（3）：412-427.

［127］李萍，梁爱斌.嵌合抗原受体T细胞在血液恶性肿瘤治疗中的临床应用［J］.内科急危重症杂志，2016，22（2）：91-93.DOI：10.11768/nkjwzzzz20160203.

［128］陆忆娟，马爱霞.CAR-T细胞免疫疗法治疗血液恶性肿瘤系统综述［J］.中国新药杂志，2020，29（05）：534-540.

［129］李萍.需要层次理论在慢性支气管炎健康指导中的作用［J］.医学信息，2020，33（12）：172-174.

［130］李桂芹.269例慢性支气管炎的护理［J］.全科护理，2015，13（11）：1001-1003.

［131］李宝梅.老年痴呆患者肺部感染先关因素分析与护理对策［J］.中华医院感染学杂志，2018，28（17）：2705-2707.

［132］陆晓悦.浅析肺脓肿患者的护理［J］.健康周刊，2018，（5）：163-164.

［133］卢正莉.慢性肺源性心脏病合并心律失常的临床分析［J］.名医，2020（10）：87-88.

［134］李雅敏，孟晶晶，齐玥，等.急性肺血栓栓塞症三年随访复发相关危险因素分析［J］.中国急救医学，2021，41（2）：104-110.

［135］刘蕾马壮.肺动脉高压诊治指南解读［J］.中国实用内科杂志，2020，40（5）：377-381.

［136］李春艳，贺斌峰，王丹等.远程监控调节家用无创呼吸机改善COPDⅡ型呼吸衰竭患者症状有效性的分析［J］.中华肺部疾病杂志（电子版），2020，13（5）：612-617.

[137] 刘畅, 刘亚军. 急性非静脉曲张性上消化道出血中西医结合诊治指南[J]. 中国中西医结合杂志, 2019, 39 (11): 1296-1302.

[138] 李秀芬, 邓颖, 张荣华. 非酒精性脂肪肝病患者知识、态度和行为的现状调查[J]. 中华现代护理杂志, 2015, 21 (16): 1872-1875.

[139] 李军祥, 陈誩, 肖冰, 等. 消化性溃疡中西医结合诊疗共识意见(2017 年)[J]. 中国中西医结合消化杂志, 2018, 26 (02): 112-120.

[140] 李转, 苏红霞, 路红, 等. 胃息肉的诊治进展[J]. 胃肠病学和肝病学杂志, 2020, 29 (01): 93-98.

[141] 李桂芹, 黄曙, 周爱军, 等. 胃肠息肉内镜下治疗效果及其并发症的探讨[J]. 临床消化病杂志, 2017, 29 (01): 43-44.

[142] 刘春梅, 丁瑞婷. 护理干预在特发性血小板减少性紫癜治疗中的作用[J]. 世界最新医学信息文摘, 2019, 19 (74): 323+325.

[143] 刘秀梅, 孙莉. 血栓性血小板减少性紫癜合并肺孢子菌肺炎患者的护理[J]. 护士进修杂志, 2017, 32 (12): 1124-1125.

[144] 雷尚通, 葛军娜. 2016 版美国甲状腺协会《甲状腺功能亢进症和其他原因所致甲状腺毒症诊治指南》解读: 外科部分[J]. 中华核医学与分子影像杂志, 2018, 38 (3): 316-319.

[145] 卢秀波, 田文. 甲状腺功能亢进症外科治疗中国专家共识(2020 版). 中国实用外科杂志, 2020, 40 (11).

[146] 黎善环. 对库欣综合征患者实施临床护理的效果探究[J]. 实用临床护理学电子杂志, 2016, 1 (08): 12-13.

[147] 卢晓红, 王培光. 皮肌炎治疗研究进展[J]. 中国临床药理学与治疗学, 2018, 23 (07): 836-840.

[148] 李莉, 邓丹琪. 硬皮病、皮肌炎与妊娠[J]. 中国皮肤性病学杂志, 2019, 33 (09): 1093-1096.

[149] 罗坚, 梁德贞, 梁琴. 脑梗死偏瘫患者康复护理进展[J]. 护士进修杂志, 2015, 30 (02): 125-127.

[150] 李丽燕. 抗 NMDAR 脑炎病人的护理进展[J]. 护理究. 2016, 30 (06): 652-654.

[151] 李晓媛. 12 例吉兰-巴雷综合征患者的护理体会[J]. 包头医学院学报, 2015, 31 (05): 121-122.

[152] 李知衡, 许建萍. 胸腺肿瘤的内科治疗进展[J]. 癌症进展, 2020, 18 (22): 2272-2315.

[153] 刘文斌, 莫卫东.《原发性肝癌诊疗规范(2019 年版)》解读[J]. 肝胆外科杂志, 2020, 28 (06): 468-472.

[154] 梁后杰, 秦叔逵, 沈锋, 等. CSCO 胆道系统肿瘤诊断治疗专家共识(2019 年版)[J]. 临床肿瘤学杂志, 2019, 24 (09): 828-838.

[155] 林仲秋, 谢玲玲, 林荣春.《2016NCCN 子宫肿瘤临床实践指南》解读[J]. 中国实用妇科与产科杂志, 2016, 32 (02): 117-122.

[156] 刘金秀, 雷荣兰, 张艳梅, 等. 肾盂癌合并输尿管膀胱癌患者行膀胱全切加原位 T 型回肠新膀胱术的护理[J]. 护士进修杂志, 2017, 32 (07): 631-633.

[157] 马鹏飞. 完全胃肠外营养在普通外科临床中的应用[J]. 中国社区医师, 2020, 36 (24): 52-53.

[158] 马秉. 慢性支气管炎的临床诊断和治疗[J]. 中国医药指南, 2016, 14 (09): 148-149.

[159] 穆雪鹃, 李亚珍, 魏永莉, 等.《2014 美国医师协会成人阻塞性睡眠呼吸暂停诊断陈宝元临床实践指南》解读[J]. 中国急救医学, 2015, 35 (1): 1-4.

[160] 莫裕春. 阻塞性睡眠呼吸暂停综合征患者的健康教育[J]. 右江民族医学院学报, 2012 (1): 104.

[161] 蒙俊辉. 慢性心力衰竭的护理研究进展[J]. 中国城乡企业卫生, 2021, 36 (06): 64-66.

[162] 马旭, 韩森, 方健. 肿瘤相关静脉血栓栓塞症中新型口服抗凝药应用进展[J]. 中华肿瘤防治杂志, 2021, 28 (03): 237-342.

[163] 莫选菊, 张晓, 彭继海, 等. 肌力训练对稳定期皮肌炎/多肌炎病人躯体功能和生活质量的影响[J]. 护理研究, 2019, 33 (03): 413-417.

[164] 南小莉, 曹旭升, 邹荣华. 双模式健康教育结合焦点式心理护理对老年慢性支气管炎患者的心理及治疗依从性的影响[J]. 内科,, 2018, 13 (01): 126-129.

[165] 尿路感染诊断与治疗中国专家共识编写组. 尿路感染诊断与治疗[J]. 中华泌尿外科杂志, 2015, 36 (04): 245-248.

[166] 彭焕芝, 唐丽丽, 刘权兴, 周东, 刘晓青. 改良型胸腔穿刺装置在气胸急救中的临床应用[J]. 中华肺部疾病杂志, 2021, 14 (3): 370-372.

[167] 潘旭, 唐静雯. 健康教育指导在老年慢性支气管炎患者中的应用分析[J]. 临床医药文献电子杂志, 2019, 6

（48）：60-61.

[168] 潘红艳,汪之沫,梁雨翔,等.胃食管反流病患者200例立位、卧位和餐后酸反流特点分析[J].中华消化杂志,2021,41(3)：159-164.

[169] 彭阳,万晓强,郭进军.慢性萎缩性胃炎内镜与病理诊断符合率的回顾性研究[J].重庆医科大学学报,2021,46(3)：346-349.

[170] 潘静.甲状腺功能减退患者的临床治疗及护理体会[J].临床护理,2021,19(26)：174-175.

[171] 潘胜男,柴春香,牟灵英,等.强直性脊柱炎居家患者基于碎片化时间的功能锻炼[J].护理学杂志,2021,36(09)：8-11.

[172] 潘婷,张倩,王莉莉,等.肺结核患者病耻感现状及其治疗依从性相关性分析,[J].中华现代护理杂志.2018,24(08)：959-962.

[173] 钱军,周俊东,邹志宏.细胞因子释放综合征的发生机制和防治策略[J].肿瘤研究与临床,2015,27(2)：135-138.

[174] 钱方.肺癌得病因的研究现状[J].中西医结合心血管病电子杂志,2019,7(08)：148.

[175] 任倩倩,向少伟,许雯雯,刘威利.中医药治疗慢性肾衰竭的研究进展[J/OL].实用中医内科杂志,2020：1-4.

[176] 饶慧玲,王红宁,王凯玲,等.类风湿关节炎患者康复功能锻炼的研究进展[J].护士进修杂志,2019.34(09)：795-798.

[177] 乳腺癌诊疗规范(2018年版)[J].肿瘤综合治疗电子杂志,2019,5(03)：70-99.

[178] 宋晓英.浅谈慢性支气管炎患者的护理[J].中国继续医学教育,2015,7(10)：113-114.

[179] 宋雨,吴龙,董念国.感染性心内膜炎外科治疗新进展[J].中国胸心血管外科临床杂志,2020,27(0)：1-10.

[180] 盛颖玥,戴圆圆,吴铁龙,等.幽门螺杆菌感染慢性萎缩性胃炎易感性与miR-429基因rs7521584多态性[J].中华医院感染学杂志,2021,31(9)：1309-1313.

[181] 单姗,赵连晖,马红,等.肝硬化的定义、病因及流行病学[J].临床肝胆病杂志,2021,37(01)：14-16.

[182] 舒晓艳,闫侠芳,董磊,等.异基因造血干细胞移植后白血病复发的危险因素分析和治疗[J].中国实验血液学杂志,2016,21(4)：1137-1142.

[183] 孙淑玲,吴丹.抗N-甲基-D-天冬氨酸受体脑炎患者的护理体会[J].中国实用神经疾病杂志,2015(13)：139-140.

[184] 时梦娟,刘莉,郑萌,等.多学科协作护理干预联合胸腔镜治疗胸腺瘤的疗效观察[J].海军医学杂志,2020,41(1)：85-86.

[185] 宋光超.超声检查的禁忌与适应症你需要知道![J].养生保健指南,2020(14)：123.

[186] 谭振宇.门诊老年慢性支气管炎患者整体护理干预效果观察[J].慢性病学杂志,2017,18(05)：554-555+558.

[187] 唐雯,蒋宝泉,陈东风.上消化道出血患者的饮食管理[J].国际消化病杂志,2017,37(04)：227-229+245.

[188] 谭艳平,刘志刚.皮肌炎/多发性肌炎病因及发病机制的研究进展[J].中国皮肤性病学杂志,2016,30(06)：634-636+649.

[189] 吞咽障碍膳食营养管理中国专家共识(2019版)[J].中华物理医学与康复杂志,2019(12)：881-888.

[190] 王瑜.对普外科危重患者应用全胃肠外营养的临床观察[J].健康之路,2018(1)：70-71.

[191] 万兴运,陈意志,陈香美.2019年美国血浆置换学会血浆置换和免疫吸附临床实践指南(第8版)解读[J].中华肾病研究电子杂志,2021,10(01)：8-13.

[192] 王丽宁,李军民.急性移植物抗宿主病的治疗进展[J].内科理论与实践,2016,11(04)：259-264.

[193] 闻智,郝彩虹,周丽丽.异基因造血干细胞移植术后护理[J].中国病案,2016,17(4)：94-96.

[194] 吴金娴,周芙玲.血细胞分离机的临床应用与发展现状[J].临床内科杂志,2020,37(9)：669-670.

[195] 王晓露.整体性护理对成人重症支气管哮喘患者并发症的影响[J].中国医药指南,2019,17(34)：208-209.

[196] "无创患者常见并发症规范化护理干预模式构建"项目组,中户护理学会行政管理专业委员会.卧床患者常见并发症护理专家共识[J].中华护理管理2018,18,(6)：740-747.

[197] 武晓文等.ICU转出患者肺部护理计划的实施与效果评价[J],中华护理杂志,2019,54(12)：1810-1814.

[198] 王丽娜,赵瑞婧,刘美芳,等.结核感染T细胞斑点试验检测外周血及胸腔积液诊断结核性胸膜炎价值的Meta

分析[J].安徽医药,2021,25(2):213-217.

[199]吴晓霞,董芳红.Teach-back 在健康宣教中的应用现状[J].中西医结合护理(中英文),2020,6(2):160-164.

[200]王璐静,姜安谧,金富伟,等.CMR 量化评价心肌梗死周围边缘带预测室性心律失常的研究进展[J].临床心血管病杂志,2021,37,(06):585-588.

[201]王竹.急性重症心肌炎的临床护理干预体会[J].中国医药指南,2020,18(21):272-273.

[202]王华,梁延春.中国心力衰竭诊断和治疗指南 2018[J].中华心血管病杂志,2018,46(10):760-789.

[203]温静.食管癌患者营养状况与治疗相关性的研究进展[J].肿瘤预防与治疗,2017,30(03):213-218.

[204]吴元春.内镜下治疗消化道息肉的护理[J].世界最新医学信息文摘,2015,15(29):6-7.

[205]汪发勇,汤海涛,潘宏年,等.27 例结核性腹膜炎临床诊治分析[J].安徽医药,2013,17(006):995-996.

[206]王维竹.急性肾小球肾炎的临床治疗分析[J].中国卫生标准管理,2017,8(10):50-51.

[207]温园,张蒙,夏连红.26 例老年抗中性粒细胞胞浆抗体相关性小血管炎肾损害的护理[J].中日友好医院学报,2020,34(5):316-317.

[208]王晓庆,罗存珍,李凤华,等.老年髋部骨折合并骨质疏松出院病人的延续护理效果评价[J].护理研究,2016,30(2A):438-440.

[209]魏丽丽,吴欣娟.多发性骨髓瘤护理实践指南[J].中华护理杂志,2020,55(05):721.

[210]王芳.小儿特发性血小板减少性紫癜的治疗研究进展[J].临床医药文献电子杂志,2018,5(43):196-197.

[211]汪嘉佳,江继发.血栓性血小板减少性紫癜患者的诊断及治疗[J].临床医学研究与实践,2020,5(27):119-121.

[212]王冬英,冯云飞.库欣综合征 23 例临床分析[J].现代实用医学,2015,27(03):328-329.

[213]王翠香.社区护理干预在提升糖尿病患者遵医率及血糖控制方面的效果探究[J].糖尿病天地,2021,18(7):290.

[214]王婕,宁艳娇,冯亚静,单伟超,齐明月,单伟颖.我国骨质疏松症护理的研究热点分析[J].承德医学院学报,2021,38(4):320-323.

[215]吴莉萍,张子云,李晓倩,等.活动期类风湿关节炎患者关节功能锻炼的延续护理[J].护理学杂志,2017,32(07):83-85.

[216]吴海曦,曹华.皮肌炎诊断标准的演进[J].中国皮肤性病学杂志,2021,35(04):464-468.

[217]王俊凤.家庭支持对阿尔茨海默病患者情绪、生活能力和生活质量的影响[J].心理月刊,2021,16(12):1-3.

[218]王遵伍,刘慧君,王莹.中国艾滋病流行的空间分布及集聚特征[J].中国公共卫生,2019,35(12):1593-1597.

[219]王亚琪,郜文辉,曾普华.乳腺癌病因学及发病学的预防探讨[J].湖南中医杂志,2020,36(06):114-115.

[220]胃癌诊疗规范(2018 年版)[J].中华消化病与影像杂志(电子版),2019,9(03):118-144.

[221]韦金磊,张森.结直肠癌的临床治疗进展[J].中国临床新医学,2018,11(02):202-208.

[222]徐玉林,张春秀.腹膜透析患者运动干预研究进展[J].护理研究,2020,34(24):4429-4432.

[223]徐涛,朱素燕,周科挺,等.造血干细胞移植患者中伏立康唑与环孢素及他克莫司的相互作用[J].中国现代应用药学,2018,35(11):1719-1721.

[224]徐修娥.综合护理干预在慢性支气管炎患者中的应用[J].国际护理学杂志,2019,38(14):2260-2263.

[225]薛丙辰.老年慢性肺源性心脏病患者的临床护理体会[J].中国现代药物应用,2016,10(15):215-216.

[226]徐逸冰,张沂平,王文娴.恶性胸腔积液在肺癌中的研究进展[J].实用肿瘤杂志,2021,36(1):89-94.

[227]徐泽静,董淑苹,郭晓鹤,等.心理护理干预对消化性溃疡患者不良情绪的影响[J].国际精神病学杂志,2019,46(06):1140-1143.

[228]邢小燕,江孙芳.甲状腺功能亢进症基层诊疗指南(2019 年)[J].中华全科医师杂志,2019,18(12):1118-1128.

[229]谢文慧,张卓莉.贝利尤单抗治疗系统性红斑狼疮:现状与展望[J].中华风湿病学杂志,2020,24(7):495-499.

[230]徐红艳,韩立珍.吉兰-巴雷综合征患者 15 例的治疗与护理体会[J].中国社区医师,2016,32(07):154+156.

[231]徐淑云.间歇式充气压力泵预防妇科恶性肿瘤患者术后下肢深静脉血栓的疗效[J].中国医药指南,2020,18(31):56-57.

［232］余慧敏，张晓芳，丁玉霞.氩氦刀冷冻治疗肺癌术后并发症护理探究［J］.心理月刊，2020，15（4）：145.

［233］袁玲，赵云珠，李京玲，索艳涛，马志丽.腹膜透析患者的饮食护理［J］.世界最新医学信息文摘，2017，17（34）：243.

［234］杨依贤，顾园园.开展健康教育对体检人群中阻塞性睡眠呼吸暂停低通气综合征患者疾病认知水平的影响［J］.医学食疗与健康，2020，v.18（24）：182+188+206.

［235］杨冬，王贞，战秀岚，等.伴食管外症状的胃食管反流病患者180例的临床表现和食管动力学特征分析［J］.中华消化杂志，2021，41（2）：94-99.

［236］余江峰，李雨晗，金秀萍，等.血清胃蛋白酶原和幽门螺杆菌抗体检测在胃炎和胃癌中的诊断价值分析［J］.中国卫生检验杂志，2021，31（6）：700-702+707.

［237］杨翠映.探析消化道出血的病因［J］.世界最新医学信息文摘，2018，18（79）：72-73.

［238］叶维，郑莹，关玉霞等.克罗恩病病人肠内营养治疗及护理的研究进展［J］护理研究，2019，33（17）：2991-2996.

［239］袁斌，王璐，赵长江.中医儿科临床诊疗指南：小儿急性肾小球肾炎（修订）［J］.中医儿科杂志，2016，12（6）：1-5.

［240］余鋆鋆.急性肾小球肾炎的临床护理要点研究［J］.实用临床护理学电子杂志，2019，4（32）：26.

［241］杨伶慧.慢性肾衰竭患者血液透析护理研究进展［J］.中西医结合心血管病电子杂志，2019，7（33）：8-9.

［242］杨培增，叶俊杰，杨柳，彭晓燕，张美芬.我国急性前葡萄膜炎临床诊疗专家共识（2016年）［J］.中华眼科杂志，2016，52（03）：164-166.

［243］余玮怡，朱晔丽，袁超，等.特发性炎性肌病影像学研究进展［J］.中国现代神经疾病杂志，2020，20（01）：55-60.

［244］姚嵩，方雪晖.《中国结核病预防控制工作技术规范（2020年版）》解读与思考［J］，热带病与寄生虫学，2020，18（3）：138-141.

［245］杨跃俊.肺癌并发症的预防及护理［J］.幸福家庭，2020（14）：98.

［246］中华医学会消化内镜学分会儿科协作组.中国儿童胃镜结肠镜检查规范操作专家共识［J］.中国实用儿科杂志，2018，33（11）：817-820.

［247］中华医学会消化内镜学分会儿科协作组.中国儿童胃镜结肠镜检查规范操作专家共识［J］.中华消化内镜杂志，2019，36（1）：6-9.

［248］朱瑞刚，杨红，崔立苗.对心脏电复律的研究与分析［J］.实用临床护理学电子杂志，2020，5（14）：158+195.

［249］智雅婧，郑媞，那顺孟和.氩氦刀冷冻消融靶向治疗中晚期恶性肿瘤的应用进展［J］.当代医学，2021，27（15）：191-194.

［250］曾燕敏，蒋志梅.护理质量管理在心内科护士心电监护仪使用中的效果观察［J］.天津护理，2015，23（2）：149-150.

［251］《治疗性血液成分单采技术标准》编写专家组.《治疗性血液成分单采技术标准》专家共识（第2版）［J］.国际输血及血液学杂志，2020，43（5）：369-373.

［252］赵翠翠.老年慢性支气管炎患者的护理体会［J］.实用临床护理学电子杂志，2019，4（46）：160.

［253］庄婷钲.呼吸训练和健康教育对慢性支气管炎患者的影响［J］.中国卫生标准管理，2020，11（15）：149-151.

［254］周新，沈华浩，钟南山.支气管哮喘防治指南（2020年版）［J］.中华结核和呼吸杂志，2020，43（12）：1023-1048.

［255］宗雪娇.临床护理干预在肺脓肿患者中的应用效果［J］.临床医药文献电子杂志，2016，3（10）：1935-1936.

［256］赵莹，安娜.肺脓肿的综合护理措施及效果分析［J］.中国保健营养，2020，（7）：31-32.

［257］曾灏，田攀文.恶性胸腔积液的诊断研究进展［J］.中华肺部疾病杂志（电子版），2021，14（02）：247-249.

［258］中华医学会呼吸病学分会介入呼吸病学学组，曾奕明.选择性支气管封堵术治疗难治性气胸专家共识［J］.中华结核和呼吸杂志，2021，44（5）：417-426.

［259］郑永利，何冬梅，胡韫科.微信平台健康教育在阻塞性睡眠呼吸暂停低通气综合征手术患者延续护理中的应用［J］.西南军医，2018，020（005）：584-586.

［260］张志萍，莫利兰，李玉虎.等.经鼻高流量加温湿化吸氧联合呼吸康复治疗AECOPD合并Ⅱ型呼吸衰竭患者的疗效观察［J］.包头医学院学报，2020，36（2）：1-4.

[261] 中国高血压防治指南(2018 年修订版)[J]. 中国心血管杂志, 2019, 24(01): 24-56.

[262] 中国高血压健康管理规范(2019)[J]. 中华心血管杂志, 2020(01): 10-46.

[263] 中华医学会心血管病学分会、中国心肌炎心肌病协作组[J]. 中国扩张型心肌病诊断和治疗指南临床心血管病杂志 2018. 34(5): 421—434.

[364] 朱润. 综合护理干预对病毒性心肌炎患者治疗效果的影响[J]. 心血管病防治知识(学术版), 2018(15): 79-81.

[265] 2020 心肌梗死后心力衰竭防治专家共识[J]. 中国循环杂志, 2020, 35(12): 1166-1180.

[266] 诸骏仁, 高润霖, 赵水平, 等. 中国成人血脂异常防治指南(2016 年修订版)[J]. 中华健康管理学杂志, 2016, 16(10): 7-28.

[267] 陈星伟, 刘亚欣, 于欢, 等. 阜外医院感染性心内膜炎 300 例临床特征分析[J]. 中国循环杂志, 2018, 33(11): 1102-1107.

[268] 中国医疗保健国际交流促进会胃食管反流多学科分会. 中国胃食管反流病多学科诊疗共识[J/CD]. 中国医学前沿杂志(电子版), 2019, 11(9): 30-56.

[269] 周金池, 窦维佳, 魏延, 等. 中国胃食管反流病患者焦虑抑郁患病率的 Meta 分析[J]. 中国全科医学, 2021, 24(5): 608-613.

[270] 中华医学会肝病学分会. 肝硬化诊治指南[J]. 现代医药卫生, 2020, 36(02): 320+1-18.

[271] 郑莹. 肝硬化患者的护理体会[J]. 世界最新医学信息文摘. 2016, 16(06): 215+217.

[272] 中华医学会肝病学分会脂肪肝和酒精性肝病学组, 中国医师协会脂肪肝专家委员会. 非酒精性脂肪性肝病防治指南(2018 年更新版)[J]. 实用肝脏病杂志, 2018, 21(02): 177-186.

[273] 中华医学会消化病学分会炎症性肠病学组. 炎症性肠病诊断与治疗的共识意见[J]. 中华消化杂志, 2018, 38(5): 292-311.

[274] 中华医学会儿科学分会肾脏学组. 狼疮性肾炎诊治循证指南(2016)[J]. 中华儿科杂志, 2018, 56(2): 88-92.

[275] 中国狼疮性肾炎诊断和治疗指南编写组. 中南狼疮肾炎诊断和指南[J]. 中华医学杂志, 2019, 9(44): 3441-3450.

[276] 周华, 张娅妮, 覃嘉宁, 等. 狼疮肾炎诊治新进展[J]. 实用药物与临床, 2021, 24(5): 385-389.

[277] 中华医学会肾脏病学分会专家组. 糖尿病肾病疾病临床诊疗中国指南[J]. 中华肾脏病杂志, 2021, 37(3): 255-304.

[278] 中华医学会肾脏病学分会专家组. 抗中性粒细胞胞质抗体相关性肾炎诊断和治疗中国指南[J]. 中华肾脏病杂志, 2021, 37(7): 603-620.

[279] 中国慢性肾脏病患者合并高尿酸血症诊治共识专家组. 中国慢性肾脏病患者合并高尿酸血症诊治专家共识[J]. 中华肾脏病杂志, 2017, 33(6): 463-469.

[280] 中国多发性骨髓瘤诊治指南(2020 年修订)[J]. 中华内科杂志, 2020(05): 341-342-343-344-345-346.

[281] 张晓强, 李孟芳, 刘品莉. 过敏性紫癜体质、感染病因荟萃分析及其病理机制探讨[J]. 中国民间疗法, 2020, 28(24): 3-6.

[282] 中华医学会妇产科学分会内分泌学组. 女性高泌乳素血症诊治共识[J]. 2016, 51(3): 161-168.

[283] 张吉平, 郭清华, 母义明, 等. 230 例中枢性尿崩症患者病因分布及临床特点分析[J]. 中华内科杂志, 2018, 57(3): 201-205.

[284] 中国医师协会中西医结合医师分会内分泌与代谢病学专业委员会. 甲状腺功能亢进症病证结合诊治指南[J]. 世界中医药, 2021, 16(2): 193-196.

[285] 张晖. 皮质醇增多症药物治疗护理分析[J]. 中国卫生标准管理, 2016, 7(05): 253-254.

[286] 张晶. 原发性醛固酮增多征患者的护理[J]. 基层医学论坛, 2016(1): 126-127.

[287] 郑惠文. 社区护理对老年 2 型糖尿病患者治疗依从性及生活质量的影响[J]. 中国医药指南, 2020, 18(17): 266-268.

[288] 赵勤英. 中医特殊护理对 2 型糖尿病合并骨质疏松症患者生活质量的影响[J]. 四川中医, 2019, 37(6): 213-216.

[289] 中华医学会骨质疏松和骨矿盐疾病分会. 原发性骨质疏松症诊疗指南(2017)[J]. 中国骨质疏松杂志, 2019, 25(3): 281-309.

［290］2020 中国系统性红斑狼疮诊疗指南［J］.中华内科杂志，2020(03)：172-185.

［291］张文，厉小梅，徐东，刘冬舟，徐健，赵福涛，赵岩，曾小峰，董怡.原发性干燥综合征诊疗规范［J］.中华内科杂志，2020(04)：269-276.

［292］赵广宁，李黎明.肾细胞癌临床治疗的新进展［J］.医学综述，2021，27(08)：1545-1550.

［293］左亚刚，晋红中.糖皮质激素治疗免疫相关性皮肤病专家共识(2018 年)［J］.中华临床免疫和变态反应杂志，2018，12(01)：1-7.

［294］郑晓晓，卢昕.特发性炎性肌病治疗进展［J］.中日友好医院学报，2017，31(01)：40-43.

［295］曾小峰，陈耀龙.2016 中国痛风诊疗指南［J］.浙江医学，2017，39(21)：1823-1832.

［296］中国医师协会风湿免疫科医师分会，痛风专业委员会.痛风诊疗规范［J］.中华内科杂志，2020，59(6)：421-426.

［297］中华医学会内分泌学分会.中国高尿酸血症与痛风诊疗指南(2019)［J］.中华内分泌代谢杂志，2020，36(1)：1-13.

［298］中华医学会.痛风及高尿酸血症基层诊疗指南(2019)［J］.中华全科医师杂志，2020，19(4)：293-303.

［299］张通，赵军.中国脑卒中早期康复治疗指南［J］.中华神经科杂志，2017，50(06)：405-412.

［300］张允岭.国际中医临床实践指南阿尔茨海默病(2019-10-11)［J］.世界中医药，2021，16(08)：1181-1187.

［301］中华医学会结核病学分会重症专业委员会，谢变霞，李亮.结核病营养治疗专家共识［J］，中华结核和呼吸杂志，2020，43(1)：17-26.

［302］支修益，石远凯，于金明.中国原发性肺癌诊疗规范(2015 年版)［J］.中华肿瘤杂志，2015，37(1)：67-78.

［303］中国医师协会肿瘤多学科诊疗专业委员会.中国胸腺上皮肿瘤临床诊疗指南(2021 版)［J］.中华肿瘤杂志，2021，43(4)：395-404.

［304］中国医师协会放射肿瘤治疗医师分会.乳腺癌放射治疗指南(中国医师协会 2020 版)［J］.中华放射肿瘤学杂志，2021，30(4)：341-342.

［305］中华医学会外科学分会胆道外科学组，中国医师协会外科医师分会胆道外科专业委员会.胆囊癌诊断和治疗指南(2019 版)［J］.中华外科杂志，2020，58(04)：243-251.

［306］中华医学会外科学分会胰腺外科学组.中国胰腺癌诊治指南(2021)［J］.中华外科杂志，2021，59(07)：561-577.

［307］中华人民共和国国家卫生健康委员会官网.卵巢癌诊疗规范(2018 年版)［J］.肿瘤综合治疗电子杂志，2019，5(02)：99-108.

［308］中国抗癌协会妇科肿瘤专业委员会.外阴恶性肿瘤诊断和治疗指南(2021 年版)［J］.中国癌症杂志，2021，31(06)：533-545.

［309］中国抗癌协会妇科肿瘤专业委员会.阴道恶性肿瘤诊断与治疗指南(2021 年版)［J］.中国癌症杂志，2021，31(06)：546-560.

［310］中国抗癌协会泌尿男生殖系统肿瘤专业委员会前列腺癌学组.前列腺癌筛查中国专家共识(2021 年版)［J］.中国癌症杂志，2021，31(5)：435-440.

［311］张秋燕.预见性护理在前列腺癌术后并发症护理中的应用研究［J］.中外医学研究，2017，15(35)：113-114.

［312］董怡，张奉春.干燥综合征［D］.北京：人民卫生出版社，2015.

［313］杨毅.维生素 A 对小儿麻疹病死率影响的 Meta 分析［D］.重庆医科大学，2016：1-33.

［314］国家卫生计生委脑卒中防治工程委员会.中国短暂性脑缺血发作早期诊治指导规范.2016.

［315］王晋，梁珍珍.骨质疏松的诱因与患者的日常护理［N］.大众健康报，2021/7/13(19).

［316］幸彩梅.肺癌患者术后该如何护理［N］.大众健康报，2021-01-27(019).

［317］原国家卫生计生委医政医管局.国家卫生计生委办公厅关于印发造血干细胞移植技术管理规范(2017 年版)等 15 个"限制临床应用"医疗技术管理规范和质量控制指标的通知［EB/OL］.［2021.06.25］.

［318］中华骨髓库.我要捐献造血干细胞(骨髓)［EB/OL］.［2021.06.25］.

［319］中华人民共和国卫生健康委员会.关于印发新型冠状病毒感染肺炎诊疗方案(试行第八版)的通知［EB/OL］.(2020-02-18).［2020-08-18］.

［320］Abad VC, Guilleminault C. Solriamfetol for the treatment of daytime sleepiness in obstructive sleep apnea［J］. Expert Review of Respiratory Medicine, 2018, 12(12)：1007-1019.

［321］Aparicio-Soto M, Sánchez-Hidalgo M, Alarcón-de-la-Lastra C. An update on diet and nutritional factors in systemic lupus erythematosus management［J］. Nutr Res Rev. 2017 Jun; 30(1)：118-137.

［322］Bjorklund A T, Clancy T, Goodridge J P, et al. Naive Donor NK Cell Repertoires Associated with Less Leukemia Relapse after Allogeneic Hematopoietic Stem Cell Transplantation［J］. The Journal of Immunology, 2016, 196(3)：1400-1411.

［323］Chanson P, Maiter D. The epidemiology, diagnosis and treatment of Prolactinomas：The old and the new［J］. Best Practice&Research：Clinical Endocrinology & Metabolism, 2019, 33：1-22.

［324］Corrado Bruno, Ciardi Gianluca, Lucignano Laura. Supervised Physica-l Therapy and Polymyositis/Dermatomyositis-A Systematic Review of the Literature［J］. Neurology international, 2020, 12(3).

［325］FESNAK A D, JUNE C H, LEVINE B L. Engineered T cells：the promise and challenges of cancer immunotherapy ［J］. Nat Rev Cancer, 2016, 16(9)：566-581.

［326］Freddie, Bray, Jacques, et al. Global cancer statistics 2018：GLOBOCAN estimates of incidence and mortality worldwide for 36 cancers in 185countries.［J］. CA：a cancer journal for clinicians, 2018.

［327］Fanouriakis A, Tziolos N, Bertsias G, et al. Update on the diagnosis and management of systemic lupus erythematosus. Ann Rheum Dis［J］. 2021 Jan; 80(1)：14-25.

［328］Gergianaki I, Fanouriakis A, Repa A, et al. Epidemiology and burden of systemic lupus erythematosus in a Southern European population：data from the community-based lupus registry of Crete, Greece［J］. Ann Rheum Dis. 2017 Dec; 76(12)：1992-2000.

［329］Götestam Skorpen C, Hoeltzenbein M, Tincani A, et al. The EULAR points to consider for use of antirheumatic drugs before pregnancy, and during pregnancy and lactation［J］. Ann Rheum Dis. 2016 May; 75(5)：795-810.

［330］Ho C T, Mok C C, Cheung T T, et al. Management of rheumatoid arthritis：2019 updated consensus recommendations recommendations from the Hong Kong Society of Rheumatology ［J］. Clinical Rheumatology, 2019, 38(12)：3331-3350.

［331］INS. Infusion therapy standards of practice ［J］. Journal of Infusion Nursing, 2016, 39(1S)：S113.

［332］Islam MA, Khandker SS, Kotyla PJ, et al. Immunomodulatory Effects of Diet and Nutrients in Systemic Lupus Erythematosus (SLE)：A Systematic Review［J］. Front Immunol. 2020 Jul 22; 11：1477.

［333］Jin S, Li M, Fang Y, et al. Chinese Registry of rheumatoid arthritis (CREDIT)：II. prevalence and risk factors of major eomorbidities in Chinese patients with rheumatoid arthritis［J］. Arthritis Res Ther, 2017, 19(1)：251.

［334］Jiang Y, Zhang X, Lv Q, et al. Knowledge, attitude, and practice regarding infection and vaccination in patients with rheumatic diseases in China［J］. Hum Vaccin Immunother. 2019; 15(5)：1100-1105.

［335］Koser U, Hill A. What's new in the management of adult bronchiectasis ［J］. F1000/res, 2017, 6：527.

［336］Lin JL, Xu JF, Qu JM. Bronchiectasis in China［J］. Ann AmThorac Soc, 2016, 13(5)：609 - 616.

［337］Luo RG, Miao XY, Luo LL, et al. Presence ofpldA and exoU in mucoid Pseudomonas aeruginosa is associated with high risk of exacerbations in non - cystic fibrosis bronchiectasis patients［J］. Clin Microbiol Infect, 2019, 25(5)：601 - 606.

［338］LuYi, Jiang Mingfeng, Wei Liying, etal. Automated arrhytjmia classification using depthwise separable convolutional neural network with focal loss［J］. Biomedical Signal Processing and Control, Volume 69, 2021.

［339］Lewis MJ, Jawad AS. The effect of ethnicity and genetic ancestry on theepidemiology, clinical features and outcome of systemic lupus erythematosus［J］. Rheumatology (Oxford). 2017 Apr 1; 56(suppl_1)：i67-i77.

［340］Mei H, Jiang H, Wu Y, et al. Neurological toxicities and coagulation disorders in the cytokine release syndrome during CAR-T therapy［J］. Br J Haematol, 2018, 181(5)：689-692.

［341］MAricò, Zecca M, Santoro N, et al. Successful treatment of Griscelli syndrome with unrelated donor allogeneic hematopoietic stem cell transplantation［J］. Bone Marrow Transplantation, 2016, 29(12)：995-998.

［342］Oliver L, Lavoute C, Giorgi R, et al. Infective endocarditis in octogenarians［J］. Heart, 2017, 103(20)：1602-1609.

［343］Oku K, Hamijoyo L, Kasitanon N, et al. Prevention of infective complications in systemic lupus erythematosus：A systematic literature review for the APLAR consensus statements［J］. Int J Rheum Dis. 2021 May 17.

[344] Peggy H, A. ReneeLeasure. Use and Effectiveness of the Teach‐Back Method in Patient Education and Health Outcomes[J]. Fed Pract. 2019 Jun; 36(6): 284-289.

[345] Siegel RL, Miller K D, Jemal A. Cancer statistics, 2020[J]. CA: A Cancer Journal for Clinicians, 2020, 70(1).

[346] Singh J A, Saag KG, Bridges S L, et al. 2015 American College of Rheumatology Guideline for the Treatment of Rheumatoid Arthritis[J]. Arthritis & Rheumatology, 2016, 68(1): 1-26.

[347] Van derWoude D, van der Helm‐van Mil A. Update on the epidemiology, risk factors, and disease outcomes of rheumatoid arthritis[J]. Best Pract Res Clin Rheumatol, 2018, 32(2): 174-187.

[348] Xu X, Xu JF, Zheng G, et al. CARD9S12N facilitates the production ofIL‐‐5 by alveolar macrophages for the induction of type 2 immune responses[J]. NatImmunol, 2018, 19(6): 547-560.

[349] XuX, Hu J, Song N, et al. Hyperuricemia increases the risk of acute kidney injury: a systematic review and meta-analysis [J]. BMC Nephrol, 2017, 18(1): 27.

[350] Zhao J, Huang C, HuangH, et al. Prevalence of ankylosing spondylitis in a Chinese population: a systematic review and meta-analysis[J]. Rheumatol Int. 2020 Jun; 40(6): 859-872.

[351] Zhu W, He X, Cheng K, Zhang L, Chen D, Wang X, Qiu G, Cao X, Weng X. Ankylosing spondylitis: etiology, pathogenesis, and treatments[J]. Bone Res. 2019 Aug 5; 7: 22.

[352] Global Strategy for the Diagnosis, Management and Prevention of Chronic Obstructive Lung Disease 2021Report [OL]. (2021-06-26).